A. BROCA

PRÉCIS

DE

CHIRURGIE CÉRÉBRALE

PARIS

MASSON & Cie ÉDITEURS

PRÉCIS

DE

CHIRURGIE CÉRÉBRALE

COULOMMIERS

Imprimerie Paul BRODARD.

PRÉCIS

DE

CHIRURGIE CÉRÉBRALE

PAR

A. BROCA

Chirurgien de l'hôpital Tenon
Professeur agrégé à la Faculté de médecine de Paris
Membre de la Société de chirurgie

AVEC 58 FIGURES

PARIS

MASSON ET Cie, ÉDITEURS

LIBRAIRES DE L'ACADÉMIE DE MÉDECINE

120, BOULEVARD SAINT-GERMAIN

1903

AVANT-PROPOS

Lorsqu'il y a près de sept ans, en collaboration avec mon ami le D' Maubrac, j'ai publié un *Traité de Chirurgie cérébrale*, le succès a couronné nos efforts, puisqu'au bout de quelques mois le tirage était épuisé. Nous avons alors hésité à publier une deuxième édition, et nous avons fini par y renoncer, ne pouvant plus consacrer à l'établissement d'une bibliographie exacte et complète, les longues heures nécessaires à ce travail; et ce n'est pas à ce labeur que je me suis livré aujourd'hui.

Mais il m'a semblé qu'actuellement la chirurgie cérébrale était assez au point pour mériter d'être étudiée, en un livre didactique et dégagé de toute compilation : elle restera le lot opératoire des chirurgiens de métier, mais tous les praticiens, et par conséquent tous les étudiants, doivent connaître les ressources qu'elle leur offre. Il m'a semblé que la question était assez claire pour pouvoir prendre rang parmi celles auxquelles on consacre un *précis* élémentaire.

C'est pour cela que, dans mon ancien traité, j'ai repris exclusivement la part, d'ordre clinique et opératoire, qui m'a paru capable d'intéresser la masse des médecins, souhaitant que l'on trouve quelque utilité à cette œuvre de vulgarisation. J'ai reproduit avec détail les descriptions anatomiques empruntées à P. Broca et qui m'ont toujours paru bien plus simples et claires que celles que j'ai lues ailleurs.

CHIRURGIE CÉRÉBRALE

PREMIÈRE PARTIE

GÉNÉRALITÉS

CHAPITRE PREMIER

ANATOMIE DES CIRCONVOLUTIONS CHEZ L'HOMME

Le cerveau est formé de *deux hémisphères*, réunis l'un à l'autre, dans leur partie inférieure et centrale, par un système commissural où la part principale revient au corps calleux : l'espace compris entre eux est la *grande fente interhémisphérique*, où se loge de champ le repli de la dure-mère appelé faux du cerveau.

Chaque hémisphère est constitué par des centres ganglionnaires qu'enveloppe de la substance blanche. Autour de ce *corps de l'hémisphère* est le *manteau*, qui s'applique partout sur lui, sauf au niveau d'une partie de la face interne par laquelle les hémisphères communiquent l'un avec l'autre et avec la masse pédonculaire et mésocéphalique. Ce *seuil de l'hémisphère* est entouré par le *limbe*, que constituent la circonvolution de l'hip-

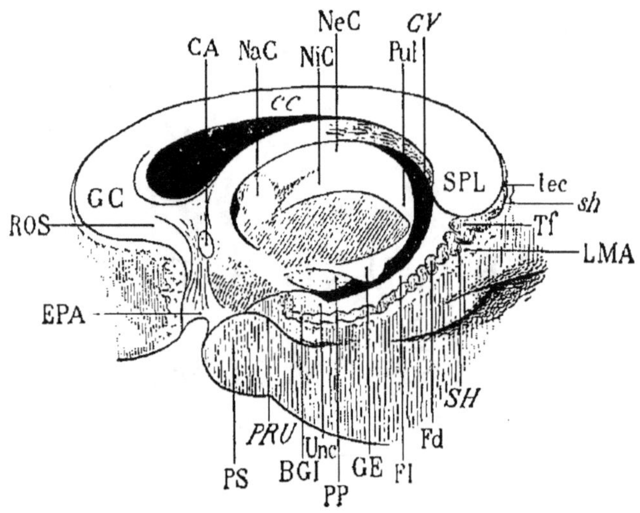

Fig. 1. — *Seuil* ou *limen* de l'hémisphère, après ablation de la région protubérantielle. (E. Brissaud.)

PP, pédoncule cérébral; GE, corps genouillé externe; Pul, pulvinar; NiC, noyau interne du thalamus; SPL, splenium; Unc, *uncus* ou crochet de l'hippocampe; FI, fimbria, DF, pilier descendant de la voûte; Fd, fascia dentata; tec, tænia tecta; Tf, tubercule du fascia dentata; BGI, bandelette de Giacomini; LMA, substance réticulaire d'Arnold; *SH*, sillon de l'hippocampe (ce sillon n'est représenté ici que par la ligne sinueuse qui sépare la substance réticulaire (LMA) et le fascia dentata (Fd) : *sh*, continuation du sinus du corps calleux dans le sillon de l'hippocampe; *PRU*, sillon pré-uncique; PS, pôle temporal; EPA, espace perforé antérieur; *cc*, corps calleux; GC, genou du corps calleux; ROS, rostrum; CA, commissure antérieure; NaC, noyau antérieur du thalamus; NeC, noyau externe du thalamus; *CV*, carrefour ventriculaire.

pocampe et celle du corps calleux, séparées de lui par la *rainure du corps calleux* et par la *fente de Bichat*.

Je n'ai pas l'intention d'entrer ici dans de grands détails sur la description précise du seuil de l'hémisphère.

Je dirai seulement que, pour étudier cette région, il faut séparer les deux hémisphères l'un de l'autre par une section verticale antéro-postérieure, qui divisera, selon la ligne médiane, tout le système commissural. On abat d'un coup de couteau le pédoncule à son entrée dans le cerveau, et on a ainsi sous les yeux le seuil, tel qu'il est représenté sur la figure ci-dessus, empruntée au remarquable livre de Brissaud (fig. 1).

Le *manteau*, qui comprend l'*écorce grise* et les *fibres blanches sous-corticales*, subit un perfectionnement progressif à mesure qu'on s'élève dans l'échelle des êtres : lisse d'abord, il se plisse ensuite, d'où la division, proposée par Richard Owen, en animaux *lissencéphales* et *gyrencéphales* ; et il est à noter que si l'on prend l'homme — c'est-à-dire l'animal dont le cerveau est le plus riche en circonvolutions, à l'état adulte — il est, à l'origine, à l'état fœtal, lissencéphale, et devient peu à peu gyrencéphale à mesure qu'il se développe. A mesure que le fœtus avance en âge, on verra à la face interne aussi bien qu'à la face externe, les divisions primaires se dessiner d'abord, et les lobes se délimiter ainsi pour se compliquer ensuite par la formation des circonvolutions, et l'on comprend bien, dès lors, d'après l'ordre dans lequel apparaissent les anfractuosités, quelle est la valeur morphologique des lobes et des scissures, des circonvolutions et des sillons. En sorte que, par le plis-

1. La première anfractuosité dont on ait reconnu la fixité est la scissure de Sylvius, décrite par François Deleboe (Sylvius). Puis, en 1782, Malacarne vit la scissure du corps calleux, la scissure occipitale interne ; en 1786, Vicq d'Azyr figura cette dernière et le cuneus, et surtout décrivit les deux circonvolutions ascendantes qui limitent la scissure aujourd'hui dite cependant de Rolando. D'ailleurs, ni Vicq d'Azyr, ni Rolando ne reconnurent la valeur morphologique de cette scissure : à ce point de vue, la découverte appartient à Leuret, qui inaugura une ère nouvelle par l'étude de l'anatomie comparée. Après sa mort, Gratiolet continua ces recherches et le premier délimita les lobes actuellement connus.

sement du manteau, l'écorce, qui est la partie agissante,
acquiert une surface de plus en plus grande, sans que
la masse encéphalique ait à acquérir un volume relativement aussi considérable. J'insiste sur cette évolution
fœtale parce que c'est elle qui, avec l'anatomie comparée,
a permis de concevoir clairement l'anatomie des circonvolutions cérébrales. On a pu, en effet, aller du simple
au composé après que Leuret nous eut appris à partir
du cerveau des animaux inférieurs pour remonter à
celui des primates, et l'anatomie humaine fut enfin
élucidée par Gratiolet, P. Broca, R. Wagner, Pansch,
Bischoff, Turner, etc. Mais après avoir décrit les inéga-
lités de la surface cérébrale, il fallait établir une nomenclature précise.

Nomenclature. — Ce qui nuit en effet beaucoup à la
clarté des descriptions, c'est la quantité considérable
des synonymes : les explorateurs de ces régions
inconnues ont donné aux points qu'ils découvraient des
noms choisis sans règle générale. Du chaos de choses
est resté un chaos de noms, et l'on s'y perd au milieu
de lobules dont la conception ne relève que de la
mémoire brutale, d'anfractuosités que l'on appelle indifféremment scissures ou sillons. En réalité, il faut se
servir d'une nomenclature fixe, dont sont malheureusement fort éloignés encore les ouvrages les plus récents
et les plus classiques ; on ne doit appliquer le même
terme générique qu'à des organes ayant la même valeur
morphologique, et, jusqu'à nouvel ordre, la seule
nomenclature précise est celle que P. Broca a cherché à
faire adopter, de façon « que chaque chose ait un nom,
qu'elle n'en ait qu'un seul et que ce nom ne désigne
qu'une seule chose ».

Le cerveau se plisse à mesure qu'il se perfectionne.
Lorsqu'on étudie ces perfectionnements, on constate
d'abord la formation de grands départements, les *lobes*,
séparés les uns des autres par des *scissures*. Ce n'est pas
la profondeur de ces anfractuosités qui leur mérite ce
nom, mais leur valeur morphologique : si l'on veut éviter

la confusion, il faut ne donner le nom de scissures qu'aux anfractuosités qui marquent les *divisions primaires* et donner le nom de lobes à toutes ces divisions primaires.

Bientôt les lobes, trop à l'étroit, se plissent à leur tour, en des *circonvolutions*, que des *sillons* séparent les unes des autres. Ces noms doivent éveiller aussitôt dans l'esprit l'idée de *divisions de second ordre*, et si on les emploie avec régularité on ne dira plus, comme il est encore classique de le faire, sillon de Rolando et scissure parallèle, alors que ce prétendu sillon marque une démarcation lobaire et que cette prétendue scissure sépare deux circonvolutions du même lobe.

Les *subdivisions du troisième ordre*, qui sont à leur maximum dans le cerveau humain, sont les *plis*, dont il faut distinguer deux espèces : les *plis de complication* et les *plis de communication*.

Les *plis de complication* sont ceux qui, pour chaque circonvolution, marquent son accroissement. Soit une circonvolution qui s'allonge : fixée à ses deux extrémités, elle va décrire entre elles un ou plusieurs méandres appelés *plis d'inflexion*, et dans la concavité de ces plis le sillon voisin enverra un prolongement, une *incisure continue*. Soit maintenant une circonvolution qui s'épaissit : son bord se transforme en deux ou plusieurs crêtes, et entre ces *plis de subdivision* on voit des *incisures isolées*, ne communiquant pas avec les sillons voisins.

Les *plis de communication*, par lesquels les diverses parties du manteau affirment leur solidarité, sont de deux espèces, suivant qu'ils font communiquer entre elles deux circonvolutions d'un même lobe ou de deux lobes voisins. De lobe à lobe vont les *plis de passage*; entre les circonvolutions sont les *plis d'anastomose*.

Ces plis interrompent donc la continuité des scissures (plis de passage) et des sillons (plis d'anastomose). Souvent, sans doute, ils ne l'interrompent que dans la profondeur de l'anfractuosité, et ces plis profonds ne sont pas une gêne pour l'anatomiste. Il en est autrement lorsqu'ils sont à la fois larges et superficiels, et c'est précisément pour cela, comme nous le verrons en particulier pour la scissure occipitale externe, que l'anatomie comparée a seule permis d'établir la description schématique du cerveau humain, en nous faisant comprendre que, si les plis de communication, superficiels ou profonds, créent de grandes variations pour un observateur non averti, c'est une simple différence du plus au moins et non un caractère de premier ordre.

Dans toute cette nomenclature, il n'a pas été question de *lobules* : c'est que le lobule n'a aucune valeur morphologique. On a appliqué ce nom, autrefois surtout, à quelques régions qu'on croyait devoir individualiser anatomiquement, et à cet égard, il peut être commode, dans le langage courant, de parler des lobules pariétaux, quadrilatère, orbitaire, ovalaire, du pli courbe, mais à condition de ne jamais oublier que *ce terme n'a aucune valeur en morphologie* : les lobules pariétaux comprenant une circonvolution entière; le lobule orbitaire, des parties de plusieurs circonvolutions; les lobules ovalaire et quadrilatère, des parties d'une circonvolution. Et même le lobule de l'insula est, à vrai dire, un lobe.

Pour *désigner chaque circonvolution* dans chaque lobe, le système de beaucoup préférable consiste à faire précéder le nom du lobe d'un numéro d'ordre établi en partant du bord supérieur ou sagittal de l'hémisphère, et en tournant autour des faces externe, inférieure et interne. Nous verrons qu'il existe aux lobes frontal et pariétal une circonvolution ascendante qu'on appelle, sans confusion possible, frontale et pariétale ascendantes; les circonvolutions longitudinales s'appelleront 1re, 2e, 3e frontales; 1re, 2e pariétales, etc.... Les sillons intermédiaires à ces circonvolutions sont désignés de même (1er, 2e sillons frontaux, etc...).

Pour noter les circonvolutions et sillons sur les figures, le procédé le plus pratique est d'affecter à chaque lobe la majuscule de son nom : F, frontal; P, pariétal, etc.... Dans chaque lobe, les circonvolutions sont marquées en mettant en exposant à cette majuscule le numéro de la circonvolution (F¹, F², F³); les ascendantes sont désignés par l'exposant 0 (F⁰, P⁰). Pour les sillons, on emploiera les minuscules, et les indices correspondants (f_1, f_2). La lettre π indique les plis et il

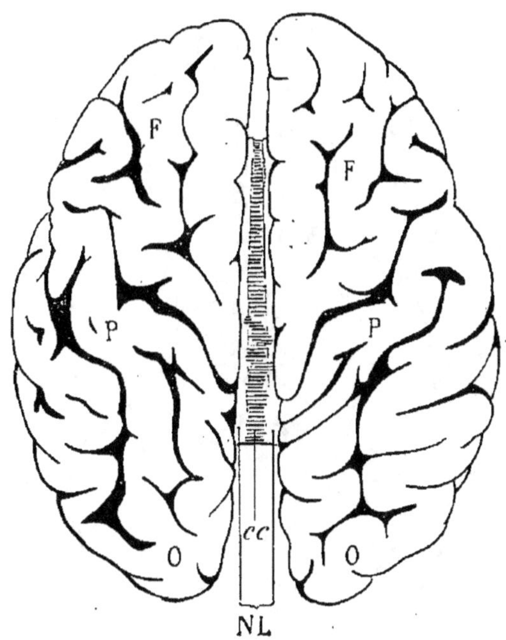

Fig. 2. — Les hémisphères cérébraux vus par leur convexité.

F, F, lobes frontaux; P, P, lobes pariétaux; O, O, lobes occipitaux; cc, corps calleux; NL, nerfs de Lancisi.

est facile de la faire suivre de lettres caractéristiques pour chaque pli, en prenant, pour les plis de passage, l'initiale des lobes que le pli réunit.

Description anatomique. — L'hémisphère cérébral présente trois faces et trois bords.

Les *faces* sont : interne, externe, inférieure.

La *face interne*, plane et verticale, est séparée par la grande faux de celle de l'hémisphère opposé.

La *face externe*, convexe, répond à la voûte cranienne.

La *face inférieure* comprend, d'avant en arrière :

1° une portion orbitaire presque plane; 2° une portion temporale, convexe, occupant la fosse cérébrale moyenne; 3° une portion tentoriale, légèrement concave, reposant sur la tente du cervelet (fig. 3).

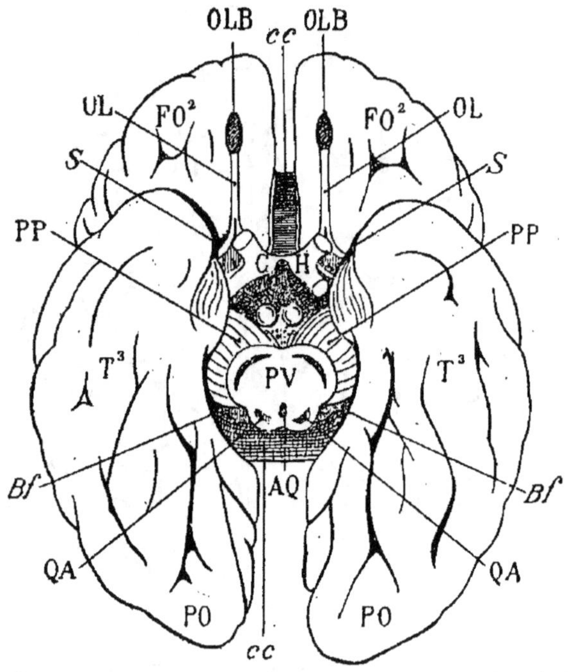

Fig. 3. — Face inférieure du cerveau.

PV, pont de Varole; cc, corps calleux; FO², circonvolutions antérieures ou orbitaires; PO, circonvolutions postérieures ou occipitales; Bf, fente de Bichat; T³, circonvolutions temporales; S, vallée de Sylvius séparant la région orbitaire de la région temporale; PP, pédoncules cérébraux; OLB, bulbe olfactif; OL, nerf olfactif; CH, chiasma optique; AQ, aqueduc de Sylvius.

Les *bords* sont : supérieur ou sagittal, inféro-externe et inféro-interne.

Le *bord sagittal* descend en avant et en arrière jusqu'à la base (voûte nasale, tente du cervelet). Entre ces deux points, il est convexe et suit la voûte du crâne contre la faux du cerveau.

Le *bord inféro-externe*, convexe, longe l'angle de jonction entre la voûte et la base du crâne.

Le *bord inféro-interne* est rectiligne en avant (portion orbitaire) et en arrière (portion tentoriale). Entre les deux, dans sa portion temporale (du chiasma des nerfs optiques au bourrelet du corps calleux) il est formé par la masse pédonculaire, séparée par la fente de Bichat du bord concave du lobe temporal.

Les principales circonvolutions, celles dont la connaissance importe le plus au chirurgien, en raison à la fois de leurs fonctions et de leur accessibilité, sont celles de la face externe.

Nous décrirons cependant les autres aussi, car sans cela il est impossible d'avoir une conception à la fois scientifique et claire. Pour cette description, on a souvent l'habitude de procéder face par face : cette méthode est vicieuse, car dans un lobe il est fréquent qu'une même circonvolution appartienne à deux ou à trois faces, en sorte qu'on scinde son histoire en deux ou trois petits chapitres, heureux encore quand on ne donne pas à chaque portion un nom spécial. Il faut donc procéder lobe par lobe, en suivant chaque circonvolution sur les diverses faces où on la rencontre.

A. — LES LOBES

Depuis Gratiolet, cinq lobes sont bien connus ; P. Broca a démontré qu'il fallait en ajouter un sixième.

1° Le *lobe frontal*, situé en avant, occupant les trois faces de l'hémisphère, au-dessus de la scissure de Sylvius, en avant de la scissure de Rolando.

2° Le *lobe pariétal*, situé en arrière du précédent, aux faces externe et interne.

3° Le *lobe occipital*, plus en arrière encore, apparaissant aux trois faces et séparé du précédent par les deux scissures occipitales.

4° Le *lobe temporal*, situé au-dessous de la scissure de

Sylvius, aux faces externe et inférieure, sans démarcation avec le lobe occipital.

5° Le *lobe de l'insula*, déjà bien vu par Reil, par Bur-

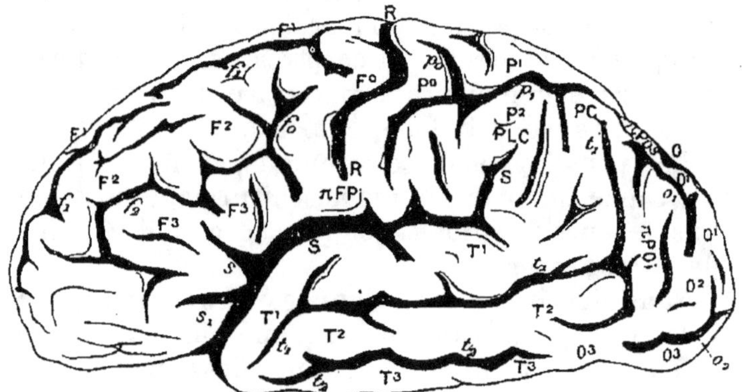

Fig. 4. — Circonvolutions de la face externe (dessin de Brissaud, d'après le cerveau schématique de Broca).

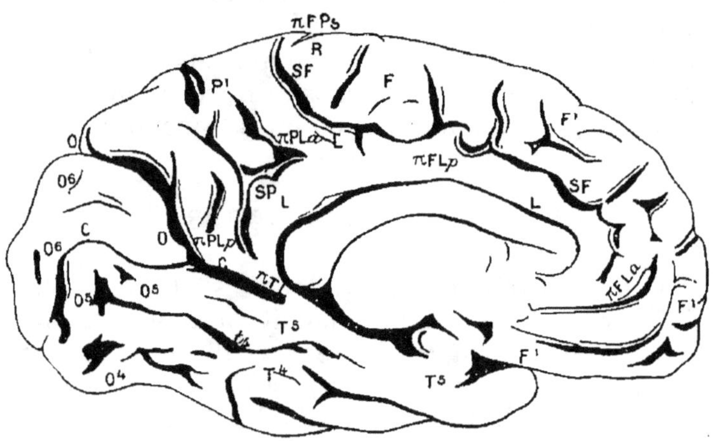

Fig. 5. — Circonvolutions de la face interne.

dach, aperçu en écartant la scissure de Sylvius au fond de laquelle il est caché.

6° Le *lobe limbique*, ainsi appelé parce qu'il borde le

Fig. 4. — Face externe de l'hémisphère.

F⁰, frontale ascendante; F¹, F², F³, première, deuxième et troisième circonvolutions frontales; f_0, Sillon prérolandique; f_1, f_2, premier et second sillons frontaux. La face externe du lobe frontal est limitée en bas par S, scissure de Sylvius, qui en avant envoie s_1 et s, ses branches antérieure ou horizontale et postérieure ou verticale, entre lesquelles est le méandre appelé cap de la troisième frontale; cette face est limitée en arrière par R R, scissure de Rolando; séparée de la scissure de Sylvius par πFPi, pli de passage fronto-pariétal inférieur, étendu de F⁰ à P⁰. (On remarquera qu'à la face externe on n'aperçoit, sur le profil réel, qu'une mince bande de F¹, et rien du tout du pli de passage fronto-pariétal supérieur.) En arrière de R R est le lobe pariétal, formé de P⁰, circonvolution pariétale ascendante, sur laquelle s'implantent P¹ et P², première et deuxième circonvolutions pariétales, séparées par p_1, sillon pariétal, très oblique en haut et en arrière; entre leurs deux pieds, le long de P⁰ est p^0, sillon post-rolandique. P¹ se continue en arrière avec O¹, première circonvolution occipitale par πPOs, pli pariéto-occipital supérieur (premier pli de passage de Gratiolet), qui interrompt O, origine de la scissure occipitale externe. P² se recourbe d'abord en PLC, lobule du pli courbe autour de S, extrémité postérieure de la scissure de Sylvius et ce méandre se continue avec T¹, première circonvolution temporale. Plus en arrière, P² se recourbe autour de t_1, premier sillon temporal (sillon parallèle) en PC, pli courbe, et de là se jette en partie sur O², deuxième circonvolution temporale par πPOi, pli de passage pariéto-occipital inférieur (deuxième pli de passage de Gratiolet); en partie sur T², deuxième pli de passage pariéto-temporal interrompu par une incisure. O¹, O², O³, première, deuxième et troisième circonvolutions temporales; t_1, t_2, premier et second sillons temporaux.

Fig. 5. — Face interne de l'hémisphère.

L, L, lobe limbique (circonvolution du corps calleux) séparé du lobe frontal (F¹, face interne de la première frontale) par SF, scissure sous-frontale; du lobe pariétal (P¹, face interne de la première pariétale) par SP, scissure sous-pariétale; de O⁵ T⁵, cinquième temporo-occipitale par C, scissure calcarine. Ce lobe communique avec F¹ par πFLa et πFLp, pli de passage fronto-limbiques antérieur et postérieurs avec P¹, par πPLa et πPLp, plis de passage pariéto-limbiques antérieur et postérieur; avec T⁵, cinquième temporale (circonvolution de l'hippocampe), par πTL, pli de passage temporo-limbique, qui sépare C, scissure calcarine, de la fente de Bichat. A l'extrémité postérieure de F¹, on voit aboutir R, scissure de Rolando, qui reste séparée de SF, scissure sous-frontale, par πFPs, plis de passage fronto-pariétal supérieur. P¹ est limitée en arrière par O, scissure occipitale interne, située entre P¹ et O⁶, sixième occipitale (cuneus); celle-ci est limitée en bas par C, prolongement de la scissure calcarine, qui devient ainsi le cinquième sillon occipital. O⁵ T⁵; O⁴ T⁴, cinquième et quatrième circonvolutions temporo-occipitales.

seuil de l'hémisphère, réduit chez l'homme à la circonvolution du corps calleux, d'où son nom de lobe du
corps calleux, rudiment atrophié de l'énorme lobe
olfactif des animaux osmatiques.

Il suffit, pour le moment, d'avoir énuméré ces lobes

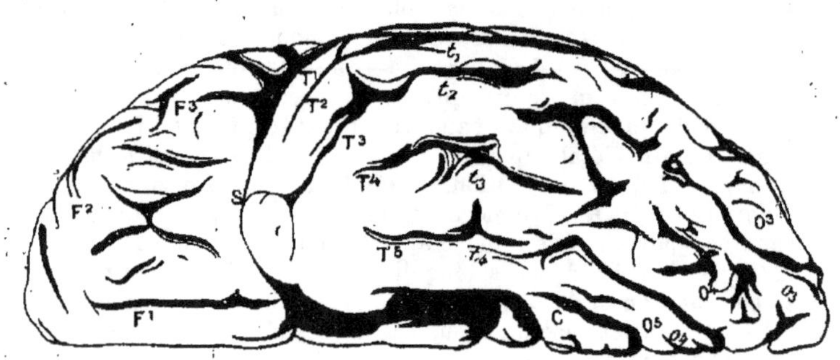

Fig. 6. — Face inférieure de l'hémisphère.

Mêmes lettres que sur les figures précédentes. On voit les trois
frontales passer à la face inférieure, pour former le lobule orbitaire,
presque entièrement constitué par F² ; ce lobule est séparé par S, scissure de Sylvius, de T¹, T², T³, T⁴, T⁵, circonvolutions qui se continuent
directement avec les circonvolutions occipitales, dont O³, O⁴ et O⁵
apparaissent seules à la face inférieure. En avant de O⁶ on voit C,
scissure calcarine, en avant de laquelle est le pli de passage temporo-
limbique.

et montré leur topographie générale. Les détails qui les
concernent vont être rattachés à l'étude des scissures
d'abord, puis des circonvolutions.

B. — LES SCISSURES

1⁰ **Anfractuosité sylvienne.** — Il est classique de
faire commencer la scissure de Sylvius à la face inférieure. De la sorte, on confond sous la même dénomina-
tion des parties auxquelles l'anatomie comparée ordonne
d'attribuer des valeurs morphologiques absolument différentes. Aussi doit-on distinguer, dans la grande

anfractuosité sylvienne, trois parties : la *vallée*, la *scissure*, la *fosse de Sylvius* (fig. 4 et 6, S).

a) VALLÉE DE SYLVIUS (quelquefois nommée branche horizontale de la scissure de Sylvius). — C'est une dépression transversale limitée : en arrière, par le bord antérieur, saillant, du lobe temporal; en avant, par le bord postérieur, à peine marqué, du lobule orbitaire, face inférieure du lobe frontal; en dedans, par le chiasma des nerfs optiques; en dehors par une saillie (pli falciforme) qui va de la face profonde de la pointe du lobe temporal au lobule orbitaire. Si on soulève la pointe du lobe temporal, on voit le fond de la vallée de Sylvius, constitué par l'espace perforé antérieur de Vicq d'Azyr.

Singulière scissure que cette dépression où la substance grise fait défaut, où le corps strié est à nu! C'est que cette dépression est due à un processus atrophique : chez les animaux doués d'un odorat perfectionné (animaux osmatiques), elle est occupée par un lobe volumineux, prépondérant même, qui s'atrophie chez les animaux à odorat peu développé (anosmatiques), c'est-à-dire chez les carnassiers amphibies, les cétacés et les primates — dont l'homme. De ce lobe olfactif, il ne reste ici, chez l'homme, que les deux racines blanches olfactives, dont l'externe se porte vers le pli falciforme, et avec lui forme le relief, très accentué chez les animaux osmatiques, qui sépare la vallée de Sylvius de la scissure de Sylvius. Il n'y a rien là, on le voit, qui rappelle le perfectionnement du cerveau par plissement, origine des scissures, et je suis entré dans ces quelques explications pour faire comprendre pourquoi on ne doit faire commencer la scissure de Sylvius qu'en dehors du pli falciforme et de la racine blanche externe du nerf olfactif.

b) SCISSURE DE SYLVIUS. — La scissure de Sylvius commence au pli falciforme, vers l'union du 1/3 antérieur et des 2/3 postérieurs du bord externe de l'hémisphère. De là, affectant la forme générale d'une *S* italique, longue de 8 centimètres environ, elle se porte en arrière et un peu en haut, visible à la face externe de l'hémisphère. Elle se compose de trois parties : une ascendante, convexe en avant, longue de 1 à 2 centimètres ; une moyenne, la plus longue, à peu près horizontale ; une postérieure, ascendante, à concavité

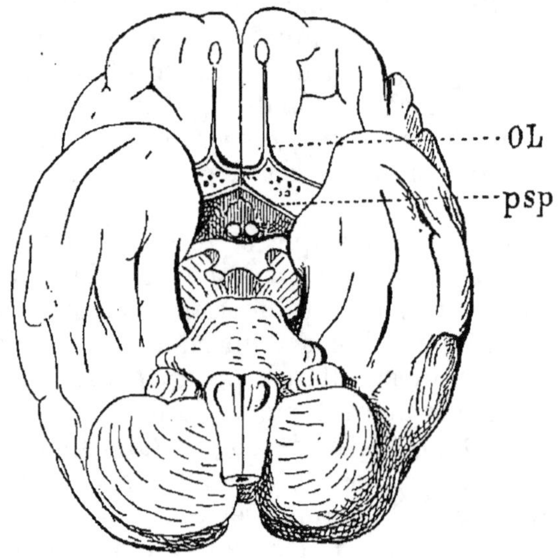

Fig. 7. — Face inférieure (d'après Broca).

Le chiasma optique a été renversé en arrière pour montrer le trajet du pédoncule du septum (ou bandelette diagonale) dans l'espace perforé antérieur. — psp, bandelette diagonale : elle est située ici à la partie la plus postérieure du quadrilatère, au contact du *tuber cinereum*; OL, nerf olfactif.

antérieure, se terminant un peu en arrière de la jonction du 1/3 postérieur et du 1/3 moyen de l'hémisphère (fig. 4, S).

A sa partie antérieure, elle est bordée par une circonvolution (la troisième frontale), qui décrit deux méandres (plis d'inflexion) dans lesquels elle envoie deux *incisures* continues auxquelles, en raison de leur importance capitale, on a donné le nom de *branches de la scissure de Sylvius*, une horizontale ou antérieure, l'autre ascendante ou postérieure; toujours donc ces branches sont divergentes, mais tantôt elles sont en Y, en V, tantôt séparées par une certaine distance à leur origine, selon l'épaisseur de la saillie qu'elles circonscrivent. Chacune d'elles est longue de 2 à 3 centimètres, quelquefois plus.

L'antérieure est constante chez l'homme et les anthropoïdes, et elle leur appartient en propre, à l'exclusion des autres primates; pour la trouver, il faut quelquefois (souvent chez les anthropoïdes, rarement chez l'homme) la chercher à la face inférieure, et c'est ce qui a fait méconnaître sa constance (fig. 4, *s*).

La *postérieure*, constante chez l'homme, exception faite pour quelques idiots, apparaît inconstante et rudimentaire chez certains anthropoïdes et seuls l'orang et le chimpanzé la possèdent; le gibbon et le gorille en sont dépourvus. Parfois, on l'a confondue avec quelque autre petite incisure variable, plus postérieure; parfois même avec le sillon prérolandique, que l'on a pu voir se prolonger superficiellement jusqu'à la scissure de Sylvius; de là l'erreur de ceux qui ont affirmé que cette branche ascendante n'était pas constante chez l'homme (fig. 4, *s*).

J'ai cru bon d'insister sur ces incisures, sur leur évolution dans la série des primates, parce qu'elles sont intimement liées au perfectionnement de la troisième frontale et que la postérieure en particulier, celle qui est si spéciale à l'homme, provient du développement du centre du langage articulé, dont elle forme la limite antérieure.

Les autres incisures de la scissure de Sylvius sont négligeables.

c) FOSSE DE SYLVIUS. — Lorsque l'on écarte les bords de la scissure de Sylvius, on voit que son fond, remarquablement large, contient un lobe, l'insula de Reil situé dans la *fosse de Sylvius*. La saillie de l'insula est cachée sur l'adulte — sauf chez quelques sourds-muets

— mais chez les fœtus de quatre à cinq mois, elle est
encore à nu, dans une large dépression triangulaire

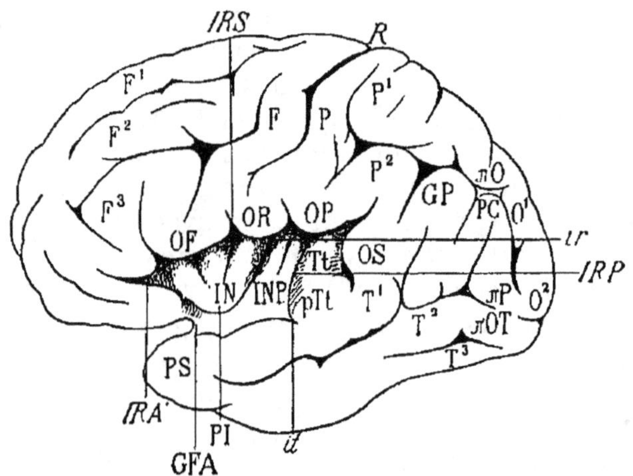

Fig. 8. — Face externe d'un hémisphère gauche; les lèvres de la
scissure de Sylvius ont été écartées, de manière à laisser voir l'insula au fond de la fosse.

IN, insula proprement dit; IEP, insula postérieur; PI, pôle de l'insula; ir, grand sillon de l'insula; IRA, rigole antérieure de l'insula;
IRP, rigole postérieure; IRS, rigole supérieure; OF, opercule frontal;
OR, opercule de Rolando; OP, opercule pariétal; OS, opercule du
fond de Sylvius; Tt, circonvolution temporale transverse; pTt, pied
de la temporale transverse; T¹, première circonvolution temporale formant l'opercule temporal; it, incisure temporale; PS, pôle temporal;
GFA, gyrus falciforme; R, scissure de Rolando; F, circonvolution
frontale ascendante; F¹, F², F³, première, deuxième, troisième frontales; P, circonvolution frontale ascendante; P¹, P², première et
deuxième circonvolutions pariétales; GP, lobule du pli courbe; PC,
pli courbe; O¹, O², première et deuxième circonvolutions occipitales;
πO, premier pli de passage externe; πP, deuxième pli de passage
externe; πOT, troisième pli de passage externe; T², T³, deuxième et
troisième circonvolutions temporales.

située entre le lobe temporal en bas, les lobes pariétal
et frontal en haut, le lobe frontal formant bourrelet en
avant; en avant et au-dessus de la pointe du lobe temporal est l'entrée de la fosse, par laquelle passe l'artère

sylvienne. Peu à peu, les circonvolutions cérébrales se
développent, les bords de la fosse s'épaississent, surtout
le supérieur ou pariéto-frontal, qui retombe au-devant
de l'insula en une sorte de lambeau, l'opercule sylvien
de Burdach ; le lobe temporal s'élève, le cap de la troisième frontale — partie comprise entre les deux
branches de la scissure de Sylvius — complète la fermeture en avant. De la sorte, les bords de la fosse sylvienne
sont remplacés, sous l'opercule, par trois rigoles profondes qui bordent l'insula en haut, en bas et en avant
(fig. 8).

2° **Scissure de Rolando.** — La scissure de Rolando
est située à la face externe de l'hémisphère, entre les
lobes frontal et pariétal. Elle est oblique en haut et en
arrière, comme si la partie supérieure du lobe pariétal
avait cédé sous la poussée du lobe frontal, si énorme
chez l'homme (fig. 4, R).

Elle part du bord sagittal, ou très près de lui, sensiblement à l'aplomb du bourrelet du corps calleux. Après
avoir été, sur 1 à 2 centimètres, presque parallèle à ce
bord, elle devient, dans sa direction générale, oblique
en bas et en avant, en décrivant deux sinuosités à convexité antérieure (les *genoux* de la scissure) séparées
par une convexité postérieure au niveau du pied de la
deuxième frontale. De là trois portions — qui ne sont
pas des tiers — importantes à séparer pour la distribution des centres moteurs.

Chez les pithéciens, la scissure de Rolando serpente à
peine ; moins encore chez les singes du nouveau conti-
nent. Il semble que le lobe frontal, en se développant,
exerce sa poussée antéro-postérieure par l'intermédiaire
des trois circonvolutions frontales, et que le pied de la
deuxième frontale s'enfonce pour ainsi dire dans le
lobe pariétal, refoulant en une convexité postérieure les
deux circonvolutions ascendantes et la scissure qu'elles
limitent, tandis que les parties qui portent à faux, entre
les pieds des trois frontales, restent convexes en avant,
d'où les genoux de la scissure.

L'extrémité inférieure aboutit près de la scissure de Sylvius, dont elle est toujours séparée par le *pli de passage fronto-pariétal inférieur*. Par exception, ce pli peut être profond, et alors un observateur inattentif peut croire que la scissure de Rolando s'ouvre directement dans celle de Sylvius : il suffit d'écarter les lèvres pour voir qu'à une profondeur variable la continuité est interrompue (fig. 4, πFP*i*).

En haut également, la scissure de Rolando est fermée, séparée qu'elle est de la scissure sous-frontale, par le *pli de passage fronto-pariétal supérieur*, situé au bord sagittal (fig. 5, πFP*s*).

Il existe toujours un pli de passage fronto-pariétal moyen, presque constamment profond, formé de deux contreforts adossés que l'on voit au fond de la scissure. Lorsqu'il est superficiel, il peut donner le change à un anatomiste inexpérimenté, capable de méconnaître à cause de cette légère anomalie la scissure de Rolando.

3° **Scissure sous-frontale** (fig. 5, SF). [*Grand sillon du lobe fronto-pariétal*, Gratiolet ; *sillon fronto-pariétal interne* (Pansch) ; *sillon calloso-marginal* (Huxley).] — La scissure sous-frontale sépare, à la face interne, le lobe frontal du lobe limbique en avant, du lobe pariétal en arrière. Elle naît à la partie inférieure de la face interne, au niveau de ce que P. Broca appelait le carrefour, « couche indivise de substance grise » formant « une petite surface plate au-dessous du genou et du bec du corps calleux ». A partir de là, elle est d'abord horizontale en avant sur une longueur de 2 à 3 centimètres — et là le lobe limbique est au-dessus du lobe frontal — puis elle devient convexe en avant autour du genou du corps calleux (*réflexion* de la scissure); elle parvient ainsi à la face interne, au-dessus du corps calleux, et elle suit un trajet à peu près horizontal. A cette partie, qui avec la précédente constitue un U à concavité postérieure, fait suite enfin une courbe à concavité antérieure, qui s'élève entre les lobes frontal et pariétal pour aboutir au bord sagittal, mordant même un peu sur la face externe, à environ 5 millimètres en arrière de la scissure de Rolando : toujours le pli de passage fronto-pariétal (πFPs) sépare l'une de l'autre ces deux scissures. Le point où la courbe à concavité antérieure se continue avec la courbe à concavité postérieure s'appelle — comme en langage géométrique — le point d'*inflexion*. Là se trouvent un pli de passage fronto-limbique et une incisure frontale, *pli et incisure préovalaires*. De même au niveau du point de réflexion, c'est-à-dire au point le plus antérieur de la scissure, on voit les *pli et incisure prélimbiques*. En général, le pli prélimbique est superficiel, le préovalaire, au contraire, est profond (fig. 5, πFLa et πFLp).

Ces deux incisures, qui marquent les points d'inflexion et de réflexion, divisent la grande courbe S italique que décrit la scissure en trois arcs secondaires, appelés de bas en haut et d'avant en arrière : arcs orbitaire, métopique et ovalaire. Ce dernier arc limite avec l'incisure préovalaire le lobule ovalaire, dont nous aurons à parler plus loin.

Les autres plis et incisures, plus ou moins constants et superficiels, que présente cette scissure, n'ont pas grande importance.

4° **Scissure sous-pariétale** (fig. 5, SP). — A la face interne du cerveau, au-dessous de la surface appelée lobule quadrilatère, au-dessus de la circonvolution du corps calleux, en arrière de la scissure sous-frontale, on aperçoit une petite anfractuosité peu profonde, souvent en forme d'H, qu'il est classique d'appeler *sillon sous-pariétal.* En réalité c'est une scissure, car elle sépare le lobe pariétal du lobe limbique ; et si elle est insignifiante chez l'homme, elle est très développée chez les carnassiers, chez lesquels, au contraire, la scissure sous-frontale devient rudimentaire. Ce qui la rend peu appréciable, c'est moins son manque de profondeur que son manque de longueur, ce qui est dû à l'existence de deux *plis de passage pariéto-limbiques,* chez l'homme toujours superficiels et très larges : l'antérieur lui enlève toute continuité apparente avec la scissure sous-frontale, le postérieur, moins épais, la sépare de la scissure calcarine (fig. 5, $_\pi$P.La et $_\pi$PLp).

5° **Scissure calcarine** (fig. 5, C). — Cette scissure naît entre les lobes limbique et temporal, au-dessous du bourrelet du corps calleux, puis se porte horizontalement en arrière, pour se recourber ensuite en bas, dans le pôle occipital. Elle se compose de deux parties : l'antérieure, longue d'environ 2 centimètres, s'arrête au sommet du cunéus, et là on voit commencer la scissure occipitale interne ; la postérieure s'engage dans le lobe occipital, entre les cinquième et sixième circonvolutions occipitales, cette dernière constituant le cunéus. Dans cette dernière portion, il s'agit donc d'un sillon, à moins que le cunéus ne mérite un jour d'être élevé à la dignité de lobe. La scissure calcarine est celle que Gratiolet (1854) appelait scissure des hippocampes. Elle répond, en effet, au relief que fait le petit hippocampe dans la corne postérieure du ventricule latéral, et d'autre part Gratiolet croyait que, se prolongeant directement dans la fente de Bichat, elle allait se mettre en rapport avec le grand hippocampe. Mais cette dernière opinion est erronée : toujours un pli de passage temporo-limbique sépare la scissure de la fente de Bichat. Seulement, si ce pli est toujours superficiel chez l'homme, il est profond chez certains singes inférieurs, et c'est pour l'avoir méconnu chez l'un deux (*Cercopithecus sabæus*) que Gratiolet a commis son erreur. Le seul rapport à retenir est donc celui avec le petit hippocampe, d'où le nom de scissure calcarine proposé par Huxley, le petit hippocampe s'appelant encore ergot de Morand ou *calcar avis*. Déjà auparavant, d'ailleurs, Cruveilhier avait reconnu la constance et les rapports de cette *anfractuosité de la cavité digitale* ou *ancyroïde,* c'est-à-dire de la corne postérieure du ventricule latéral.

6° et 7° **Scissures occipitales interne et externe**. — A la pointe du cunéus, la scissure occipitale interne semble se détacher de la calcarine, que certains auteurs

considèrent comme lui appartenant dans sa partie antérieure. Cette conception est d'ailleurs inexacte, car toujours existe à la pointe du cunéus un *pli de passage cunéo-
limbique*, profond il est vrai chez l'homme, mais suffisant
pour fixer la démarcation entre les deux scissures.

Ainsi, dans la région postérieure de la face interne on
voit une profonde anfractuosité en Y, dont la queue
antérieure et la branche inférieure sont constituées par
la calcarine, dont la branche supérieure, presque perpendiculaire au bord sagittal de l'hémisphère, est formée
par la scissure occipitale interne, encore appelée, en
raison de cette direction, *scissure perpendiculaire interne*
(fig. 5, O).

Arrivée au bord sagittal, la suture occipitale interne
le franchit et mord sur la face convexe, et là elle se
continue, chez les singes, avec la *scissure occipitale* ou
perpendiculaire externe (fig. 9, Oe), qui chez l'homme
semble au premier abord absente : car chez lui elle est
interrompue par deux gros *plis de passage pariéto-occipitaux*, allant de la première et de la deuxième pariétales à la première et à la deuxième occipitales. Ces plis
de passage sont, dans notre cerveau, superficiels, épais,
flexueux, et ils auraient rendu impossible la délimi-
tation du lobe pariétal en arrière, si Gratiolet n'avait
fait appel à l'anatomie comparée; c'est lui qui, après
avoir vu chez les singes la scissure occipitale externe
traversée par deux plis de passage profonds, a bien
montré que chez l'homme toute la différence provenait
du développement de ces plis devenus épais et superficiels; et il a décrit avec soin « le premier et le second
plis de passage ». On avait dès lors la clef de l'énigme,
et depuis, l'anatomie humaine a confirmé cette manière
de voir : sur certains cerveaux anormaux, en effet, on a
vu le premier pli de passage, plus rarement le second,
être profond, et dans ces conditions la scissure occipitale externe devient aisément appréciable, évidente
même.

Il est facile, sur la fig. 9, de voir quelle est la topographie exacte de ces plis de passage et leurs con-

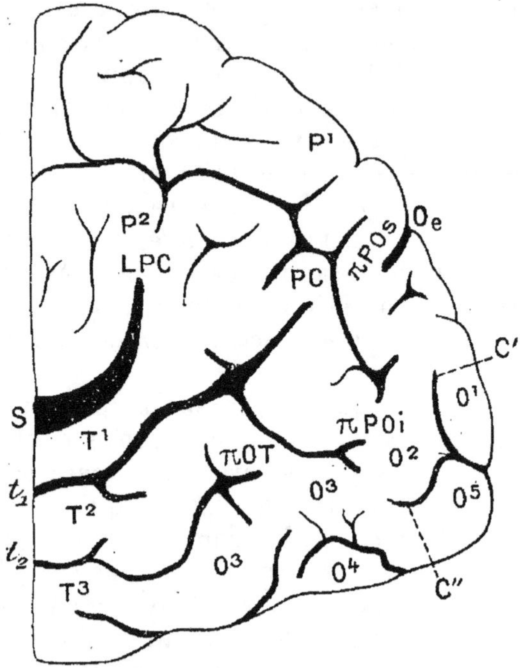

Fig. 9. — Les plis de passage du lobe pariétal à la face externe.

S, scissure de Sylvius, t_1, premier sillon temporal (prétendue scissure parallèle). P', première pariétale se continuant avec O', première occipitale, par πPOs, pli de passage pariéto-occipital supérieur, qui interrompt Oe, scissure occipitale externe, qu'on voit reparaître entre πPOs et πPOi, pli de passage pariéto-occipital inférieur. P², deuxième pariétale, avant de se terminer en πPOi se recourbe : 1º autour de S en LPC, lobule du pli courbe ; 2º autour de t, en PC, pli courbe, pour se continuer avec T¹ et T², première et deuxième temporales.

nexions. On y voit, en outre, que la fusion est aussi grande, chez l'homme, entre les lobes temporal et occipital qu'entre les lobes pariétal et temporal.

C. — LOBES ET CIRCONVOLUTIONS

1° **Lobe frontal.** — Le lobe frontal apparaît aux trois faces de l'hémisphère. A la face interne, il est séparé par la scissure sous-frontale de la circonvolution du corps calleux (lobe limbique), située d'abord au-dessus, puis au-dessous de lui. A la face externe, il est situé au-dessus du lobe temporal, dont le sépare la scissure de Rolando. A la face inférieure, il est limité en arrière par la vallée de Sylvius, qui le sépare du lobe temporal. Ses limites sont donc partout absolument nettes.

On lui considère *deux étages* : l'un *supérieur* ou *métopique*, l'autre *inférieur* ou *orbitaire* souvent désigné sous le nom de *lobule orbitaire*. Il est formé d'une circonvolution ascendante — encore appelée prérolandique, parce qu'elle borde en avant la scissure de Rolando — et de trois circonvolutions longitudinales, attachées à la précédente par leur *pied*. Ces trois dernières se réfléchissent en avant, autour de la pointe du lobe frontal, pour passer sans interruption de l'étage métopique à l'étage orbitaire.

a) Circonvolution frontale ascendante. — Cette circonvolution *prérolandique* longe la scissure de Rolando, présentant les mêmes sinuosités qu'elle. Le pied de la deuxième frontale s'insère sur elle au point où elle est convexe en arrière; en haut et en bas naissent les pieds des première et troisième frontales. Entre ces pieds, elle est limitée par le *sillon prérolandique* (fig. 4, *lo*).

Mais la frontale ascendante n'appartient pas à la seule face externe de l'hémisphère; elle apparaît à la face interne et, bordée en bas et en arrière par la scissure sous-frontale, elle s'épanouit en un *lobule ovalaire*, que limite en avant l'incisure préovalaire de la scissure sous-frontale. Ce lobule, c'est le *lobule paracentral* des auteurs classiques; mais ce nom doit être abandonné parce qu'il consacre à la fois une théorie fausse et une erreur anatomique. La théorie fausse, c'est celle de Bischoff sur un prétendu lobe central formé par les deux circonvolutions ascendantes ou centrales : et cela a conduit Bischoff à méconnaître la valeur de la scissure de Rolando en anatomie comparée. Le fait anatomique inexact, c'est de considérer le prétendu lobule paracentral comme résultant de la fusion des deux circonvolutions centrales à la face interne de l'hémisphère : il suffit d'examiner, au bord sagittal, les connexions des scissures rolandique et sous-frontale, pour demeurer convaincu que le lobule ovalaire appartient exclusivement à la frontale ascendante et communique simplement avec la pariétale ascendante par le mince pli de passage fronto-pariétal supérieur; jamais la scissure de Rolando, quoi qu'on voie représenté sur bien des figures, n'aboutit au milieu du lobule ovalaire, mais toujours près de son bord postérieur (fig. 5, SF, R, πFPs).

b) PREMIÈRE CIRCONVOLUTION FRONTALE. — La première frontale, qui longe le bord sagittal, puis le bord inférieur de l'hémisphère, se voit aux trois faces de cet hémisphère.

A la *face interne*, elle est divisée par le pli de passage prélimbique en deux parties, métopique et orbitaire, situées la première au-dessus et la seconde au-dessous de la circonvolution du corps calleux. En arrière, elle est séparée du lobule ovalaire (frontale ascendante) par l'incisure préovalaire que borde le pli de passage préovalaire (fig. 5, F¹).

A la *face externe*, elle naît par un large pied, quelquefois dédoublé, et descend d'abord, sur un trajet de 2 à 3 centimètres, parallèle à la frontale ascendante, dont la sépare le sillon prérolandique. Elle décrit en général deux méandres, dont le genou postérieur marque la limite de la partie ayant des propriétés excito-motrices (fig. 4, F¹).

Arrivée à la pointe du lobe frontal, elle se réfléchit pour passer à la *face inférieure* où elle forme une lame étroite et droite (*gyrus rectus*), limitée en dehors par un sillon, appelé sillon olfactif (*scissure olfactive* de certains auteurs), parce que sur lui repose le prétendu « nerf » olfactif; c'est en réalité la prolongation du premier sillon frontal au lobule orbitaire (fig. 6, F^1, *f*^{1}).

c) DEUXIÈME CIRCONVOLUTION FRONTALE. — Le *pied* de la seconde frontale est situé à peu près au milieu de la frontale ascendante, entre les deux genoux de cette circonvolution et de la scissure de Rolando. Née de ce point, la circonvolution monte d'abord au-devant de la frontale ascendante, dont la sépare le sillon prérolandique, puis elle se porte, flexueuse, d'arrière en avant à la face externe de l'hémisphère, pour aller se réfléchir autour de la pointe de l'hémisphère et gagner la *face inférieure* où elle s'épanouit, constituant à elle seule presque tout le *lobule orbitaire*. Sur cette face, elle présente toujours une *incisure* isolée, le plus souvent en H (*scissure orbitaire, sillon cruciforme* de certains auteurs) fort importante : la branche transversale de l'H marque, en effet, la limite antérieure de la partie du lobe frontal (lobule orbitaire) qui semble en rapport avec l'olfaction (fig. 4 et 6, F^2).

d) TROISIÈME CIRCONVOLUTION FRONTALE. — La troisième frontale borde directement la scissure de Sylvius (partie antérieure de la *circonvolution marginale supérieure* de certains auteurs). En décrivant la scissure de Sylvius, nous avons déjà vu comment, en rapport avec les branches de cette scissure, elle se développe à mesure que l'on s'élève dans l'ordre des primates, pour aboutir à son maximun chez l'homme.

A la *face externe*, son pied naît sur la frontale ascendante, en regard du pli de passage fronto-pariétal inférieur et à partir de là ses flexuosités sont divisées en trois parties : la postérieure, du pied à la branche ascendante de la scissure de Sylvius (centre du langage articulé); la moyenne ou cap, entre les deux branches de la scissure; l'antérieure entre la branche antérieure et la pointe de l'hémisphère (fig. 4, F^3).

A la *face inférieure*, la troisième frontale apparaît sous

forme d'un simple petit crochet, qui va aboutir au pli falciforme (fig. 7, F³).

2° **Lobe pariétal.** — Le lobe pariétal appartient aux faces interne et externe de l'hémisphère (fig. 4 et 5).

A la face interne, il constitue le *lobule quadrilatère*, ou *avant-coin* ou *précunéus*, et là il est en rapport avec le lobe limbique en bas (scissure sous-pariétale), le lobe frontal en avant (scissure sous-frontale), le lobe occipital en arrière (scissure occipitale interne). A la face externe, il est séparé du lobe frontal, en avant, par la scissure de Rolando ; du lobe occipital, en arrière, par la scissure occipitale externe ; du lobe temporal, en bas, par la scissure de Sylvius.

Il est formé d'une circonvolution ascendante et de deux circonvolutions antéro-postérieures.

a) CIRCONVOLUTION PARIÉTALE ASCENDANTE. — Il est inutile de décrire longuement cette circonvolution, calquée sur la frontale ascendante à laquelle elle est parallèle, et comme elle divisée en trois portions : une supérieure, convexe en avant, qui répond au genou supérieur de la scissure de Rolando ; une moyenne, fortement convexe en arrière, dans laquelle s'enfonce pour ainsi dire le pied de la deuxième frontale et qui est bordée en arrière par le sillon post-rolandique ; une inférieure, convexe en avant, qui répond au genou inférieur de la scissure de Rolando. Elle communique avec la frontale ascendante par les plis de passage déjà décrits (*voyez* : Scissure de Rolando, p. 19).

b) PREMIÈRE CIRCONVOLUTION PARIÉTALE. — La première circonvolution pariétale apparaît à la face interne, au bord sagittal, à la face externe.

A la face *interne*, nous avons déjà mentionné les relations de ce *lobule quadrilatère* avec le lobule ovalaire, le cunéus, la circonvolution limbique et les deux gros plis de passage pariéto-limbiques antérieur et postérieur (fig. 5, P¹).

A la face *externe*, on la voit naître de la première portion de la pariétale ascendante par un large pied. Peu à peu, elle se rétrécit d'avant en arrière et, au-dessous de la queue de la scissure occipitale interne à la face externe de l'hémisphère, va se continuer avec la première occipitale par le *premier pli de passage pariéto-occipital*. Cette circonvolution porte parfois le nom de *lobule pariétal supérieur* (fig. 4, P¹).

c) DEUXIÈME CIRCONVOLUTION PARIÉTALE. — La deuxième pariétale, quelquefois nommée *lobule pariétal inférieur*, naît de la partie inférieure de la pariétale ascendante par un pied étroit, en regard du pli de passage fronto-pariétal inférieur, et d'avant en arrière elle s'élargit, prenant ainsi la forme d'un triangle à base postérieure, inverse par conséquent du triangle de la première pariétale. C'est dire qu'entre ces deux circonvolutions le *sillon pariétal* est oblique en haut et en arrière. Ce sillon est souvent nommé à tort scissure inter-pariétale (fig. 4, p_1).

Dans ce lobule pariétal inférieur, on décrit classiquement deux régions, le pli courbe et le lobule du pli courbe, dont il est facile de comprendre la topographie et la valeur morphologique.

Après avoir longé la scissure de Sylvius (et c'est là la partie postérieure de la circonvolution marginale supérieure de certains auteurs), la deuxième pariétale se recourbe autour de la queue de cette scissure et va se continuer avec la première circonvolution temporale : ce *premier pli de passage pariéto-temporal* porte le nom de *lobule du pli courbe*. Mais après avoir envoyé ce pli de passage, la première pariétale continue son chemin en arrière, tout en s'épanouissant de bas en haut, et elle décrit un long méandre dont le chef postéro-inférieur se continue avec la seconde temporale : ce *deuxième pli de passage pariéto-temporal* entoure ainsi la queue, fortement recourbée en haut, du *premier sillon temporal* (souvent appelé vicieusement *scissure parallèle*), et on a coutume de l'appeler *pli courbe*. Ce deuxième pli de passage pariéto-temporal est d'ordinaire interrompu par une incisure continue avec le premier sillon temporal.

Avant de décrire ce repli, la deuxième pariétale s'était
unie à la deuxième occipitale par le *deuxième pli de pas-*

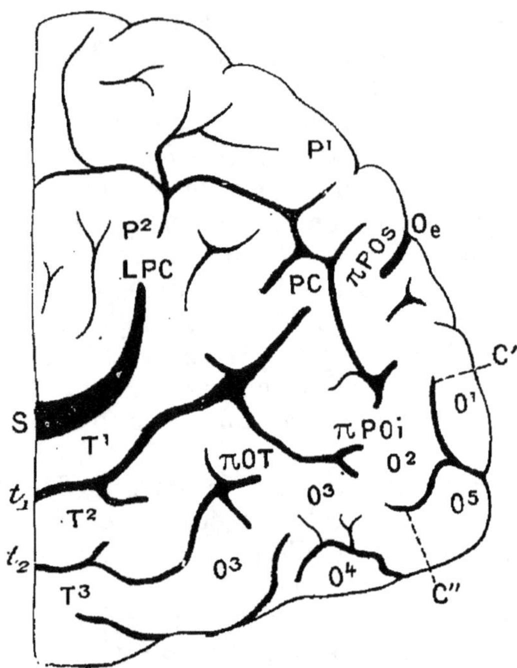

Fig. 10. — Les plis de passage du lobe pariétal à la face externe.

S, scissure de Sylvius, t_1, premier sillon temporal (prétendue scissure parallèle). P¹, première pariétale se continuant avec O¹, première
occipitale, par πPOs, pli de passage pariéto-occipital supérieur, qui
interrompt Oe, scissure occipitale externe, qu'on voit reparaître entre
πPOs et πPOi, pli de passage pariéto-occipital inférieur. P² deuxième
pariétale, avant de se terminer en πPOi se recourbe : 1° autour de S
en LPC, lobule du pli courbe ; 1° autour de t, en PC, pli courbe, pour
se continuer avec T¹ et T², première et deuxième temporales.

sage pariéto-occipital, dont nous avons constaté l'importance à propos de la scissure occipitale externe. J'ai
expliqué à ce moment comment l'anatomie comparée
avait été indispensable pour permettre à Gratiolet de
déterminer exactement l'un de l'autre les lobes pariétal
et occipital.

3º **Lobe temporal.** — Le lobe temporal appartient aux faces externe et inférieure de l'hémisphère. A la face externe, il est situé au-dessous des lobes frontal et temporal, dont le sépare la scissure de Sylvius ; en avant du lobe occipital, avec lequel il se continue sans démarcation apparente. A la face inférieure, il est séparé en avant du lobe frontal par la vallée de Sylvius ; en dedans, il borde la fente de Bichat ; en arrière, il se fusionne avec le lobe occipital.

Il comprend *cinq circonvolutions*, qui partent d'une pointe indivise, le *pôle temporal* (fig. 6), et de là se dirigent d'avant en arrière. La *première* — la *circonvolution marginale inférieure* de certains auteurs — et la *seconde* appartiennent exclusivement à la face externe ; nous avons déjà indiqué suffisamment leurs connexions avec la scissure de Sylvius et le sillon dit parallèle (premier sillon temporal), avec le pli courbe et le lobule du pli courbe (plis de passage pariéto-temporaux). En outre, la deuxième temporale communique plus ou moins largement avec la troisième occipitale (fig. 10, T¹, T² ; fig. 10, πOT).

La *troisième circonvolution temporale* est toujours triangulaire ; elle apparaît à la face externe et surtout au bord inféro-externe et à la face inférieure de l'hémisphère. Elle se continue directement avec la troisième occipitale. De même avec la quatrième occipitale la *quatrième circonvolution temporale*, que l'on voit exclusivement à la face inférieure. Tout à fait en dedans de cette face, enfin, on trouve la *cinquième circonvolution temporale*, bien décrite depuis longtemps sous le nom de *circonvolution de l'hippocampe* ou du *crochet*, bien connue dans ses rapports avec la fente de Bichat, le ventricule latéral et la corne d'Ammon. En arrière, elle se prolonge sous le nom de cinquième occipitale. Je n'ai pas besoin de revenir sur le pli de passage temporo-limbique et ses connexions avec la scissure calcarine (fig. 5 et 6, T³, T⁴, T⁵).

4º **Lobe occipital.** — Le lobe occipital forme, sur les

trois faces, l'extrémité postérieure du cerveau. En avant de lui se trouvent aux faces externe et interne, le lobe pariétal dont il est séparé par les deux scissures occipitales; aux faces externe et inférieure, le lobe temporal, dont nous venons de voir la continuité parfaite avec lui.

D'un *pôle occipital* indivis, mais qui appartient surtout à la cinquième circonvolution occipitale, partent *six circonvolutions occipitales* qui se portent d'arrière en avant. Leurs limites exactes et leur nombre sont peut-être sujets à revision, mais jusqu'à nouvel ordre les connaissances anatomiques que nous possédons sur elles suffisent au chirurgien.

Trois de ces circonvolutions forment à la *face externe* le *lobule sus-occipital*, dont nous ne répéterons pas les connexions avec le lobe pariétal (les deux plis de passage pariéto-occipitaux), et avec les deuxième et troisième circonvolutions temporales (fig. 4 et 10).

A la *face inférieure*, se trouvent les *quatrième* et *cinquième circonvolutions occipitales*, appelées respectivement *lobules fusiforme* et *lingual*, dont l'ensemble forme le *lobule sous-occipital* (fig. 6).

A la *face interne*, enfin, nous rencontrons la *sixième circonvolution occipitale*, triangulaire, individualisée sous le nom de *cunéus*; sa description et ses rapports ressortent de ce que nous avons dit précédemment sur les scissures calcarine et occipitale interne et sur le pli de passage cunéo-limbique (fig. 5).

5° **Lobe limbique.** — Le lobe limbique est formé, chez l'homme, d'une seule circonvolution, appelée *circonvolution du corps calleux* en raison de ses connexions avec le corps calleux qu'elle entoure; elle prend son origine, en avant, au-dessous du corps calleux, au carrefour, et là se trouve située au-dessus de la première frontale, puis elle contourne le genou, et ensuite longe la face supérieure et se réfléchit derrière le bourrelet du corps calleux pour aller, par le pli de passage temporo-limbique, se continuer avec la circonvolution de l'hippocampe.

Ces quelques mots de description seront suffisants,

avec ce que nous avons déjà dit sur les scissures sous-frontale, sous-pariétale et calcarine, sur les plis de passage fronto-, pariéto-, cunéo- et temporo-limbiques. Il faut seulement insister sur la continuité, déjà vue par Gerdy, par Foville, de la circonvolution du corps calleux avec la cinquième temporale ; de là, une circonvolution unique si l'on veut, la *circonvolution de l'ourlet*, qui entoure à peu près complètement le seuil de l'hémisphère. Et chez les animaux osmatiques, entre les deux extrémités antérieure et postérieure de cette ellipse, interrompue à la face inférieure du cerveau, se trouve le lobe olfactif, atrophié chez les animaux anosmatiques comme nous l'avons vu en décrivant la vallée de Sylvius. Ainsi se trouve complété, autour du seuil de l'hémisphère, un *lobe limbique*, dont la circonvolution du corps calleux et celle de l'hippocampe — cette dernière se fusionnant avec le lobe temporal — sont les vestiges chez l'homme.

6° **Lobe de l'insula.** — Caché au fond de la *fosse de Sylvius*, le lobe de l'insula a été découvert par Reil, en 1808. Il a la forme d'un triangle rectangle dont le bord inférieur, ou temporal, est l'hypoténuse : le bord supérieur, horizontal, caché sous l'*opercule de Burdach* (*voyez* p. 19) est formé par le lobe frontal en avant, le lobe pariétal en arrière ; le bord antérieur, frontal, est caché par le cap de la troisième frontale. En écartant l'opercule de la troisième frontale, on aperçoit le long de ces bords *trois rigoles* limitant cette île selon la comparaison de Reil.

D'après P. Broca, ce lobe est formé de *deux parties*.

L'*antérieure*, seule décrite par Reil, présente *quatre* circonvolutions en éventail, ayant leur sommet commun entre la fosse et la vallée de Sylvius, immédiatement au-dessus du pli falciforme. De ces quatre circonvolutions, comptées d'avant en arrière, la première et la seconde vont à la partie profonde de la troisième frontale, la troisième à la frontale ascendante et la quatrième à la pariétale ascendante.

La *partie postérieure* est un gros pli de passage temporo-pariétal profond, allant de la première temporale à la seconde pariétale.

Quoique le lobe de l'insula semble, jusqu'à un certain

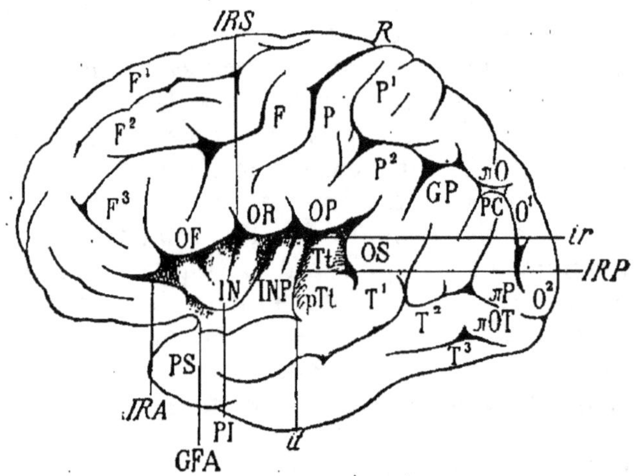

Fig. 11. — Face exerne d'un hémisphère gauche; les lèvres de la scissure de Sylvius ont été écartées, de manière à laisser voir l'insula au fond de la fosse.

IN, insula proprement dit; INP, insula postérieur; PI, pôle de l'insula; ir, grand sillon de l'insula; *IRA*, rigole antérieure de l'insula; *IRP*, rigole postérieure; *IRS*, rigole supérieure; OF, opercule frontal; OR, opercule de Rolando; OP, opercule pariétal: OS, opercule du fond de Sylvius; Tt, circonvolution temporale transverse; pTt, pied de la temporale transverse; T¹, première circonvolution temporale formant l'opercule temporal; it incisure temporale; PS, pôle temporal; GFA, gyrus falciforme; R, scissure de Rolando; F, circonvolution frontale ascendante; F¹, F², F³, première, deuxième et troisième frontales; P, circonvolution pariétale ascendante; P¹, P², première et deuxième circonvolutions pariétales; GP, lobule du pli courbe; PC, pli courbe; O¹, O², première et deuxième circonvolutions occipitales; πO, premier pli de passage externe; πP, deuxième pli de passage externe; πOT, troisième pli de passage externe; T², T³, deuxième et troisième circonvolutions temporales.

point, régir la fonction du langage, il est inutile, au point de vue chirurgical, d'entrer à son sujet dans de plus grands détails anatomiques.

CHAPITRE II

TOPOGRAPHIE CRANIO-CÉRÉBRALE

L'étude des rapports du cerveau et du crâne doit comprendre trois étapes.

1° Déterminer quelles régions du cerveau sont sousjacentes à certains points craniens, ostéologiquement bien déterminés, qu'on appelle points singuliers du crâne.

2° Déterminer les rapports avec les sutures.

3° Établir, à l'aide de points accessibles à travers les parties molles, des repères qui permettent d'arriver opératoirement sur une région donnée du cerveau.

A. — CONNEXIONS
AVEC LES POINTS SINGULIERS DE LA VOUTE

Ces recherches ont été entreprises par P. Broca dès 1861, par le *procédé des fiches*.

Après avoir perforé le crâne à la drille en des points déterminés, on enfonce par ces trous des fiches de bois, bien normales à la surface cranienne, et on a soin de leur faire franchir par leur extrémité libre toute l'épaisseur de la paroi osseuse. Cela fait, on enlève la calotte à la scie, on extrait le cerveau dans lequel les fiches sont restées implantées, on le décortique de ses

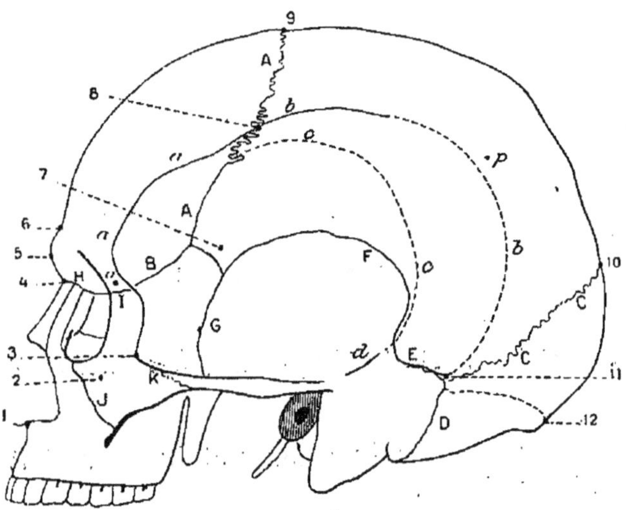

Fig. 12. — Points ostéologiques du crâne, vue latérale.

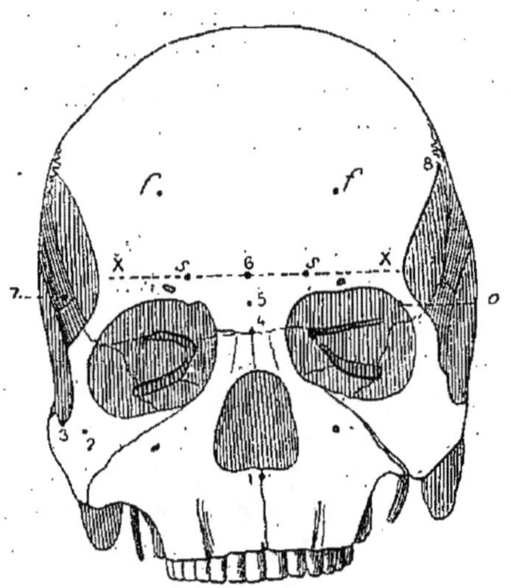

Fig. 13. — Points ostéologiques du crâne, vue de face.

POINTS OSTÉOLOGIQUES DE LA VOUTE DU CRANE

Les *points singuliers* sont représentés sur ces figures par des numéros, les *sutures* par des capitales, les *crêtes* et *saillies* par des italiques.

Points singuliers. — La lecture des numéros doit se faire d'abord sur la FIGURE 12, où ils sont rangés régulièrement en tournant de gauche à droite autour du profil de la face et du crâne. On s'y reportera très facilement aux points singuliers d'après la liste suivante, dressée par ordre alphabétique, chaque point étant suivi de son numéro.

Astérion.	11	Nasale (épine).	1
Bregma.	9	Nasal (point) [racine du	
Glabelle.	5	nez].	4
Inion	12	Ophryon	6
Jugal (point).	3	Ptérion.	7
Lambda.	10	Spinal (point).	1
Malaire (point).	2	Stéphanion	8

Ces points sont moins faciles à déterminer sur la FIGURE 21, dont le but principal est de montrer l'ophryon (6) sur le diamètre frontal minimum (x,x), tangent aux bosses sourcilières (s,s).

Fig. 12. — Points ostéologiques du crâne, vue latérale
(d'après P. Broca).

Points singuliers : 1, Épine nasale, ou point spinal ; 2, point malaire ; 3, point jugal ; 4, point nasal (racine du nez) ; 5, glabelle ; 6, ophryon, situé au croisement de la ligne médiane et du diamètre frontal minimum (fig. 21,x,x) ; 7, ptérion (point où la suture coronale, A,A arrive à la grande aile du sphénoïde, c'est-à-dire angle antéro-inférieur du pariétal) ; 8, stéphanion (point où la suture coronale A,A croise la ligne temporale supérieure, a,a,b,b) ; 9, bregma (point où la suture coronale A,A croise le plan médian) ; 10, lambda (angle supérieur de l'occipital) ; 11, astérion (point de jonction des sutures pariéto-temporo-occipitales) ; 12, inion (protubérance occipitale externe).

Sutures : A,A, suture coronale, ou fronto-pariétale ; B, suture ptéro-frontale (frontal et grande aile du sphénoïde) ; C,C, suture lambdoïde pariéto-occipitale) ; D, suture occipito-mastoïdienne ; F, suture écailleuse (pariétal et écaille du temporal) ; G, suture ptéro-temporale (temporal et grande aile du sphénoïde) ; H, suture interorbitaire (fronto-naso-maxillaire) ; I, suture fronto-malaire ; J, suture malo-maxillaire ; K, suture zygomatique (malo-maxillaire).

Crêtes et saillies : a,a, crête temporale du frontal ; b,b, ligne temporale supérieure du pariétal ; c,c, ligne temporale inférieure du pariétal ; o, apophyse orbitaire externe du frontal ; p, bosse pariétale.

Fig. 13. — Points ostéologiques du crâne, vue de face
(d'après P. Broca).

Mêmes lettres et chiffres que sur la figure précédente.

x,x, diamètre frontal minimum ; s,s, bosses sourcilières ; f,f, bosses frontales ; o, apophyse orbitaire externe du frontal.

méninges et on mesure les distances qui séparent des fiches — c'est-à-dire de certains points connus de la voûte cranienne — les principales scissures et circonvolutions.

P. Broca a fait ses recherches en enfonçant dans le crâne 10 fiches, aux points suivants (*voyez* fig. 12 et 13; p. 36 et 37) :

3 dans la suture coronale : une en haut, à 15 millimètres en dehors du *bregma* pour éviter d'entrer dans le sinus; une au milieu, au *stéphanion* (point où la ligne courbe temporale supérieure croise la suture); une en bas, au *ptérion* (point où la suture coronale arrive à la grande aile du sphénoïde). A l'aide de ces fiches on mesure les *distances rolando-coronales*;

2 dans la suture lambdoïde : une *interne*, à 15 millimètres de la ligne médiane; une *moyenne* (à égale distance du lambda (angle supérieur de l'occipital) et de l'astérion (angle externe de l'occipital);

1 à l'astérion (point de jonction des sutures pariéto-temporo-occipitales);

1 au point culminant de la suture écailleuse;

1 dans la bosse frontale;

1 dans la bosse pariétale, sur une perpendiculaire menée à la suture sagittale au niveau de l'obélion;

1 à 10 millimètres de la ligne médiane, au centre de l'obélion (petite région remarquable par les trous pariétaux).

B. — RAPPORTS AVEC LES SUTURES

1° **Scissure de Rolando.** — En déterminant, sur des *lignes horizontales*, les distances rolando-bregmatique, stéphanique et ptérique, on peut aisément établir sur le crâne le trajet de la scissure de Rolando par rapport à la suture coronale. Loin d'être sous-jacente au bregma comme l'avait dit Gratiolet, son *extrémité supérieure* en est toujours fortement distante et située en arrière de lui, à 47 millimètres en moyenne, disait P. Broca en

1861 ; et ce chiffre a en somme été confirmé, à peu de chose près, par tous les auteurs ultérieurs, car nous trouvons :

Heftler, Ch. Féré, P. Poirier, 48 millimètres ;

Debierre, 49^{mm},5 ;

Turner, 51 millimètres.

Et il est à noter que P. Broca a bien mis en relief la grande variabilité de cette distance : 47 millimètres est une moyenne, avec 40 millimètres comme minimum, et des maxima exceptionnels allant à 56, 67 et même 70 millimètres.

Chez la femme, cette distance est moindre.

Chez l'enfant, d'après de la Foulhouse, elle est, à la naissance, en moyenne de 33 millimètres (minimum 30 millimètres) et elle s'accroît rapidement, de façon à atteindre vers deux ans et demi à trois ans une distance de 47 à 48 millimètres.

La distance rolando-ptérique (extrémité inférieure de la scissure de Rolando) est moins variable : elle est de 28 millimètres. Cette extrémité de la scissure est, en outre, de 2 à 5 millimètres au-dessus du commencement de la suture temporo-pariétale.

Les sillons pré- et post-rolandiques sont séparés de la scissure par l'épaisseur des deux circonvolutions ascendantes, soit à 18 ou 20 millimètres (Heftler) en avant et en arrière d'elle.

La fiche bregmatique pénètre toujours dans la première frontale.

La fiche stéphanique pénètre, chez l'adulte, entre la 2ᵉ et la 3ᵉ frontales ; chez les fœtus et les jeunes enfants (de la Foulhouze), elle est à peu près au niveau de l'extrémité inférieure de la scissure de Rolando, car elle est très raprochée du ptérion.

La fiche ptérique pénètre toujours dans la 3ᵉ frontale.

2° **Scissure de Sylvius.** — La scissure de Sylvius commence, dit P. Broca, à 4 ou 5 millimètres en arrière du point ptérique, sa branche ascendante est en rapport constant, à quelques millimètres de distance seulement,

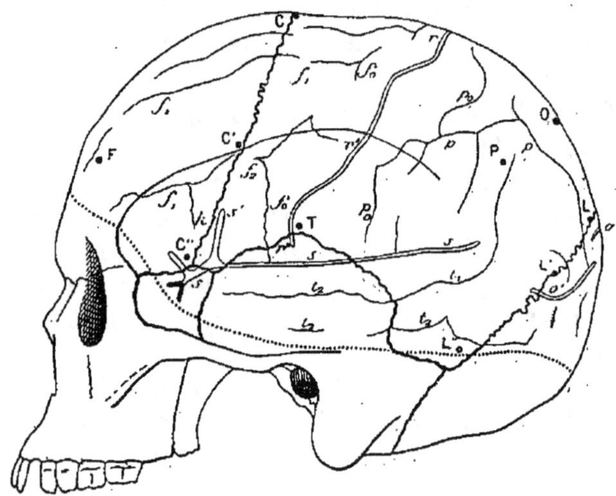

Fig. 14. (D'après P. Broca.) — Topographie cérébrale d'un nègre de
l'Afrique orientale (région égyptienne).

Environ quarante ans, demi-grandeur. Les gros traits représentent
les sutures et la ligne temporale. La ligne ponctuée représente la
limite inférieure de l'hémisphère. Les scissures cérébrales sont indiquées par des lignes doubles et les sillons par des lignes simples. On
a omis, pour la clarté du dessin, la plupart des sillons secondaires.
Les lettres majuscules indiquent la position des fiches. Les petites
lettres indiquent les scissures et les sillons.

C, C', C", *fiches coronales* : C, bregmatique; C', stéphanique; C" pté-
rique. L, L', L", *fiches lambdoïdiennes* : L, interne; L', moyenne;
L", externe ou astérique. T, *fiche temporale*; F, *frontale*; P, *pariétale*,
O, *obélique*.

Scissures. — r,r,r, scissure de Rolando; o,o, scissure occipitale
externe; s, s, s, scissure de Sylvius; s', branche ascendante de la
scissure de Sylvius.

Sillons. — f_1, premier sillon frontal, séparant la première circonvolution frontale de la seconde; f_2, second sillon frontal, séparant la
seconde frontale de la troisième; p, sillon pariétal, séparant la première circonvolution pariétale de la seconde, t_1, premier sillon temporal (prétendue scissure parallèle); t_2, second sillon temporal; f_0, f_0,
sillon pré-rolandique (qui, chez ce sujet, par anomalie, descend jusqu'à
la scissure de Sylvius); p_0,p_0, sillon post-rolandique, limitant en arrière
la circonvolution pariétale ascendante; o, scissure occipitale externe.

avec l'extrémité inférieure de la suture coronale. D'après Landzert et Heftler, ce point de bifurcation répond au sommet de l'union de la grande aile du sphénoïde avec la suture temporo-pariétale, en moyenne à 13 millimètres en arrière de la suture coronale.

La terminaison de cette scissure a lieu presque toujours sur la ligne allant de la fiche stéphanique à la fiche lambdoïdienne moyenne (P. Broca). C'est plus précis que de la mettre sur la ligne allant du sommet de la scissure de Rolando à l'astérion, ce qui, d'autre part, a le défaut de prendre à la fois un point de repère cérébral, — et le plus variable par rapport au crâne, — et un point de repère osseux.

Le trajet de la scissure de Sylvius est à peu près rectiligne, légèrement ascendant, et il affecte avec la suture écailleuse des rapports assez variables. On a voulu, dans ces derniers temps, les préciser et dire que la scissure longe la suture sur 4 millimètres (P. Poirier); mais, en même temps, d'autres auteurs la mettaient à 5 millimètres au-dessus de la suture (Debierre et Le Fort). Dans ses recherches, P. Broca avait constaté que la fiche temporale (placée, on s'en souvient, au point culminant de la suture écailleuse) était tantôt au niveau, tantôt au-dessus, tantôt au-dessous de la scissure.

Le premier sillon temporal (dit scissure parallèle) est à 15 millimètres au-dessous de la scissure de Sylvius.

3° **Scissure occipitale externe.** — La scissure perpendiculaire externe est, de 1 à 5 millimètres près, sous-jacente à la suture lambdoïde. Presque toujours, toutefois, chez l'enfant, et souvent dans les races inférieures, son extrémité supérieure est en avant de la suture (fiche lambdoïdienne supérieure).

C. — RAPPORTS AVEC DES POINTS DE REPÈRE EXTÉRIEUREMENT ACCESSIBLES

Grâce à ces rapports avec les sutures, il est aisé de tracer approximativement, sur le *crâne dénudé*, le trajet des scissures et des principales circonvolutions. Mais si ces connaissances peuvent, dans certaines conditions, guider le chirurgien, elles sont la plupart du temps insuffisantes à ses yeux : il demande, en effet, des points de repère faciles à trouver à travers les parties molles, des procédés de mensuration tenant compte de l'épaisseur de ces parties molles. Or, presque toujours, les sutures sont, difficiles, sinon impossibles à sentir, au moins chez les sujets âgés [1].

Quelquefois on peut bien déterminer par la palpation où sont le lambda, l'astérion et le stéphanion, et Horsley fait grand cas de ce dernier repère. Mais, d'ordinaire, la netteté de ces points est insuffisante et il faut chercher des saillies plus accentuées.

A cet égard, on pourrait songer d'abord aux bosses frontale et pariétale : en réalité, elles fournissent des reliefs trop mal limités pour être utilisables. Même sur le squelette dénudé, pour bien enfoncer une fiche au point culminant de la bosse pariétale, il faut déterminer ce point par une perpendiculaire à la suture sagittale au niveau de l'obélion ; sur le vivant, il n'y faut donc guère compter. Les points de repère à la fois fixes et nets dont on peut se servir sont :

1° *En avant* : *a*, la bosse intersourcilière ou glabelle,

1. La connaissance exacte des rapports entre les sutures et les circonvolutions et scissures a une importance bien moins théorique qu'on ne semble souvent le croire. En effet, surtout aujourd'hui qu'on tend de plus en plus à pratiquer de larges trépanations, souvent on pourra, après avoir dénudé le crâne et avant de l'ouvrir, voir le trajet d'une ou plusieurs sutures.

et encore cette bosse est-elle souvent assez médiocrement nette ; *b*, la dépression angulaire entre la racine du nez et le front, sur laquelle également on aurait tort de compter d'une manière trop absolue ; *c*, l'intersection de l'axe du nez avec une ligne passant par le bord inférieur du milieu des sourcils (H. Müller), ou avec l'horizontale tangente aux deux arcades orbitaires. Cette dernière ligne est déterminée également par l'horizontale qui marque le diamètre frontal minimun (*voyez* ophryon, fig. 12 et 13).

2° *Latéralement* : *a*, le bord postérieur de l'apophyse orbitaire externe, au point où il se continue avec la crête du temporal ; *b*, l'apophyse zygomatique ; *c*, le conduit auditif externe.

3° *En arrière* : la protubérance occipitale externe ou inion.

A l'aide de ces points de repère, on a indiqué plusieurs procédés pour tracer à la surface du cuir chevelu le trajet des principales scissures et circonvolutions, surtout celui de la scissure de Rolando. Nous allons résumer d'abord le manuel opératoire de ces procédés et nous verrons ensuite quelle est leur valeur respective.

1° **Ligne rolandique.** — *a*) PROCÉDÉ DE P. BROCA-CHAMPIONNIÈRE. — En 1872, P. Broca mit en pratique un procédé opératoire grâce auquel, *sur le vivant*, il ouvrit un abcès qui comprimait le pied de la 3e frontale. Ce procédé est le suivant : en arrière du bord postérieur, toujours facile à sentir, de l'apophyse orbitaire externe, on trace une ligne horizontale longue de 6 centimètres, au bout de laquelle on élève une perpendiculaire haute de 2 centimètres ; et l'on est ainsi au niveau du centre du langage articulé.

Cela étant, il était facile, en se portant 1 centimètre plus haut et 2 centimètres plus en arrière, de marquer l'origine de la scissure de Rolando. De là le procédé régularisé par Lucas-Championnière pour trouver *l'extrémité inférieure de la scissure de Rolando : à partir du bord postérieur de l'apophyse orbitaire externe tirer une horizontale longue de 7 centimètres et au bout de celle-ci élever une perpendiculaire haute de 3 centimètres; chez la femme, la ligne horizontale n'aura que 6^{cm} 1/2.*

Pour marquer le point supérieur, on se souviendra qu'il est en moyenne à 47 millimètres — en chiffres ronds 5 centimètres — en arrière du bregma : reste donc à marquer le bregma. Or P. Broca a fait voir que le bregma est situé à peu près au point où le plan ver-

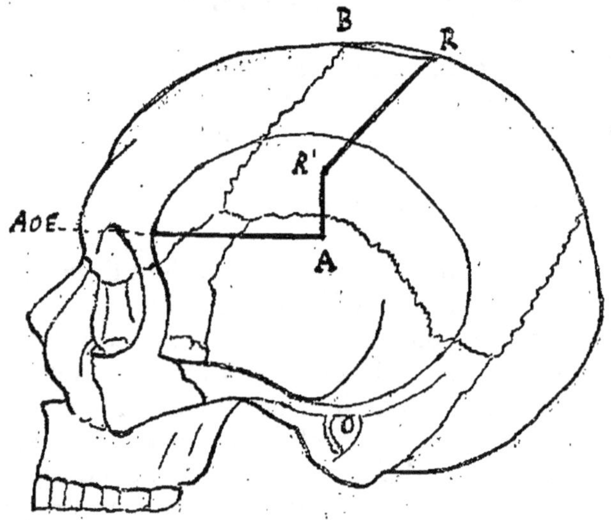

Fig. 15. (Due à l'obligeance de M. Decressac.)

Procédé de P. Broca-Championnière pour déterminer la ligne rolandique : de AOE (apophyse orbitaire externe) en A, horizontale longue de 7 centimètres; de A en R', verticale de 3 centimètres; de B (bregma) en R, 5 centimètres; R,R', ligne rolandique.

tical biauriculaire — passant par les deux conduits auditifs externes — croise la suture sagittale. Quant à déterminer ce plan, on y parvient sans peine à l'aide d'un instrument spécial, l'équerre flexible biauriculaire de P. Broca. Cette équerre est formée de deux rubans métalliques flexibles, fixés à angle droit au niveau d'un tourillon. On introduit ce tourillon dans le conduit auditif externe, puis on applique une des branches de façon qu'elle touche sous le nez la lèvre supérieure. La direction de la longue branche étant ainsi déterminée, on entoure le crâne avec cette branche, de façon à tomber sur l'autre conduit auditif externe : au milieu de cette ligne biauriculaire se trouve le bregma.

D'après Lucas-Championnière, on a toujours tendance à marquer trop en avant et le bregma et l'extrémité supérieure de la ligne rolandique : aussi conseille-t-il de déterminer le brégma par le bord postérieur de l'équerre, et de prendre, en outre, le point cherché à 55 millimètres et non à 50 millimètres en arrière du bregma; chez la femme, à 50 millimètres au lieu de 45.

b) PROCÉDÉ DE W. HARE. — Le procédé de W. Hare est fondé sur deux déterminations : *a*, marquer le point supérieur de la ligne; *b*, connaître l'angle que fait la ligne avec le plan sagittal.

D'après Thane, *l'extrémité supérieure de la scissure de Rolando se trouve à 1/2 pouce, soit 12 millimètres, en arrière du milieu de la ligne inio-glabellaire.* Parmi les auteurs qui ont cherché à vérifier les chiffres donnés par Thane, il faut citer Sanderson, Horsley, qui ont mis le point rolandique supérieur non pas à 12 mais à 10 (Anderson et Makins), 20 (Sanderson), et même 25 millimètres (Horsley) en arrière du milieu de la ligne inio-glabellaire.

Il y a donc là des désaccords, et en outre on emploie des mesures en chiffres absolus. Aussi W. Hare, perfectionnant ce procédé, marque-t-il le point rolandique supérieur aux 557/1000 de la ligne inio-glabellaire, comptés d'avant en arrière. A partir de là, il faut mener *une ligne faisant avec la ligne sagittale un angle de 67 degrés ouvert en avant.* A cet effet, Wilson et Chiene ont inventé un instrument spécial, le *cyrtomètre.* La ligne rolandique ainsi déterminée a de 8 à 9 centimètres de long.

c) PROCÉDÉ DE DANA. — Dans le procédé de Dana, on détermine le *point rolandique supérieur* comme l'a conseillé A.-W. Hare. On marquera le *point rolandique inférieur*, à l'intersection de deux lignes allant l'une du stéphanion à l'astérion, l'autre du méat auditif au bregma.

d) PROCÉDÉ D'ANDERSON ET MAKINS. — La première ligne est la *ligne frontale*, allant de la dépression pré-auriculaire (A) au milieu de la ligne inio-glabellaire médiane (point médio-sagittal). Sur cette ligne le *point squameux* (S) est à la jonction du 1/3 moyen et du 1/3 inférieur. En unissant ce point à l'apophyse orbitaire externe,

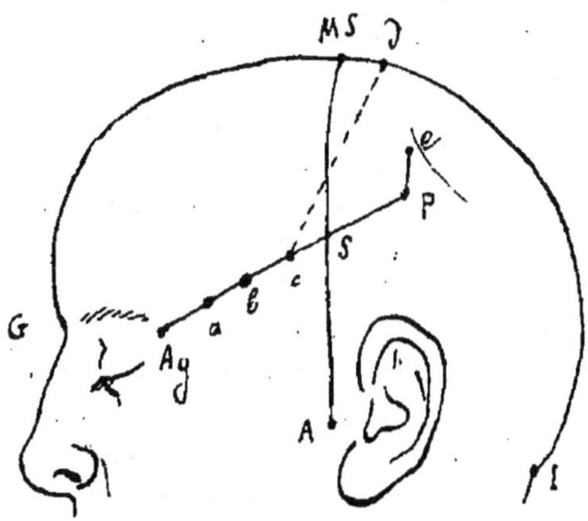

Fig. 16. — Procédé d'Anderson et Makins. (Due à l'obligeance de M. Decressac).

A, point auriculaire; G, glabelle; I, inion; ML, point médio-sagittal; Ag, point angulaire; A,MS, ligne frontale; S, point squameux à l'union du tiers inférieur et du tiers moyen de la ligne frontale; Ag,P, ligne oblique, scissure de Sylvius; a, origine de la scissure; b, bifurcation de cette scissure; c, extrémité inférieure de la scissure de Rolando; d, extrémité supérieure de la scissure de Rolando; e, extrémité supérieure de la scissure de Sylvius.

on obtient la *ligne oblique* sur laquelle la scissure de Sylvius, commençant aux 5/12 de sa longueur, se bifurque aux 7/12. Le *point rolandique supérieur* est à 1 centimètre (3/8 de pouce) en arrière de la ligne frontale sur la ligne sagittale; le *point rolandique inférieur* est à 1 centimètre en avant de cette même ligne frontale, sur la ligne oblique (fig. 16).

e) PROCÉDÉ DE REID. — Reid commence par tracer une

ligne basale partant du bord inférieur de l'orbite et passant par le centre du méat auditif. La *ligne oblique* part à 3 centimètres en arrière de l'apophyse orbitaire externe et va à 18 millimètres au-dessous du point le plus proéminent de la bosse pariétale; elle marque la scissure de Sylvius. On élève enfin deux perpendiculaires à la ligne basale, l'une dans la dépression pré-auriculaire, l'autre au bord postérieur de l'apophyse mastoïde : entre le

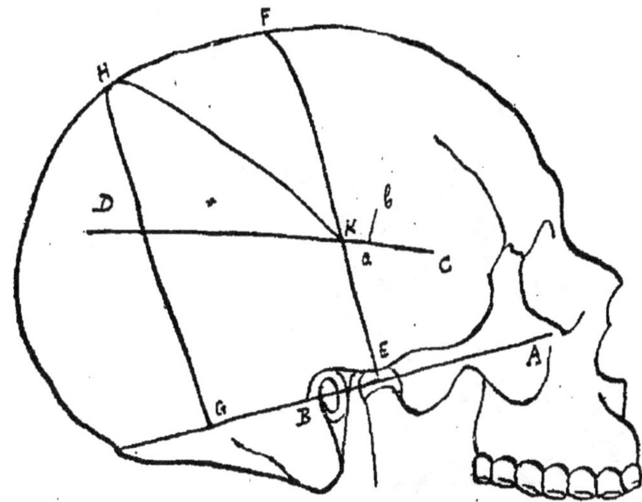

Fig. 17. — Procédé de Reid. (D'après Decressac.)

A,B, ligne basale; C,D, ligne oblique; E,F, 1ᵉ perpendiculaire au niveau de la dépression pré-auriculaire; C,H, 2ᵉ perpendiculaire, partie postérieure de l'apophyse mastoïde; K,H, scissure de Rolando.

bord sagittal, la ligne oblique et ces deux perpendiculaires, est donc un quadrilatère dont la *ligne rolandique* constitue la diagonale postérieure (fig. 17).

On peut reprocher à ce procédé : 1° la difficulté d'élever exactement les deux perpendiculaires à la ligne basale; 2° le peu de précision du repère fourni par le bord inférieur de l'orbite et surtout par la bosse pariétale.

f) Procédé de von Bergmann. — On marque le point supérieur à l'extrémité sagittale d'une verticale passant juste derrière l'apophyse mastoïde ; le point inférieur sur une verticale passant par l'articulation temporo-maxillaire, à 5 centimètres de son origine, où, si l'on préfère, à la jonction de son tiers inférieur et de ses deux tiers supérieurs.

g) PROCÉDÉ DE R. LE FORT ET DEBIERRE. — Les points

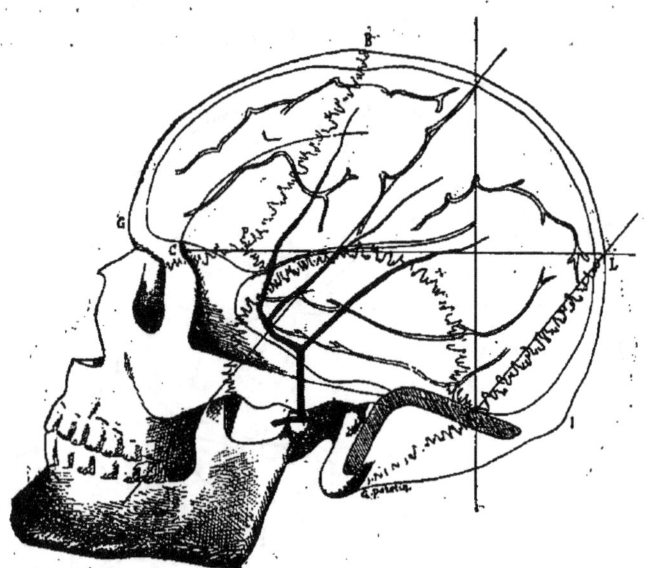

Fig 18. — Procédé de R. Le Fort et Debierre. (Figure due à l'obligeance de M. R. Le Fort.)

C,L, ligne orbito-lambdatique ; G, glabelle ; B, bregma ; L, lambda ; I, inion ; R, point rolandique supérieur, aux 53/100 de la ligne sagittale glabello-iniaque ; A,R, ligne astério-rolandique ; A,L, ligne astério-lambdatique.
On trace la ligne rolandique de R au milieu de l'arcade zygomatique.

de repère sont le nasion (ou plutôt un peu au-dessus de lui), l'inion, le point où l'apophyse orbitaire externe se relève pour former le commencement de la ligne courbe temporale, l'astérion (toujours facile à sentir), le lambda (difficile à sentir, mais situé à 79/100 de la ligne naso-iniaque, à 78/100 chez les dolichocéphales, à 80/100 chez les brachycéphales ; fig. 18).

L'extrémité supérieure de la scissure de Rolando est aux 532/1000 de la ligne naso-iniaque (à 5 millimètres plus en avant chez les individus nettement brachycéphales). On détermine la ligne rolandique en joignant ce point au milieu de l'arcade zygomatique.

h) PROCÉDÉ DE POIRIER. — Dans ce procédé, au lieu de faire partir la ligne sagittale de la glabelle, on la fait partir du *point nasal*, c'est-à-dire de l'angle de jonction entre le nez et le front. C'est à 2 centimètres en arrière du milieu de cette ligne naso-iniaque que se trouve le *point rolandique supérieur*. Quant au *point inférieur*, il est déterminé à peu près comme dans le procédé de Bergmann : à 7 centimètres de hauteur sur une perpendiculaire élevée à l'arcade zygomatique dans la dépression pré-auriculaire, immédiatement en avant du tragus ; ou mieux on prend sur cette ligne la moitié moins 15 millimètres (1 doigt) de la distance auri-sagittale.

Critique des procédés. — Ces recherches multiples ont leur raison d'être dans l'importance capitale de la ligne rolandique en chirurgie cérébrale ; cette ligne suffit à presque tous les cas de la pratique courante, car, grâce à elle, on peut aborder tous les points de la zone motrice. Il suffit, en effet, de se rappeler que les deux circonvolutions ascendantes ont une largueur de 2 centimètres environ ; que sur la frontale ascendante, le pied de la deuxième frontale naît à l'union du 1/3 inférieur et du 1/3 moyen ; que sur la pariétale ascendante, le pied de la première pariétale occupe environ les 2/3 supérieurs ; nous avons déjà vu comment on détermine spécialement le centre du langage articulé.

On conçoit dès lors comment les auteurs ont voulu rivaliser de précision, de façon à déterminer la ligne rolandique avec plus de sûreté que par le procédé de Broca. On a en effet reproché à ce procédé d'être fondé sur des chiffres absolus, sans tenir compte de différences qui peuvent être proportionnelles aux variations des divers diamètres du crâne : prendre 50 millimètres en arrière du bregma est fort bien, mais il y a des variations qui vont de 40 à 70 millimètres et l'usage de la moyenne ne peut leur convenir. P. Broca et Championnière ont bien indiqué, dans la pratique, des mesures différentes pour l'homme et pour la femme; mais comment agir chez l'enfant? Comment se comporter de façon à tenir compte des races? Et ce n'est pas tout : « l'équerre flexible biauriculaire, dit Féré, n'indique pas rigoureusement le bregma, mais passe en moyenne à 10 millimètres en avant de lui ». Étonnez-vous donc, avec tout cela, qu'on commette de la sorte des erreurs énormes et que Thiéry ait montré à la Société anatomique un crâne où Verneuil avait trépané à 3 centimètres en arrière de l'extrémité supérieure, cherchée, de la scissure de Rolando.

On tiendra un compte médiocre de l'objection tirée de cette observation particulière, car, comme je l'ai dit quand la pièce a été présentée, la ligne rolandique avait été déterminée par le procédé dit « de la ficelle ». En cas d'urgence, en effet, lorsqu'on n'a pas à sa disposition l'équerre de Broca, Championnière a prouvé qu'un chirurgien habitué à la trépanation pouvait s'en passer en déterminant la ligne biauriculaire à l'aide d'une ficelle. Le fait de Verneuil et Thiéry démontre tout simplement que, surtout lorsqu'on n'est pas rompu aux pratiques de la chirurgie cérébrale, il faut, toutes les fois qu'on en a le moyen, se procurer l'équerre flexible biauriculaire.

Si nous avons parlé de cette observation, c'est parce que divers auteurs s'en sont fait une arme, et dès lors nous avons tenu à la réduire à sa juste valeur; mais si elle en particulier doit être négligée, les critiques générales que je viens de résumer sont exactes : la question est de savoir si les autres procédés ne sont pas passibles de reproches plus graves.

Pour le *point supérieur*, la ligne sagittale est facile à marquer exactement médiane; il suffit de s'assurer qu'elle passe bien à égale distance des deux méats, et ici le procédé de la ficelle est suffisant, car l'obliquité du méridien mesuré n'a pas d'importance. Presque toujours la glabelle et l'inion sont faciles à déterminer. Prenons donc ce cas favorable et soit bien marquée la ligne inio-glabellaire ou inio-nasale. D'une manière générale, la proposition de Thane est exacte. Mais, en considérant qu'Anderson et Makins ne font pas une différence sérieuse avec leurs 10 millimètres au lieu de 12, nous voyons d'autres auteurs affirmer que la distance rolando-mi-sagittale est non pas de 12, mais de 20, de 25 millimètres même. Ce n'était pas la peine de s'ingénier à trouver des lignes prétendues proportionnelles! Et supposons maintenant que la glabelle ou l'inion soient peu nets : on aura alors la ressource, indiquée par P. Poirier, de compter 18 centimètres sur la ligne sagittale à partir du point nasal, qui, lui, est en effet toujours facile à trouver. Mais que l'on réfléchisse aux différences considérables de longueur de la ligne glabello-occipitale, « puisque, nous dit Debierre, elle varie de 28 à 38 centimètres », si bien que, d'après le procédé de Hare, la distance glabello-rolandique varie de 15^{cm},7 à 26^{cm},8 ; et on voit que le calcul d'une moyenne est bien inférieur à celui de P. Broca, puisque l'erreur possible porte sur un écart de 9 centimètres, ce qui est beaucoup pour une trépanation même large ; tandis que pour la ligne rolando-bregmatique, la différence entre les cas extrêmes est de 3 centimètres, ce qui n'est pas beaucoup par rapport à notre brèche.

N'aurait-on pas meilleure chance vers les mesures proportionnelles? Nous restons encore en défiance, quand nous voyons Dana marquer le point rolandique supérieur aux 557/1000 de la ligne glabello-iniaque et R. Le Fort aux 530/1000 de cette même ligne ; et encore ce dernier auteur fait-il des différences de 5 millimètres dans chaque sens, soit un écart possible de 10 millimètres, selon que le crâne est dolichocéphale ou brachycéphale.

Donc, pour déterminer le point rolandique supérieur, je crois que le mieux est de s'en tenir au procédé de

P. Broca, sans forcer autant que le veut Championnière. Si la ligne glabello-iniaque est très nette, on aura de bons moyens de contrôle avec les procédés de Thane et de Hare.

Pour le point *inférieur*, il est d'abord un procédé que je ne saurais adopter, celui de Hare, plus ou moins modifié par Chiene. Il exige l'emploi d'un cyrtomètre spécial, et, en outre, s'il est bon pour la moyenne des cas, il expose pour les autres à des erreurs considérables. Cet angle de 67 degrés varie beaucoup : de 60 à 73 degrés pour Hare, de 66 à 73 degrés pour Masse et Woolonghan. En outre, il est beaucoup plus aigu chez l'enfant, et enfin il change suivant que le sujet est dolichocéphale ou brachycéphale. On risque donc une erreur de 10 degrés environ, dans un sens ou dans l'autre, ce qui est négligeable près du centre, mais ce qui devient considérable lorsqu'on arrive sur le rayon à 8-9 centimètres du centre.

Le procédé d'Anderson et Makins a le grave défaut de déterminer le point inférieur à l'aide de deux lignes qui, parties de points fixes, vont au point rolandique supérieur; si ce point, dont nous avons vu la variabilité, est mal marqué, cette erreur retentira sur le bas de la ligne. La même objection est valable pour les procédés de R. Le Fort, de Clado, de Woolonghan; on ne détermine que le point supérieur et on trace la ligne de direction entre ce point et le milieu de l'apophyse zygomatique (R. Le Fort), l'angle de l'arcade zygomatique et du bord supérieur de l'os malaire (Clado), un point situé à 15-20 millimètres en avant de la fossette pré-auriculaire (Woolonghan).

Il est donc bien préférable de déterminer indépendamment l'une de l'autre les deux extrémités de la ligne.

Dans le procédé de Broca, sans doute, on se sert encore, pour marquer le point inférieur, de chiffres absolus et, en outre, une inclinaison vicieuse est vite donnée à l'horizontale partie de l'apophyse orbitaire éxterne. Mais la ligne de Bergmann n'est-elle pas, *a priori*, passible exactement des deux mêmes reproches, et, en admettant qu'elle ait fait ses preuves, celle de Broca n'a-t-elle pas, depuis vingt ans, fait les siennes? Les deux lignes indiquées par Dana sont en principe plus séduisantes; mais est-il bien facile de sentir avec netteté le stéphanion et l'astérion? En général, il n'en est rien; et quant au bregma, nous avons vu que l'incertitude dans sa détermination est une des objections au procédé de Broca pour le point rolandique supérieur.

La conclusion générale de cette discussion me paraît être la suivante : il serait à souhaiter que l'on parvînt à établir la topographie cranio-cérébrale à l'aide de lignes dont les variations proportionnelles correspondraient aux variations des scissures avec les sutures craniennes, mais, jusqu'à présent, les recherches faites dans ce sens n'ont donné que des résultats incomplets et, presque toujours, des mesures en chiffres absolus en sont le complément nécessaire. Dès lors je m'en tiens au procédé de P. Broca, qui m'a donné, sur le cadavre et sur le vivant, des résultats d'une précision très suffisante; car, en pratique, il est inutile de chercher une approximation de 2 à 3 millimètres quand on a pour principe général, en chirurgie cérébrale, de faire de larges brèches, ayant 4, 5 centimètres et plus de diamètre. Dès le début de ses recherches, Championnière a affirmé que l'avenir était aux procédés simples, presque grossiers, et je continue à être de son avis.

2° **Ligne sylvienne**. — La ligne sylvienne a une importance beaucoup moindre; elle est susceptible cependant d'en acquérir, car elle sert à déterminer la première temporale sur laquelle nous allons trouver, tout à l'heure, le centre de l'audition verbale. Les procédés sont les suivants, outre celui de Reid, dont il a été suffisamment question plus haut.

a) D'après Championnière, Debierre, elle commence à 3 centimètres en arrière de l'apophyse orbitaire externe, et, à partir de là, est sur une parallèle à l'arcade zygomatique, à 5 centimètres au-dessus de cette arcade c'est-à-dire, dans le procédé de R. Le Fort, sur l'horizontale orbito-lambdoïdienne, sur une longueur de 4 à 6 centimètres.

b) Pour Dana le trajet de la scissure est sous-jacent à une ligne tirée de l'apophyse orbitaire externe au milieu de la ligne auriculo-bregmatique, ce dernier point correspondant au point culminant de la suture squameuse. Sur cette ligne, la scissure commence en avant à l'intersection avec une seconde ligne tirée du stéphanion au milieu de l'arcade zygomatique. En arrière, la scissure se recourbe de façon à se terminer sous la bosse pariétale.

c) Pour Horsley, la scissure de Sylvius apparaît sur la face externe, au milieu d'une ligne tirée entre le stéphanion et le milieu du bord supérieur de l'arcade zygomatique.

d) Reid, Hare, Byrom-Bramwell conseillent de tracer, entre l'apophyse orbitaire externe et l'inion, une ligne passant à 12 millimètres au-dessus du conduit auditif externe et d'y marquer l'origine de la scissure à 28 millimètres en arrière de l'apophyse orbitaire. De là, la scissure va sous le centre de la bosse pariétale.

e) P. Poirier établit une ligne naso-lambdoïdienne latérale allant de l'angle naso-frontal à 1 centimètre au-dessus du lambda, en passant à 6 centimètres au-dessus du méat auditif. Au-dessus de ce méat, la scissure de Sylvius longe cette ligne sur une longueur de 5 centimètres. Cette ligne donnerait encore : 1° à l'aplomb du milieu de l'arcade zygomatique, le cap de la troisième frontale ; 2° à 7 centimètres, le tiers moyen du pli courbe ; 3° à 10 centimètres, la partie inférieure du lobule du pli courbe.

A l'aide de la ligne sylvienne, on a la première temporale, située juste au-dessous d'elle, et le sillon parallèle, à 15 millimètres plus bas, bordant la deuxième temporale.

3° **Scissure occipitale externe.** — Cette scissure est à peu près sous-jacente à la suture pariéto-occipitale. Or, cette suture est marquée à ses deux points extrêmes, par le lamdba et l'astérion, le plus souvent faciles à trouver par la palpation. L'astérion est situé juste à la base de la mastoïde, et si la dépression qui le caractérise est peu sensible, on le déterminera par l'intersection du bord postérieur de la mastoïde avec le bord supérieur prolongé de l'arcade zygomatique (R. Le Fort). Si le lambda n'est pas d'une netteté suffisante, on le marquera à 6^{cm} 1/2-7 centimètres de l'inion (Le Fort); aux 22/1000 de la ligne inio-glabellaire médiane, comptés d'arrière en avant (Dana).

4° **Sillon pariétal, pli courbe.** — Après avoir déterminé les trois scissures précédentes, on trace une ligne courbe à concavité inférieure, qui commence à 2 centimètres en arrière de la partie moyenne de la ligne rolandique et se rend au lambda en contournant le bord supérieur de la bosse pariétale (Dana). D'après les recherches de Féré, on pénètre toujours dans la partie postérieure du pli courbe en perforant le crâne à l'intersection d'une ligne verticale passant par le lambda, et d'une ligne horizontale passant par la base de l'apophyse orbitaire externe. Ce point est situé à 1 centimètre en avant de la verticale passant par le bord postérieur de l'apophyse mastoïde.

5° **Cervelet.** — Le cervelet est situé au-dessous de la ligne courbe demi-circulaire supérieure de l'occipital, marquée à l'astérion. On se tiendra toujours à 15 millimètres au moins au-dessous de cette ligne, de façon à éviter le sinus latéral.

6° **Ganglions centraux.** — D'après Féré et Dana, les ganglions centraux sont compris entre trois plans : un horizontal à 45 millimètres au-dessous du vertex; deux transversaux et verticaux, l'un antérieur situé à 18 millimètres en arrière de l'apophyse orbitaire externe (Ch. Féré), c'est-à-dire un peu en avant de l'origine de la scissure de Sylvius (Dana), l'autre postérieur, passant par l'extrémité supérieure de la scissure de Rolando.Nous n'insisterons pas davantage sur ces données, qui, jusqu'à présent, n'ont pas conduit à des applications pratiques.

Telles sont les principales données sur la topographie des grandes scissures. Ce que j'ai dit sur les procédés prétendus proportionnels ayant un point de départ en chiffres absolus s'applique à elles aussi bien qu'à la topographie rolandique, mais je vais ajouter que certains auteurs ont cherché à établir des procédés de trépanation à l'aide de *mesures exclusivement proportionnelles* et les figures ci-jointes permettront de voir ce que sont par exemple les procédés de Burkhardt et Müller, de Chipault.

PROCÉDÉ DE CHIPAULT. — Chipault prend comme points de repère le nasion et le bord supérieur du tubercule postérieur de l'apophyse zygomatique.

Sur la ligne naso-iniaque, d'avant en arrière, il marque :

Aux 45/100 de sa longueur, le point pré-rolandique
— 55/100   —   — rolandique
— 70/100   —   — sus-lambdoïdien
                                      ou sylvien
— 80/100   —   — lambdoïdien.
— 95/100   —   — sus-iniaque

puis il part du bord supérieur du tubercule rétro-orbitaire et il l'unit :

1º Au point sus-lambdoïdien : de là la *ligne sylvienne* ;

2º Au point lambdoïdien ; cela donne la direction du *premier sillon temporal* ;

3º Au point sus-iniaque : en arrière de l'apophyse mastoïde, cette ligne recouvre le *sinus latéral.*

Enfin sur la ligne sylvienne, divisée en dixièmes, il unit :

1º Au point pré-rolandique, la jonction entre les 2e et 3e dixièmes ; sous cette ligne est la *branche ascendante de la scissure de Sylvius* ;

2º Au point rolandique, la jonction entre les 3e et 4e dixièmes, et obtient ainsi la *ligne rolandique.*

Ces procédés ont une valeur réelle, mais on ne doit pas oublier qu'à eux aussi s'appliquent les réserves sur la variabilité possible du point rolandique par rapport à

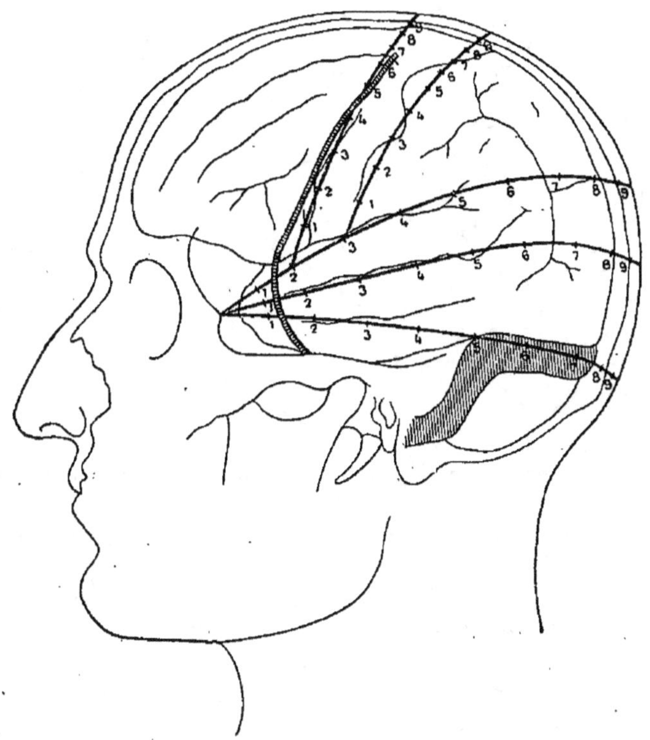

Fig. 19. — Procédé de topographie cranio-cérébrale de Chipault.

P,R, point pré-rolandique, aux 45/100 de la ligne naso-iniaque ; R, point rolandique, aux 55/100 ; S, point sylvien, aux 70/100 ; L, point lambdoïdien aux 80/100 ; I, point sus-iniaque aux 95/100 ; O, tubercule rétro-malaire ; O,S, ligne sylvienne ; O,L, ligne du premier sillon temporal ; O,I, limite du sinus latéral. On voit la manière de tracer, en partant de la ligne sylvienne, O,S, les lignes pré-rolandiques. L'artère méningée moyenne est représentée entre le premier et le second dixième des trois lignes horizontales.

la ligne naso-iniaque médiane, et que d'autre part les larges brèches aujourd'hui utilisées n'exigent pas une précision extrême dans les mesures.

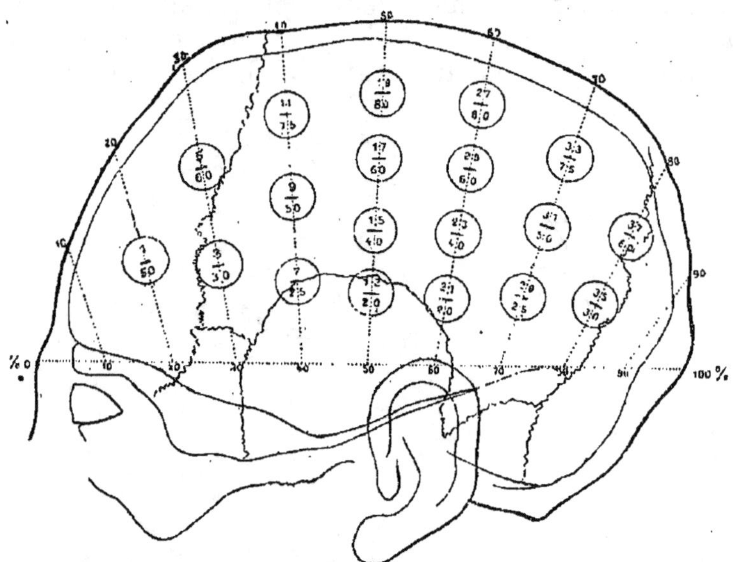

Fig. 20. — Centres de trépanation dans le procédé géométrique
de Burkhardt et Müller.

La moitié seulement de ces centres sont figurés. Chacun des arcs
naso-iniaques est divisé en dixièmes, réunis de l'un à l'autre par des
lignes de jonction. Dans chaque cercle on lira : 1° le numéro du centre ;
2° sa position déterminée en dixièmes sur la ligne de jonction correspondante. (Figure due à l'obligeance de M. R. Le Fort.)

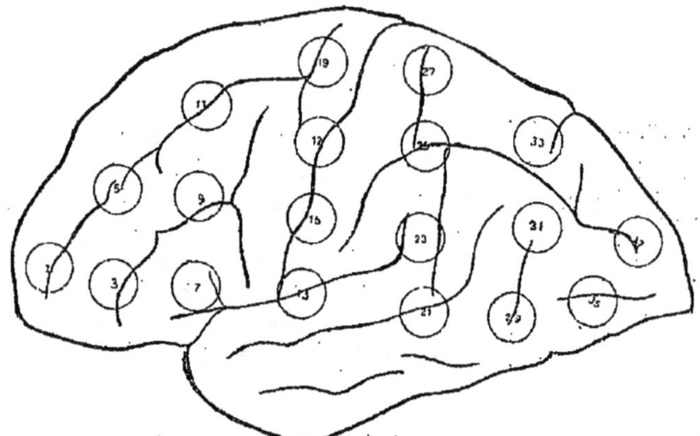

Fig. 21. — Régions de l'écorce correspondant aux centres de trépanation dans le procédé de Burkhardt et Müller. (Figure due à l'obligeance de M. R. Le Fort.)

CHAPITRE III

LES LOCALISATIONS CÉRÉBRALES

Il fut pendant longtemps admis, à peu près sans conteste, que le cerveau formait une masse où il était impossible d'isoler des parties douées de fonctions spéciales, et dans ce centre diffus de la volonté, de l'intelligence, des mouvements commandés, des perceptions, on soutenait — et Flourens crut avoir démontré péremptoirement cette doctrine — que l'écorce était inexcitable.

La doctrine des localisations avait cependant quelques timides adeptes, et, sans parler des théories inadmissibles de Gall et Spurzheim, Bouillaud par exemple, avait cherché à soutenir que la perte de la parole accompagnait les seules hémiplégies droites et relevait de lésions du lobe frontal gauche. Les choses en étaient là lorsque, en 1861, P. Broca, créant la méthode anatomo-pathologique pour déterminer les localisations cérébrales, avança, avec des réserves d'abord, puis affirma que le pied de la troisième frontale gauche était le centre du langage articulé ; et, en 1863, il écrivait : « Tout permet de prévoir que la troisième circonvolution frontale pourra prendre le nom de circonvolution du langage, et, dès lors, il sera hautement probable que chaque circonvolution est affectée à des fonctions particulières ».

Pendant assez longtemps, presque tous les biologistes

et médecins, Charcot lui-même, accueillirent avec méfiance cette découverte révolutionnaire, et il fallut une dizaine d'années pour qu'ils se décidassent à se mettre enfin, eux aussi, à la besogne, à apporter à leur tour leur contingent de faits expérimentaux et cliniques. C'est alors que Fritsch et Hitzig en Allemagne, Ferrier en Angleterre, Carville et Duret en France étudièrent les effets de l'excitation électrique de l'écorce cérébrale et virent que le dogme de Flourens — l'inexcitabilité de la substance grise — était parfaitement erroné : on y avait cru faute simplement de l'avoir vérifié.

Sur l'homme, cette méthode expérimentale était inapplicable; Amidon (de New-York) essaya d'électriser les circonvolutions à travers la boîte cranienne, et personne ne s'étonnera de son insuccès; quant aux électrisations directes pratiquées en Amérique par Bartholow, en Italie par Sciamana, on ne saurait moralement les approuver. Depuis quelques années, il est vrai, certains chirurgiens, opérant pour épilepsie jacksonnienne, ont électrisé les circonvolutions cérébrales mises à nu, pour déterminer avec précision le point où ils devaient agir. D'autre part, Llobet a pu électriser l'écorce à travers la dure-mère dans un large trou laissé par une nécrose syphilitique. Ces faits ont permis de corroborer certaines localisations établies par l'expérimentation sur les animaux. Mais toujours ils resteront l'exception, et c'est par la méthode anatomo-pathologique que l'on étudie presque exclusivement les localisations cérébrales chez l'homme : c'est cette méthode dont P. Broca montra le premier les ressources, et, dans cette voie, il fut suivi, à long intervalle, par Charcot, Turck, Nothnagel, Wernicke, etc.

C'est grâce à ces recherches qu'a été établie, malgré les attaques de Brown-Séquard, de Goltz, de Schiff, la doctrine des localisations cérébrales. Nous n'entrerons pas dans le détail des objections et des théories des physiologistes que nous venons de citer. Pour nous autres chirurgiens, en effet, les explications doctrinales ont une importance médiocre : c'est à l'étude des faits que nous devons avant tout nous attacher. Or, il nous est démontré par l'expérience clinique que notre diagnostic est rarement en défaut, et que notre couronne de trépan est rarement placée en mauvais lieu, lorsque nous nous fions aux localisations cérébrales, déterminées par les méthodes précédemment exposées.

Que l'on agisse expérimentalement par excitation ou ablation de l'écorce saine, ou que l'on étudie les faits humains, et qu'après une observation clinique minutieuse on trouve à l'autopsie une lésion destructive ou irritante bien limitée, dans un cas comme dans l'autre on arrive vite à une première constatation : dans la majeure partie de son étendue, l'écorce reste indifférente aux excitations et c'est seulement à la partie postérieure du lobe frontal, aux deux circonvolutions ascendantes, à une partie du lobe pariétal qu'appartiennent des propriétés motrices. De là une division première en *zones latentes* et *zones motrices*. Mais si cette zone latente ne réagit pas aux excitations, en certains points sa destruction s'accompagne de troubles très localisés, d'ordre sensoriel il est vrai, et depuis que nos modes d'investigation ont été perfectionnés nous sommes arrivés à diminuer progressivement l'étendue de la zone latente au profit des *zones sensorielles*.

Passons successivement en revue ce que nous savons sur les localisations motrices et sensorielles.

A. — LOCALISATIONS MOTRICES

Il est bien établi que les *deux circonvolutions ascendantes* — pariétale et occipitale — sont le centre de figure de la *zone motrice*. Il y a sans doute quelques divergences sur la limitation exacte : Charcot et Pitres, Nothnagel, n'y font pas rentrer le pied des trois frontales auxquelles, au contraire, Ferrier, Horsley, Seguin, H. Hun attribuent des propriétés motrices; on discute

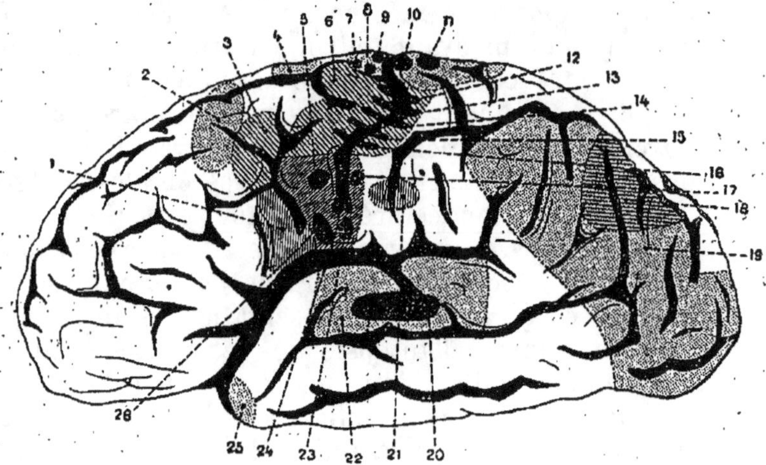

Fig. 22. — Les localisations de la face externe.

3, agraphie; 1, aphasie motrice; 18 à 20, aphasies sensorielles; 22, audition; 26, bouche; 18, cécité verbale; 13, coude; 9, cou-depied; 7, cuisse; 15, doigts; 12, épaule; 17, facial inférieur; 5, facial supérieur; 8, genou; 25, goût; 15, index; 23, langue; 24, larynx; 6 à 11, membre inférieur; 12 à 16, membre supérieur; 21, œil (globe); 2, œil ou tête (conjugué); 10, orteil (gros); 11, orteil (petit); 14, poignet; 16, pouce; 20, surdité verbale; 2, tête ou yeux (conjugués); 4, tronc; 19, vision.

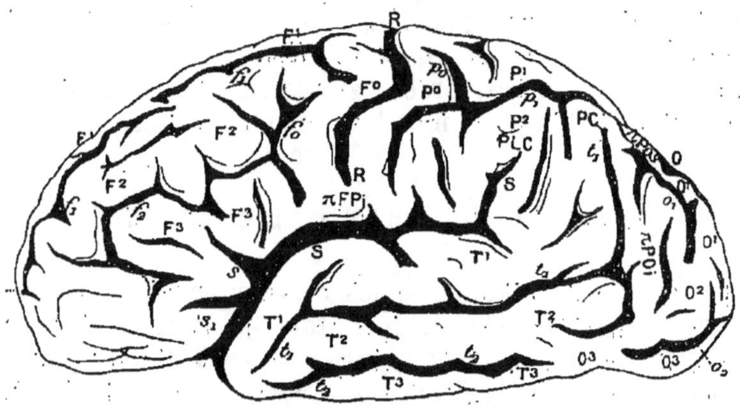

Fig. 23. — Les circonvolutions de la face externe.

sur la participation plus ou moins grande des circonvolutions pariétales. Mais ces désaccords — dont une partie tient certainement à la variété des animaux sur lesquels on opère — n'ont aux yeux du chirurgien qu'un intérêt restreint, car il reste immuable que les centres moteurs sont groupés autour de la scissure de Rolando, dans un ordre bien déterminé, et que, d'autre part, l'action de l'écorce sur les membres est croisée.

1° **Membre inférieur.** — Le centre moteur d'un membre inférieur occupe le 1/3 supérieur des deux

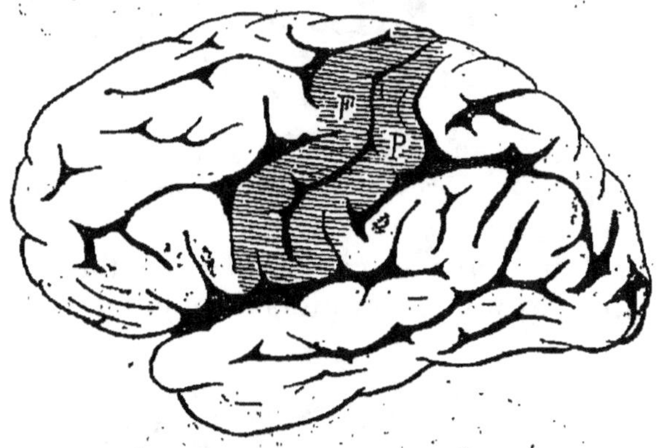

Fig. 24. — Lésion d'une hémiplégie totale d'origine corticale
(les deux circonvolutions ascendantes).

circonvolutions ascendantes du côté opposé, y compris le lobule ovalaire.

Pour H. Hun, il appartient surtout à l'extrémité supérieure de la pariétale ascendante et au pied de la première pariétale; pour Ferrier, l'extrémité supérieure de la frontale ascendante commande aux mouvements associés des bras et des jambes, dans l'action de grimper, de nager par exemple.

Pour Seguin, l'extrémité supérieure des deux circonvolutions ascendantes régit les mouvements de la cuisse et de la hanche; le lobule ovalaire, ceux de la jambe et des orteils.

Horsley et Schäfer, au contraire, n'ont pas trouvé ici avec netteté la dissociation en centres secondaires qu'ils

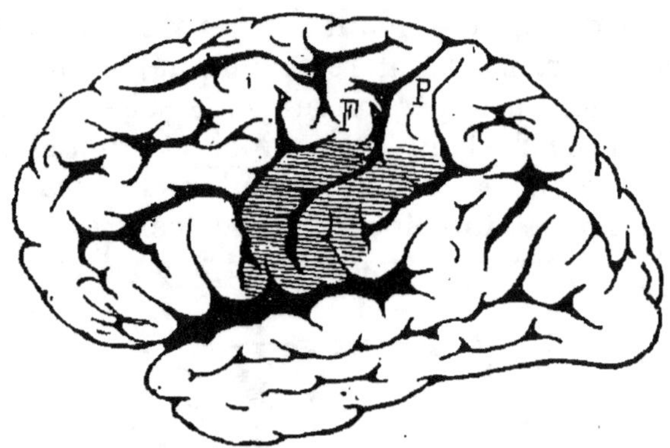

Fig. 25. — Lésion d'une monoplégie corticale brachio-faciale (moitié inférieure des deux circonvolutions ascendantes).

ont constatée dans le centre des membres supérieurs; pourtant, l'excitation minima d'un point situé au niveau

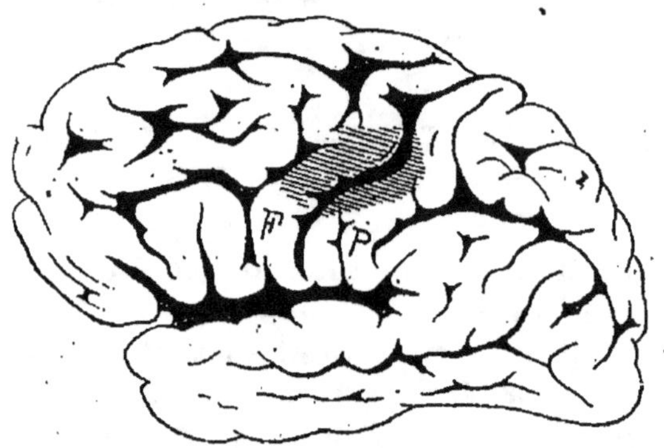

Fig. 26. — Lésion d'une monoplégie corticale brachiale (partie moyenne des deux circonvolutions).

de l'extrémité supérieure de la scissure de Rolando produirait toujours en premier lieu la flexion du gros orteil, et dans la première pariétale, en avant de la scissure occipitale, il y aurait un centre pour le mouvement des orteils. Dans la frontale ascendante, on trouverait d'avant en arrière les centres du genou, de la hanche ; au-dessous d'eux, celui du cou-de-pied.

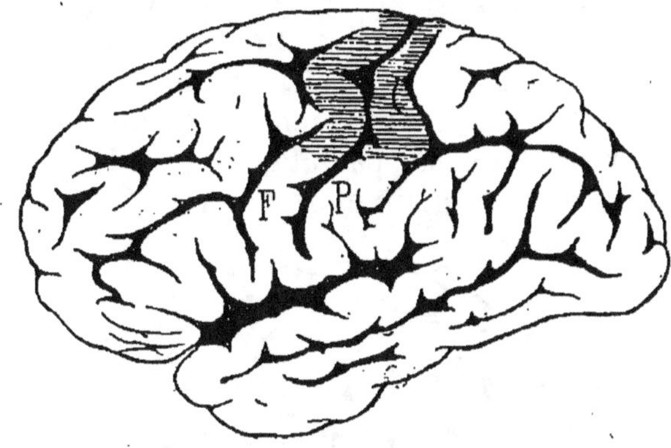

Fig. 27. — Lésion d'une monoplégie brachio-crurale (moitié supérieure des circonvolutions ascendantes).

2° **Membre supérieur.** — Le centre moteur d'un membre supérieur occupe le 1/3 moyen des circonvolu-

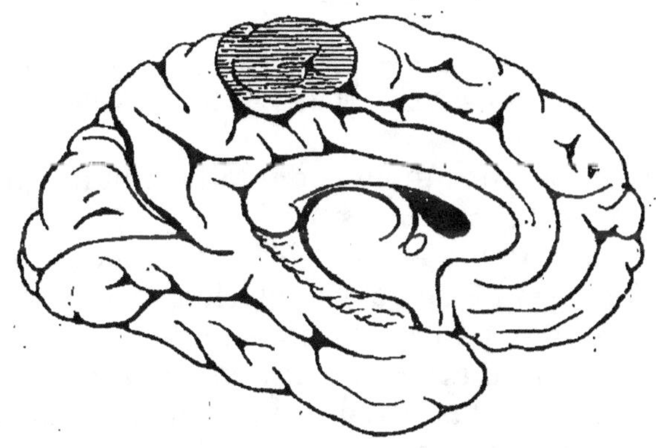

Fig. 28. — Lésion d'une monoplégie corticale crurale (lobule ovalaire ou paracentral). (D'après Charcot.)

tions ascendantes : pour Hun, avec la partie correspondante du pied de la première pariétale ; pour Horsley, avec le pied de la deuxième frontale ; pour Ferrier, avec le pied de la première frontale.

Dans ce centre, on a délimité des centres secondaires, présidant à certains mouvements particuliers. Charcot attribue à sa partie antérieure le centre des mouvements isolés du bras. Ferrier, dont nous venons de voir les idées sur l'association des mouvements des membres supérieur et inférieur, localise dans le pied de la première frontale les mouvements d'extension de la main et du bras, dans la pariétale ascendante les autres mouvements de la main et du poignet. Mais c'est surtout

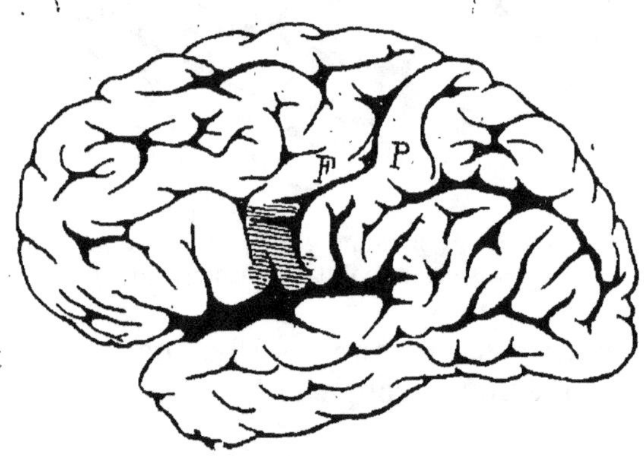

Fig. 29. — Lésion d'une monoplégie faciale et linguale (extrémité inférieure de la frontale ascendante).

Horsley et Beevor qui nous ont fait connaître les centres secondaires du membre supérieur.

Pour ces auteurs — dont les recherches ont été faites sur des singes et ont été à plusieurs reprises vérifiées sur l'homme — on trouve : en haut, le centre de l'épaule ; au-dessous et en arrière, celui du coude ; en avant celui du poignet ; en bas et en avant, celui des doigts et, en arrière, celui du pouce.

3° **Face**. — Les centres moteurs de la face occupent l'extrémité inférieure des circonvolutions ascendantes du côté opposé. De là, disent Charcot et Pitres, partent des faisceaux allant former l'hypoglosse et le facial inférieur. A cette région, Carville et Duret joignent le pied de la deuxième frontale.

Dans ce centre, Ferrier, Horsley et Beevor surtout, ont établi des centres secondaires : en haut, près du pied de la deuxième frontale, se trouve le centre qui préside à l'élévation de la commissure buccale et à la fermeture de l'œil correspondant, ce dernier étant situé en arrière du précédent, sur la pariétale ascendante; en bas en avant, est le centre des mouvements de la gorge et de l'abduction des cordes vocales; en bas et en arrière, l'excitation détermine l'ouverture et la ferme-

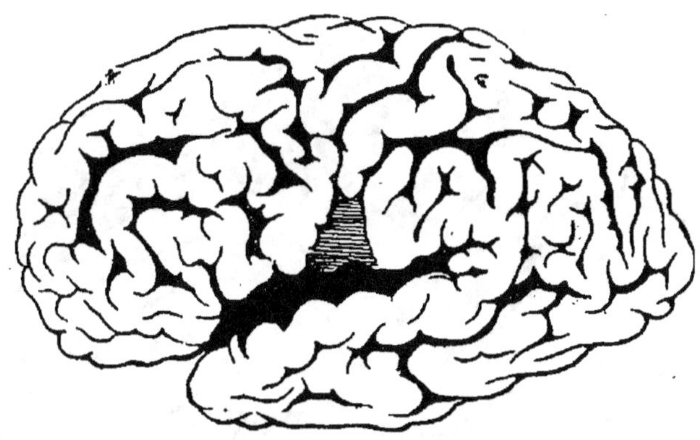

Fig. 30. — Lésion d'une monoplégie corticale, facial supérieur et inférieur (extrémité inférieure de la pariétale ascendante).

ture de la bouche, la protrusion et la rétraction de la langue, les mouvements du plancher de la bouche.

Les mouvements de la langue seraient régis par l'extrémité inférieure de la frontale ascendante, à l'insertion du pied de la troisième frontale.

4° **Larynx.** — Le centre phonateur du larynx siégerait sur l'extrémité inférieure de la frontale ascendante, en avant de celui de la langue.

5° **Yeux.** — D'après des expériences de Ferrier, l'excitation électrique du pli courbe produirait des contractions dans les muscles des paupières et de l'œil. Un fait clinique de Ch. Féré confirme à peu près ces données, mais les mouvement convulsifs, provoqués par une fracture avec enfoncement, n'atteignaient pas l'œil, ou à peu près, et par contre avaient gagné, secondairement il est vrai, la commissure labiale correspondante. Des observations cliniques et anatomo-pathologiques ont conduit Charcot et Pitres, Landouzy, Prévost et Vulpian à localiser les mouvements des yeux et de la paupière supérieure dans la partie de la deuxième pariétale comprise entre la scissure de Sylvius et le premier sillon temporal.

6° **Tête et cou.** — D'après C. de Boyer, Ferrier, ces

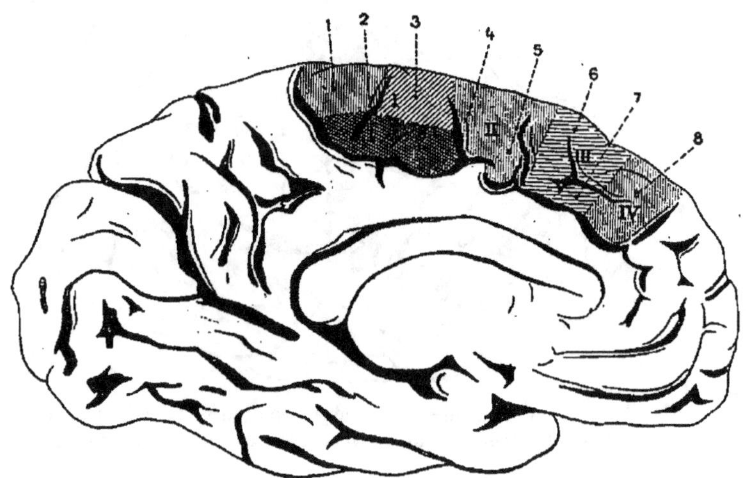

Fig. 31. — Localisations à la face interne de la 1re frontale
et de la frontale ascendante.

I, membre inférieur; II, tronc, III, membre supérieur; IV, tête; 4, bassin; 7, bras; 2, cuisse; 6, épaule; 3, genou; 1, pied; 5, rachis; 8, tête.

mouvements ont pour centre le pied de la deuxième frontale. Ferrier leur joint les mouvements des yeux [1].

7° **Mouvements associés divers.** — Pour Horsley et

1. Pour Charcot et Pitres, les centres de la tête, de la déviation conjuguée de la tête et des yeux, du releveur de la paupière supérieure, du facial supérieur, des muscles masticateurs, doivent être considérés comme encore mal déterminés.

Schäfer, la face interne du lobe frontal serait le siège d'une région motrice allant de son tiers moyen à la scissure sous-frontale. Là on trouverait d'arrière en avant des centres pour : le pied et les orteils, la jambe et le genou, la hanche et la cuisse, la partie inférieure du tronc, la partie supérieure du tronc, le bras et l'épaule, l'avant-bras et la main, la tête. Mais ces centres seraient bien plus enchevêtrés, bien moins limités que ceux de la zone rolandique, et par leur excitation on produirait des mouvement associés dans les différentes parties qui viennent d'être énumérées. C'est d'ailleurs, sans doute, par des associations analogues qu'il faut interpréter les quelques contradictions plus ou moins importantes que l'on relève dans les schémas des divers auteurs.

B. — LOCALISATIONS SENSITIVES ET SENSORIELLES

Tandis que, d'une manière générale, les localisations motrices sont groupées dans la région rolandique, c'est dans les lobes occipital, pariétal et temporal qu'il faut chercher certaines localisations sensorielles et sensitives. Mais, d'après Ferrier et Miller, Nothnagel, les *centres corticaux sensitifs* vont jusqu'auprès de la pariétale ascendante, au contact de la zone motrice, empiétant même sur elle, d'après Ballet, Hun, Dana, Walton et Paul, et ainsi la zone rolandique serait sensitivo-motrice. Ces discussions, actuellement pendantes, ne nous intéressent guère, car pour les sensibilités générale, tactile et musculaire, pour les phénomènes thermiques vasculaires, glandulaires, nous ne savons rien d'utilisable en chirurgie.

Pour les sens spéciaux, au contraire, quelques faits importants sont acquis.

Comme les centres moteurs, les centres sensoriels ont une action croisée.

1º **Vision**. — D'après les premières expériences de Ferrier, le pli courbe serait en rapport avec la vision. Depuis, des recherches ont été entreprises, soit par destruction de certaines zones corticales, soit par énucléation de l'œil chez des animaux jeunes pour suivre la dégénération ascendante des fibres nerveuses correspondantes, jusqu'à une région corticale déterminée qui s'atrophie secondairement. De la sorte, Munck (1875) a placé le centre de la vision en arrière du pli courbe, dans la partie postérieure de la deuxième pariétale chez le chien, dans la région occipitale chez le singe. Luciani et Tamburini (1879) ont concilié ces deux opinions. Plus récemment, Ferrier et Yeo ont repris ces expériences et ont constaté les faits suivants :

Une lésion du lobe occipital ne cause pas de troubles de la vision ;

Une destruction du pli courbe entraîne une cécité croisée, pour quelques jours seulement ;

Une destruction portant, à la fois, sur un pli courbe et sur le lobe occipital correspondant, cause, pour quelques semaines, une hémianopsie homonyme croisée ;

Une destruction semblable, mais bilatérale, entraîne la cécité complète et permanente.

Donc, un seul pli courbe ou un seul lobe occipital peut suffire à la vision bilatérale.

Dans un travail tout récent, Personali considère que la partie supérieure du pli courbe est un centre oculo-moteur et la partie inférieure un centre visuel Mais il n'est pas besoin, au point de vue pratique, d'entrer dans les discussions théoriques, pendantes entre Ferrier, Munck, Hun, etc , sur le mode exact de fonctionnement de ces centres visuels corticaux. Il nous suffit de nous demander si, en pathologie humaine, les faits sont assez nets pour guider le chirurgien. A ce point de vue, voici où nous en sommes.

Dans une étude assez récente (1889) sur les lésions du lobe occipital, Boffard a trouvé 9 observations sans aucun trouble moteur ; 17 hémiplégies plus ou moins

complètes ; 4 paralysies faciales ; 6 convulsions épileptiformes. Quant aux troubles de la vision, ils se décomposent en :

6 observations de cécité complète avec lésion des
deux lobes occipitaux ;

4 observations de cécité complète avec lésion d'un
seul lobe occipital ;

4 observations d'hémianopsie latérale et d'amaurose
unioculaire croisée [1].

Il y a quelques observations, sans autopsie, permettant

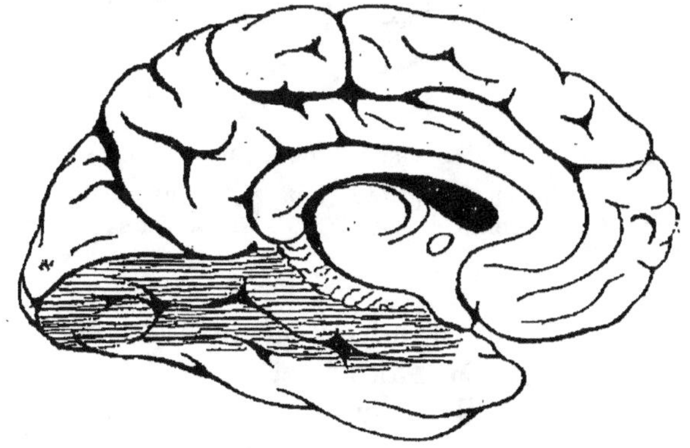

Fig. 32. — Sphère corticale visuelle limitée en haut par la scissure
calcarine. Le cunéus n'en fait pas partie.

de préciser le siège exact de la lésion cérébrale, où des
lésions traumatiques de l'occiput ont causé de la cécité
permanente (Williams, Dommartin), ou temporaire
(Page) ; de l'hémianopsie (Nettleship). Nothnagel a vu la
cécité liée à un ramollissement cortical des lobes occipitaux.

Dans quelques autopsies soigneusement faites et où
la lésion était bien limitée, on a constaté plusieurs fois

1. Duret a étudié la diplopie monooculaire comme symptôme cérébral. Jusqu'à nouvel ordre, ce symptôme, qu'il sera
intéressant de rechercher dorénavant, n'a pas donné lieu à
d'autres investigations chirurgicales.

que l'altération portait spécialement sur le cunéus; il
en était ainsi dans un cas d'hémianopsie homonyme

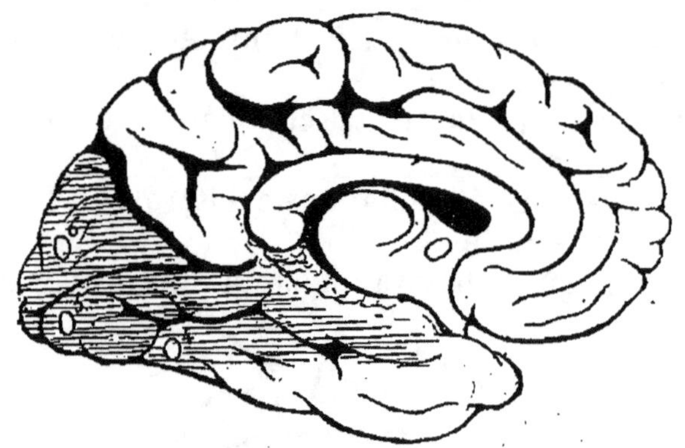

Fig. 33. — Sphère visuelle corticale. (D'après Vialet.)

O⁴, 4ᵉ circonvolution occipitale (lobule fusiforme); O⁵, 5ᵉ circonvolution occipitale (lobule lingual); O⁶, 6ᵉ circonvolution occipitale
(cunéus).

droite. Des observations probantes ont également été
publiées par Hun, Monakow, etc.

Il faut ajouter, il est vrai, que cette localisation au

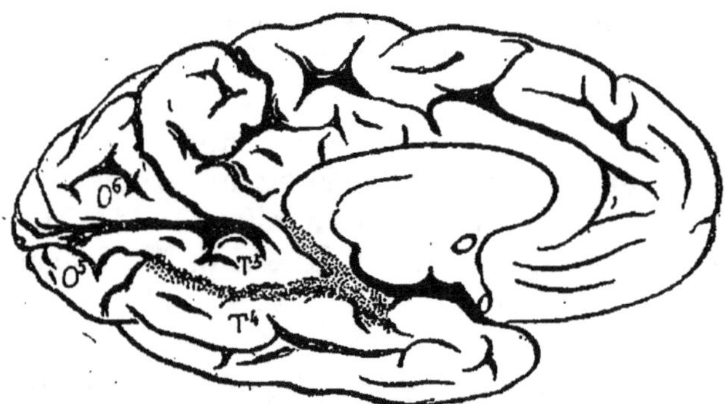

Fig. 34. — Hémianopsie. Lésion intermédiaire au lobule lingual
(O⁵, T³), et au lobule fusiforme (T⁴). Le cunéus (O⁶) est intact. (Cas de
Gombault.)

cunéus n'est pas incontestable. Mais au point de vue
chirurgical, l'intérêt du débat est médiocre, car notre

unique souci est de savoir où trépaner, et la conclusion
pratique est que : dans certains cas, les troubles visuels
peuvent être assez nets pour indiquer une intervention
portant sur les lobes occipitaux, et en particulier sur
les cinquième et sixième circonvolutions occipitales
(lobule lingual et cunéus). Mieux vaut, dans l'état actuel
de la science, chercher de ce côté plutôt que vers le pli
courbe. C'est ce que j'ai réalisé avec succès dans un cas
auquel je ferai allusion en parlant des tumeurs.

2° **Audition**. — Les localisations auditives n'ont guère
servi, en pratique, jusqu'à présent. Ces centres occupent
le lobe temporal tout entier pour Luciani et pour
Munck, la partie moyenne de la première temporale
seulement pour Ferrier. D'après Luciani et Munck, la
destruction de ce lobe n'entraînerait qu'une surdité
temporaire : nous nous trouvons donc en face de suppléances faciles, comme nous venons d'en rencontrer
pour la vision.

3° **Olfaction**. — Pour l'olfaction, on ne s'est pas beaucoup adressé à l'expérimentation physiologique. Mais
par ses études d'anatomie comparée, P. Broca est
arrivé à localiser cette sensibilité spéciale dans la circonvolution du corps calleux, dans la circonvolution de
l'hippocampe, et dans la partie postérieure du lobule
orbitaire, en arrière de l'incisure en H. Ces opinions
sur le lobe limbique et l'olfaction ont d'abord été com-
battues par Ferrier, qui, depuis, s'y est rallié. Munck
également a adopté cette manière de voir. Tout récemment, Ferrannini a étudié, par expérimentation sur le
chien, le rôle du lobule orbitaire dans l'olfaction et la
gustation. D'autres auteurs ont récemment constaté
quelques relations entre la 5e temporale et la gustation.

C. — LES CENTRES DU LANGAGE

Il serait trop long d'entrer ici dans les détails relatifs
à l'aphasie et à ses diverses formes. Mais le langage

étant, dans son essence générale, la faculté d'expression et relevant dès lors à la fois, dans une proportion variable suivant le sujet, de notions emmagasinées par l'écorce et fournies par les sens spéciaux (vue et oreille) et par une mémoire de la coordination motrice qui caractérise certains actes particuliers (langage articulé, écriture), on conçoit qu'il puisse y avoir, en clinique, plusieurs variétés d'aphasie et que chaque variété corresponde à un centre spécial.

L'aphasie étudiée par P. Broca en 1861 est, à propre-

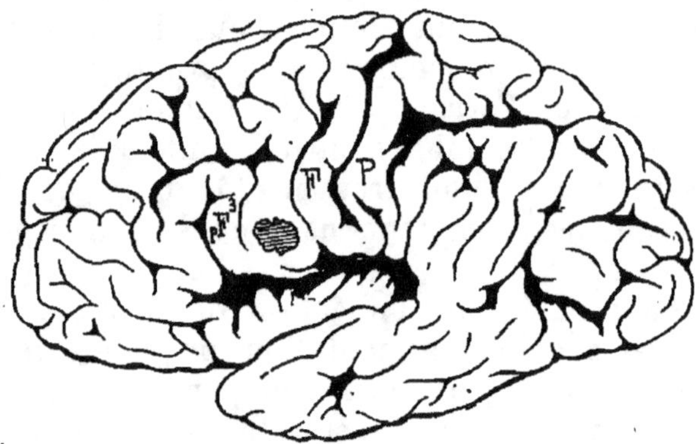

Fig. 35. — Aphasie motrice pure par lésion limitée du pied de la troisième frontale gauche, pF^3. F, frontale ascendante; P, pariétale ascendante. (Ballet et Boix.)

ment parler, la perte du *langage articulé*, c'est l'*aphémie*, selon le terme employé par lui, d'abord critiqué sans grand motif et aujourd'hui adopté pour différencier cette variété des autres, dont l'étude clinique a été menée à bien depuis par Wernicke, par Kussmaul, en France par Charcot et ses élèves Bernard, Ballet, par Déjerine.

D'une manière générale, il y a *deux espèces d'aphasie* : *motrice* et *sensorielle*, causées par des lésions des deux grandes zones correspondantes du cerveau.

Tous les centres du langage sont situés à *gauche* chez les droitiers, et à droite chez les gauchers (soit une fois sur quatorze dans la race caucasique).

La destruction du *pied de la troisième frontale* entraîne l'*aphémie*, ou perte de la fonction du langage articulé. Ce centre est donc situé juste dans le voisinage de celui des lèvres, du larynx, de la langue.

La destruction du *pied de la deuxième frontale* entraînerait l'*agraphie*, ou perte du langage écrit, et on remarque que ce centre est situé tout contre celui des mouvements du bras. Le centre de l'agraphie est discuté.

La destruction de la *partie postéro-inférieure* de la

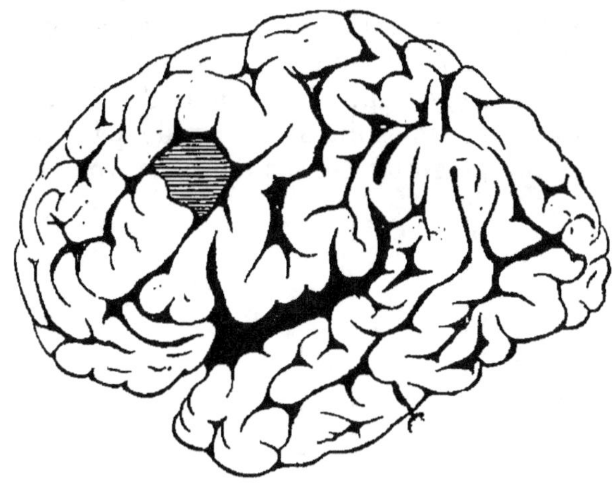

Fig. 36. — Agraphie. (Cas de Henschen.)

deuxième pariétale, c'est-à-dire du pli courbe (entre ce *pli courbe* et le pli de passage pariéto-occipital), entraîne la *cécité verbale*; il y a un instant, nous avons déjà trouvé le pli courbe en relation avec les fonctions visuelles.

La destruction de la *partie moyenne de la première temporale* entraîne la *surdité verbale*; et ce point est voisin de celui que nous avons marqué comme centre de l'audition.

Le chirurgien a besoin de connaître les différences cliniques des variétés de l'aphasie. L'aphémie est certainement la variété la plus fréquente, mais elle n'est pas la seule, et à trépaner tout aphasique sur le pied de la

3e frontale, on risquerait de passer souvent à côté d'une lésion. De même qu'avant de publier un fait contraire à la loi de Broca, il est indispensable : 1° d'avoir étudié avec soin sur le vivant la modalité exacte de l'aphasie, 2° d'examiner non seulement la couche sous-corticale de la 3e frontale, mais encore les centres dont la destruction peut causer les autres formes de l'aphasie.

Une autre variété importante à connaître, si l'on veut éviter les erreurs de diagnostic, est celle des *aphasies de conductibilité*, mais l'exposé complet de cette question m'entraînerait trop loin ; retenons seulement la complexité du sujet, et concluons, comme je le répéterai, que dans ces cas, comme dans bien d'autres, le chirurgien aura souvent besoin d'être guidé par un médecin spécialement voué aux choses de la neurologie.

CHAPITRE IV

LES INDICATIONS CLINIQUES DE LA CHIRURGIE CÉRÉBRALE

§ I. — INDICATIONS GÉNÉRALES

Des données physiologiques qui précèdent, il résulte que l'écorce peut être divisée en deux ordres de régions bien déterminées. Les unes sont celles auxquelles nous venons d'attribuer des fonctions spéciales, et de là des symptômes spéciaux, lorsqu'elles seront irritées ou détruites par une lésion quelconque. Les autres, au contraire, sont capables de subir les lésions les plus complexes sans qu'il en résulte de trouble fonctionnel. Les « zones latentes » comprennent, jusqu'à nouvel ordre, la majeure partie de l'écorce cérébrale, c'est-à-dire la partie antérieure du lobe frontal, presque tout le lobe temporal, une grande partie des lobes pariétal et occipital. On conçoit, dès lors, qu'il doive y avoir au point de vue clinique deux grandes classes de lésions cérébrales, suivant qu'elles s'accompagnent ou non de signes spéciaux dits de localisation. Il faut, en outre, tenir compte parfois de certains phénomènes appréciables par l'inspection et la palpation du crâne.

Soit, par exemple, un enfoncement traumatique de la voûte cranienne, avec lésion évidente du cerveau; qu'il y ait ou non des symptômes de localisation, l'indication chirurgicale immédiate consistera à affranchir le cerveau lacéré d'une compression menaçante, de corps étrangers dangereux. On tient un compte médiocre des signes fonctionnels et on agit, suivant les règles ordinaires de la chirurgie générale, sur le foyer traumatique extérieurement reconnu. De même, c'est sur des phénomènes extérieurs, tangibles et visibles, que se fonde le diagnostic et le traitement de l'encéphalocèle.

Les faits de ce genre sont d'un faible intérêt au point de vue qui nous occupe actuellement. Il en est autrement des deux catégories qu'il me reste à indiquer.

Avant de songer à aborder une lésion intra-cranienne, le chirurgien doit avoir diagnostiqué son siège et sa nature. Il y a là deux ordres de questions qui s'enchevêtrent, qui forment un tout complexe, où tantôt l'on agit en ayant pour guide surtout le diagnostic du siège, ou tantôt, au contraire, c'est par la connaissance de la nature du mal que l'on détermine la région par laquelle il faut pénétrer dans le crâne. Il en résulte deux catégories de faits :

1° On établit, sans l'intervention des symptômes de localisation, le diagnostic de la nature d'une lésion secondaire, et cela fait on va à sa recherche dans les points où l'anatomie pathologique nous enseigne qu'elle est le plus fréquente.

2° On reconnaît, par l'analyse des symptômes dits de localisation, qu'il existe en un point précis une lésion corticale primitive en foyer, dont on tâche ensuite de déterminer la nature en tenant compte des symptômes accessoires, de l'étude générale du malade.

Quelques exemples feront aisément comprendre la chose.

Prenons d'abord un sujet atteint d'une otorrhée ancienne et chez lequel nous voyons éclater des accidents cérébraux. Nous avons d'abord, une fois faite la part de ce qui revient à l'inflammation de la caisse et des cellules mastoïdiennes, à poser un diagnostic précis entre les diverses complications cérébrales dont nous connaissons la possibilité : thrombose des sinus, méningite, abcès encéphalique. Supposons que nous ayons diagnostiqué un abcès de cerveau : dans certains cas cet abcès, qu'il soit cérébral ou cérébelleux, causera des symptômes spéciaux, de la surdité verbale, par exemple, ou de la titubation cérébelleuse, mais le cas est assez rare, et pour savoir où siège l'abcès nous serons souvent réduits aux notions anatomo-pathologiques grâce auxquelles nous savons qu'un abcès occupe, presque toujours chez l'enfant, dans la grande majorité des cas chez l'adulte, le lobe temporal du côté correspondant à l'otorrhée.

Pour les lésions traumatiques récentes, il en est de même. Dans les cas où l'on a pu, grâce à l'évolution symptomatique, diagnostiquer une compression cérébrale, l'anatomie pathologique nous apprend que cette compression est presque toujours due à une hémorragie se faisant entre l'os et la dure-mère, consécutivement à une lésion de l'artère méningée moyenne et le plus souvent à une lésion de la branche antérieure de cette artère : nous allons à la recherche de cette branche, là où l'anatomie nous enseigne qu'elle est accessible.

Voilà donc des cas où nous partons de la notion de la nature du mal pour nous élever au diagnostic du siège et pour établir ainsi l'indication chirurgicale. La question change de face lorsqu'une lésion corticale primitive se constitue.

Dans ces conditions, si la lésion occupe la zone latente, elle restera méconnue jusqu'à un moment où il ne saurait plus être question d'intervention. Si elle occupe un des points dont les fonctions sont bien connues, elle provoquera des symptômes déterminés, grâce auxquels nous établirons le diagnostic de siège. Nous nous informerons alors des traumatismes craniens que le malade aura pu subir ; des antécédents tuberculeux personnels ou héréditaires, de l'évolution du mal, de l'état des différents viscères et c'est ainsi que nous parviendrons à savoir, avec probabilité tout au moins, s'il s'agit d'une cicatrice, d'un abcès, d'un tubercule, d'une tumeur, d'un syphilome ; mais quelle que

soit cette nature, le chirurgien obéira à des règles générales, par lesquelles il sera souvent autorisé à entreprendre une trépanation exploratrice. On est ainsi
amené à étudier, dans une idée d'ensemble, quels sont
les symptômes dits de localisation, et quelle est leur
valeur séméiologique.

§ II. — SYMPTOMES DE LOCALISATION

Les symptômes observés sont de deux ordres ; moteurs,
de beaucoup les plus importants, et sensoriels. Jusqu'à
nouvel ordre, les troubles sensitifs n'ont pas encore
servi de guide au chirurgien. Pas davantage les troubles
psychiques, malgré quelques études récentes des neurologistes sur les tumeurs du lobe frontal antérieur et
leur symptomatologie psycho-paralytique. J'ajouterai
quelques mots sur la séméiologie cérébelleuse.

1° **Troubles moteurs.** — Ces troubles peuvent être
soit des paralysies, soit des convulsions.

a) PARALYSIES. — Les paralysies, liées à une compression ou à une destruction plus ou moins étendue de la
zone motrice, n'auront de valeur que si on établit bien
leur origine corticale, car jusqu'à présent on n'a guère
songé à aborder les lésions profondes, celles du centre
ovale, de la capsule interne, de la protubérance. A cet
égard, les paralysies corticales présentent quelques
caractères dont le clinicien doit tenir compte. D'après
ce que nous avons vu sur la surface relativement étendue
où se trouvent disséminés les centres moteurs corticaux,
on comprend que les paralysies corticales seront ordinairement limitées sous forme de monoplégies, au début
tout au moins, et peu à peu seulement, à mesure que la
lésion s'étendra, elles arriveront à l'hémiplégie ; souvent, en outre, le malade souffrira d'abord d'une parésie
progressivement aggravée pour aboutir à la paralysie
complète. Dans la zone blanche sous-corticale il en sera
de même, et actuellement nous ne sommes pas en

mesure de différencier cliniquement les lésions corticales et sous corticales. Mais à mesure que, dans le centre ovale, les conducteurs blancs convergent vers la masse pédonculaire et méso-céphalique, il devient difficile qu'un foyer, même de petite étendue, se borne à causer la destruction des fibres qui régissent la motricité d'un seul membre.

b) CONVULSIONS. — Tandis que les destructions de l'écorce motrice causent des paralysies, les lésions irritatives de cette même région causent des accidents convulsifs dont la modalité clinique ne peut souvent être déterminée qu'à l'aide d'une étude attentive et minutieuse.

Quelquefois, sans doute, les convulsions et spasmes sont et restent rigoureusement limités, et à cet égard je rappellerai l'observation grâce à laquelle Féré a étudié les fonctions du pli courbe : à la suite d'un enfoncement traumatique portant sur le crâne en regard de cette circonvolution, un homme eut, d'une manière définitive, des spasmes occupant les paupières du côté opposé et s'étant seulement étendus à la commissure labiale correspondante.

C'est là un cas simple, en présence duquel aucun doute n'est possible. Mais le plus souvent les choses se compliquent, et l'irritation est suffisante pour causer des convulsions étendues, généralisées même et accompagnées de perte de connaissance : au premier abord, on se croirait volontiers en présence d'un simple épileptique, et il n'y a pas bien longtemps que ces épilepsies partielles ou symptomatiques ont été distraites du cadre général de l'épilepsie essentielle. Dans ces études, qui ont abouti à des conclusions pratiques du plus haut intérêt, il faut citer les noms de Serres (1824), de Bravais (1827), d'Huglings Jackson (1863); et depuis les types cliniques ont peu à peu été élucidés, les relations avec certaines lésions déterminées ont été mises en évidence.

Souvent cette crise d'*épilepsie jacksonienne* dont les

accès reviennent avec une fréquence très variable, débute par une aura qui avertit le malade mais n'a qu'une importance médiocre aux yeux du chirurgien. Les douleurs spéciales, les troubles visuels ou auditifs, la sensation de fraicheur ou de chaleur, les phénomènes psychiques qui constituent les auras sensitives, sensorielles, vaso-motrices, intellectuelles, ne servent de rien pour localiser la lésion. Les auras motrices, caractérisées, par exemple, par la flexion brusque d'un doigt, d'une main, d'un pied, ont au contraire une grande valeur, mais on peut les considérer comme étant, en réalité, le début des convulsions.

Or celles-ci, dans l'épilepsie jacksonienne, ont des allures fort spéciales. Elles commencent par un groupe musculaire déterminé et de là s'étendent plus ou moins ou se généralisent, mais suivant un ordre déterminé. Dans le type facial, elles passent de la face au cou, puis au membre supérieur, puis au membre inférieur du même côté ; dans le type brachial, elles gagnent la face, puis le membre inférieur ; dans le type crural, enfin, elles prennent ensuite le membre supérieur, puis la face. C'est seulement après avoir été ainsi hémiplégiques qu'elles se généralisent. Dans chaque membre, les convulsions suivent une marche ascendante, de l'extrémité vers la racine du membre.

Dans les types facial et brachial droits, il n'est pas rare que l'aphasie soit le premier ou un des premiers symptômes.

Au milieu de ces phénomènes convulsifs, la perte de connaissance est constante dans les accès de quelque intensité, mais la différence capitale avec ce qui se passe dans l'épilepsie essentielle est qu'ici cette perte de connaissance n'est pas le fait primitif. Elle est précédée par le début des convulsions, et elle fait défaut dans les petites attaques où les secousses restent limitées, ou à peu près, à leur région originelle. Il y a même des épilepsies partielles avec conscience tout à fait conservée pendant l'attaque. On conçoit toute l'im-

portance de ces observations où le sujet, une fois hors
de la crise, renseigne exactement le médecin sur ce qui
s'est passé, sur ce qu'il a ressenti; où même il pourra,
quelquefois, le renseigner par signes durant l'attaque.

Les faits cliniques dont je viens d'esquisser le
tableau, sont la reproduction fidèle de ce que l'expérimentation nous enseigne. De nombreux physiologistes
nous ont montré, en effet, que par l'excitation localisée à un point de l'écorce cérébrale on peut provoquer des convulsions généralisées. Ces études ont été
précisées depuis qu'elles ont reçu, en chirurgie, une
sanction pratique, et en particulier elles ont été reprises
il y a quelques années par Horsley et Beevor, à propos
de leurs recherches sur les centres moteurs. Ces auteurs
ont bien fait voir que, par l'électrisation localisée de
l'écorce, on arrive à déterminer les centres de mouvements très spéciaux ; c'est par l'excitation minima que
l'on y parvient, en provoquant ainsi des mouvements
primaires. Mais si l'excitation est plus intense, elle fait
naître des convulsions plus étendues, des mouvements
secondaires, tertiaires et enfin des convulsions généralisées.

Mais l'opérateur doit suivre le mode de raisonnement
inverse : dans une ou plusieurs attaques d'épilepsie
jacksonienne, il doit rechercher s'il y a nettement ce
que Horsley, Seguin ont appelé le *signal symptôme*,
c'est-à-dire si les convulsions commencent avec régularité par un membre ou par un segment de membre bien
déterminé; et cette constatation une fois faite, il doit
se demander si elle est suffisante pour l'autoriser à
porter une couronne de trépan sur la région corticale
où sont localisés les mouvements observés.

Il faut donc, avant tout, établir exactement l'existence et la nature du *signal symptôme*. La besogne
est facile dans les cas simples et nets, où la convulsion
initiale est assez constante et assez prépondérante pour
que le malade lui-même ou son entourage donnent au
chirurgien des renseignements circonstanciés. Mais il

n'en est pas toujours ainsi : il est des cas complexes qui demandent à être débrouillés par l'étude attentive et répétée de l'attaque. Il faudra alors agir avec patience et prudence et ne pas se laisser aller à des interventions précipitées.

Le *signal symptôme* une fois déterminé et étudié, il reste à savoir s'il est une indication opératoire suffisante ; la réponse, à notre sens, doit être affirmative. Le chirurgien doit cependant être averti qu'il s'expose à certaines déceptions, relativement rares sans doute si l'étude clinique a été bien conduite, mais parfois inévitables dans l'état actuel de la science.

Il y a quelques années, en discutant un important rapport de Terrier, Lucas-Championnière a insisté sur la fréquence relative des cas où, malgré la netteté d'une épilepsie jacksonienne, l'exploration chirurgicale reste infructueuse. Quatre fois, malgré une aura bien localisée, il n'a pas trouvé la lésion au point où on l'avait diagnostiquée, et elle existait ailleurs, ainsi qu'il a pu s'en rendre compte à l'autopsie, les sujets ayant succombé à l'opération. On en a vu, par exemple, siéger sur la partie antérieure du lobe frontal ou même sur la pointe du lobe temporal. Tous les opérateurs qui ont quelque expérience en chirurgie cérébrale ont observé des cas de ce genre ; de même qu'il y en a où à l'autopsie on n'a trouvé aucune lésion appréciable. Dieulafoy a sûrement exagéré, l'an dernier, en considérant ces cas comme une « grave atteinte à la doctrine de localisation cérébrale », car l'épilepsie est toujours un symptôme irritatif, indirect par conséquent. Mais précisément nous devons savoir qu'il n'a pas une valeur localisatrice absolue.

Malgré ces restrictions, le chirurgien est en droit d'agir, et le plus souvent il n'aura pas à s'en repentir, car il est aujourd'hui démontré que l'épilepsie jacksonienne franche est la plupart du temps symptomatique de lésions cérébrales limitées. Dans l'importante monographie que qu'il a publiée en 1888, Rolland a dépouillé

112 observations qui se répartissent de la manière suivante :

Tumeur de l'écorce cérébrale.	41
Tumeur de l'écorce et des méninges	7
Ramollissements inflammatoires	21
Méningites aiguës et chroniques	14
Traumatismes.	8
Abcès superficiels ou profonds	9
Hémorragies corticales	7
Atrophie cérébrale	5

Jusqu'à quel point les diverses lésions énumérées dans cette liste sont-elles opérables? C'est une question dont nous aurons à nous occuper à propos de chacune d'elles en particulier. Pour justifier l'opération, dût-elle rester souvent exploratrice, nous nous demandons seulement, pour le moment, si ces lésions occupent bien le centre correspondant au signal symptôme. Or, s'il en est ainsi le plus souvent, on ne peut pourtant pas espérer un résultat constant. Certes, l'épilepsie jacksonienne est engendrée par des lésions limitées de l'écorce cérébrale, mais ces lésions ne peuvent pas être localisées par la clinique avec la même certitude que celles qui se traduisent par des paralysies permanentes. Terrier a même cité un cas où une paralysie localisée, chez un malade examiné par Charcot, ne répondait pas à la lésion corticale diagnostiquée. Quelques réserves s'imposent donc, mais étant donnée l'innocuité actuelle de la trépanation, on admet de plus en plus que le signal symptôme a une valeur considérable comme indication opératoire. Valeur subordonnée, toutefois, au diagnostic de la nature de la lésion causale, lorsque ce diagnostic est possible.

2° **Troubles sensoriels.** — Parmi les sens spéciaux, le chirurgien n'a pas eu, jusqu'à présent, à s'occuper de l'olfaction, de la gustation, ni même de l'audition, quoiqu'on ait établi à ce sujet certaines localisations, dont quelques-unes paraissent bien établies. On doit, au contraire, tenir grand compte de l'*examen de l'œil*. De l'examen fonctionnel, il est vrai, et non de l'examen objectif à l'ophtalmoscope. Certes, cette dernière exploration doit toujours être pratiquée, et il est tout à fait important de déterminer si la papille présente ou non les lésions de la stase, de la névrite optique, de l'atrophie : mais il s'agit là d'un symptôme qui, tout en ayant une valeur réelle pour démontrer un excès de pression intra-cranienne, n'en a aucun, malgré l'opinion de H. Jackson, pour déterminer le siège de la lésion, fût-ce même pour déterminer simplement si ce siège est à droite ou à gauche, dans le cerveau ou dans le cervelet[1].

Tout autre est l'intérêt de l'examen fonctionnel de l'œil pour constater s'il existe ou non de l'hémianopsie, de la cécité unilatérale ou bilatérale. D'assez nombreux faits cliniques ont en effet confirmé, depuis quelques années, les données de la physiologie, et soit pour tumeur, soit pour lésion traumatique, on a eu des succès remarquables en mettant à nu le lobe occipital, du côté opposé à l'hémianopsie. Je crois inutile d'insister à nouveau sur ces faits auxquels j'ai longuement fait allusion quand j'ai étudié les localisations visuelles[2]. Aux yeux de certains physiologistes, sans doute, il reste quelques obscurités sur l'importance relative du pli courbe et du lobe occipital, sur le rôle exact joué, dans ce lobe, par les diverses circonvolutions, par le cunéus en particulier. Mais il me semble que, dans l'état actuel de la science, c'est plutôt vers le lobe occipital, à la pointe de ce lobe, que devra se porter le chirurgien chez un malade atteint de troubles visuels d'origine corticale. Jusqu'à nouvel ordre, il ne pourra pas tenir grand compte de certaines différences symptomatiques, importantes cependant : nous ne savons pas encore si la cécité unilatérale, la cécité bilatérale, l'hémianopsie

---

1. Ce sujet sera discuté : 1° à propos de complications intra-craniennes des otites ; 2° à propos des tumeurs.

2. Voyez p. 70.

correspondent à des lésions spéciales. Tout ce que nous pouvons dire, c'est qu'à tous ces symptômes répondent en général des altérations du lobe occipital, et la région à explorer est assez petite pour que nous puissions, tout en regrettant l'absence de données plus précises, nous contenter de cet à peu près.

A côté de ce symptôme paralytique, pour établir un parallèle avec ce qui vient d'être dit sur le mode de réac- tion pathologique de la zone motrice, y a-t-il pour la zone sensorielle des symptômes d'excitation comparables à ceux de l'épilepsie jacksonienne? Le fait est *a priori* admissible, et par exemple Byrom-Bramwell a vu un sarcome mélanique de l'écorce occipitale produire une épilepsie à aura visuelle. Mais jusqu'à présent le chirur- gien ne saurait se fonder sur ces auras sensorielles, encore bien peu connues; j'en dirai autant pour les auras sensitives.

3° **Troubles psychiques.** — Depuis quelques années, on a étudié les troubles psycho-paralytiques causés par les tumeurs de la partie antérieure du lobe frontal; mais ces cas sont encore chirurgicalement négligeables.

4° **Séméiologie cérébelleuse.** — Les lésions du cer- velet, les tumeurs surtout (ce mot étant pris dans son sens clinique le plus large) provoquent parfois une symptomatologie très nette. Avec une céphalalgie intense, ordinairement occipitale, on observe des trou- bles moteurs remarquables, la sensibilité et l'intelligence étant intactes. En outre, on note une sensation de fai- blesse progressivement croissante, et surtout une fai- blesse du tronc, une démarche vacillante spéciale, res- semblant à la titubation de l'ébriété, souvent avec entraînement d'un côté en arrière ou en cercle; la force musculaire est d'ailleurs conservée. Les vertiges sont à peu près constants. Les vomissements sont plus fréquents qu'au cours des lésions cérébrales. L'hydropisie ventri- culaire enfin est une conséquence fréquente des tumeurs cérébelleuses, comme d'ailleurs de toutes les tumeurs du mésocéphale.

Outre ces phénomènes spéciaux, on observe d'autres symptômes, qui sont probablement dus à des compressions de voisinage. Souvent on parle d'hémiplégie, de paraplégies, de paralysies faciales, on note des troubles de la parole, de la vue. La névrite optique, enfin, existe ici comme pour les tumeurs du cerveau. Quoi qu'on en ait dit, aucun de ces symptômes ne relève de fonctions spéciales du cervelet. Tous, au contraire, sont plutôt de nature à induire le clinicien en erreur sur le diagnostic du siège de la lésion, et s'il est important de savoir qu'on les a observés, dans certaines circonstances spéciales, c'est que cela peut servir à éviter quelques erreurs de diagnostic, à trépaner, par exemple, sur la zone rolandique, alors qu'il s'agit d'une lésion cérébelleuse accompagnée d'hémiplégie.

§ III. — VALEUR SÉMÉIOLOGIQUE DES SYMPTOMES DE LOCALISATION

Déjà dans le paragraphe précédent nous avons montré, chemin faisant, que l'on aurait tort d'attribuer aux symptômes de localisation une valeur absolue; qu'avant de conclure avec certitude, il faut se livrer à une étude approfondie. Comme le dit fort bien Sahli, le diagnostic exact du siège d'une lésion cérébrale paraît souvent plus simple à ceux qui ont sur la pathologie et la physiologie du cerveau des notions superficielles seulement. Les observateurs expérimentés se tiennent davantage sur leurs gardes, et ils ne s'étonnent pas outre mesure lorsque sur la table d'autopsie ils ne trouvent pas la lésion diagnostiquée, même si la symptomatologie avait paru d'une netteté parfaite.

1º **Diagnostic de l'existence d'une lésion cérébrale.** — Une première erreur consiste à *admettre l'existence d'une lésion cérébrale bien définie, et bien localisée, alors qu'à l'autopsie le cerveau apparaît parfaitement sain.*

Ainsi, l'*urémie*, certains *empoisonnements*, l'*hystérie*, peuvent faire croire, par exemple, à une tumeur cérébrale. Et non seulement à une tumeur, qui, n'atteignant pas la zone motrice, se borne à provoquer des accidents cérébraux diffus, mais même une tumeur causant de l'épilepsie jacksonienne.

On évitera, il est vrai, assez aisément, de se laisser induire en erreur par l'*urémie*, qu'elle s'accompagne ou non d'hémiplégie ou d'accidents convulsifs, et même d'accès à type jacksonien. L'analyse minutieuse des urines s'impose chez tous les sujets atteints de symptômes cérébraux; et pour la néphrite interstitielle, où l'on sait avec quelle fréquence l'albuminurie est insignifiante ou nulle, on tiendra grand compte de l'état du cœur et des vaisseaux. En outre, à l'examen ophtalmoscopique, on peut presque toujours différencier sans peine de la stase papillaire et de la névrite optique les taches blanches de la rétinite albuminurique.

Le *diabète* sera parfois, peut-être, une cause d'erreurs et pour mettre le clinicien en garde on peut citer, par exemple, une observation de R. Abbe, que sa complexité même rend intéressante. Il en sera question plus loin, quand nous nous occuperons des complications intra-craniennes des otites moyennes, mais je crois utile de la signaler dès à présent. C'est celle d'un homme de quarante-quatre ans, atteint d'une otorrhée chronique consécutive à l'influenza, et qui fut pris, au troisième mois, d'accidents d'épilepsie hémiplégique à gauche, avec aphasie transitoire. Quelques jours après se déclara une inflammation mastoïdienne évidente, et dès lors R. Abbe évida l'apophyse, la débarrassa du pus et des séquestres qu'elle contenait. Les accidents cérébraux persistèrent, et au troisième jour une couronne de trépan mit à nu l'extrémité inférieure de la scissure de Rolando. Rien ne fut trouvé; et l'autopsie permit bientôt de vérifier l'intégrité parfaite des méninges et de l'encéphale. Aussi Abbe croit-il avoir été en présence de troubles cérébraux dus au diabète dont souffrait le malade (à 22 grains par once). L'existence de la suppuration auriculaire doit sans doute rendre prudent, pour accepter cette interprétation; mais il faut avouer aussi qu'il faudrait un peu forcer les faits pour les expliquer par le « méningisme » auriculaire sur lequel je m'expliquerai plus loin, et d'autre part, on sait que le diabète est assez coutumier de complications nerveuses.

L'analyse des urines ne devra pas seulement être faite par la recherche et le dosage du sucre et de l'albuminurie. Il sera bon, en outre, d'y doser exactement les sels minéraux, les phosphates en particulier, car, d'après Gilles de la Tourette et Cathelineau, il y aurait là un procédé pour dépister l'*hystérie*. On sait en effet qu'il peut y avoir des épilepsies jacksoniennes typiques dues à la seule hystérie et Gilles de la Tourette a déclaré en 1892, devant le Congrès de chirurgie, que cliniquement il n'y a aucune différence entre elles et les épilepsies partielles d'origine corticale. C'est sans doute à elles qu'il faut rapporter pour une bonne part ces observations où le chirurgien, se croyant sûr du diagnostic, a été vainement à la recherche d'une lésion locale. Mais d'après les recherches chimiques entreprises par Gilles de la Tourette et Cathelineau, la composition de l'urine, dans les cas d'épilepsie partielle vraie, est identique à celle que Lépine a constatée dans l'épilepsie essentielle, et cette formule est radicalement inverse de ce qu'elle est dans l'attaque hystérique.

Si l'on étudie la composition des urines chez les hystériques, on constate les faits suivants :

En dehors des paroxysmes pathologiques, l'hystérique « normal » a des urines normales, en quantité et en qualité, avec 25 grammes d'urée chez l'homme, 18 à 22 chez la femme; 2 gr. 50 de phosphate, dont 0,60 de phosphates terreux et 1,90 de phosphates alcalins. Or pendant les paroxysmes pathologiques, attaques de formes diverses et quelle que soit la variété clinique de ces paroxysmes, l'urée et les phosphates diminuent, passant respectivement à 13 grammes et à 0 gr. 85 par vingt-quatre heures; et en outre phosphates terreux et alcalins s'égalisent, avec 0,43 pour les premiers et 0,42 pour les seconds.

Dans l'épilepsie, tout au contraire, il y a pendant l'attaque augmentation notable du résidu fixe et de l'urée, et d'autre part, les phosphates des deux ordres restent dans leur rapport accoutumé.

Gilles de la Tourette conclut sans ambages que si, chez un sujet atteint d'épilepsie partielle, on trouve que le résidu fixe est diminué avec extension de la formule des phosphates, on peut affirmer une épilepsie hystérique *sine materia*; dans le cas contraire, il existe certainement une lésion locale, que le chirurgien est autorisé à aller chercher, s'il pense, d'autre part, qu'elle est opérable.

Jusqu'à quel point doit-on accorder créance à ces données d'urologie? Il serait prématuré de porter actuellement un jugement définitif, car d'autres auteurs, Ch. Féré principalement, contestent jusqu'à un certain point, pour l'épilepsie en particulier, les résultats de Lépine, de Gilles de la Tourette surtout. Mais en raison de l'ambiguïté fréquente du diagnostic, les chirurgiens ont dorénavant le devoir de contrôler avec patience ces analyses chimiques qui leur fourniront peut-être un jour des renseignements précieux. En attendant, ils devront n'oublier jamais que l'hystérie est capable de simuler tous les symptômes les plus évidents de localisation, les monoplégies, l'épilepsie partielle, et toujours ils devront, avant d'opérer, tâcher de la dépister par la recherche des stigmates.

L'urémie et l'hystérie sont les deux principales maladies susceptibles de simuler une lésion organique chirurgicale du cerveau. Elles ne sont pas seules. Mais il serait hors de propos d'entrer ici dans des détails trop spéciaux, et mieux vaut déclarer que le chirurgien ne devra presque jamais opérer avant d'avoir pris l'avis d'un clinicien expert en maladies nerveuses, qui, en outre, confirmera le diagnostic du siège.

2º Diagnostic du siège. — Il s'en faut, en effet, que les signes de localisation aient une valeur absolue, soit en raison de certaines anomalies physiologiques [1], soit plutôt parce que nos connaissances actuelles sur la physiologie normale et pathologique du cerveau sont moins précises que nous ne le supposons; soit enfin, et surtout, parce que nous nous trouvons souvent en présence de véritables actions à distance, de troubles purement fonctionnels portant sur des régions que la lésion n'atteint pas directement.

En grande partie, sans doute, l'insuffisance actuelle de nos connaissances physiologiques a trait aux associations de fonctions diverses dans un centre déterminé, aux suppléances qui peuvent se produire entre diverses régions; enfin, sans aller aussi loin que Brown-Séquard, il faut faire entrer en ligne de compte, jusqu'à un certain point, les phénomènes d'inhibition. Qu'il y ait des centres de mouvements associés, la chose est démontrée pour les mouvements conjugués des yeux, par exemple : et il est plus que probable qu'un grand nombre de faits analogues nous échappent encore complètement. En outre, les centres ne sont pas aussi strictement limités qu'on le croirait à voir les véritables cartes de géographie, si utiles cependant, par lesquelles on les représente sur les dessins schématiques; il est bien probable qu'il y a des empiétements sur lesquels nous ne sommes pas encore complètement renseignés. Nous en savons assez aujourd'hui pour concevoir combien est complexe le fonctionnement physiologique de

1. Charcot et Pitres insistent sur ces anomalies à propos des observations contradictoires à la doctrine des localisations. Il existe, par exemple, des cas où la décussation des pyramides n'a pas lieu et où une lésion cérébrale cause une hémiplégie directe. M. Bidon (de Marseille) a communiqué à Charcot et Pitres une observation fort remarquable de cette anomalie. Le chirurgien doit donc savoir que de temps à autre il sera forcément dérouté; mais ces exceptions ne doivent pas suffire à le décourager.

l'encéphale, ét nous ne devons pas être surpris si la complexité clinique est grande.

A cela s'ajoutent les *actions à distance*, l'enchevêtrement des *symptômes cérébraux diffus* et des *symptômes de localisation*.

Soit une tumeur cérébrale. Quel que soit son siège, elle causera, nous l'avons déjà vu, deux ordres de symptômes : 1° elle augmentera le contenu de la boîte cranienne, et dès lors provoquera des accidents tels que la céphalalgie, la stase papillaire, la faiblesse musculaire générale, des crises de coma, des convulsions sans type déterminé, le ralentissement du pouls, etc...; 2° localement, elle agira par destruction du point qu'elle occupe, par compression et irritation des points voisins : de là des conséquences importantes.

De la destruction locale, rien à dire; elle se traduira par des symptômes nuls ou par des symptômes de paralysie, selon que la lésion occupera une région latente ou non du cerveau; mais il n'en est plus de même pour les compressions et irritations de voisinage.

Une tumeur, le mot étant pris ici dans son sens clinique le plus grossier, pourra ainsi causer des symptômes en relation avec la souffrance de l'écorce auprès d'elle. Évidemment si, par exemple, occupant la première temporale au-dessous du cap de la troisième frontale, elle cause par compression de l'aphasie motrice, le signe de localisation ne sera pas nuisible pour le chirurgien : la proximité des deux régions est suffisante pour que la trépanation, si elle est assez large, se trouve placée en bon lieu, ou à peu près. De même on a pu voir une tumeur du lobe occipital causer, par compression du cervelet à travers la tente, une séméiologie cérébelleuse à peu près complète. D'autres compressions, inversement, peuvent être utiles : ainsi certaines compressions de troncs nerveux peuvent permettre de bien localiser une tumeur de la base du crâne ou du cerveau. Mais les compressions vasculaires, au contraire, ne peuvent guère que nous induire en erreur, c'est ainsi qu'une tumeur de la base comprimant la cérébrale moyenne est fort capable d'entraîner secondairement un ramollissement de la zone motrice : le chirurgien, en trépanant sur cette zone n'y trouverait pas, naturellement, la tumeur.

Au moins trouverait-il une lésion corticale, et s'il ne faisait pas l'autopsie, il pourrait conclure à une erreur de diagnostic entre une tumeur et un ramollissement. Mais on conçoit aussi qu'il se produise parfois des troubles vasculaires sans lésion matérielle appréciable, avec symptômes fonctionnels plus ou moins nets : quelque chose de comparable, toute proportion gardée sur la formation plus ou moins rapide de la lésion, à l'ictus apoplectique qui suspend, pour un temps, presque toutes les fonctions du cerveau, alors que bientôt tout va se borner à une hémiplégie ; à la commotion cérébrale traumatique qui masque plus ou moins longtemps les signes de contusion et de compression.

Ces *symptômes à distance* sont surtout prononcés dans les tumeurs proprement dites, dans les néoplasmes, et ils le sont plus ou moins suivant que la tumeur est plus ou moins grosse, se développe plus ou moins rapidement, est enkystée ou diffuse. Si le clinicien prend un symptôme à distance pour un symptôme direct, il commettra une erreur de diagnostic sur la localisation de la tumeur. Cette erreur sera parfois inévitable, mais parfois aussi une analyse minutieuse en aurait mis à l'abri.

Une première règle, sur laquelle insiste Sahli, est de ne pas tenter d'établir un diagnostic de siège lorsque les symptômes diffus de compression générale sont très prononcés : ils nous enseignent, en effet, qu'il y a une tumeur volumineuse, à évolution rapide, ou au moins ayant causé une hydrocéphalie ventriculaire précoce, et c'est précisément dans ces conditions que les symptômes à distance surviennent le plus volontiers.

En outre, il y a des symptômes qu'on sait être plus

ou moins souvent indirects. Ainsi l'hémiplégie est un symptôme à peu près sans valeur : tout au plus indique-t-elle avec quelque certitude dans quel hémisphère siège la tumeur ; et encore ai-je opéré une malade, que j'avais prié Déjérine d'examiner, chez laquelle je n'ai rien trouvé dans le lobe frontal gauche ; et à l'autopsie, faite plusieurs semaines plus tard, nous avons rencontré une grosse tumeur de la base de l'hémisphère droit, du côté de la paralysie. L'hémiplégie n'est probante que si tout symptôme de compression générale est absent. Comme nous l'avons déjà vu, les paralysies dissociées sont bien plus importantes. Même opposition à établir, pour les crises épileptiformes, entre les convulsions généralisées et localisées. De même encore pour l'aphasie : la perte de la fonction du langage, en bloc, est médiocrement probante, mais l'aphasie d'une modalité spéciale bien déterminée (aphémie, cécité ou surdité verbale, par exemple) sera rarement trompeuse. On n'oubliera pas, de plus, de bien s'enquérir si le sujet est gaucher ou droitier, car on sait que chez les gauchers les centres du langage sont à droite. Il pourra même être utile de déterminer si un sujet imparfaitement droitier n'a pas eu, dans son enfance, une tendance à être gaucher dont on l'aurait corrigé par l'éducation. On peut se fier à l'hémianopsie, mais on se gardera bien de se laisser guider par l'hémianesthésie. Les paralysies oculaires, enfin, sont souvent indirectes.

A tout prendre, d'ailleurs, l'épilepsie jacksonienne n'est-elle pas toujours un symptôme d'irritation? En général, cette irritation n'agit pas à grande distance, et dès lors le chirurgien n'a d'ordinaire pas à se repentir d'avoir obéi à ses indications. Mais enfin, elle existe, et c'est pour cela qu'au total, comme le disent Charcot et Pitres, « les lésions corticales susceptibles de provoquer l'épilepsie jacksonienne doivent avoir une topographie moins fixe que les lésions susceptibles de provoquer des paralysies permanentes. Il en résulte encore que les paralysies et les convulsions d'origine corticale ne doivent pas être entre elles dans des rapports constants, c'est-à-dire que la paralysie corticale peut exister avec ou sans convulsions épileptiformes, et *vice versâ* ».

De *l'association des paralysies permanentes aux phénomènes convulsifs*, Charcot et Pitres tirent les conclusions suivantes :

« 1° Quand, dans l'intervalle de ses accès, le malade atteint de convulsions épileptiformes ne présente aucune espèce de phénomènes paralytiques permanents, c'est que la lésion est tout à fait superficielle ou bien qu'il s'agit d'une lésion siégeant au voisinage de la zone motrice et n'ayant détruit aucun point des circonvolutions ascendantes.

« 2° Quand, au contraire, le malade présente dans l'intervalle des accès convulsifs une paralysie permanente à type monoplégique ou hémiplégique, on doit en conclure qu'il existe une lésion destructive plus ou moins limitée, mais siégeant dans l'aire de la zone motrice corticale. »

Les *paralysies transitoires* post-épileptoïdes ne prouvent rien.

3° La lésion est-elle corticale ou sous-corticale? — Avec de l'habitude, on arrivera donc la plupart du temps à faire le départ entre les symptômes directs et indirects, à poser exactement le diagnostic du siège; mais ici intervient une deuxième question encore plus obscure que la première : la lésion est-elle corticale ou sous-corticale?

On ne saurait s'étonner que, dans leur ensemble, les symptômes produits par la destruction ou l'excitation de l'écorce ou des conducteurs blancs qui en partent, depuis la zone sous-corticale jusqu'à la capsule interne, soient semblables. Les physiologistes, il est vrai, trouvent quelque différence. Ainsi François-Franck a constaté que si on électrise le centre lui-même, l'excitation dure encore un certain temps après que le courant n'agit plus; elle cesse, au contraire, immédiatement si c'est le faisceau sous-cortical qu'on électrise. En second lieu, l'électrisation sous-corticale provoque seulement des convulsions toniques pendant la durée du courant, tandis qu'à cela s'ajoutent, pour l'écorce elle-même, des convulsions cloniques après la cessation. François-Franck en conclut que l'écorce seule a la propriété de causer des convulsions épileptiformes.

Sur la durée de l'excitation, l'investigation clinique est désarmée ; mais ne pourrait-elle pas tirer parti des convulsions toniques ou cloniques, de leurs associations diverses entre elles et avec les paralysies? Oui, peut-être, pour les tumeurs profondément cachées dans la substance blanche du centre ovale. Celles-là ne pourraient causer que des paralysies par destruction, des convulsions toniques par irritation de voisinage. Mais, même ainsi restreinte, la proposition est contestable; et en tout cas elle est manifestement erronée pour les tumeurs superficielles, réellement sous-corticales, qui irritent fort bien l'écorce voisine. La céphalalgie serait plus intense en cas de lésion corticale, la température locale plus élevée : mais ces signes eux-mêmes sont volontiers trompeurs.

Le schéma de Seguin est le suivant :

a) LÉSION CORTICALE OU ÉPICORTICALE. — Spasme clonique localisé; attaques épileptiformes débutant par des convulsions localisées et suivies de paralysies; douleur locale et sensibilité à la pression; température locale plus élevée.

b) LÉSION SOUS-CORTICALE. — Paralysie locale ou de la moitié du corps, suivie de convulsions; prédominance des convulsions toniques; peu de céphalalgie; pas de sensibilité à la pression, température locale normale.

On pourra jusqu'à un certain point tenir compte de ce schéma. Mais il faut ajouter immédiatement que malgré lui, dans l'état actuel de la science, le diagnostic entre une lésion corticale et une lésion sous-corticale superficielle doit être considéré comme à peu près

M. BROCA. — Chir. cérébrale.   7

impossible. Pour le chirurgien, ce qui doit être retenu, c'est que l'épilepsie jacksonienne est presque toujours un symptôme valable de lésion corticale. Les observations contraires à cette assertion sont assez rares, et encore la lésion était-elle presque toujours assez superficielle pour être opératoirement accessible.

CHAPITRE V

MANUEL OPÉRATOIRE

§ I. — LA TRÉPANATION ET L'INTERVENTION SUR LE CERVEAU

Lorsque l'on veut intervenir sur le cerveau, il faut avoir présentes à la mémoire certaines règles de manuel opératoire, dont la plupart ont été bien formulées par Horsley dès ses premières communications (1886-1887).

a) TOILETTE DE LA PEAU. — Dans la préparation du malade, il est d'abord indiqué de raser complètement le cuir chevelu. Non seulement cette pratique est indispensable pour opérer aseptiquement, mais encore pour bien examiner le crâne. Tant que les cheveux existent, il est impossible de bien voir les téguments, et on laisserait aisément échapper une cicatrice souple, sans enfoncement osseux : c'est, par exemple, ce qui est arrivé à Keen jusqu'au moment où, le malade ayant été rasé, apparut une cicatrice qui servit à rapporter les accidents à leur véritable cause et à déterminer le siège de la trépanation.

b) TRACÉ DES LIGNES DE REPÈRE. — Le tracé des lignes de repère est, cela va sans dire, un temps de la plus haute importance, si bien que Horsley conseille de le dessiner non pas au moment même de l'opération, comme la plupart des chirurgiens, mais la veille, dès que le cuir chevelu a été rasé. Il est incontestable qu'on peut de la sorte agir lentement, à tête reposée, en prenant tout le temps nécessaire pour déterminer avec précision les points de repère, les vérifier les uns par les autres, et finalement tracer les lignes avec toutes les chances possibles d'exactitude.

Un autre avantage de cette pratique est d'augmenter la rigueur de l'antisepsie. En effet, beaucoup de chirurgiens emploient des instruments spéciaux, tels que l'équerre flexible biauriculaire, pour parler d'un des plus simples, qu'il peut être assez compliqué de stériliser; tous ont besoin de palper à la voûte du crâne, à la face même des saillies multiples, en des régions où la peau n'a pas été partout nettoyée. Il vaut mieux se livrer à toutes ces manœuvres dès que le cuir chevelu a été rasé, c'est-à-dire vingt-quatre heures avant l'opération : on marque alors les lignes, on savonne le cuir chevelu, on le rince au sublimé, puis on applique un pansement humide.

De là résulte que, pour tracer les lignes, on ne peut employer ni l'encre, ni même le crayon d'aniline : le lavage les estomperait au moins, s'il ne les effaçait complètement. On marque donc les repères au crayon de nitrate d'argent et on laisse la région exposée pendant quelque temps à la lumière ; on obtient ainsi des lignes noires sur lesquelles le lavage n'a pas de prise.

Quelle que soit l'opération projetée, il faut tracer les tiers supérieur, moyen et inférieur de la scissure de Rolando et, par conséquent, les deux circonvolutions ascendantes. Cela fait, on indiquera plus spécialement d'un point ou d'une croix le centre même de la région sur laquelle on se propose d'opérer.

Dans cette détermination, on tiendra compte jusqu'à un certain point du trajet des sinus de la dure-mère. A vrai dire, le seul réellement important à considérer est le sinus longitudinal supérieur, dont la blessure sera étudiée plus loin, parmi les accidents opératoires. Pour l'éviter, on saura que si l'on veut trépaner au bord supérieur de l'hémisphère — et c'est en particulier le cas lorsque, pour atteindre la centre du membre inférieur, on opère sur l'extrémité supérieure de la scissure de Rolando — on devra rester à environ 1^{cm} 1/2 de la ligne médiane ; et l'on se souviendra que le sinus longitudinal est volontiers dévié à droite.

c) ANESTHÉSIE. — Le mode d'anesthésie n'est pas indifférent. Horsley est partisan de l'*anesthésie mixte*, avec injection sous-cutanée préalable de morphine. De la sorte, dit-il, il faut moins de chloroforme, et surtout on utilise la propriété bien connue que possède l'opium de faire contracter les artérioles cérébrales. Mais il ajoute que chez l'enfant on n'emploiera qu'avec grand ménagement la morphine, dont on sait le danger dans le jeune âge ; et pour son compte il a opéré un enfant de quatre ans chez qui il a suffi de 3 milligrammes de morphine pour faire contracter les vaisseaux du cerveau.

Le resserrement des artérioles a été recherché par Keen à l'aide d'une injection sous-cutanée d'ergotine.

Dans ma pratique, je fais précéder la chloroformisation, chez l'adulte, d'une injection sous-cutanée de sulfate de spartéine (0,05) et de chlorhydrate de morphine (0,01) ; mais j'en fais autant pour la chirurgie non cérébrale ; chez l'enfant, je chloroformise directement.

Comme pour toutes les opérations, on discute sur les avantages respectifs du *chloroforme* ou de l'*éther*. Horsley, Seguin sont opposés à l'éther, qui cause trop d'excitation : néanmoins, Keen s'en déclare partisan. Deaver est éclectique et conseille de commencer par le chloroforme, puis de continuer avec l'éther, dont l'action est moins déprimante lorsqu'il faut endormir le sujet pendant longtemps, ce qui est ici souvent le cas.

Il est à remarquer, d'ailleurs, — et tous ceux qui ont pratiqué des trépanations ont confirmé cette proposition, énoncée par Horsley dans son premier mémoire, — qu'une fois le crâne ouvert et la dure-mère mise à nu, la chloroformisation devient facile, que l'anesthésie s'entretient avec des doses minimes ; que quelques gouttes suffisent pour provoquer de nouveau un sommeil complet si on laisse survenir un début de réveil, toujours dû à une faute du chloroformisateur.

d) Antiseptiques. — On a discuté sur le choix de l'antiseptique qu'il convient d'employer une fois le cerveau mis à nu, et par exemple Adamkiewicz a soutenu, à l'aide de l'expérimentation, que la substance cérébrale supporte mal le contact des solutions phéniquées, même à 1 p. 200 seulement, des solutions de sublimé, même à 1/10 000 ; aussi conseille-t-il formellement de ne plus se servir que d'acide borique lorsque le cerveau est exposé dans la plaie.

Dans la majorité des cas, on aurait tort d'exagérer la portée pratique de ces constatations. Pas plus pour le cerveau que pour les autres régions, je n'ai recours aux grands lavages. Si l'on opère pour une lésion aseptique, il est inutile de faire subir au cerveau le contact d'un antiseptique quelconque ; et par contre si l'on veut désinfecter soit la cavité d'un abcès, soit les anfractuosités d'une fracture avec plaie et corps étranger, je pense que l'acide borique est tout à fait au-dessous de cette tâche, et je me sers de sublimé à 1/1000 dans les cas où l'eau stérilisée me semble insuffisante. La plupart du temps, d'ailleurs, je draine seulement l'abcès et je me dispense de tout lavage.

e) Incision cutanée. — L'incision cutanée peut être faite soit en croix ou en T, c'est-à-dire à plusieurs lambeaux, soit à lambeau unique, en demi-cercle, qu'on récline en haut ou en bas, selon que l'incision est convexe en bas ou en haut. Ces deux modes d'incision ont leurs partisans et leurs détracteurs. Un des principaux avantages de l'incision cruciale est qu'elle permet de se repérer très facilement sur le point marqué au cuir chevelu, et sur lequel on fait croiser les deux incisions ; pour savoir exactement à quel point de l'os correspond la marque cutanée, il suffit de remettre en place pour un instant les lambeaux. On lui a reproché, il est vrai, de donner une plaie plus difficile à suturer exactement, et une cicatrice située juste en regard de l'orifice osseux.

Aussi certains chirurgiens préfèrent-ils le lambeau demi-circulaire unique, plus facile à récliner (une pince y suffit), à suturer et à drainer. L'incision cruciale conserve l'avantage que, pour agrandir dans n'importe quel sens le champ opératoire, si cela est nécessité par les constatations faites au cours de l'opération, on n'a qu'à prolonger une ou plusieurs des branches de la croix. C'est pour cela que j'ai coutume d'aborder crucialement les lésions traumatiques récentes, tandis que pour les tumeurs, pour les trépanations exploratrices, c'est-à-dire pour les cas où la trépanation ostéoplastique peut avoir de l'intérêt, j'ai soin de la laisser possible en traçant l'incision demi-circulaire.

Une autre discussion concerne la manière de traiter le périoste. Faut-il le relever avec le cuir chevelu, l'incision ayant été faite d'un coup jusqu'à l'os, ou convient-il de récliner d'abord les lambeaux cutanés, puis d'inciser, de décoller et de récliner le périoste? Mais il semble inutile d'insister sur la valeur relative de ces deux pratiques, puisque le périoste ne réussit pas, une fois rabattu, à reformer un os qui comblera la brèche.

Avant d'ouvrir le crâne, il faut être bien repéré, de façon à trépaner exactement sur le point qu'on avait marqué extérieurement. C'est facile avec l'incision cruciale, mais avec le lambeau demi-circulaire il est aisé de se tromper de quelques millimètres; ce qui, il est vrai, n'a pas grande importance puisque, comme nous allons le voir dans un instant, il faut pratiquer de larges ouvertures. Si d'ailleurs on désirait agir avec une précision parfaite, il serait très facile d'imiter Rosswell Park : ce chirurgien, avant d'inciser les téguments, enfonce dans l'os, au point marqué sur le cuir chevelu, un clou sans tête qui n'empêche pas d'écarter les lambeaux décollés et reste fiché dans l'os mis à nu pour servir de centre à la trépanation.

f) TRÉPANATION. — Mais cette trépanation, comment la faire? Deux instruments sont en présence : le trépan proprement dit ou la fraise d'une part; le ciseau et le maillet d'autre part.

. Il y a quelques années, le ciseau et le maillet ont eu une grande vogue. On reprochait surtout au trépan d'exposer à la déchirure involontaire de la dure-mère, car l'épaisseur du crâne est extrêmement variable d'une

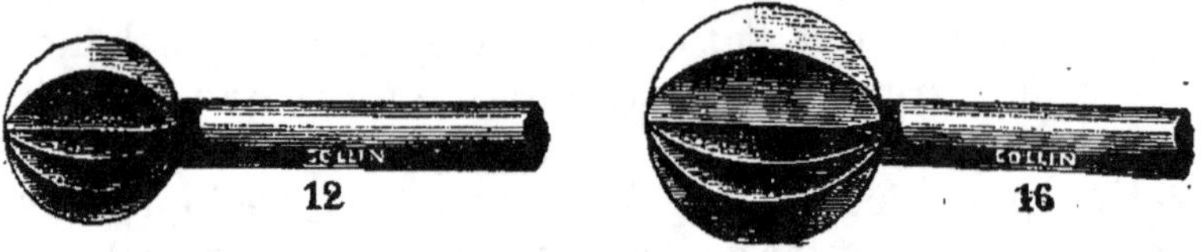

Fig. 37. — Fraises de 12 et 16 millimètres.

région à l'autre, et à la même région, d'un sujet à l'autre. Il est donc difficile de régler l'instrument de façon que ses dents respectent à coup sûr les méninges. Avec de l'habitude, on arrive à n'entamer jamais la dure-mère, ou d'une façon insignifiante, mais ce n'est pas une certitude absolue; on a, au contraire, cette certitude en faisant la perforation à la fraise : on attaque le crâne avec une fraise conique, puis on en prend une sphérique qui ne risque pas de déchirer la dure-mère. L'infériorité de la fraise sur le trépan est qu'on supprime la rondelle : ce qui n'a pas d'inconvénient puisqu'on a presque universellement renoncé à sa réimplantation et

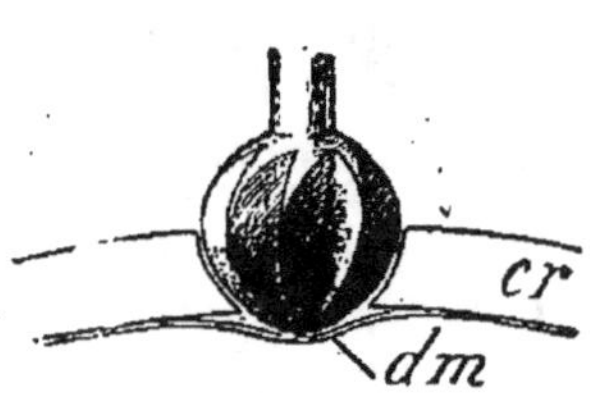

Fig. 38. — Refoulement de la dure-mère par le pôle d'une fraise sphérique. (Doyen.)

que c'est au contraire grâce à l'emploi de la petite fraise que la trépanation ostéoplastique est devenue facile et rapide. Depuis que nous savons manier la fraise, le ciseau a perdu du terrain.

En opérant au ciseau, en effet, n'est-il pas aisé qu'en une échappée la lame aille blesser plus ou moins grièvement l'encéphale? Un opérateur exercé n'a guère à craindre cet accident : mais on arrive à conclure que, quel que soit l'instrument employé, l'adresse du chirurgien est nécessaire. Or la fraise a sur le ciseau, pour attaquer un crâne intact, l'avantage de ne pas provoquer de commotion cérébrale. On sait, en effet, que par le martellement du crâne, à coups peu violents mais répétés, Koch et Filehne ont noté chez les animaux en expérience des symptômes de commotion cérébrale. Sans doute, Wagner conteste ces expériences, et, sur l'homme, bien des chirurgiens trépanent au maillet, en proclamant que, si le ciseau coupe bien, la commotion est nulle. Mais, dans sa réponse à Volkmann, Küster insiste sur cet inconvénient, que redoutent et Sahli, et Krönlein ; et je dirai plus loin que j'ai vu mourir, entre les mains d'un de mes collègues les plus habiles, un opéré chez

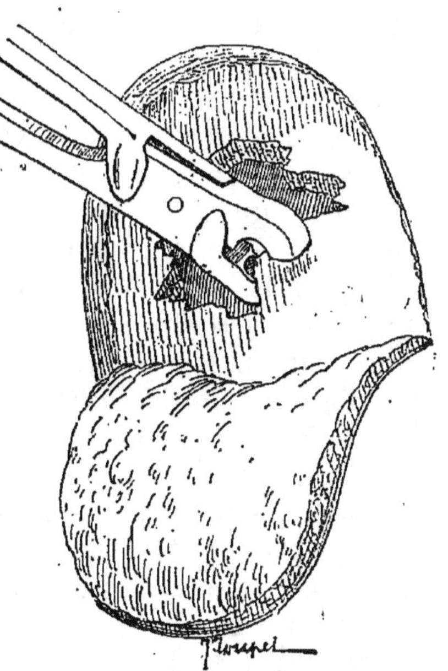

Fig. 39. — Élargissement à la pince-gouge d'une perte de substance cranienne.

lequel cette commotion fut la seule cause possible à invoquer.

J'ai donc coutume lorsque le crâne est intact, d'ouvrir la première brèche avec la fraise. Une fois la voie ainsi amorcée, il est inutile, pour l'agrandir, de se servir de nouveau du trépan, même sous la forme spéciale que lui a donnée Farabeuf pour protéger la dure-mère ; quand on juge opportun de ne pas oblitérer ensuite la perte de substance cranienne, la méthode la plus rapide, comme l'a montré Lucas-Championnière, consiste à attaquer l'os, dans la direction où on désire élargir l'orifice, avec la pince-gouge dont un des mors est glissé entre la dure-mère et l'os. De la sorte on va vite et avec sécurité, même si le crâne est épais.

Pour opérer avec plus de rapidité encore, les chirurgiens anglais et américains, Horsley surtout, ont employé des scies actionnées par des moteurs mécaniques ou par l'électricité. Ces complications n'ont pas grande utilité et ne semblent pas avoir fait fortune.

Il est utile d'examiner avec soin la première rondelle enlevée ou de regarder attentivement l'os que traverse la fraise : un os exostosé, irrégulier, est capable d'expliquer certaines convulsions épileptiformes ; le crâne est quelquefois infiltré de matière jaunâtre au voisinage d'un abcès ; Hale White a fait voir que parfois, auprès d'une tumeur cérébrale, il est comme rongé. Il y a donc là quelques indications utiles à relever avant d'aller plus loin.

En règle générale, *l'ouverture cranienne sera large.* La plupart des chirurgiens souscrivent actuellement à cette règle, nettement posée par Horsley. Pour mener à bien une opération, qui souvent est exploratrice, il faut y voir clair, et pour cela mettre le cerveau à nu sur une large surface. Bergmann objecte, il est vrai, qu'on verra alors se produire des hernies cérébrales. Que le cerveau puisse, en effet, venir faire quelque saillie, la chose est exacte. Mais la hernie cérébrale proprement dite est exceptionnelle, si même elle existe, à moins qu'il n'y ait des accidents inflammatoires — et quoi qu'on en ait dit, l'encéphalite est la cause ordinaire de l'encéphalocèle traumatique — ou qu'il n'existe une tumeur impossible à enlever qui cause une exagération considérable de la tension intra-cranienne.

g) EXPLORATION ET INCISION DE LA DURE-MÈRE. — L'os enlevé, la dure-mère apparaît, et elle peut avoir subi des modifications importantes à remarquer. Lorsqu'il existe, en effet, de l'hypertension intra-cranienne, on la voit, repoussée par le cerveau, bomber plus ou moins dans la plaie, sans présenter de battements ; sa couleur peut être jaunâtre, ou au contraire d'un rouge sombre. Si on note ces phénomènes, on peut être certain qu'il y a une lésion intra-cranienne, et il est absolument indiqué de fendre la dure-mère pour aller explorer le cerveau ; mais s'ils sont absents, il faut agir de même, à moins que dans l'os, ou entre lui et la dure-mère, on n'ait rencontré une lésion qu'on juge capable d'expliquer les accidents. Car de nos jours, avec des précautions antiseptiques suffisantes, l'incision des méninges n'aggrave pas l'opération.

Le plus souvent, on incise la dure-mère crucialement et les quatre petits lambeaux sont réclinés chacun par une pince. Horsley préfère l'incision faite à 3 millimètres des bords de l'orifice osseux, sur les 4/5 de la circonférence, d'où un seul lambeau qu'on rabat. Il ne semble pas y avoir grand intérêt à choisir l'un de ces procédés à l'exclusion de l'autre. Si la dure-mère paraît adhérente à l'os et malade, il faut l'exciser sans crainte, même sur une large surface : il est parfaitement permis de rabattre ensuite la peau au contact direct de la pie-mère.

h) EXPLORATION ET INCISION DU CERVEAU. — On peut, du premier coup, sitôt la dure-mère incisée, tomber sur la lésion cherchée, par exemple sur un kyste qu'on draine, sur une tumeur corticale qu'on enlève. Mais s'il n'en est pas ainsi, il faut explorer le cerveau. Comme la dure-mère, et pour le même motif, il fait saillie, privé de battements, dans l'orifice osseux, s'il y a un excès de tension intra-cranienne, et dans ce cas il présente souvent une coloration violacée et un piqueté sanguin spécial.

Si la lésion est une tumeur centrale, il est évident qu'on ne peut rien contre elle. Mais, à supposer que, en dehors du piqueté qui vient d'être mentionné, l'écorce paraisse saine, ne s'agit-il pas d'une tumeur sous-corticale, superficielle, accessible ? La lésion, même plus profonde, est-elle une tumeur au sens propre du mot, ou n'est-elle pas un kyste, parasitaire ou non, justiciable du drainage ?

C'est en raison de ces incertitudes qu'il faut explorer le cerveau.

Par le toucher, on se rendra compte si sous l'écorce, d'aspect normal, on ne sent pas une induration; on peut introduire sans inconvénient le doigt entre le cerveau et la dure-mère; on peut même explorer de la sorte la face interne de l'hémisphère.

On demandera en outre des renseignements à la ponction exploratrice. Non pas pour savoir où siège une tumeur solide dans le centre ovale, à quelle profondeur elle est située; il faudrait un toucher bien délicat pour apprécier, dans la majorité des cas, la différence de consistance des tissus traversés par l'aiguille. Le but de la ponction est surtout de déterminer, au cas où on rencontre la masse morbide, s'il ne s'agit pas d'une collection liquide, qu'on peut alors évacuer et drainer, même si elle est profonde.

Si on emploie une aiguille, on la choisit de 10 centimètres de long, à extrémité arrondie, et on l'enfonce par étapes, pour ainsi dire, de 2 en 2 centimètres, faisant jouer à chaque fois la pompe aspiratrice. Mais malgré cela la substance cérébrale bouche très facilement la lumière qui fait emporte-pièce. Aussi m'a-t-il toujours semblé bien préférable de ponctionner au trocart dont la chemise reste perméable après qu'on a retiré la pointe. Trocart ou aiguille, on ne doit jamais imprimer à l'instrument de mouvement de latéralité, et si dans une première direction on ne trouve rien, il faut retirer l'aiguille pour ponctionner de nouveau en plusieurs points successifs.

Il est prouvé par de nombreuses observations qu'on ne doit pas craindre ces ponctions, qu'on peut én faire dans plusieurs directions. Un malade de Spitzka ayant succombé au bout de plusieurs semaines, l'autopsie démontra que sur le trajet de l'aiguille la réparation avait été parfaite. L'incision même n'est pas bien dangereuse : Bergmann et Navratil la préfèrent, en principe, à la ponction parce qu'elle renseigne mieux.

i) HÉMOSTASE. — Au cours des interventions intra-craniennes, l'*hémostase* exige une mention spéciale dans la description du manuel opératoire. Cuir chevelu, os, méninges saignent en effet avec abondance, et l'hémorragie n'est pas toujours facile à arrêter.

Tout le monde sait que pour l'hémostase d'une *plaie du cuir chevelu* la ligature isolée des vaisseaux est inutile; on applique des pinces à pression, qui servent en outre à récliner les lambeaux, et lorsque l'opération est terminée, la suture est toujours suffisamment hémostatique. Même avec la forcipressure, l'incision cutanée peut donner un peu de sang, ce que l'on évitera — et ce n'est pas sans intérêt pour une opération où l'hémorragie sera toujours notable — en réalisant l'hémostase préventive, à la manière d'Esmarch, à l'aide d'un tube de caoutchouc (une sonde molle y est parfaite) formant garrot autour de la base du crâne.

L'*os* donne beaucoup de sang, surtout quand on le coupe à la pince-gouge ou au ciseau et dans les régions riches en diploé. Le sang coule alors en nappe, par toute la tranche osseuse, et les procédés ordinaires d'hémostase sont bien évidemment en défaut. Le chirurgien dispose pourtant de quelques moyens efficaces. D'abord il peut, avec de la gaze iodoformée, faire un tamponnement provisoire maintenu pendant quelques minutes, et dont l'efficacité est réelle. Mais il a mieux à faire. Si l'on voit dans l'os un point qui saigne plus particulièrement, il est aisé de l'écraser entre les mors d'une pince à séquestres et l'hémorragie s'arrête. Ce stratagème serait d'ailleurs inférieur au suivant, que recommandent Horsley, Lucas-Championnière : avec le doigt, on enduit la surface de section osseuse de cire vierge qu'on a stérilisée par la chaleur et qu'on maintient à une température où elle reste malléable. Je n'ai jamais eu besoin de recourir à aucun de ces artifices et je crois qu'on a beaucoup exagéré le danger de l'hémorragie par la tranche osseuse.

Les *vaisseaux de la dure-mère*, lorsque cette membrane

est largement.fendue en croix, peuvent toujours être saisis dans une pince à pression, puis liés, en passant au besoin le fil avec l'aiguille de Reverdin, de façon à faire au-dessous de la pince une sorte de ligature en masse. Ces petits vaisseaux, en somme, sont presque négligeables. Il n'en est pas de même des *sinus de la dure-mère*. Ici, au danger de l'hémorragie se joint celui de l'entrée de l'air dans les veines, à laquelle Volkmann a dû la mort d'un de ses opérés. Les dispositions anatomiques nous expliquent comment il ne saurait guère être question que du sinus longitudinal supérieur pour les opérations portant sur la voûte du crâne et du sinus latéral pour celles qui portent sur la région mastoïdienne. Contre une plaie du sinus longitudinal supérieur, la suture, si elle est possible, est certainement le procédé de choix; si elle paraît impossible, on fera la ligature, dont les succès ne se comptent plus. Sans doute, dans un cas où Kammerer l'a pratiquée, le patient est mort rapidement, avec des symptômes d'excitation motrice, de la céphalalgie intense, de la dépression mentale, de l'assoupissement et enfin du coma. Mais est-il juste d'attribuer ces accidents, comme le veut l'auteur, à la ligature du sinus avant tout? Il est permis d'en douter et, en tout cas, on n'en saurait conclure que les autres procédés d'hémostase soient supérieurs à la ligature, car eux aussi ne peuvent agir que par une thrombose au moins partielle du sinus, et on sait, d'ailleurs, que la ligature est le procédé d'hémostase qui oblitère les vaisseaux sur la plus petite longueur. C'est donc seulement lorsque la ligature aura été reconnue impossible qu'on se rabattra sur le tamponnement à la gaze iodoformée, sur le bourrage au catgut, depuis assez longtemps préconisé par Lister ; ou bien encore, qu'on laissera une pince à demeure, qui a le grand inconvénient d'entraver dans une certaine mesure la réunion immédiate.

L'hémostase est particulièrement difficile pour les *vaisseaux de la pie-mère et du cerveau*. Pour provoquer à l'avance leur resserrement spasmodique, Horsley a préconisé les injections sous-cutanées préalables de morphine et Keen celles d'ergotine. L'hémostase directe par la ligature est en effet le plus souvent impossible, et si parfois, sur un vaisseau délicatement saisi dans une pince, on réussit à placer une soie très fine, la plupart du temps les tissus se déchirent sous la pince ou sous le fil. Il faut donc se contenter de procédés plus aléatoires, qui, heureusement, donnent en général de bons résultats. Keen a pu faire contracter les vaisseaux en les soumettant à l'action de la cocaïne, ou de l'eau stérilisée à 45°; Rosswell Park, à celle de l'antipyrine. Mieux vaut avoir recours au tamponnement, dont se sont loués Horsley, Demons, Bergmann; ce dernier auteur érige même en principe qu'il faut installer un tamponnement qu'on supprime au bout de vingt-quatre ou quarante-huit heures, après quoi on pratique la réunion secondaire. Enfin, on a encore la ressource des attouchements avec le thermocautère porté au rouge sombre; on a prétendu, il est vrai, que de la sorte Godlee avait provoqué une encéphalite mortelle. Je n'ai jamais vu que l'eschare superficielle et aseptique du thermocautère bien manié ait causé un pareil accident.

Si, comme Bergmann, on réalise l'hémostase par tamponnement, on ne suture évidemment pas la plaie, ou on ne la suture que partiellement; on peut, certainement, endormir le malade de nouveau au bout de quarante-huit heures et après avoir enlevé le tampon de gaze faire la suture secondaire, avec drainage. Mais cette pratique n'est pas celle de la majorite des chirurgiens : on préfère en général, toutes les fois que c'est possible, arrêter le sang par les autres procédés et réunir la plaie.

j) DRAINAGE. — La question du drainage est ici ce qu'elle est partout, avec quelques différences toutefois. En principe, il est inutile de drainer une plaie aseptique; c'est au contraire indispensable si, chemin faisant, on a rencontré du pus ou si on a opéré dans des conditions telles qu'on ne soit pas sûr de l'asepsie. Mais pour les interventions sur le cerveau, deux points spéciaux sont à considérer : si l'on ne draine pas, le sang peut continuer à couler en nappe et provoquer de la compression cérébrale ; si l'on draine, on peut redouter les accidents dus à l'écoulement trop abondant du liquide céphalorachidien. Ce dernier danger, pourtant, ne doit pas être exagéré. Sauf pour le drainage des ventricules en cas d'hydrocéphalie, l'écoulement du liquide céphalo-rachidien est modéré et bien supporté, et dans presque tous les cas il est plus prudent de mettre un petit drain entre la dure-mère et la peau, toutes deux suturées aussi exactement que possible.

Mais entre la dure-mère et la peau ne vaut-il pas mieux avoir laissé une lame d'os? Ici nous entrons dans un débat dont la solution dépend de la nature de la lésion opérée.

§ II. — OSTÉOPLASTIE CRANIENNE

Depuis longtemps, l'expérience a démontré qu'après trépanation l'os enlevé ne se régénère presque jamais. Ni le périoste rabattu, ni la dure-mère n'ont ce pouvoir, sauf quelquefois chez des sujets très jeunes et pour des orifices très petits. Or cette perte de substance, surtout lorsqu'elle est grande, a des inconvénients réels : à travers elle, peut se produire une hernie du cerveau; en outre, elle constitue un défaut à la cuirasse qui protège l'encéphale, et, si elle n'est pas constamment obturée par une calotte résistante, elle expose le sujet, en cas de trauma cranien, à des dangers sérieux.

L'argument tiré de la hernie cérébrale est peu important car, en dehors des cas où la plaie suppure et de ceux où il y a une cause permanente d'hypertension intra-cranienne — et dans ce dernier cas le malade est voué, quoi qu'on fasse, à une mort prochaine — cette complication est extrêmement rare ; mais il serait fort avantageux pour l'opéré de guérir avec une boîte cranienne partout résistante, sans avoir besoin de s'astreindre au port d'un appareil prothétique toujours gênant et disgracieux.

Aussi a-t-on cherché, par des moyens divers, à combler la brèche par de l'os toutes les fois qu'il n'y a pas une contre-indication à cette technique, et pour y parvenir les procédés imaginés sont :

1° La réimplantation des rondelles enlevées ;
2° La greffe osseuse ;
3° L'interposition de corps inertes ;
4° L'autoplastie par glissement ;
5° La trépanation temporaire ou ostéoplastique.

La réimplantation des rondelles est la plus ancienne de ces méthodes, et elle a donné des succès vérifiés au bout de plusieurs années, mais c'est l'exception, malgré la facilité avec laquelle nous pouvons maintenir les fragments osseux aseptiques pendant l'opération dans une compresse humide. Quant aux résultat de la greffe osseuse hétéroplastique, ou de la prothèse sous-cutanée avec une lame de celluloïde, ils sont plus infidèles encore, et si on tente encore quelquefois ces procédés dans les cas où l'on cherche à combler une perte de substance déjà existante, ou consécutive à l'ablation d'une tumeur des os du crâne, on semble y avoir défis nitivement renoncé pour les trépanations du crâne destinées à conduire vers le cerveau.

Il y a une dizaine d'années, König a proposé de faire glisser au-devant de la perte de substance un lambeau emprunté aux parties voisines et comprenant avec la peau le périoste et la couche osseuse superficielle, mais cette autoplastie par glissement, fort bonne pour les brèches déjà constituées, doit céder le pas, dans les autres cas, à la trépanation temporaire.

Ce dernier procédé consiste à laisser adhérente à la peau, où l'on a taillé un lambeau demi-circulaire à pédicule inférieur, une large rondelle osseuse, *en aposkeparnismos* pour établir une comparaison avec la nomenclature ancienne des lésions traumatiques du crâne.

Après avoir fait le nécessaire dans la cavité cranienne, on remet en place le lambeau ostéo-cutané, et la rondelle, qui n'est pas privée de toutes ses connexions vasculaires, vit et se consolide.

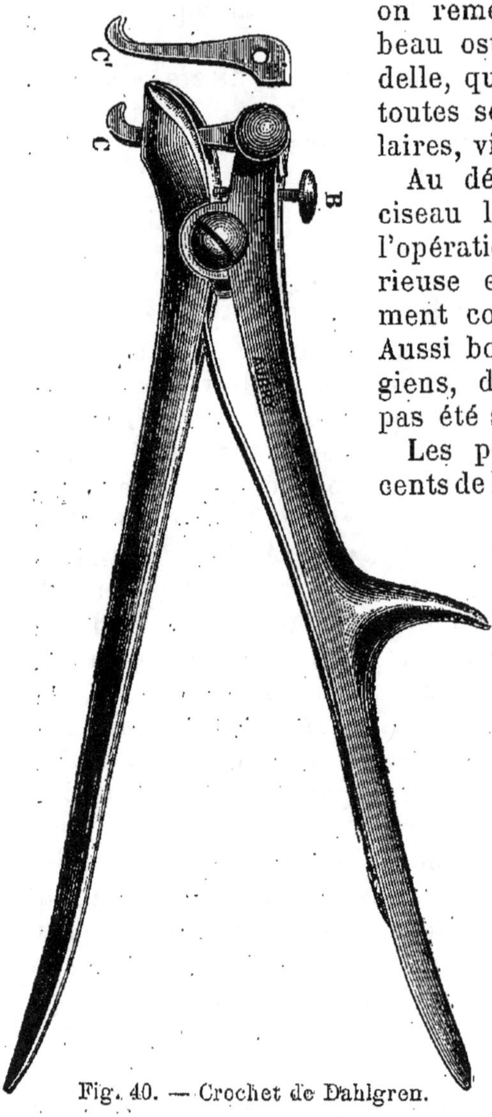

Au début, on taillait au ciseau le fragment osseux : l'opération était longue, laborieuse exigeant un ébranlement considérable du crâne. Aussi bon nombre de chirurgiens, dont j'étais, n'avaient pas été séduits par elle.

Les perfectionnements récents de la technique ont beaucoup modifié la question. Aujourd'hui, en effet, il est facile de libérer le lambeau osseux vite et sans ébranlement : après avoir fait l'incision cutanée, on fore le crâne dans ce demi-cercle en trois ou quatre points, à la fraise, et ces orifices, d'environ 1 centimètre de diamètre, sont réunis, grâce au crochet de Dahlgren, par un trait large de 3 à 4 millimètres qu'on incurve exactement

Fig. 40. — Crochet de Dahlgren.

comme l'on veut. On laisse à la base un pédicule de 2 à 3 centimètres, qu'on fracture très aisément en soulevant le haut de la rondelle avec un levier.

Grâce à ce procédé, la résection ostéoplastique est devenue le procédé de choix pour les cas où l'on n'a pas besoin de laisser la brèche ouverte. Évidemment, elle est à rejeter quand il faut drainer un abcès ou décomprimer, par une trépanation palliative, le cerveau atteint d'une tumeur inopérable. Mais elle a de nombreuses indications soit pour les lésions traumatiques, soit pour les tumeurs dont l'ablation est possible, soit pour l'épilepsie jacksonienne, quoique dans ce dernier cas elle compte pour adversaires tous les partisans de la théorie de la décompression.

CHAPITRE·VI

DANGERS DE L'INTERVENTION

Pour agir sur le cerveau, il faut d'abord avoir fait une ouverture à la boîte cranienne. C'est dire que, pour apprécier les dangers de l'intervention, il faut envisager successivement ceux : 1° de la trépanation; 2° de l'action directe sur l'encéphale.

Ce chapitre sera court, car la question est aujourd'hui jugée pour la trépanation envisagée en soi; et quant aux lésions opératoires du cerveau, elles se prêtent difficilement à une étude d'ensemble, mais seront plus efficacement étudiées à propos des abcès, des tumeurs en particulier.

Il est inutile, je crois, de reprendre, même brièvement, l'histoire des discussions auxquelles a donné lieu le trépan.

La vérité aujourd'hui incontestée est que la perforation du crâne n'a aucune espèce de gravité par elle-même. On s'en rend compte en dépouillant les observations modernes *qui ont trait aux lésions non traumatiques*. La mortalité était grande avec les anciennes trépanations pour épilepsie essentielle : elle est nulle aujourd'hui, si l'intervention est aseptique, et le crâne est une région où l'asepsie est facile à réaliser. Certainement, de temps à autre on verra éclater une méningite : c'est un malheur qui peut arriver à tout le monde, mais qui ne doit arriver à personne. Et la seule conclusion aujourd'hui raisonnable est celle qu'émettait Walsham dès

1882 : la trépanation n'est pas grave, si l'on ne touche pas au cerveau.

Un danger persiste pourtant, jusqu'à un certain point : la commotion cérébrale, si l'on emploie trop libéralement le maillet, et je répéterai que j'ai vu succomber ainsi en quelques heures un enfant auquel un chirurgien fort habile avait enlevé par ce procédé un volumineux sarcome du frontal. C'est même pour cela que j'ai toujours été opposé à cette méthode.

La question étant ainsi jugée pour la trépanation, que conclure pour le cerveau? Même ici nous sommes conduits à admettre, sauf pour certaines régions spéciales, une innocuité relative.

Déjà dans les livres anciens on trouve relatées des observations prouvant que le cerveau supporte bien des délabrements traumatiques considérables, que le chirurgien peut exciser, sans inconvénient, des parties importantes de l'écorce.

Pour les cas traumatiques, d'ailleurs, de tout temps on a dû être parfois forcé de porter dans le cerveau l'instrument tranchant, lorsque la substance nerveuse était plus ou moins herniée. De tout temps aussi on a vu guérir des lésions que l'on aurait volontiers crues au-dessous des ressources de l'art.

Dès 1867, L. Le Fort, dans son intéressant discours sur le trépan, a réuni plusieurs faits de cette espèce, et, rappelant en outre les expériences physiologiques de Flourens, de Vulpian, il en a conclu qu'il ne fallait pas craindre d'inciser au besoin le cerveau, pourvu qu'on n'atteignît pas les ganglions centraux ou les cavités ventriculaires.

En 1867, c'était une opinion hardie, téméraire même d'après les classiques; mais ce n'était pas une opinion absolument neuve. Déjà dans le mémoire si connu de Quesnay on trouve le passage suivant : « Lorsque la paralysie est accompagnée d'accidents pressants, on peut se déterminer à trépaner du côté opposé; et si l'on ne découvre rien sous le crâne ni sous les membranes du cerveau, on peut hasarder quelques petites incisions dans la substance même du cerveau, pour s'assurer s'il n'y a point dans l'écorce, et même au delà, quelque abcès qui soit la cause d'accidents. Une telle incision n'est point à redouter pour la vie du malade.... Notre crainte d'ouvrir le cerveau peut être comparée à celle que les anciens avaient d'ouvrir la dure-mère. Peut-être que les praticiens qui nous suivront seront surpris aussi de notre timidité à ouvrir la substance du cerveau. »

Bien au contraire, les successeurs immédiats de Quesnay devinrent de plus en plus timides : cerveau, dure-mère, crâne même, devinrent l'arche sainte — devant laquelle on danse, mais à laquelle on ne touche pas. Il faut voir Gama « frissonner, comme saisi d'une impression dont on n'est pas le maître, quand il a lu que M. Velpeau, lorsque la couronne de son instrument ne lui fait rien découvrir sur le cerveau, conseille de pénétrer jusqu'à la profondeur d'un pouce dans cet organe, dans l'espoir d'y rencontrer un abcès ».

Et cependant, la vérité était du côté de Quesnay, de Le Fort. Il y a bien longtemps déjà que, par les expériences de Flourens, nous avons appris à connaître la possibilité de soumettre l'encéphale à des exérèses étendues. Depuis, tous les biologistes ont confirmé ces faits, dont les chirurgiens n'ont d'abord pas compris les conséquences pour les opérations sur l'homme.

Dans ces dernières années, après que l'antisepsie eût rendu les méninges abordables chirurgicalement, des expériences ont été entreprises spécialement pour déterminer quelles lésions traumatiques peut supporter le cerveau. Nous citerons, par exemple, les vivisections par lesquelles Spitzka (de New-York) a fait voir que chez le chien, pourvu que l'on respecte certaines régions, le cerveau supporte remarquablement toutes les ponctions, incisions, excisions, et que la plaie peut contenir sans dommage des corps étrangers, et jusqu'à de la boue; qu'enfin le cerveau semble s'habituer aux interventions de ce genre, de moins en moins graves si on y soumet l'animal plusieurs fois de suite à intervalles variables.

Dans le mémoire de Spitzka, on trouvera une observation humaine, celle d'un adolescent qui mourut trois mois après une opération exploratrice pour tumeur cérébrale. En trois endroits on avait enfoncé l'aiguille, et la trace n'en était plus marquée que par de petites lignes bleuâtres.

Il est inutile d'exposer ici ce qui est relatif aux ponctions, incisions, excisions du cerveau chez l'homme; ce serait faire double emploi avec ce que nous aurons à dire des abcès, des tumeurs. Une question générale mérite pourtant d'être examinée. Comment se réparent ces lésions, et leur cicatrice n'est-elle pas capable de devenir, à son tour, l'origine de troubles fonctionnels?

De cinquante-six expériences sur des chiens et des lapins, Ivan.-K. Spijarnyi conclut, en 1889, que dans le cerveau la cicatrice se fait par du tissu conjonctif, sans régénération de substance nerveuse, et, quoi qu'en ait dit Sinitzine dans la discussion qui a suivi cette communication au Congrès des médecins russes, cette opinion doit être admise, d'après tout ce que nous ont enseigné depuis et l'expérimentation et les opérations sur l'homme. Nous devons savoir, en outre, qu'assez souvent le sujet, homme ou animal, est exposé à des accidents convulsifs. Je renvoie à l'étude de l'épilepsie jacksonienne, traumatique ou spontanée, pour tout ce qui a trait aux symptômes paralytiques consécutifs à l'excision des diverses régions corticales.

Pour obvier à cette absence de régénération nerveuse, quelques auteurs ont tenté de faire prendre des greffes de substance cérébrale. Malgré les essais de Salviati (de Naples), de G. Thompson, on n'est arrivé à aucun résultat pratique.

La conclusion générale est que, s'il n'ouvre pas les ventricules, s'il ne s'attaque pas aux masses centrales, le chirurgien est en droit de soumettre le cerveau à des incisions, à des excisions importantes. Est-ce à dire, toutefois, que ces interventions n'aient aucune gravité immédiate? Il n'en est rien, et quand nous nous occuperons des tumeurs, nous verrons que le choc, que l'œdème aigu du cerveau (Bergmann), que des accidents de cause obscure font périr encore trop de nos opérés. Nous sommes devenus à peu près maîtres de l'hémorragie, de la méningo-encéphalite, mais nous devons reconnaître qu'au point de vue de la gravité immédiate, la chirurgie cérébrale n'a pas encore dit son dernier mot.

DEUXIÈME PARTIE

PARTIE · SPÉCIALE

INTRODUCTION

LES LÉSIONS INTRA-CRANIENNES CHIRURGICALES

Si l'on étudie attentivement l'évolution clinique des lésions intra-craniennes — en mettant à part, bien entendu, celles où l'on est guidé par un signe physique extérieur, visible, tangible — on arrive vite à se convaincre que le diagnostic de l'existence, de la nature et même du siège de ces lésions, est la plupart du temps commandé par la notion étiologique. Quand un sujet a subi un trauma cranien, ce qui dominera toujours son histoire, c'est la connaissance de ce trauma; pour les accidents immédiats, cela va de soi, mais pour les accidents tardifs, il en est de même, que ces accidents soient moteurs ou psychiques, qu'ils soient dus à une cicatrice, à un kyste, à un hématome ancien, à un abcès. On peut en dire autant pour les complications intra-craniennes consécutives aux otites moyennes suppurées : abcès, méningite, thrombose veineuse. Souvent nous resterons dans le doute sur le diagnostic exact de la lésion, de son siège, de sa nature : mais si nous n'oublions pas que notre malade suppure de la caisse ou de la mastoïde, nous pourrons instituer avec succès la thérapeutique appropriée. Quant aux tumeurs, c'est précisément lorsque fera défaut toute notion étiologique locale que nous y songerons; et bien souvent, lorsque nous n'aurons pas acquis quelque connaissance particulière par l'étude de l'état général du patient (syphilis, tuberculose), nous serons incapables de déterminer la nature du mal. C'est pourquoi, au point de vue diagnostique, nous devons entendre le mot tumeur au sens clinique et non histologique (néoplasme); et au point de vue thérapeutique, nous serons assez souvent conduits à entreprendre des opérations plutôt exploratrices.

C'est sur ces données générales de diagnostic que l'on doit s'appuyer pour passer en revue les diverses lésions cérébrales que l'on a traitées opératoirement.

J'étudierai donc :

1° *Les lésions traumatiques;*

2° *Les lésions consécutives aux otites moyennes suppurées;*

3° *Les tumeurs;*

4° *Les lésions cérébrales diverses;*

      a) *Hémorragies et ramollissements;*

      b) *Méningites aiguës et subaiguës;*

      c) *Abcès cérébraux divers;*

      d) *Paralysie générale;*

5° *L'hydrocéphalie;*

6° *La microcéphalie et l'idiotie;*

7° *Les troubles fonctionnels divers;*

      a) *Épilepsie;*

      b) *Psychoses;*

      c) *Céphalalgie;*

8° *L'encéphalocèle.*

C'est dans chacun de ces chapitres que seront développées les considérations diagnostiques qu'ils comportent, sans craindre certaines répétitions que l'on ne pourrait éviter qu'en écrivant un chapitre de diagnostic général, forcément trop schématique pour n'être pas incomplet.

CHAPITRE PREMIER

LÉSIONS TRAUMATIQUES

Les indications chirurgicales fournies par les lésions traumatiques du cerveau doivent être divisées en deux grandes classes, suivant que l'on envisage les blessures récentes ou anciennes. Mais il ne faut point prendre ces deux termes dans toute leur rigueur, et si l'on veut faire une étude méthodique, on doit souvent réléguer au second plan la question de date. Ce qu'il importe de distinguer, c'est la nature et le mode de production de la lésion qui sert de substratum anatomique aux accidents observés. En raisonnant de la sorte, on arrive à diviser, avec Duret, les accidents cérébraux consécutifs aux plaies de tête, en trois grands groupes :

1° *Accidents primitifs*, provoqués par des lésions mécaniques qui se constituent au moment même du trauma (enfoncement osseux, commotion et contusion cérébrales) ou quelques heures après (épanchement sanguin);

2° *Accidents secondaires*, engendrés par l'infection du foyer extérieur, propagée aux méninges et au cerveau;

3° *Accidents tertiaires*, qui surviennent lorsqu'on croit guéri le malade, une fois franchis sans encombre les dangers du trauma lui-même et de l'infection, et qui sont liés aux résidus pathologiques de ce trauma ou de cette infection.

§ I. — ACCIDENTS PRIMITIFS

Il n'entre pas dans le plan de cet ouvrage d'étudier la question du trépan immédiat dans les fractures du crâne : nous chercherons seulement à montrer dans quels cas *l'intervention est indiquée par l'état du cerveau sous-jacent à la fracture* : et de nos jours d'ailleurs, comme le dit Horsley, c'est de l'état du cerveau que se tirent, pour les fractures récentes, les principales indications opératoires.

Les lésions traumatiques que peut subir le cerveau sont la commotion, la contusion, la compression, les plaies avec ou sans corps étranger. Contre la commotion, la chirurgie opératoire est radicalement impuissante. Contre la contusion, il en est à peu près de même, sauf en certains cas où de la contusion résulte une hémorragie qui cause une compression. Or *c'est la compression cérébrale contre laquelle nous pouvons et nous devons agir.*

On a beaucoup discuté, il n'y a pas bien longtemps encore, sur la compression cérébrale. Tandis que, jusqu'à la fin du xviiie siècle, on redoutait par-dessus tout cet accident, et qu'on avait été ainsi conduit à un véritable abus du trépan primitif et même préventif, pendant plus de la moitié du xixe siècle, il fut classique, en presque tous les pays, de prétendre que les inconvénients de la compression cérébrale étaient imaginaires. Avec la fréquence et la gravité des complications septiques des plaies à cette époque, il n'était pas étonnant que, dans les hôpitaux de Paris surtout, le trépan fût presque toujours suivi de mort. Conscients de leurs nuisance — mais inconscients de ses causes — les chirurgiens en sont vite venus à ériger l'abstention en principe, et, au lieu de se demander pourquoi une opération bénigne quelque cinquante ans auparavant était devenue dangereuse, ils instituèrent des expériences pour démontrer que, le cerveau supportant à merveille la compression, le trépan était scientifiquement condamné.

Lorsque l'antisepsie eut rendu quelque bénignité aux interventions sanglantes en général et au trépan en particulier, on reprit l'étude de la compression cérébrale et on ne tarda pas à se convaincre qu'elle fournissait des indications opératoires fréquentes et importantes. Si le cerveau s'accoutume souvent assez bien à la compression lente — par une tumeur du crâne, par exemple — il ne subit pas sans dommage la compression brusque — comme l'est la compression traumatique — lorsqu'elle acquiert quelque intensité. Les expériences de Leyden, de Duret, de Pagenstecher sont tout à fait démonstratives. Il faut, par conséquent, faire cesser cette compression, dont les agents sont au nombre de deux : les fragments osseux enfoncés, le sang épanché entre le cerveau et la boîte cranienne, la plupart du temps à la face externe de la dure-mère.

Les indications anatomiques sont donc donc faciles à formuler : relever les fragments enfoncés, évacuer le sang et les caillots, arrêter l'hémorragie; mais en clinique le problème n'est pas toujours simple, et, à ce point de vue, il faut établir deux catégories de cas, suivant que l'indication est fournie par un signe extérieur ou par des troubles fonctionnels. Cette division n'a d'ailleurs rien d'absolu, et souvent il y a plus ou moins d'empiétement des deux catégories l'une sur l'autre.

A. — INDICATIONS
TIRÉES DES SIGNES EXTÉRIEURS

Le signe extérieur que nous devrons toujours rechercher avec grand soin est l'*enfoncement* avec ou sans plaie.

1° **Enfoncement avec plaie.** — S'il existe une plaie au fond de laquelle on voit des esquilles enfoncées vers la cavité cranienne, avec ou sans lacération du cerveau, l'indication est formelle aux yeux de tous les chirurgiens :

il faut relever les esquilles enfoncées, enlever celles
dont la vitalité est suspecte et suturer le cuir chevelu
tout en établissant un large drainage. Cette pratique est
indispensable pour deux motifs : elle fait cesser la compression locale exercée par les fragments; elle seule
peut permettre d'assurer l'antisepsie du foyer régularisé
et drainé. Aussi faut-il agir vite, sans laisser à l'infection
le temps de se déclarer, car une fois qu'elle est installée,
on n'en devient que bien difficilement maître. Les interventions seront donc d'autant plus efficaces qu'elles
auront été plus précoces. Lorsqu'en effet on opère tout
de suite, le seul danger réside dans la possibilité de
lésions concomitantes profondes, par commotion ou
contusion indirecte. Lorsque, au contraire, la plaie a
déjà commencé à suppurer, on n'évite souvent pas
l'abcès cérébral ultérieur, dont j'aurai plus loin à montrer toute la gravité.

Corps étrangers. — Ainsi, dans les fractures esquilleuses avec plaie du cerveau, on extrait les esquilles qui,
enfoncées dans la substance cérébrale, y forment *corps
étrangers* : mais faut-il se déclarer partisan, comme
autrefois Percy, de l'extraction immédiate des corps
étrangers du cerveau, si l'exploration révèle qu'ils ne
sont pas trop profondément situés?

C'est surtout pour les plaies d'armes à feu, et en particulier par balles de revolver, que la question se pose
dans la pratique courante. Elle ne se pose guère pour
les balles de gros calibre et de grande vitesse lancées
par les armes de guerre actuelles, car dans ces conditions il y a des lésions d'éclatement presque toujours
incompatibles avec la vie.

S'il y a enfoncement esquilleux, ce qui est rare pour
les plaies par balles de revolver — mais ce qui s'observe
parfois pour des plaies où une balle de gros calibre a
frappé obliquement le crâne — on se comportera comme
dans le cas précédent, et si, après avoir relevé les fragments, on trouve la balle superficiellement accessible, il
va sans dire qu'on l'extraira. Mais presque toujours les

termes du problème sont différents : un sujet porte, le plus souvent à la tempe, un petit orifice par lequel a pénétré une balle de revolver; faut-il aller *immédiatement* à la recherche de cette balle? On peut répondre, en règle générale, par la négative.

Il convient de bien distinguer plusieurs termes dans le problème et en particulier de ne pas confondre la trépanation immédiate avec la trépanation retardée; la trépanation immédiate, pour régulariser et aseptiser le foyer extérieur, avec la recherche de la balle dans la substance cérébrale.

Dans quelles conditions, d'abord, la trépanation immédiate est-elle sûrement indiquée?

Il y a des cas, nous le savons, où la balle déchire un gros vaisseau, la méningée moyenne par exemple, d'où un épanchement sanguin qui provoque les signes habituels de la compression cérébrale. Qu'alors on ne tarde pas, et qu'on ouvre le crâne. On dit quelquefois que la production concomitante d'une contusion cérébrale est une contre-indication opératoire, parce qu'elle viendra souvent frapper à l'avance de stérilité notre intervention. C'est possible, mais non prouvé : aussi en pareille occurrence il faut, sans tarder, évacuer le sang si les symptômes permettent de reconnaître la compression cérébrale, et pas plus que s'il s'agit d'une fracture sans plaie, on ne se demandera à l'avance, s'il y a ou non contusion cérébrale. L'indication formelle et immédiate est de faire cesser la compression cérébrale, et cela d'autant plus que les éléments précis nous font défaut pour déterminer quels sont les degrés de la contusion cérébrale compatibles avec l'existence et susceptibles de guérison.

Mais dans les plaies par balles de revolver, la compression cérébrale est rare, et cela se comprend, puisque l'orifice cranien permet au sang de s'écouler au dehors. D'ailleurs, lorsque cet épanchement existe, nous obéissons exactement aux mêmes règles cliniques que pour les épanchements sans plaie, avec cette différence que la plaie nous met à l'abri des hésitations sur le lieu où il convient de trépaner. Nous évacuons donc le sang, mais nous ne nous entêtons pas à rechercher la balle si nous ne la trouvons pas tout de suite, près de la perforation de la dure-mère.

Si, comme cela est la règle, les accidents de compression cérébrale font défaut, certains chirurgiens conseillent d'ouvrir de parti pris le foyer pour le désinfecter, enlever les esquilles, drainer largement et diminuer ainsi les chances de méningo-encéphalite. Mais, même alors, agit-on pour parvenir avec certitude à l'extraction de la balle ? Il semble que les interventionnistes les plus décidés relèguent la recherche de la balle au second plan ; tout au plus conseillent-ils d'extraire balles ou esquilles si on les trouve tout à fait superficiellement dans le cerveau. Pour ces chirurgiens, la fracture par balle de revolver est un cas particulier des fractures esquilleuses, mais il n'est pas question d'indications cérébrales dans leurs communications, et il est peu question de recherches immédiates dans le cerveau.

Même en envisageant la question de la sorte, on est peut-être en droit de trouver qu'il ne faut pas poser en principe la trépanation immédiate. Entre les plaies par balles de revolver et les fractures esquilleuses, persiste, quoi qu'on en dise, une grande différence : le foyer superficiel est ici tout à fait accessoire par rapport aux délabrements cérébraux irrémédiables constatés dans les cas mortels. C'est des corps étrangers multiples, souvent logés dans le cerveau à grande distance, que vient ici le danger, et pour éviter les accidents qu'ils détermineront plus tard, s'ils sont septiques, le drainage de la plaie extérieure est loin d'avoir la même importance que pour les fractures esquilleuses avec large plaie, avec fracas osseux, avec esquilles étendues qui s'implantent, accompagnées de corps étrangers divers, dans un foyer superficiel de contusion cérébrale.

Mais admettons que la règle doive être de toujours régulariser le foyer superficiel : jusqu'à nouvel ordre, l'extraction immédiate de la balle dans le cerveau doit être proscrite, à moins qu'on ne voie le projectile resté à la surface d'une circonvolution.

Pour l'extraire, en effet, il faut d'abord savoir où il est; or, on ne peut s'en rendre compte avec certitude ni par l'exploration de la plaie ni par l'analyse des troubles fonctionnels.

Souvent le cerveau est traversé de part en part, et si un jour Larrey, trouvant avec une sonde en gomme le trajet du projectile, put extraire, par une couronne de trépan à l'occiput, une balle entrée par le front, il faut compter que l'instrument explorateur s'égarera la plupart du temps, en créant une fausse route dans la substance cérébrale; et l'exploration, d'inutile deviendra dangereuse.

Quant à se rabattre sur l'étude symptomatique, il n'en saurait être question. Dans les coups de feu à la tempe, la perforation de part en part est souvent révélée par des signes évidents : cécité, infiltration sanguine du côté de l'orbite opposée, plus rarement, mais d'une façon qui, au premier abord, paraît plus précise, par des signes de localisation dans la zone motrice opposée, et en particulier Le Dentu a publié à l'Académie de médecine une observation intéressante à ce point de vue. Mais si, dans ce cas, à première vue si net, on eût trépané, en raison d'une monoplégie brachiale, sur la partie moyenne de la frontale ascendante, on eût trouvé en ce point un foyer de plaie contuse, mais de balle point : elle avait ricoché sur la face interne du crâne et s'était de nouveau cachée, allant fort loin en arrière, au milieu de la substance blanche.

A ce propos, Dagron et Delbet ont entrepris des expériences cadavériques qui ont bien démontré ces ricochets, souvent fort étendus, des balles qui ont traversé le cerveau de part en part. Ces recherches ont montré, en outre, qu'avec la balle pénètrent dans le cerveau des esquilles nombreuses et divergentes impossible à extraire, fait vérifié depuis par les expériences de Delorme, par des autopsies diverses.

Bien des chirurgiens, même parmi les plus hardis en principe, se prononcent ainsi pour l'abstention immédiate : et parmi eux je citerai v. Bergmann (de Berlin), v. Angerer (de Munich).

Ce qui précède ne s'applique qu'à la trépanation *immédiate*, mais non à la recherche secondaire des corps étrangers, car pour celle-là nous sommes, depuis quelques années, bien armés, grâce à la radiographie. Il est certain, en effet, qu'à l'aide de certains appareils, dont celui de Contremoulins paraît être le meilleur, nous pouvons déterminer avec une grande précision le siège du projectile dans l'encéphale. Cela ne sert pas à grand'-chose à la période initiale : un blessé dans la commotion première ne peut guère être soumis aux manipulations nécessaires pour ces études délicates. Mais lorsqu'une fois sont passés les accidents primitifs, notre devoir étroit est de faire la radiographie, et la tendance actuelle est de recourir alors à l'extraction secondaire, mais précoce, si nous constatons la présence du corps étranger dans une région accessible. Il est certain que des balles de revolver, accompagnées comme de coutume par des esquilles plus ou moins nombreuses, sont souvent tolérées de façon remarquable. Mais il est non moins certain que, véhicules d'une infection légère et pendant longtemps latente, elles peuvent devenir, à échéance lointaine, quelquefois au bout de plusieurs années, l'occasion de crises épileptiques ou même d'accidents mortels, par méningo-encéphalite suppurée. Comme il nous est impossible de prévoir si la balle sera ou non tolérée indéfiniment, la prudence nous commande de recourir à l'extraction secondaire toutes les fois qu'elle nous semblera possible sans danger. C'est en cela que la radiographie a modifié profondément notre conduite, et non pour l'extraction immédiate. Il va sans dire que la radiographie est tout aussi utile lorsqu'une balle non extraite provoque des accidents éloignés : autrefois, nous ne pouvions rien faire, puisque nous ne savions en général pas où était le projectile ; aujourd'hui, bon nombre de ces abcès tardifs pourront être drainés avec succès.

Quelquefois, ainsi que le prouve un fait récent de Chipault, après extraction de la balle il peut persister des troubles tardifs auxquels on met fin par une trépanation qui permet de rompre des adhérences et d'évacuer un épanchement séro-sanguin.

2° **Enfoncement sans plaie.** — S'il existe un enfoncement sans plaie, les chirurgiens se sont de tout temps divisés en abstentionnistes et interventionnistes. Et il est intéressant de faire remarquer que, dans la doctrine hippocratique, les partisans du trépan préventif se refusaient à trépaner précisément lorsqu'il y avait enfoncement, la nature ayant fait, disaient-ils, la besogne du chirurgien. De nos jours, la proposition a été renversée, et s'il reste des adeptes du trépan préventif, c'est presque uniquement pour les enfoncements craniens.

Les enfoncements sans plaie ne font pas redouter les complications septiques dont il a été question dans le paragraphe précédent. Mais ils font subir à l'écorce sous-jacente une *compression localisée*, capable d'aboutir à l'atrophie, à la sclérose cicatricielle de cette région, à la dégénération des fibres blanches correspondantes. C'est donc du cerveau que vient le danger et c'est de sa souffrance que résultent les indications opératoires : comme l'a maintes fois déclaré Lucas-Championnière, il faut intervenir avant que les lésions ne soient devenues définitives.

Cette souffrance se manifeste immédiatement lorsque l'enfoncement s'attaque à une zone à laquelle sont dévolues des fonctions spéciales et actuellement connues : si bien même — et je rappellerai à ce propos une observation de Ch. Féré relative au pli courbe — que certains enfoncements bien limités ont servi à édifier la doctrine des localisations cérébrales. C'est dans ces conditions que l'on peut observer des sujets atteints de convulsions localisées revêtant les caractères de l'épilepsie jacksonienne, d'une monoplégie, d'aphasie, d'hémianopsie. A l'époque où le trépan était dangereux, on démontrait que ces blessés récupéraient souvent la fonction perdue : et il est exact qu'ils la récupèrent quelquefois. Mais aujourd'hui tout le monde est d'accord pour reconnaître que nous ne sommes plus en droit d'attendre cette guérison problématique : un enfoncement avec paralysie localisée — motrice ou sensorielle — est une indication opératoire absolue, et après trépanation la guérison est à peu près constante.

Ce qui démontre bien que le doute n'est pas permis, c'est que dans bon nombre d'observations — et ici doivent être étudiés ensemble les enfoncements avec ou sans plaie — on a observé le retour à la connaissance immédiate, ou à peu près, chez des blessés trépanés alors qu'ils étaient dans le coma. On ne saurait donc admettre, avec certains de nos devanciers, que le coma constitue une contre-indication, et l'on serait plus près de la vérité, en déclarant, avec Albert, que pour les enfoncements sans plaie le coma est une indication opératoire. En effet, si le coma dépend de l'enfoncement, la trépanation peut sauver la vie du blessé, et s'il dépend de lésions cérébrales diffuses, elle n'aggrave pas la position du malade, à peu près fatalement perdu.

De semblables cessations presque immédiates ont été constatées pour l'aphasie, pour des paralysies associées à des convulsions.

Un cas assez embarrassant est le suivant : il existe un enfoncement et une paralysie bien localisée, mais le siège de l'enfoncement ne répond pas, d'après nos connaissances en topographie cranio-cérébrale, à la région corticale qui préside à la fonction abolie. Étant données les variations de cette topographie et les incertitudes — que nous allons retrouver dans un instant — des cas traumatiques récents pour déterminer les localisations cérébrales, la pratique chirurgicale doit consister à relever d'abord l'enfoncement et à observer pendant quelques jours ce que devient la paralysie ; après quoi on se comportera comme nous allons le voir pour les lésions traumatiques sans signe extérieur et avec paralysie localisée.

Lorsque l'enfoncement comprime une partie de la zone latente de l'écorce, les symptômes immédiats — en mettant à part ceux de la commotion ou de la contusion cérébrales — sont nuls, et il est incontestable que souvent, le plus souvent peut-être, la guérison survient sans encombre, sans exposer le patient, par la suite, à des accidents sérieux. Aussi il y a quelques années, lorsque régnait la chirurgie septique, on s'élevait avec énergie contre la trépanation de semblables enfoncements ; et même de nos jours certains chirurgiens timorés soutiennent encore cette opinion. Pour ma part, au contraire, je n'hésite pas à conseiller la trépanation, dont l'innocuité est parfaite si l'on opère aseptiquement, tandis que si on abandonne les choses à elles-mêmes les accidents tardifs, sans être la règle, sont cependant loin d'être exceptionnels.

Pour certains auteurs, l'absence d'accidents tardifs est la règle presque absolue ; et ils conseillent de n'opérer que secondairement, si des troubles fonctionnels surviennent. Que des enfoncements, même considérables, puissent être fort bien tolérés, et pendant des années, la chose est hors de doute : mais ce n'est pas un motif pour s'abstenir. Il y a longtemps que des observateurs éminents ont constaté la fréquence des accidents tardifs — mentaux ou convulsifs — consécutifs aux enfoncements. P. Broca, Deguise, L. Le Fort même, le proclamaient dès 1866-1867 devant la Société de chirurgie de Paris ; Sédillot a insisté sur la nécessité de trépaner toujours dans les cas de ce genre. C'est la vraie doctrine.

Quand on dépouille, en effet, les observations d'épilepsie traumatique, on en trouve bon nombre où l'origine du mal est un enfoncement sans plaie : de même pour certains cas de folie traumatique. Or, l'opération tardive que tout le monde juge alors opportune, est loin de donner des succès constants. Sa gravité immédiate est plus grande, parce qu'il faut ouvrir la dure-mère et souvent exciser dans le cerveau des masses cicatricielles plus ou moins volumineuses, et surtout l'intervention ne met pas toujours fin aux crises convulsives, aux troubles mentaux. Il est bien plus prudent d'appliquer le trépan immédiat, avec la certitude à peu près absolue d'éviter les accidents ultérieurs à ceux qui en auraient souffert sans cela, et de ne pas nuire à ceux qui, spontanément, y auraient échappé.

Un cas assez spécial, et important à étudier, est celui des enfoncements de temps à autre observés sur le crâne des nouveau-nés et consécutifs à des accouchements laborieux. D'ordinaire, il sont dus à la pression des cuillers du forceps, quelquefois à celle des doigts de l'accoucheur (M. Duncan); quelquefois même aucune manœuvre artificielle n'a été employée. Presque toujours, le crâne reprend de lui-même sa forme normale, et il est incontestable que presque jamais il n'en résulte d'accidents cérébraux ultérieurs. Mais peut-être faut-il faire remonter à des lésions de ce genre, extérieurement disparues, l'origine de certains cas d'épilepsie. Malgré cette restriction, on n'est pas actuellement fondé à opérer tout nouveau-né atteint d'un enfoncement obstétrical du crâne. Pour les cas légers, on attendra pendant quelques jours pour constater si la dépression se redresse d'elle-même. Mais on opérera dans les deux conditions suivantes : 1° s'il y a des symptômes cérébraux immédiats ; 2° si la dépression persiste. Dans ce dernier cas, sans doute, on peut, sans peine, citer des succès de l'abstention ; mais cela ne doit faire oublier ni les décès à brève échéance que rien n'annonçait pendant quelques semaines, ni les paralysies permanentes.

On pourra alors tenter l'action d'une ventouse, selon le procédé en honneur dans la chirurgie ancienne pour relever les enfoncements craniens chez l'enfant. Si cette manœuvre échoue, on incisera le cuir chevelu sur l'enfoncement et on fera, suivant les lésions, le relèvement simple ou la trépanation.

Une question connexe de la précédente, quoiqu'il s'agisse d'épanchement sanguin intra-cranien, est celle du céphalématome interne. Si le diagnostic était porté, on pourrait trépaner, mais c'est ordinairement une trouvaille d'autopsie.

Dans les enfoncements sans plaie, la technique opératoire est simple. Sauf indication spéciale, il faut s'en tenir à la trépanation sans inciser la dure-mère et sans explorer le cerveau. Il est la plupart du temps impossible de conserver toutes les esquilles relevées et il persistera une perte de substance au crâne. J'ai vu cet orifice se combler par ossification, en quelques années, chez un nouveau-né que j'avais trépané pour enfoncement fronto-temporal persistant.

B. — INDICATIONS TIRÉES DES SYMPTOMES FONCTIONNELS

Dans les pages qui précèdent, on a vu comment certaines lésions craniennes extérieurement appréciables devaient être traitées par la trépanation, pour assurer au cerveau un fonctionnement ultérieur, sinon normal, au moins aussi peu défectueux que possible. Mais l'indication opératoire n'était point fournie par des troubles actuels de ce fonctionnement, et précisément, j'ai cherché à prouver qu'un enfoncement cranien sans accidents cérébraux immédiats exigeait l'intervention, si l'on voulait sauvegarder l'avenir, à peu près au même titre qu'un enfoncement avec accidents cérébraux immédiats.

La question se pose d'une manière toute différente, lorsque le blessé présente des troubles cérébraux sans aucune lésion extérieurement appréciable, ou avec une lésion qui ne suffit pas à les expliquer. L'indication opératoire est alors moins claire ; on arrive cependant à la dégager d'une manière assez nette.

Deux cas sont à considérer :

1° Il existe une paralysie ou des convulsions localisées et immédiates, avec ou sans enfoncement extérieurement appréciable.

2° On observe des symptômes plus ou moins retardés, diffus ou localisés, qui permettent de diagnostiquer la compression du cerveau par un épanchement sanguin.

1° **Paralysies localisées et immédiates sans enfoncement extérieurement appréciable.** — Les cas de ce genre sont ceux où le chirurgien aurait le plus de déboires s'il s'attendait à y trouver la confirmation constante de ses connaissances en localisations cérébrales. Les faits abondent, où à l'autopsie d'un blessé ayant présenté des convulsions localisées, une monoplégie, de l'aphasie plus où moins nette au milieu des signes habituels de la commotion, on trouve des lésions de contusion plus ou moins disséminées, sans rien qui déchire ou comprime la zone corticale qu'on s'attendait à trouver atteinte. La réserve de l'opérateur doit donc être grande en semblable occurrence : elle ne doit pas aller jusqu'à l'abstention systématique.

Il existe, en effet, des cas indéniables, sur lesquels Sédillot attirait, il y a déjà longtemps, l'attention, dans lesquels l'enfoncement est limité à la table interne. Sédillot, toutefois, allait un peu loin en concluant que toute fracture avec fissures radiées s'accompagnait de cet enfoncement, et dès lors devait être trépanée si, à la faveur d'une plaie concomitante, on constatait cette disposition ; mais surtout on ne saurait lui accorder qu'un frottement spécial perçu à l'auscultation du crâne permette de diagnostiquer, et dès lors de trépaner ces fractures lorsqu'elles existent sans aucun signe extérieur.

C'est donc aux cas de ce genre, où l'enfoncement de la table interne atteint une région corticale à fonctions déterminées, que sera limitée l'intervention, et pour être à l'abri des erreurs et des échecs sur lesquels insistent les abstentionnistes, il est facile d'attendre pendant quelques jours, en surveillant le malade avec soin. Si le blessé échappe aux dangers de la commotion et de la contusion cérébrales, et si cependant on voit persister une paralysie ou une contracture localisée, on trépanera sans plus tarder : si on ne trouve aucune lésion corticale, on n'aura pas nui au patient, pourvu que le foyer opératoire reste aseptique, et s'il existe un enfoncement osseux de la table interne, ou un foyer hémorragique cortical, on n'aura au moins pas laissé le blessé succomber, ou, s'il survit, on n'aura pas laissé se constituer des cicatrices et dégénérations irrémédiables. Ce trépan retardé doit être, en bonne logique, rapproché du trépan immédiat et non du trépan tardif qu'il est précisément destiné à éviter, et qu'il n'évitera que s'il est précoce.

Une mention suffira pour les cas où il existe à *la fois un signe extérieurement appréciable* (fracture avec plaie, enfoncement) *et des symptômes fonctionnels localisés* : ici, tout le monde est d'accord sur l'urgence de la trépanation ; sans elle, le blessé succombe, ou une paralysie incurable le rend définitivement infirme.

D'une manière générale, les paralysies localisées sont une indication plus importante que les convulsions localisées qui parfois s'observent, à titre d'accident primitif, indépendamment de toute paralysie. Celles-ci méritent pourtant d'être signalées, car il n'y a pas longtemps encore il était classique de les considérer comme l'indice d'une méningite au début, contre-indiquant toute intervention opératoire. Dès 1874, Lucas-Championnière a fait voir qu'il n'en était rien, et depuis les observations se sont assez multipliées pour qu'il soit aujourd'hui inutile de les relater ici en détail.

2° Compression cérébrale par épanchement sanguin. — C'est surtout à propos de la compression par les épanchements sanguins intra-craniens qu'ont été soulevées les discussions sur le trépan immédiat après les lésions traumatiques du crâne. Je rappellerai comment, à la fin du siècle dernier, la réaction commença à se faire contre les doctrines interventionnistes jusqu'alors prédominantes ; et comment il devint classique d'enseigner : 1° que l'on avait à tort attribué à la compression des accidents presque toujours dus à la commotion ou à la contusion; 2° qu'à supposer réelle la compression cérébrale, il était à peu près impossible, malgré les assertions de J.-L. Petit en particulier, de la différencier, en clinique, de la commotion ou de la compression; 3° qu'à supposer diagnostiquée une compression cérébrale par épanchement sanguin, il n'en faudrait pas moins s'abstenir, en raison de l'impossibilité où nous sommes de reconnaître le siège de cet épanchement.

Autant de propositions, autant d'erreurs.

D'abord, il est aujourd'hui absolument prouvé que la compression cérébrale est fort bien capable par elle-même d'engendrer des accidents spéciaux : les expériences de Duret, de Pagenstecher ne laissent aucun doute à cet égard, et en outre les faits cliniques sont remarquablement démonstratifs lorsqu'ils nous font voir des blessés sortir du coma et cesser d'être frappés d'hémiplégie, comme je l'ai observé une fois, au moment même où le chirurgien a ouvert le crâne et évacué le sang. De nos jours, en effet, les chirurgiens sont redevenus d'accord pour trépaner, car ils ont reconnu : 1° que dans bien des cas les épanchements sanguins comprimant le cerveau peuvent être diagnostiqués; 2° que ce diagnostic une fois posé, on peut le plus souvent savoir où ils siègent.

Voyons donc de quelles données cliniques et anatomiques nous pouvons tirer les indications et contre-indications du trépan.

a) Symptomes et diagnostic. — Le fait capital, pour établir le diagnostic entre la compression par épanchement sanguin et les autres lésions traumatiques du cerveau, réside dans l'évolution des symptômes, et, comme le disait J.-L. Petit, on peut diagnostiquer à coup sûr une compression par épanchement sanguin lorsque l'on apprend qu'il y a eu une *période de lucidité entre le moment où a eu lieu le trauma et celui où ont débuté les accidents cérébraux.* Hutchinson a enseigné que ce signe est à peu près constant, ce en quoi il semble avoir exagéré, car d'après les relevés récents de Jacobson, dans un tiers environ des cas il serait absent. Cela peut tenir à ce que le sujet était en état d'ivresse au moment de sa blessure ; ailleurs, cela provient de l'intensité du choc qui produit, avec ou sans contusion, une commotion qui n'est pas encore dissipée lorsque survient la compression ; quelques épanchements, enfin, se font avec une rapidité telle qu'une commotion, même légère, suffit à masquer le début des symptômes de compression, et cela nous conduit aux cas — 1/6 environ du total d'après Jacobson — où l'intervalle de lucidité n'est pas évident, ne peut être reconnu que grâce à un interrogatoire minutieux des témoins de l'accident, ou bien en recherchant avec un soin extrême si on ne voit pas s'aggraver, sous les yeux de l'observateur, les troubles cérébraux que présente le blessé. A supposer même que ces cas douteux doivent être mis à l'actif des diagnostics impossibles, ou à peu près impossibles, il reste établi que chez la bonne moitié des blessés, l'intervalle de lucidité est d'une netteté parfaite, permet au sujet de faire des actes bien déterminés, pendant quelques minutes ou quelques heures, de marcher, de conduire une voiture, de dîner ; et la longueur de cet intervalle n'indique nullement que les accidents s'installeront lentement. Ce temps n'est en général que de quelques heures, mais on l'a vu durer un jour (A. Lane), huit jours (Ransohoff) et même treize jours (H. Duret). Ces hémorragies retardées sont exceptionnelles, elles me paraissent cependant l'être moins pour les épanchements intra-dure-mériens que pour les extra-dure-mériens. De même, les hémorragies en deux temps, dont on peut citer quelques exemples.

D'après Heidenhain, plusieurs observations prouveraient que, les symptômes s'étant amendés ou même ayant cessé, l'hémorragie aurait recommencé sous l'influence du décubitus dorsal : d'où l'indication de tenir, chez ces blessés, la tête élevée sur les oreillers.

Nous revenons donc sans réserve à la doctrine de

J.-L. Petit : il faut un certain temps pour que l'hémorragie soit devenue assez abondante pour causer des accidents de compression, et nous nous expliquons difficilement que la majorité des chirurgiens se soient, jusqu'à ces dernières années, élevés contre cette manière de voir, aient accordé à Desault, Gama, Malgaigne, que ces phénomènes retardés fussent liés à la méningo-encéphalite.

L'erreur de diagnostic entre ces deux complications paraît impossible, si l'on se souvient que la méningo-encéphalite est fébrile et débute seulement au bout d'un jour ou deux, quelquefois plus.

Cette notion de date est importante, car en cas de compression, l'apyrexie n'est pas toujours parfaite, et j'ai observé par exemple deux épanchements sanguins volumineux entre l'os et la dure-mère avec température à 40°,2 dans un cas, à 42° dans l'autre, six heures et demie après l'accident. On conçoit à quelles erreurs peut exposer cette hyperthermie et chez mon premier malade, pour lequel je n'avais pas de notions sur la date précise du trauma, j'ai cru à une méningo-encéphalite : il s'agissait d'un homme apporté comateux à l'hôpital, avec une fracture sans plaie à la région occipitale gauche et avec un peu de sang dans l'oreille; renseignements absolument nuls sur le mode et la date de l'accident, que l'entourage semblait avoir intérêt à dissimuler. L'élévation de la température me fit conclure à un début de méningo-encéphalite, sans doute par fracture du rocher, et dès lors je ne m'occupai que de la lésion occipitale. Or, à l'autopsie, on trouva une compression cérébrale intense, et pas trace de méningite. Il est évident que l'on ne commettra pas l'erreur si l'hyperthermie survient en quelques heures, comme chez mon premier blessé.

Battle est, à ma connaissance, le premier auteur qui ait fait une étude complète de ce symptôme, déjà signalé dans quelques observations et expériences de Billroth, Charcot, Duret. Depuis, élargissant la question,

J.-F. Guyon a écrit une intéressante thèse sur les hyperthermies consécutives aux lésions de l'axe cérébro-
spinal, en insistant sur le rôle des lésions traumatiques
du cerveau.

Au point de vue spécial qui nous occupe, ces faits sont
fort intéressants. En effet, de 14 observations, dont
13 avec autopsie, Battle conclut que toujours il existe
dans ces cas une contusion de la base du cerveau;
qu'un coma secondaire, accompagné d'hyperthermie,
indique une association de la contusion cérébrale à
l'hémorragie, ce qui assombrit considérablement le pronostic; que la compression cérébrale par épanchement
sanguin n'entraîne pas à elle seule l'hyperthermie [1].

Il y aurait donc là un symptôme important pour établir s'il y a ou non contusion du cerveau comprimé,
d'où des données pronostiques de haut intérêt. Mais,
comme nous le verrons dans un instant, même si le cas
nous paraît d'une grande gravité, nous ne devrons pas
conclure à l'abstention, et cela d'autant mieux que le
pronostic est mauvais, mais non point fatal. Guyon
relate, par exemple, l'observation d'une malade qui a
guéri après avoir eu, pendant quarante-huit heures, une
température dépassant 39° et ayant atteint 40°,2.

Qu'il y ait eu ou non l'intervalle de lucidité précédemment signalé, les *symptômes de la compression une fois
constituée* présentent assez souvent un ensemble caractéristique.

Quelquefois absolu, le *coma* est pourtant en général
incomplet : le blessé peut en être tiré, et pousser alors
quelques grognements, par une excitation ou une inter-

---

1. Dans une observation d'Oppenheim et Lenormant, la fièvre
fut telle que l'on crut à la fièvre typhoïde ou à la grippe infectieuse; puis il y eut des accidents convulsifs et on trépana
croyant à un abcès. Il y avait un gros épanchement de sang
à l'intérieur de la dure-mère et le malade, sortant du coma
le lendemain, raconta alors qu'il avait fait une chute. A
l'autopsie, fracture de la base.

rogation un peu vive. Il survient avec une rapidité et une intensité qui dépendent de l'abondance de l'épanchement. D'ordinaire, le *pouls* est lent, battant à 50, 40, 35 même et se ralentissant peu à peu : ce symptôme pourtant n'est pas infaillible, et dans un cas de compression cérébrale, Hutchinson a vu le pouls demeurer à 148 jusqu'à la mort. La *respiration* enfin est stertoreuse, mais quoique ce signe ait une valeur réelle, admise même par les auteurs qui croyaient le moins au diagnostic de la compression cérébrale, il faut reconnaître qu'il n'est pas constant dans la compression, ni réservé exclusivement à cette compression,

La rapidité des accidents est très variable : elle est en relation avec celle de l'épanchement. Quelquefois le sujet survit pendant plusieurs jours ; quelquefois même il guérit spontanément et le sang se résorbe. Par contre, chez un malade de Holt, les symptômes ont débuté deux heures et demie après le trauma et le blessé a succombé en six heures.

Les *symptômes moteurs*, lorsqu'ils sont appréciables, ont une importance considérable pour le diagnostic de l'existence et du siège de l'épanchement. Lorsqu'ils sont appréciables, disons-nous : une hémiplégie est en effet impossible à reconnaître sur un sujet comateux, dont les quatre membres sont en résolution.

Chez certains malades, les troubles moteurs sont très peu marqués, et il faut en rechercher les moindres indices. Chez d'autres, ils sont temporaires, comme si le cerveau s'habituait à la compression : ainsi, l'hémiplégie n'a duré que vingt-quatre heures chez un sujet observé par Hutchinson. Chez d'autres encore, ils disparaissent pour reparaître, probablement parce qu'il se fait une seconde hémorragie. On conçoit combien, dans ces conditions diverses, il faut être réservé avant d'affirmer l'absence complète de tout trouble moteur ; cette absence est cependant hors de doute dans assez bon nombre de cas.

De ces troubles, l'*hémiplégie* est le plus important ;

d'après la statistique de Jacobson, sa fréquence est la suivante : sur 70 observations, l'état de la motilité est noté 37 fois, sur lesquelles il y a eu 19 hémiplégies, dont 13 très nettes. Quelquefois, mais rarement, la paralysie prédomine dans un des membres, dans le supérieur surtout (Cock), et même on peut citer un fait de J.-B. Hill, dans lequel il existait une paraplégie brachiale, liée à un épanchement bilatéral qui fut évacué par une double trépanation. On ne devra pas cependant affirmer que la bilatéralité des paralysies implique forcément la bilatéralité de l'épanchement, car Bryant, Erichsen, Holthouse ont constaté, pour un seul épanchement, la paralysie des quatre membres.

Todd a prétendu que les convulsions et la raideur des membres paralysés étaient un signe de compression par un épanchement sanguin; cette assertion semble erronée et c'est au contraire un symptôme de la contusion cérébrale. On aurait tort, néanmoins, d'éliminer la compression d'après ce seul symptôme.

Les cas d'épanchement de la méningée moyenne où il existe des convulsions ne sont pas exceptionnels. Chassaignac a cité un cas dans lequel une plaie de tête, donnant lieu à une hémorragie, fut pansée par l'occlusion au diachylon et des convulsions apparurent : le pansement ayant été enlevé, il sortit un caillot, et les convulsions cessèrent. Dans deux observations fort remarquables de Golding-Bird, la pression sur un point du crâne provoquait des mouvements convulsifs dans le membre supérieur du côté opposé, et il est à noter qu'il n'y avait pas de fracture, ainsi qu'on put s'en assurer au cours de l'opération, et dans un cas par l'autopsie, le malade ayant succombé à la contusion cérébrale.

On conçoit tout l'intérêt qui s'attache à la recherche minutieuse du moindre trouble moteur; car si les signes énumérés jusqu'à présent permettent de reconnaître une compression par épanchement sanguin, ils n'indiquent pas de quel côté siège cet épanchement. Si on constate une hémiplégie, on saura qu'il faut trépaner du côté opposé, et c'est ainsi que, dans ces cas, Watson a été conduit à opérer, avec succès, du côté opposé à celui où avait été appliquée la violence [1]. Mais je ne crois pas que l'on puisse aller aussi loin que Lelandais, et diviser, suivant leur siège, les épanchements sus-dure-mériens en quatre variétés, caractérisées par des signes de localisation. Ces variétés seraient les épanchements : 1° hémiplégiques; 2° aphasiques; 3° hémiparétiques sans troubles faciaux; 4° cérébelleux. Actuellement, ce n'est pas, dans l'immense majorité des cas, une analyse symptomatique de ce genre qui permet de déterminer en quel point il convient de trépaner pour un épanchement situé entre l'os et la dure-mère, ce n'est guère que pour les épanchements par contusion corticale que les signes de localisation interviennent et j'en parlerai plus loin.

Parfois un autre phénomène s'ajoutera : une *dilatation de la pupille* [2] du côté de l'épanchement. C'est même un signe — non pas exclusif toutefois [3] — de certains épanchements par rupture de la méningée moyenne, et nous allons le retrouver quand nous chercherons à préciser les indications opératoires.

---

1. Par exception, une anomalie physiologique sera capable d'induire en erreur. Mansell Moullin a publié l'observation d'un homme qui fut pris deux heures après un trauma cranien à droite, sans signe de fracture, de coma et *d'hémiplégie droite*. Au huitième jour, les accidents s'aggravant, il trépana *à gauche* et ne trouva rien. A l'autopsie, épanchement *intra-arachnoïdien par la branche postérieure de la méningée droite, sans fracture*.

2. L'état des pupilles fournit en ces cas quelques renseignements. S'il est normal, la trépanation immédiate donnera probablement un bon résultat, car il n'existe que de la compression. La dilatation des deux pupilles, ne réagissant pas, indique une compression très prononcée, et la trépanation est urgente. (Jacobson.)

3. Hutchinson l'a constaté par fracture de l'apophyse clinoïde postérieure.

Jusqu'à présent, nous avons supposé un cas net, dans lequel la commotion cérébrale a été nulle et passagère, et la contusion négligeable. Il en est ainsi, par exemple, lorsque la violence causale a été légère. Par malheur, souvent il en va autrement, et c'est au milieu des troubles diffus et immédiats de la commotion et de la contusion cérébrales que s'installent les accidents propres à la compression. C'est alors qu'une analyse minutieuse rendra des services, si on cherche avec soin la moindre trace de lucidité en train de disparaître, la moindre trace d'hémiplégie en train de s'aggraver; si on voit le coma devenir de plus en plus profond, le pouls se ralentir, la respiration devenir stertoreuse, une des pupilles se dilater; si on se souvient, au contraire, que les accidents de la commotion et de la contusion sont immédiatement à leur summum et tendent à s'atténuer plutôt qu'à s'accentuer.

Quand on aura diagnostiqué une compression, il restera à faire la part de la contusion cérébrale concomitante, besogne délicate et aléatoire, où l'on se fondera sur les convulsions, sur la force, la fréquence, la régularité du pouls et de la respiration, sur la température. En outre, on tiendra grand compte de l'intensité du trauma initial. Trop souvent encore on restera dans le doute; mais dans ce cas, on sera guidé par cette pensée que, si le trépan n'empêche pas de succomber un blessé atteint de contusion cérébrale, au moins il n'aggrave pas son état, tandis que, faute d'opérer, on laisse infailliblement mourir un sujet atteint d'un épanchement sanguin capable de produire par lui-même des troubles fonctionnels. Cette dernière proposition est prouvée jusqu'à l'évidence par les chiffres suivants, empruntés au mémoire de Wiesmann : sur 147 épanchements non trépanés, 131 ont été mortels, soit 90 p. 100, et 36 sur 110 trépanés, soit 33 p. 100.

Le danger vient des délabrements subis par le cerveau au moment de la violence initiale. Voici sur ce point es relevés de Jacobson :

L'état concomitant du cerveau n'est *pas mentionné*
  dans 25 cas, dont 10 guérirent.................... 25
Il est spécifié qu'il n'y a *aucune autre lésion que la*
  compression..................................... 12
On signale une *contusion légère* ou *vulgaire*....... 15
Contusion sans mention de gravité................. 8
Contusion étendue et grave....................... 10

Les lésions de contusion grave occupent surtout la
face inférieure et la pointe des lobes temporal et frontal
du côté opposé à l'épanchement (contusion bipolaire du
cerveau).

Si l'on étudie les observations pour établir quelle est
la proportion des cas curables par le trépan, le cerveau
étant assez respecté pour que le sujet puisse vivre, on
se rend compte immédiatement, étant données les
obscurités du diagnostic et du pronostic de la contusion
cérébrale, qu'on ne saurait prétendre à une classification rigoureuse. On peut toutefois, avec Jacobson,
dresser le tableau suivant :

Cas favorables : 27. La violence a été modérée ; il n'y a
pas de fracture, ou il existe seulement une fracture
légère, non irradiée. Il n'y a pas de contusion cérébrale.

Cas ambigus : 20. La violence a été plus intense ; il y a
un peu de contusion cérébrale ; la fracture irradie à la
base. Évidemment ces complications sont sérieuses,
mais aucune d'elles n'est une contre-indication, et l'on
a guéri des sujets chez lesquels l'irradiation à la base
était évidente.

Cas désespérés : 23. La contusion cérébrale est grave,
quelquefois même la commotion cérébrale est rapidement mortelle.

Mais ces constatations ont surtout pour but d'inno-
center l'opération de certains décès, dont elle ne doit
pas, en toute justice, être rendue responsable. Peu
importent, en effet, les lésions cérébrales soupçonnées : si
l'on reconnaît l'existence de la compression, il faut faire
cesser cette compression. C'est aussi urgent que d'opérer
une hernie étranglée, et l'on ne doit pas laisser subsister

une lésion sûrement mortelle, sous prétexte qu'il en persistera une autre probablement mortelle.

Même raisonnement pour les fractures concomitantes de la base. Elles sont fréquentes, car d'après le relevé de Jacobson, sur 70 cas il y avait 62 fractures concomitantes, dont 32 irradiées à la base. Or, lorsque cette irradiation est diagnostiquée, c'est en général dans des cas où le cerveau a subi une grave atteinte ; c'est en outre d'ordinaire à l'aide de symptômes prouvant que la fissure osseuse communique avec l'extérieur (écoulement de sang ou de liquide céphalo-rachidien par le nez ou par l'oreille), en sorte que le malade est sous le coup d'une méningite que nous sommes médiocrement puissants à prévenir. Le pronostic est donc très grave, mais le chirurgien n'en doit pas tirer argument pour s'abstenir, d'autant moins qu'on a obtenu des succès dans ces conditions.

Donc nous arrivons à deux conclusions : 1° la compression cérébrale par épanchement sanguin peut souvent être diagnostiquée ; 2° elle doit être traitée par la trépanation, quelles que soient les lésions concomitantes.

Souvent les blessés sont dans le coma au moment où on les opère : on intervient alors sans donner de chloroforme.

Mais où faut-il trépaner ? Pour résoudre cette question, il faut savoir quels sont le siège et la source habituels des épanchements sanguins.

b) Variétés anatomiques. — Les épanchements sanguins intra-craniens peuvent siéger : 1° entre l'os et la dure-mère ; 2° entre l'os et le cerveau. Chacune de ces variétés mérite d'être étudiée à part.

α. *Épanchements situés entre l'os et la dure-mère.* — Ces épanchements sont ceux qui intéressent le plus le praticien : d'abord, parce qu'ils sont de beaucoup les plus fréquents, si bien que d'après Prescott Hewett ils constituent 85 p. 100 des cas ; ensuite, parce que leur traitement est aujourd'hui édifié sur des bases solides.

L'indication thérapeutique est double : elle consiste à évacuer la masse sanguine qui, comprimant le cerveau, menace directement l'existence ; puis à assurer l'hémostase du vaisseau rompu.

Pour *évacuer l'épanchement sanguin* — sang liquide et caillots — une donnée anatomo-pathologique peu précise nous suffit : quelle que soit la source de l'hémorragie, l'épanchement a lieu presque toujours au niveau de ce que Gérard Marchant a appelé la *zone décollable de la dure-mère*. Cette zone s'étend : d'avant en arrière, du bord postérieur des petites ailes du sphénoïde à 2 ou 3 centimètres en avant de la protubérance occipitale interne ; de haut en bas, de quelques centimètres en dehors de la faux du cerveau à l'horizontale passant au-dessus du sinus latéral et du bord supérieur du rocher. Il est fort rare que l'épanchement siège à la face inférieure du cerveau et les faits de trépanations appliquées à cette variété sont douteux.

En trépanant au milieu de la zone décollable, soit à peu près sur la zone motrice du cerveau, on peut évacuer à coup sûr le caillot avec le doigt et la curette et faire cesser la compression cérébrale ; toute discussion a cessé.

Quelques auteurs, poussant plus loin l'exactitude, ont cherché à se faire guider par une étude symptomatique attentive, de façon à appliquer le trépan au niveau des circonvolutions motrices qui semblent comprimées. C'est ainsi que dans plusieurs observations le chirurgien, instruit en topographie cranio-cérébrale, a ouvert le crâne au niveau de la région rolandique, en raison de certains troubles fonctionnels plus ou moins caractéristiques. Cette conduite fut, par exemple, celle de Howse chez un malade atteint de troubles convulsifs dans le bras et la jambe droite ; celle de Rochet dans un cas où existait une hémiplégie progressive ; celle d'Alvarez enfin qui, plus rigoureux encore, observa une paralysie du membre supérieur droit avec parésie du membre inférieur et trépana à l'union du tiers moyen et du tiers inférieur de la circonvolution frontale ascendante, quoiqu'il y eût une plaie du cuir chevelu en un autre point.

Lorsqu'il existe, comme dans ce dernier cas, un symptôme de localisation assez net, rien de mieux que d'aller directement vers la circonvolution correspondante : on n'est pas certain, en effet, de trouver à la face externe de la dure-mère le caillot diagnostiqué, et s'il faut aller jusqu'au cerveau, il y a un intérêt réel à avoir ouvert le crâne au niveau du point cortical malade. Mais si l'on se trouve simplement en présence d'une hémiplégie — et c'est le cas le plus ordinaire — y a-t-il un bien gros intérêt à déterminer avec précision la zone motrice? Non, car ces épanchements sont toujours assez larges, et, pour peu qu'on ne soit pas juste sur leur bord, à travers une brèche osseuse de diamètre modéré leur évacuation est possible, facile même.

En fait, parmi les nombreux cas où l'on a trépané pour épanchement sanguin situé entre l'os et la dure-mère, il est relativement rare que l'on ait eu à tenir compte des signes de localisation et des connaissances en topographie cranio-cérébrale. La découverte du caillot est aisée, et c'est au point point de vue de l'*hémostase* que l'on peut avoir intérêt à trépaner en tel ou tel point.

Cette hémostase dépend, bien évidemment, du vaisseau lésé, et il n'y a aucune parité à établir entre la déchirure d'un sinus et la rupture de la méningée moyenne ou d'une de ses branches.

Si le sang est fourni par un sinus déchiré [1], la source de l'hémorragie est en général vite trouvée, et l'on arrête l'écoulement par un tamponnement du vaisseau à la gaze iodoformée ou au catgut. Mais cette variété est beaucoup plus rare que celle où le sang vient de la méningée moyenne ou d'une de ses branches : et dans

---

1. Les blessures des sinus sont spécialement étudiées dans un travail très documenté de Georges Luys. (*Th. de doct.*, Paris, 1899-1900.)

ce cas la recherche du vaisseau rompu est difficile pour qui n'a pas de connaissances anatomo-pathologiques précises.

La question, toutefois, n'intéresse pas certains chirurgiens : Erichsen, par exemple, qui conseille de laisser l'hémorragie s'arrêter d'elle-même, après que l'on a suturé et drainé la plaie. Cette conduite a donné quelques succès. Howse s'est borné à suturer la plaie, en surveillant le malade pour ne pas laisser à une compression grave le temps de s'établir de nouveau et en exerçant la compression digitale sur la carotide primitive.

Déjà ce dernier fait suffit à prouver que l'on doit craindre la persistance de l'hémorragie, dangereuse par la récidive de la compression si la plaie est suturée, par la perte de sang si elle ne l'est point.

Divers chirurgiens, allant plus loin que Howse, ont cherché à assurer l'hémostase par la *ligature de la carotide* primitive. Cette pratique a réussi à Liddell, et dans un cas de Ransohoff, l'hémorragie méningée ne s'était pas reproduite lorsque l'opéré — atteint de septico-pyohémie — a succombé à une hémorragie secondaire, au niveau de la ligature.

Il semble néanmoins que cette opération soit peu rationnelle, et si l'on était contraint, faute de mieux, de recourir à une ligature à distance, et si la compression digitale échouait, on devrait plutôt lier la carotide externe. Dans un cas de Howse, cette ligature a bien arrêté l'hémorragie.

Mais cette ligature n'est pas, elle non plus, la méthode de choix, et notre but doit être d'agir directement dans le foyer traumatique initial, de voir et de lier les deux bouts du vaisseau déchiré.

C'est précisément cette ligature des deux bouts dans la plaie qui est le plus souvent impossible lorsqu'on trépane, sans autre forme de procès, soit sur la zone rolandique, soit sur le centre de la zone décollable. En effet, la branche rompue n'occupe en général pas le centre de la zone décollée. Le plus souvent, au contraire, elle est située vers sa périphérie. Aussi, après avoir enlevé le caillot, se trouve-t-on en présence d'une poche plus ou moins vaste, où l'on n'a accès que par un petit orifice, en sorte que l'on voit à peine si le sang coule en haut ou en bas, en avant ou en arrière. Quant à lier le vaisseau, à le saisir même dans une pince qu'on laisserait à demeure, la plupart du temps il n'en saurait être question.

On aurait tort de s'en inquiéter outre mesure, car après des trépanations où l'on n'a pu atteindre la méningée elle-même, on a eu de nombreux succès par le *tamponnement à la gaze*. On pourrait craindre que de la sorte le cerveau n'eût été soulagé d'une compression que pour en subir une autre : mais les faits démontrent que celle-ci, tout en restant efficace, peut être réglée de façon à être supportée, au moins pendant les vingt-quatre à quarante-huit heures nécessaires à l'hémostase. Une observation de Routier est intéressante à ce point de vue : après l'opération, le coma et l'hémiplégie furent remplacés par de l'aphasie, qui cessa le lendemain lorsqu'on eut retiré la mèche.

Donc, le tamponnement est efficace ; bien fait, il n'est pas dangereux, mais il donne une sécurité bien moindre que la *ligature directe du vaisseau lésé*. C'est vers la réalisation de cette ligature que devront être dirigés nos efforts, et pour atteindre ce but on a conseillé de *tré- paner en des endroits déterminés*, pour arriver sans coup férir sur la méningée moyenne rompue, par une sorte de ligature réglée, pour ainsi dire. Ce qui complique la question, c'est d'abord la difficulté, sinon l'impossibilité fréquente, de lier l'artère contenue dans la dure-mère ; c'est l'incertitude où nous sommes sur le siège exact de la plaie artérielle.

La première objection est d'ordre secondaire : si on avait sous les yeux la plaie vasculaire, on serait bien sûr d'arrêter le sang, car à défaut de la ligature, on agirait avec certitude par la forcipressure, par un tamponne-

ment localisé, par une ligature en chaîne avec un fil
double passé sous le vaisseau et la dure-mère, avec
l'aiguille de Reverdin, par un petit bouchon de cire.

La portée de la deuxième objection est plus grande.
Aussi a-t-on cherché à la diminuer en établissant, par
des autopsies bien conduites, quel est le siège ordinaire
de la déchirure artérielle, et Jacobson conclut qu'il est
le plus souvent sur la branche antérieure de l'artère,
vers l'angle antéro-inférieur du pariétal par conséquent,
quelquefois sur la branche postérieure, exceptionnellement sur le tronc même [1]. La règle doit donc être, sauf
indication particulière, d'aller à la recherche de la
branche antérieure de la méningée moyenne. Mais si à
ce niveau on ne trouve rien, on ne devra pas se décourager, et une seconde fraise permettra d'aborder la
branche postérieure : chez un de ses malades, en effet,
après une trépanation blanche en avant, Krönlein a
constaté à l'autopsie qu'il existait un épanchement de
la branche postérieure. Cette conduite sera surtout justifiée si le coup a porté sur la région pariéto-occipitale.

Pour découvrir la branche antérieure de la méningée
moyenne, Jacobson pense qu'on se trouverait la plupart
du temps trop en avant, et surtout trop bas si on trépanait, comme le veut Holden, à 12 millimètres (1/2 pouce)
au-dessus et à 37 millimètres (1 pouce 1/2) en arrière
de l'apophyse orbitaire externe. C'est seulement si la
dilatation pupillaire du côté blessé indique que l'épanchement, comprimant la troisième paire, s'étend vers la
base, qu'il faudra ouvrir le crâne à ce point. Sauf ce
cas, le lieu d'élection est à 4 ou 5 centimètres à la fois
en arrière et au-dessus de l'apophyse orbitaire externe.

D'après Krönlein, il faut aller à 3-4 centimètres en

---

1. Jacobson sur 60 autopsies en trouve il est vrai 33 où on
note seulement que la rupture atteint la méningée moyenne
ou « une de ses branches », sans aucune détermination plus
exacte ; et il y a en outre 11 où il n'y a rien de précis sur le
vaisseau lésé.

arrière de cette apophyse, sur l'horizontale prolongeant le rebord orbitaire supérieur (fig. 41).

Dans le procédé de Vogt, pour trouver la branche antérieure de la méningée moyenne, on trace une ligne horizontale à deux travers de doigt au-dessus de l'arcade zygomatique, une ligne verticale à 1 pouce en arrière de l'apophyse fronto-sphénoïde de l'os malaire, et on tré-

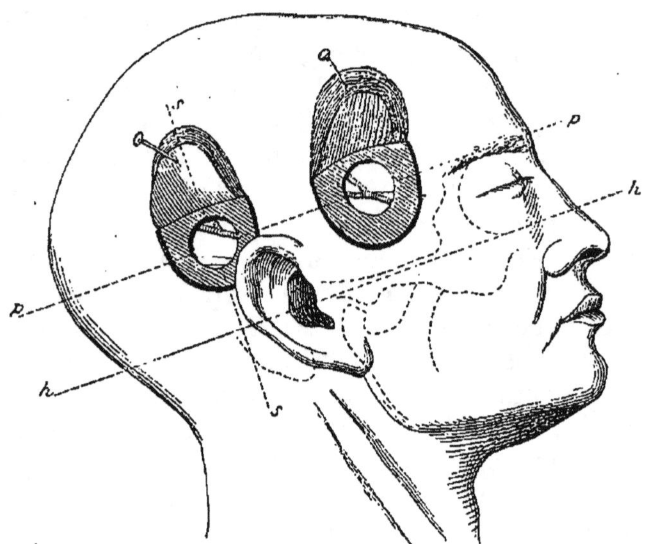

Fig. 41. — Recherche de la méningée moyenne. (Procédé de Krönlein.)

p,p, ligne passant par le bord sus-orbitaire et parallèle à *h,h*, qui réunit le bord inférieur de l'orbite au conduit auditif externe. Sur *p,p*, la branche antérieure est à 3-4 centimètres en arrière de l'apophyse orbitaire externe ; la branche postérieure, au point d'intersection avec la verticale passant immédiatement en arrière de l'apophyse mastoïde.

pane dans le quadrant postéro-supérieur (fig. 42).

Quant à la branche postérieure, si quelque indice spécial faisait soupçonner sa lésion, Gérard Marchant nous a appris qu'elle est à 83 millimètres en arrière de l'apophyse orbitaire externe chez l'homme, à 76 millimètres chez la femme, croisée sur son trajet par l'axe vertical de la mastoïde.

Steiner a donné les règles suivantes :

1° *Branche antérieure* : tracer une ligne de la glabelle à la pointe de l'apophyse mastoïde ; en son milieu, élever une perpendiculaire qui coupe, sur l'angle antéro-inférieur du pariétal, l'horizontale passant par le sommet de la glabelle.

2° *Branche postérieure* : à l'intersection de cette hori-

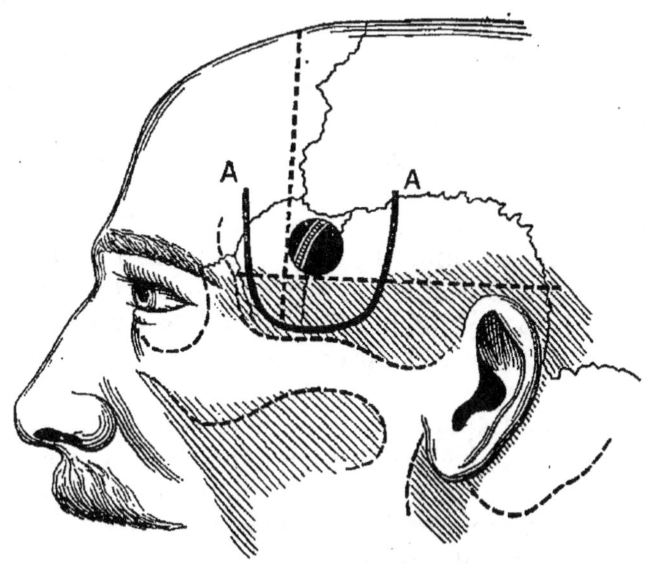

Fig. 42. — Recherche de la branche antérieure de la méningée moyenne. (Procédé de P. Vogt.)

zontale et de la verticale passant en avant de l'apophyse mastoïde.

Tels sont les procédés, en somme assez concordants, que l'on a préconisés. Quand convient-il de les appliquer?

Ils sont seuls de mise lorsqu'il n'y a aucun signe extérieur permettant de diagnostiquer une fracture, de reconnaitre même quel a été le lieu d'application de la violence. Quelquefois, en effet, les ruptures de la méningée moyenne ont lieu sans fracture, par contre-coup pour ainsi dire, si bien qu'on en a vu siéger du côté opposé à celui qui avait reçu le choc. De ces épanchements sans fracture, Jacobson cite 7 observations, dont 4 avec autopsie, et 3 moins démonstratives, puisque les malades ont guéri; mais parmi ces dernières il est à noter que dans celle de Cock — qui remonte à 1842 — au cours de la trépanation on a ruginé avec soin l'os sans y voir la moindre fissure. Dans un cas dû à Bryant, on a constaté, à l'autopsie, que l'épanchement occupait le côté opposé à la fracture. On retiendra que chez ces malades la violence causale a été légère, très légère même chez les deux malades d'Erichsen, qui ont succombé pour s'être cogné la tête contre le mur, en tombant dans un escalier.

Plusieurs des faits que nous venons de citer, d'autres publiés tout récemment par Dubujadoux, par Mauclaire, sont relatifs à des adultes, et cela infirme l'assertion de C.-E. Ruth, pour qui les épanchements sanguins intra-craniens ne peuvent se produire sans fracture que chez l'enfant.

Si nous nous plaçons au point de vue exclusivement pratique, des faits précédents nous devons rapprocher ceux où l'artère est déchirée par une esquille provenant d'une fracture limitée à la table externe.

Dans les conditions que nous venons de passer en revue, on doit savoir opérer en dehors de tout renseignement autre qu'un examen pour ainsi dire vétérinaire du blessé. En l'absence de tout commémoratif, de tout signe extérieurement appréciable, on trépanera du côté opposé à l'hémiplégie, du côté, au contraire, où la pupille est dilatée, et il sera alors raisonnable de chercher, au lieu d'élection, la branche antérieure, puis, si cela est nécessaire, la branche postérieure de la méningée moyenne.

Mais dans bien des cas, la région du crâne qui a subi la violence présentera des altérations plus ou moins nettes, et la conduite la plus sensée consistera alors à tenir compte de ces constatations physiques, en les rapprochant de ce que nous savons en anatomie pathologique et en localisations cérébrales. Il ne faut donc pas prendre dans toute sa rigueur la division, commode pour l'exposition didactique, selon qu'un trauma cranien s'accompagne ou non de signes extérieurement appréciables. Comme toujours en clinique, nos déterminations doivent être commandées par un ensemble.

Soit, par exemple, un malade atteint d'une fracture avec plaie de la région temporo-pariétale, avec coma secondaire et avec hémiplégie progressive du même côté : nous sommes en droit de conclure à un épanchement par contre-coup, plus fréquent que l'absence de décussation des pyramides. Si la fracture est de celles qui, par elles-mêmes, nécessitent le trépan, que l'on commence par elle, si l'on veut ; mais si cette indication n'existe pas, que l'on aille d'emblée à la méningée moyenne du côté opposé.

Supposons, au contraire, un blessé chez lequel l'hémiplégie existe du côté opposé à la fracture, celle-ci étant reconnaissable à des signes extérieurs ; certainement on aurait tort de négliger cette fracture pour aller, à quelques centimètres de là, lier la méningée au lieu d'élection. Ce serait bien, si la rupture portait *toujours* sur une branche déterminée de la méningée. Mais, par malheur, il n'en est pas ainsi ; il est même loin d'être constant que la rupture atteigne une branche quelconque de la méningée. Pourquoi donc, si l'on peut faire autrement, s'exposer à échouer pour le cas, rare sans doute mais possible, où l'hémorragie vient d'un sinus, d'un vaisseau de la pie-mère ? Or, s'il existe une fracture, on évitera presque toujours cet échec, si l'on prend pour guide la fissure cranienne, sur le passage de laquelle se trouve presque toujours le vaisseau déchiré. Ainsi, j'ai trépané un enfant chez lequel le vaisseau rompu était bien situé sur le trajet d'une fracture du pariétal, mais appartenait à la pie-mère, et le sang, pour se collecter entre le crâne et la dure-mère, avait passé à travers une déchirure de cette dernière membrane. En trépanant au lieu dit d'élection, j'aurais méconnu la source de l'hémorragie.

Si donc l'on constate l'existence de phénomènes locaux, tels que plaie du cuir chevelu, fissure cranienne, enfoncement, épanchement sanguin soulevant la région temporo-pariétale, il est sage d'en tenir compte.

S'il y a une *plaie*, un cas assez spécial est celui des perforations traumatiques soit par balle, soit par instrument piquant. Dans les perforations par coup de feu, la compression cérébrale par épanchement sanguin est rare, le sang trouvant à s'écouler au dehors par l'orifice cranien : il y en a cependant des observations, que je rapprocherai de celles où le crâne avait été perforé par un coup d'épée (A. Hewett), par un coup de poker (Wilkes), par un coup de couteau ou de canif (Schneider, Ball).

Avec une plaie de cette dernière espèce, où les fissures irradiées autour de la perforation osseuse ne sont pas fréquentes, c'est évidemment sur le trajet parcouru par l'instrument vulnérant que l'on doit chercher le vaisseau blessé, et l'on doit prendre la petite plaie pour centre de la trépanation. D'autant mieux qu'on ignore absolument si la source de l'hémorragie est à la face externe ou à la face interne de la dure-mère, et c'est ainsi que Schneider et Ball ont été conduits tous deux jusqu'à la substance cérébrale.

Dans les fractures importantes, avec large plaie, le mécanisme est généralement tout autre : du point frappé partent des fissures irradiées, et sur le trajet de l'une d'elles un vaisseau plus ou moins important a été rompu. Si la fracture est grave, avec déplacement et écartement des fragments, l'épanchement sanguin est rare, parce que le sang s'écoule au dehors, et d'ailleurs la fracture indique à elle seule l'intervention. Mais s'il n'en est pas ainsi, si l'indication est fournie par les symptômes fonctionnels de la compression cérébrale, on devra aller à la fracture et bien ruginer l'os pour mettre à nu la fissure, le long de laquelle on cherchera le vaisseau. En cas de doute, on s'orientera de préférence vers la branche antérieure de la méningée moyenne, mais la plupart du temps on pourra rester aux environs du foyer traumatique initial.

La conduite, naturellement, est bien plus facile à régler lorsque la fracture, accompagnée de plaie et de compression cérébrale, occupe la région où passe une des branches de la méningée : ainsi, chez un malade qui fut opéré par Giffen, pour un coup de hachette au niveau de la jonction du temporal, du frontal et du pariétal droits, il n'y avait aucun enfoncement du crâne, mais une fracture étendue de la table interne, avec esquille ayant sectionné la branche antérieure de la méningée.

S'il y a un enfoncement sans plaie, la question est simplifiée par ce fait que l'enfoncement est à lui seul une indication opératoire. Il faut donc, en tout état de cause, relever les fragments, et n'aller ailleurs que si on n'a pas trouvé, à ce niveau, des lésions suffisantes pour expliquer les symptômes observés.

Des considérations analogues s'appliquent aux cas, à évolution lente, où les accidents cérébraux sont assez modérés et assez tardifs pour qu'au moment où le chirurgien est appelé à intervenir, il puisse sentir une fissure assez largement écartée. Mais comment se comporter, lorsqu'on doit intervenir à un moment où les parties molles sont soulevées par un épanchement sanguin, qui empêche toute palpation profonde? C'est alors que l'on est souvent en droit de chercher la méningée au lieu d'élection : mais souvent aussi, le mieux sera de mettre l'os largement à nu dans la région suspecte, et d'examiner, après rugination complète, s'il n'y a pas une fissure, au niveau de laquelle on appliquerait une couronne de trépan. C'est en agissant ainsi que, sous une fracture de la fosse temporo-pariétale, j'ai trouvé un hématome extra-dure-mérien, dû à la division d'une artériole de la pie-mère, la dure-mère étant déchirée. Si la lésion occupe une autre région du crâne, on hésitera davantage, mais on n'oubliera pas que Th. Stoker a fort bien réussi en trépanant sur une contusion siégeant au niveau de la partie supérieure de la zone rolandique.

Il y a enfin des cas dans lesquels on serait tenté de déclarer, au premier abord, qu'il n'y a aucun signe extérieurement appréciable, et où cependant un examen minutieux du malade conduit à des constatations fort importantes. Assez souvent, en effet, par des pressions localisées méthodiquement exercées, on arrive à déterminer, avec une approximation suffisante, le cuir chevelu étant intact, s'il y a une fissure et quel est son trajet. Dans une région où parfois, malgré un coma assez accentué, le blessé porte automatiquement la main, on provoque par des pressions, sur une ligne toujours la même, des mouvements de défense, une grimace du patient. Que l'on marque alors cette ligne, où siège probablement une fissure, et que l'on en tienne un très grand compte si les symptômes de la compression cérébrale requièrent à un moment donné l'intervention.

Dans cette revue des signes extérieurs capables de guider le chirurgien, dont l'intervention est appelée par des symptômes cérébraux, nous avons sérié les lésions par intensité graduellement décroissante, et nous sommes finalement arrivés à des faits que l'on pourrait presque aussi bien faire rentrer dans la catégorie de ceux où il n'y a pas de signes extérieurs. La conclusion à tirer est que, chez un blessé atteint de compression cérébrale par épanchement sanguin, il ne faut pas se hâter de découvrir au lieu d'élection une des deux branches de la méningée moyenne. Un examen local des plus précis est indispensable, grâce auquel on reconnaîtra assez souvent l'existence d'une fissure, repère précieux pour la trépanation.

Cette conduite a déjà été justifiée par certains épanchements extra-dure-mériens, dus à la déchirure de vaisseaux de la pie-mère. Elle l'est plus encore pour les épanchements situés à l'intérieur de la dure-mère.

β. *Épanchements sanguins à l'intérieur de la dure-mère.*
— Les épanchements sanguins à l'intérieur de la dure-mère sont loin d'être aussi fréquents que les précédents. On ne saurait dire, toutefois, qu'ils soient exceptionnels, mais ce qui est malheureusement exact c'est que trop souvent, tirant leur origine d'un foyer de contusion cérébrale grave, ils sont le résultat d'une lésion irrémédiable. Cependant, on aurait tort de porter un pronostic trop sombre, comme on le faisait naguère encore, pour prouver que les épanchements sanguins intra-craniens étaient au-dessus des ressources de l'art et qu'il fallait renoncer à la trépanation et pour ma part j'ai eu dans ces cas trois beaux succès. Il s'agissait de fractures graves, mais sans plaie, chez des enfants; et j'ajouterai qu'au-dessous de 15 cas je n'ai observé qu'un seul épanchement extra-dure-mérien. C'est que chez l'enfant la déchirure de la dure-mère est relativement très fréquente, et je rappellerai que même elle existait dans le dernier cas auquel je viens de faire allusion.

Pour savoir s'il y a du sang dans la cavité arachnoïdienne nous sommes aujourd'hui bien renseignés par la ponction lombaire. Mais la constatation d'un liquide céphalo-rachidien hémorragique est seulement la preuve qu'il y a une contusion cérébrale, et elle ne nous apprend nullement si le sang vient ou non d'une fracture, s'il y a un épanchement extra-dural, si la contusion cérébrale est légère ou grave. Il est à noter que la ponction lombaire peut faire cesser les accidents quand l'épanchement est léger, ainsi que le prouve une observation de Rochard.

Il y a des cas assez nombreux où le diagnostic exact du siège de l'épanchement sanguin, à l'extérieur ou à l'intérieur de la dure-mère, reste impossible.

La question se pose alors de la manière suivante : étant donné un sujet chez lequel nous avons diagnostiqué une compression cérébrale par épanchement sanguin, comment devons-nous nous comporter, si nous

BROCA. — Chir. cérébrale.   11

ne trouvons pas cet épanchement entre l'os et la dure-mère, après avoir opéré selon les règles indiquées dans le paragraphe précédent? Sans hésiter, il faut inciser la la dure-mère et explorer la substance corticale. Cette pratique est loin d'être nouvelle, puisqu'elle a été mise en œuvre, avec succès, par Morand.

La netteté de l'indication dépend de plusieurs facteurs, et il importe de catégoriser les faits.

Le cas le plus simple est celui où, après une perforation limitée du crâne, on constate des symptômes de compression, avec ou sans symptôme de localisation. Ici, la conduite à suivre ne saurait être discutée : c'est la même que pour les fractures avec plaie. Il convient de mettre à nu la perforation osseuse et de pousser l'intervention jusqu'au cerveau si on constate que l'instrument vulnérant a perforé la dure-mère. Le seul point spécial est l'existence d'un épanchement sanguin, liquide ou coagulé, qu'il faut évacuer; puis on cherche le vaisseau blessé, que souvent l'on pourra pincer et lier. Sinon, on aura recours au tamponnement.

Il est également inutile de discuter l'indication pour les cas où la dure-mère est intacte mais bombe, privée de pulsations, et présente par transparence une couleur noirâtre.

Mais lorsque la dure-mère apparaît normale au fond de l'orifice cranien? L'indication est alors moins évidente, mais elle est nette, cependant, s'il y a des troubles fonctionnels du cerveau, si l'on a diagnostiqué une compression cérébrale. C'est ainsi qu'au siècle dernier Morand, opérant un sujet qui était dans le coma à la suite d'une chute dans un escalier, le trépana sur une fracture du pariétal, et, ne trouvant pas de sang sous l'os, incisa la dure-mère : du sang s'écoula; le doigt ayant été introduit, la substance du cerveau parut entamée dans la profondeur de deux travers de doigt, et le malade se rétablit. Dans la littérature moderne, nous trouvons des observations analogues dues à Elliot, à Riegner..

Ces deux auteurs, tout comme Morand, ont trépané au niveau d'une fracture. Mais dans le cas de Riegner, l'indication opératoire était fournie par des accidents cérébraux : hémiplégie, avec convulsions dans la moitié droite du corps, aphasie.

Ces accidents, si l'on met à part l'aphasie, qui fut lente à disparaître et qui semble liée à la destruction partielle de l'écorce par contusion, étaient en somme ceux de la compression cérébrale, sans localisation bien spéciale, mais sans contredit ils étaient suffisants pour justifier l'incision de la dure-mère.

Chez d'autres blessés, on observe des symptômes plus localisés, et l'évacuation d'un épanchement sanguin plus ou moins abondant suffit à assurer la guérison, quoiqu'il y ait certainement de la contusion cérébrale.

S'il existe des symptômes de localisation, on trépanera, même s'il n'y a aucun signe extérieur; et s'il y a un de ces signes, on ne se laissera pas entraîner par lui trop loin du point, préalablement déterminé, où l'on aura diagnostiqué une lésion de l'écorce.

Il est à noter que, dans presque toutes les observations de ce genre, les symptômes sont constitués, avant tout, par des troubles paralytiques ou convulsifs dans le membre supérieur et par de l'aphasie, et, que, dès lors, on a été amené à trépaner sur l'extrémité inférieure de la scissure de Rolando et sur le pied de la troisième frontale. Peut-être les contusions cérébrales s'accompagnent-elles plus facilement d'une hémorragie notable dans cette région où serpentent la cérébrale moyenne et ses branches de premier ordre.

Je n'avais trouvé, en 1895, qu'une observation d'Armstrong, où l'indication opératoire ait été tirée d'une hémiplégie ayant débuté par le membre inférieur, en sorte que l'on trépana sur la partie supérieure de la frontale ascendante. Le malade guérit.

Quand on parcourt les observations, on remarque que, dans un nombre relativement considérable, l'intervalle entre le trauma et les troubles de compression a été fort long, bien plus long que dans la plupart des faits d'hémorragie de la méningée moyenne. Il s'agit volontiers, ici, d'hémorragies retardées, je dirai presque d'hémorragies secondaires, et c'est ce qui eut lieu chez deux de mes quatre opérés : il y a eu, au bout de plusieurs jours, aphasie et paralysie faciale dans un cas, hémiplégie dans deux autres. Dans ces deux derniers cas, il existait un gros épanchement péri-cranien qui m'a indiqué où il fallait opérer. Dans le cas d'aphasie avec paralysie faciale, j'ai trépané en me repérant grâce aux localisations cérébrales, et j'ai trouvé, sous la dure-mère déchirée par une esquille, un foyer de contusion avec caillot sanguin. Les enfants ont guéri. L'intervalle fut de dix semaines, dans un cas de Boyd. Ce retard fréquent des symptômes tient peut-être à ce que les épanchements assez abondants pour causer des symptômes immédiats, relèvent de contusions rapidement mortelles. C'est par ce retard dans le début de la paralysie et par la limitation plus fréquente de cette paralysie qu'on peut diagnostiquer assez exactement certains épanchements intra-dure-mériens. Ces signes sont plus fidèles que les accidents convulsifs localisés, qui paraissent n'avoir pas ici plus de valeur que pour les épanchements extra-dure-mériens.

<h3 style="text-align:center">§ II. — ACCIDENTS SECONDAIRES
OU INFECTIEUX</h3>

De tout temps on a évacué, après trépanation, les collections purulentes formées entre la dure-mère et l'os à la suite des fractures compliquées du crâne ayant suppuré, et après la période de discrédit extrême où, au début du siècle dernier, le trépan était tombé, un fait heureux de ce genre, publié par P. Broca, fut le point de départ d'une discussion importante à la Société de chirurgie, en 1866 : il en résulta une sorte de réhabilitation de ce trépan secondaire, tandis que la proscription continuait à peser sur le trépan primitif.

Mais comme à l'époque ancienne, et malgré les conseils de Quesnay, de David, plus tard malgré les exemples restés isolés de Dupuytren, de Detmold, nos prédécesseurs n'avaient pas pénétré jusque dans le cerveau, et la crainte de la méningo-encéphalite arrêtait presque toujours le bistouri quand on se trouvait en face de la dure-mère ; crainte d'autant plus justifiée qu'elle n'était point compensée par la certitude de trouver un abcès sous-jacent, dont rien n'indiquait le siège précis.

Un premier progrès fut réalisé en 1871, le jour où P. Broca, dans l'observation célèbre qui fut l'origine de la chirurgie guidée par les localisations cérébrales, trépana sur le pied de la troisième frontale pour évacuer un abcès extra-dure-mérien, qui par compression causait de l'aphasie. Le malade succomba, sans doute, à la méningo-encéphalite diffuse, qui ne se fût peut-être pas déclarée si le pus eût été évacué plus rapidement. Mais l'observation prouvait que le chirurgien avait le droit de s'appuyer sur la doctrine des localisations, qu'il aurait eu le droit, s'il n'avait rien trouvé à la surface de la dure-mère, de fendre cette membrane pour aller chercher le pus dans le cerveau.

Cette hardiesse devint pleinement justifiée après la vulgarisation de l'antisepsie. Aussi a-t-on étudié avec persévérance, depuis quelques années, la symptomatologie et le diagnostic des abcès du cerveau, et l'on est arrivé à poser des indications chirurgicales assez nettes.

Ces indications sont un peu différentes selon la variété de suppuration intra-cranienne en présence de laquelle on se trouve, et il faut distinguer les cas où le pus siège : 1° entre l'os et la dure-mère ; 2° à la surface du cerveau ; 3° dans la substance cérébrale, à une profondeur variable au-dessous de la surface.

Quelle que soit la variété, il est de règle qu'il n'y ait suppuration intra-cranienne que s'il y a eu une plaie des parties molles, presque toujours avec fracture compliquée des os du crâne, avec ostéite suppurée. De là des signes extérieurs d'une haute importance pour le chirurgien, qu'il y ait au moment des accidents secondaires une plaie, une fistule, ou une cicatrice. Mais ces signes ne sont pas les seuls dont il faille tenir compte, d'autant mieux que, par exception, ils peuvent faire défaut, et c'est à ce point de vue que les indications opératoires diffèrent un peu dans les diverses espèces d'épanchements purulents intra-craniens.

A. — COLLECTIONS PURULENTES ENTRE L'OS ET LA DURE-MÈRE

Il suffit de signaler pour mémoire les collections situées entre l'os et la dure-mère, car, dans la plupart des cas, la thérapeutique qui leur convient est simplement régie par les lois de la chirurgie générale. Le plus ordinairement, on est appelé à soigner un malade chez lequel, à la suite d'une plaie du cuir chevelu, avec fracture ou avec simple dénudation de l'os, un trajet continue à suppurer, reste fistuleux, et le stylet va butter contre un point plus ou moins étendu d'ostéite. A cela se joignent, si du pus s'accumule entre l'os et la dure-mère, des accidents fébriles plus ou moins intenses, des troubles cérébraux plus ou moins diffus : mais c'est faire de la chirurgie cranienne et non de la chirurgie cérébrale que de débrider largement la plaie, d'enlever au ciseau les parties osseuses malades, de curetter et de désinfecter les clapiers purulents, et de suturer après drainage.

Un cas assez spécial est celui où, à cette ostéite cranienne, est associée de l'épilepsie partielle : mais les faits de ce genre trouveront mieux leur place dans l'étude des accidents tertiaires.

Ce qu'il faut retenir, c'est le péril qui menace les méninges ou le cerveau, si on néglige une ostéite, qu'elle soit d'ailleurs traumatique ou spontanée. Il y a là un danger réel des fractures du crâne avec plaie, et c'est pour cela que, dans certains cas, le trépan immédiat est utile, en dehors de toute indication cérébrale actuelle, pour aseptiser le foyer traumatique, en obtenir la réunion immédiate et éviter des accidents ultérieurs graves, mortels même : et dans ce sens bien précis nous revenons, jusqu'à un certain point, à la doctrine hippocratique du *trépan préventif*.

Le mieux est donc, dans la limite du possible, d'empêcher l'ostéite de se constituer. Si on n'y réussit pas complètement, on ne laissera pas s'éterniser la fistule, mais sans tarder on attaquera à la gouge et au maillet l'os infecté, sans attendre la formation d'un abcès extra-dural.

Les règles thérapeutiques sont donc tout à fait comparables à celles qui permettent de prévenir les complications intra-craniennes des ostéites du temporal consécutives aux suppurations de l'oreille moyenne.

Je mentionnerai encore les abcès dus à la suppuration, quelquefois fort lente, de certains épanchements sanguins situés entre l'os et la dure-mère. Ici, il y a des troubles de compression cérébrale, mais il s'agit de raretés, en sorte que je puis me borner à résumer une observation intéressante due à Luther Holden. C'est celle d'un homme, qui, le 10 juillet 1871, se fit une fracture du crâne dont il était bien guéri, lorsque le 27 juillet 1872 il tomba dans une cave, et après cela eut pendant trois semaines une douzaine d'attaques convulsives. Puis il se rétablit et resta bien portant pendant quatre mois, jusqu'au 8 décembre, époque à laquelle il fut pris d'accidents cérébraux qui, peu à peu, s'aggravèrent, si bien qu'en mars 1873 il était dans le coma complet. Le 10 mars il fut donc trépané, sur la vieille fracture, et après issue de 5 onces de pus fétide il guérit fort bien. On devrait peut-être ranger cette observation parmi les cas d'accidents tertiaires, mais il est plus logique d'oublier un peu les dates, qui importent médiocrement, pour se souvenir surtout qu'il y avait une collection purulente.

Cette collection causait des accidents de compression cérébrale. Il en était de même dans le cas déjà cité de P. Broca, dans l'observation *princeps* de la chirurgie guidée par les localisations cérébrales et par la topographie cranio-cérébrale : rappelons seulement qu'un abcès situé entre l'os et la dure-mère causait de l'aphasie en comprimant le pied de la troisième circonvolution frontale gauche.

B. — MÉNINGITE
ET ABCÈS DE L'ÉCORCE CÉRÉBRALE

Pour étudier le traitement chirurgical de la méningite traumatique, des subdivisions sont nécessaires, car il n'y a aucune parité à établir entre un sujet atteint de méningo-encéphalite à la suite d'une fracture du rocher, par exemple, et un autre chez lequel la complication inflammatoire est le résultat d'une fracture avec plaie et enfoncement de la voûte du crâne.

Soit d'abord le cas le plus simple, celui d'un blessé qui présente des accidents de méningite consécutifs à une fracture suppurée, ancienne ou récente. Aucun doute alors n'est permis : l'intervention s'impose, exactement comme nous venons de le voir pour les collections situées entre l'os et la dure-mère, et je pourrais répéter mot pour mot ce que j'ai dit, à ce propos, du rôle préventif de la trépanation immédiate.

Le premier motif pour trépaner sans retard, malgré l'opinion naguère encore classique que la fièvre, le délire, et les convulsions étaient des contre-indications au trépan, est qu'en réalité, il est souvent impossible de déterminer avec précision s'il y a bien véritablement une méningo-encéphalite ou seulement un abcès à la face externe de la dure-mère. Ainsi, chez un opéré de Dieu, au dixième jour d'un enfoncement avec plaie, sans symptômes cérébraux, éclatèrent des accidents méningitiques : cris plaintifs, céphalalgie violente, coma, nausées, hyperesthésie, ptosis léger, soubresauts des tendons, température à 40°,3. Sans se laisser arrêter par ces symptômes de mauvais augure, Dieu trépana, évacua du pus situé entre l'os et la dure-mère et obtint un rapide succès. Une observation identique a été publiée, il y a quelques années, par Machado.

Mais à supposer même que le diagnostic fût certain, que l'on pût affirmer l'existence d'une méningo-encéphalite suppurée, faudrait-il s'abstenir? Certainement non. Depuis longtemps déjà, on a observé des malades guéris après incision de la dure-mère et évacuation d'une collection purulente occupant la pie-mère et l'écorce cérébrale, probablement au niveau d'un foyer de contusion. De nos jours, et grâce à l'antisepsie, les faits de ce genre, sans devenir bien fréquents, se sont multipliés, et tous les chirurgiens en comptent quelques-uns dans leur pratique.

Ainsi, chez certains sujets atteints de méningo-encéphalite circonscrite avec abcès cortical, l'intervention a pu être menée à bien, et dans un nombre respectable de cas elle a amené la guérison. Si l'on s'en rapportait à la statistique de Delvoie, on compterait 15 succès sur 21 cas, mais il ne faut pas trop tabler sur ces chiffres, qui portent sur des observations en réalité fort disparates. Nous retiendrons seulement que l'on peut réussir, et que, par l'intervention précoce, on peut éviter la diffusion d'une méningite ayant son point de départ au niveau d'une fracture compliquée de la voûte.

Les symptômes d'une méningite au début ne contre-indiquent donc pas l'opération, l'indiquent nettement au contraire — toutes réserves faites sur l'indication plus formelle encore de désinfecter primitivemnnt le foyer. Mais ces indications assez vagues sont-elles les seules que nous puissions trouver, et devons-nous toujours agir en nous laissant guider à peu près exclusivement par l'état de la plaie et de la fracture? Il en sera ainsi dans la majorité des cas, mais non dans tous et, comme pour les abcès extra-dure-mériens, l'étude des symptômes de localisation nous donnera parfois des renseignements fort précieux, soit pour déterminer le lieu où il conviendra de trépaner, soit, plus souvent, pour nous permettre d'intervenir de bonne heure, alors qu'il existe une suppuration encore limitée au foyer de contusion cérébrale.

Bergmann fait donc trop bon marché des indications symptomatiques que les abcès cérébraux superficiels fournissent par eux-mêmes. Trop souvent, sans doute, une méningite diffuse nous surprend sans nous laisser le temps d'agir. Mais Bergmann exagère quand il dit : « En fait, ces abcès ne se laissent que rarement différencier de la méningite purulente de la convexité, dont l'aspect, avec ses symptômes d'excitation et de paralysie, ressemble absolument à celui d'un abcès cortical, et l'abcès se reconnaît plutôt à des modifications de la plaie non encore guérie qu'à ses symptômes propres ». Il ajoute, il est vrai, que l'abcès, même très superficiel, se développe moins vite, ne se manifeste guère avant la deuxième semaine, qu'il peut être limité par des fausses membranes et relever alors de la chirurgie. A l'appui de son dire, il cite une observation recueillie par Esmarch, en 1880 : sept jours après un coup de pointe dans la région pariétale, le blessé fut pris de vomissements, de fièvre, d'aphasie ; le lendemain, il présenta de l'hémiplégie, quelques accès convulsifs, de l'assoupissement ; pendant trois jours, son état resta à peu près stationnaire, puis de la fluctuation se manifesta sous l'esquille, et Esmarch trépana avec succès, onze jours après le début des accidents. En commentant ce fait, Bergmann nous dit : « Je pense que ce cas eût facilement été pris pour une méningite diffuse, et que seul le mauvais état de la plaie, lors de l'entrée à la clinique, avait indiqué la trépanation. L'arrêt des symptômes, pendant les trois derniers jours, est le seul phénomène s'écartant de l'évolution habituelle de la méningite de la convexité ». Il me semble, au contraire, que le début par une aphasie isolée devait à peu près exclure l'idée de méningite étendue, et, dès lors, la trépanation devait être immédiate, la tergiversation ne pouvant qu'exposer à la diffusion du pus.

Ici doit trouver place une observation de Péan, où il y avait une plaie de tête, puisque le sujet, une fille de quatre ans et demi, avait reçu deux mois auparavant une balle dans l'orbite du côté droit, mais où les symptômes fonctionnels — une monoplégie flasque — indiquèrent de trépaner sur le centre du membre supérieur. En ce point, on trouva la pie-mère rouge lie de vin, couverte d'arborisations blanchâtres ; il s'écoula environ 200 grammes de liquide céphalo-rachidien laiteux, purulent, et cela fait, on constata que l'écorce cérébrale était guérie au bout de quinze jours.

Lorsqu'il existe une fracture compliquée de la voûte, la question est donc assez claire, et il n'est pas besoin d'insister sur ces faits qui constituent l'histoire du trépan secondaire, tel qu'il est pratiqué depuis longtemps déjà ; la science moderne n'a fait qu'ajouter aux données anciennes quelques indications symptomatiques déduites des localisations cérébrales, en même temps que l'antisepsie nous rendait plus entreprenants, en nous permettant une besogne plus efficace.

La réponse est loin d'être aussi nette en ce qui concerne les méningites consécutives aux fractures irradiées à la base. Par les fissures des cavités de l'oreille, des fosses nasales, ces fractures sont compliquées et l'infection des méninges est leur danger principal. Mais notre pouvoir est ici bien faible pour réaliser l'asepsie préventive de ces cavités, et une fois l'infection déclarée, il nous est à peu près impossible de désinfecter, à la base du crâne, son foyer initial. Évidemment, les tentatives les plus hasardeuses sont autorisées, sur des blessés que l'on sait presque irrémédiablement perdus, et je ne suis pas de ceux qui se refusent à une intervention pour ne pas la discréditer par un échec prévu. Aussi ne peut-on blâmer Horsley, qui, deux fois, a tenté, sans succès, d'arrêter par le lavage une méningite suppurée déjà diffusée.

Pour terminer ce qui a trait à la méningite, je rapporterai une observation de Gussenbauer, que l'on pourrait presque ranger dans les accidents tertiaires, en raison du temps écoulé et des symptômes observés, s'il n'y avait pas eu, au moment de l'intervention, une hyperthermie notable. Voici ce fait, brièvement résumé :

Un ouvrier reçoit une charge de bois sur la tête, et vient à la visite avec une plaie du cuir chevelu du côté gauche de la tête. La plaie paraissait simple, l'os intact. On appliqua un pansement antiseptique humide et, cinq jours après, le malade quitta le service avec une plaie couverte de granulations. Quelques jours plus tard, il revint en se plaignant de maux de tête et de vertiges. Comme il n'y avait pas de fièvre ni d'autres phénomènes sérieux, on se contenta de prescrire du bromure de potassium et de la glace sur la tête. Deux mois après, nouvelle visite du malade, qui cette fois arrive avec une température de 39°,6, une céphalalgie intense et des vertiges. L'indication de la trépanation n'était pas nette, mais elle fut faite à la prière du malade. Dans l'étendue de la cicatrice, l'os fut trouvé hypertrophié, congestionné, la dure-mère injectée. Celle-ci incisée, on trouva la substance cérébrale saine, ne présentant pas de fluctuation. On se contenta donc de refermer la plaie : le malade guérit ainsi et de l'intervention et des accidents qu'il avait présentés.

C. — ABCÈS PROFONDS DU CERVEAU

Jusqu'à présent, en dehors des quelques tentatives encore bien précaires qu'a inspirées la méningite suppurée généralisée, nous n'avons pas eu à étudier des faits dont nos devanciers — ceux du XVIIIe siècle surtout — n'avaient aucune connaissance : il y a eu perfectionnement progressif plutôt qu'innovation. Les abcès profonds, au contraire, ne sont connus avec quelque précision que depuis peu d'années ; jusqu'à la période moderne de la chirurgie, leur symptomatologie et leur diagnostic sont restés dans l'ombre, sans doute parce qu'on les considérait comme au-dessus des ressources de l'art. Aussi ne cherchait-on point à les différencier des abcès corticaux, devant lesquels on désarmait volontiers, et sur le tout on bâtissait la description de la méningo-encéphalite traumatique, avec son pronostic désespérant.

Déjà, dans ce tout, nous venons de voir que les abcès corticaux méritaient au moins une mention spéciale. Quant aux abcès profonds, il est utile de les décrire séparément.

On aurait tort de trop les individualiser, car si, en règle générale, ils sont tardifs et relativement indépendants du foyer extérieur, il ne faudrait pas exagérer la valeur absolue de ces différences avec les abcès corticaux, et surtout la chronologie n'a qu'une importance relative. Nous venons de rencontrer des observations où des abcès superficiels ont été lents à se produire. Par contre, certains abcès profonds se collectent et se manifestent en peu de temps. Certains aussi communiquent directement, par un pertuis ouvert dans l'écorce, avec une déchirure de la dure-mère et une fracture esquilleuse. De là des conclusions opératoires sur lesquelles il faudra insister.

La lenteur de formation est quelquefois très remarquable [1], et se compte non point par jours ni par mois,

---

1. De là résulte qu'il est imprudent de déclarer guéri au bout de quelques jours un blessé que l'on a trépané pour fracture du crâne avec plaie du cerveau. Ainsi, MM. Polaillon et Poirier ont entretenu l'Académie de médecine d'un malade auquel l'un d'eux avait enlevé avec succès un bout de parapluie enfoncé dans le cerveau par l'orbite (*Bull. de l'Acad. de méd.*, Paris, 1891, t. XXVI, p. 192). L'opération datait du 10 juillet et l'opéré fut présenté le 4 août. Mais on apprenait incidemment, peu de temps après (fait divers du *Temps*, 7 septembre 1891), qu'il était mort d'un abcès cérébral, cons-

mais par années; ainsi la fracture datait de cinq ans chez un malade de Venturi, de dix et de onze ans dans une observation de Damer Harrisson, de quinze ans même dans un cas de Shapleigh.

Pendant cette période, quelquefois la santé paraît parfaite, l'abcès est complètement latent : W. Stokes insiste sur la fréquence avec laquelle on note, pendant un temps variable, l'absence de toute symptomatologie. Mais souvent aussi il n'en est pas ainsi, et l'étude attentive de la courbe de température, des troubles cérébraux, doit mettre le clinicien en éveil.

La condition essentielle de la genèse des abcès traumatiques de l'encéphale est l'existence d'une plaie infectée du crâne, presque toujours avec fracture; mais Bergmann admet que la solution de continuité osseuse n'est pas indispensable et une observation récente de Hirtz et Delamare vient à l'appui de cette assertion. On peut encore citer sur les cas de ce genre un travail expérimental d'Ehrnrooth.

Peu nous importent la pathogénie exacte de cette infection, la voie suivie par les agents pyogènes, mais ce que nous devons connaître, c'est le siège de la collection purulente par rapport au foyer traumatique initial. Or si, dans la plupart des cas, l'abcès se forme en regard de ce foyer, cette règle n'est pas sans exception, et, de temps à autre, on le voit en être fort éloigné, occuper même le lobe opposé du cerveau, peut-être au niveau d'un foyer de contusion centrale par contre-coup, secondairement envahi par la suppuration.

Nous devons retenir, en pratique, cette sorte d'indépendance entre certains abcès cérébraux et la blessure dont ils dérivent, pour être dûment avertis que nous n'aurons pas toujours la chance d'être conduits, de proche en proche, depuis les lésions du cuir chevelu

taté par l'autopsie pratiquée à la Morgue. Nous croyons intéressant de donner ce complément d'observation, dont nous n'avons pas trouvé trace dans le *Bulletin* de l'Académie.

jusqu'à l'abcès profond, et souvent, en dehors des cas où un symptôme spécial nous permettra de diagnostiquer le siège de l'abcès en un point déterminé de l'écorce, nous ne pourrons pas nous diriger à coup sûr, mais nous en serons réduits à trépaner au niveau de la plaie, de la cicatrice cutanée, de l'enfoncement osseux, pour explorer ensuite, un peu au hasard, les profondeurs de l'hémisphère.

Mais avant d'indiquer les règles de cette exploration, il faut résumer les symptômes qui la justifient.

Symptômes et diagnostic. — Avec Bergmann, on doit diviser en trois catégories les symptômes des abcès du cerveau : 1° ceux de la suppuration; 2° ceux de l'excès de pression intra-cranienne; 3° ceux qui résultent de localisations spéciales.

Les *phénomènes généraux de la suppuration* ont ici une valeur réelle. Quelques semaines après une fracture du crâne — en général compliquée d'une plaie du cuir chevelu, actuellement cicatrisée ou encore suppurante — un sujet souffre de malaise, de frissonnements vespéraux, d'une légère hyperthermie. Cela dure pendant quelques jours, puis cesse pour reparaître au bout d'un temps variable, et il peut y avoir ainsi des intervalles de plusieurs semaines, de plusieurs mois même : c'est déjà une présomption pour l'existence d'un abcès cérébral.

Ces symptômes seront surtout pris en sérieuse considération lorsqu'ils s'associeront à ceux qui résultent de l'*augmentation de pression intra-cranienne*. Ici, nous enregistrons en première ligne la céphalalgie fixe, prolongée, mais rémittente, parfois exagérée par la pression sur le crâne au niveau de l'abcès. Plus rarement que dans les tumeurs surviennent, abstraction faite du stade terminal, le ralentissement du pouls, la somnolence, le coma, la stase papillaire surtout. Le fait principal est que ces accidents ne sont pas seulement aggravés par tout ce qui congestionne le cerveau (alcool, décubitus tête basse), mais encore subissent des variations corrélatives à celles de la fièvre, du malaise, et, en particulier, sont souvent plus nets le soir que le matin. En dehors des renseignements étiologiques montrant, dans les lésions anciennes ou actuelles, une cause possible d'abcès, ces variations, parallèles à celles de l'état général, sont une différence des plus importantes entre les abcès et les tumeurs de l'encéphale.

A l'aide des symptômes de ces deux catégories, et grâce à la notion étiologique, on peut diagnostiquer assez aisément l'existence d'un abcès cérébral. Mais où siège cet abcès? C'est seulement par les signes du troisième ordre, par les *signes de localisation* qu'on pourra le déterminer. Ces signes sont l'aphasie dans ses divers modes, les paralysies localisées, motrices ou sensorielles, les accès convulsifs revêtant le type de l'épilepsie jacksonienne. La paralysie s'observe surtout lorsque le foyer purulent a détruit un centre cortical ou ses voies de transmission. Elle est moins changeante que les convulsions qui se manifestent par crises et sont surtout liées à l'irritation inflammatoire des parties voisines de l'abcès. Or cette irritation est variable suivant les moments. Elle survient, à vrai dire, par sortes de crises, tout comme les accidents fébriles et les troubles dus à l'excès de pression intra-cranienne.

Ces symptômes de localisation sont loin d'être la règle, et lorsqu'ils existent il ne faut pas s'y fier d'une façon absolue, car l'irritation inflammatoire peut fort bien agir à distance. Sans doute, lorsqu'ils seront nets et lorsque la plaie extérieure sera cicatrisée on pourra être conduit à trépaner, sans tenir compte de cette cicatrice[1], sur la circonvolution qu'on soupçonne lésée, ou

---

1. Il en était ainsi chez un malade de Macewen : ce malade a d'ailleurs refusé de se laisser trépaner, et c'est à l'autopsie que l'abcès a été trouvé, au pied des deuxième et troisième frontales, alors que la cicatrice siégeait au front. Il existait de l'épilepsie, dont les accès étaient suivis d'hémiplégie droite et d'aphasie.

bien, la plaie étant plus on moins étendue, ou trépanera sur celle de ses extrémités qui répond à cette circonvolution.

Mais dans la pratique les faits ne se présentent en général pas de la sorte, et la plupart du temps on ouvrira le crâne au siège de la fracture. C'est la seule conduite possible lorsque font défaut les signes de localisation ; c'est d'ordinaire la meilleure lorsqu'ils existent et lorsque la plaie est cicatrisée, s'il n'y a pas un écart trop grand entre le siège de cette cicatrice et celui de la circonvolution présumée malade ; c'est toujours la meilleure, qu'ils existent ou non, lorsque la plaie suppure, recouvrant un foyer d'ostéite ou donnant issue à une hernie cérébrale. On n'oubliera pas, en particulier, que la hernie cérébrale, ou encéphalocèle traumatique, est presque toujours symptomatique d'un abcès sous-jacent.

Il est aisé d'appuyer ces assertions sur des faits pour montrer comment, dans certains cas difficiles, le chirurgien doit se comporter.

Wright, par exemple, eut à soigner un alcoolique de quarante et un ans qui, étant en prison, se frappa la tête contre les murs de sa cellule, d'où plusieurs abcès du cuir chevelu : et lorsque le malade fut admis à l'hôpital, il avait tout le cuir chevelu infiltré de pus. Où donc trépaner lorsque, un mois après environ, éclatèrent des troubles cérébraux? Sur la scissure de Rolando gauche, car il y avait une hémiparésie droite avec aphasie : et là fut trouvé et évacué un abcès profond, après quoi l'amélioration fut rapide.

Mais voici une observation de Ledderhose, où on eut raison de ne pas se laisser trop influencer par les signes de localisation. Chez un garçon de sept ans, qui avait reçu un coup d'instrument piquant à la tempe gauche, et qui présenta ensuite un érysipèle et des accidents cérébraux passagers, on vit se déclarer au bout de deux ans des symptômes d'abcès cérébral, avec attaques convulsives débutant toujours à gauche, pour se localiser ensuite dans la moitié droite de la face et de la langue. Malgré le début, inexpliqué d'ailleurs, des convulsions à gauche, Ledderhose trépana sur la cicatrice et obtint la guérison.

Manuel opératoire. — Le diagnostic du siège de l'abcès détermine le lieu de la trépanation.

. Après avoir ouvert le crâne, le chirurgien n'aura quelquefois aucune peine à trouver l'abcès, s'il y a une *perforation de la dure-mère*, sous laquelle une fistulette de l'écorce conduit rapidement dans la cavité purulente de l'encéphale. C'est le cas, par exemple, pour certains abcès consécutifs à la pénétration d'un corps étranger tel qu'une balle de revolver. Cette disposition, qui facilite tant la besogne, n'est pas l'apanage des pénétrations par coups de feu ou par instrument piquant. Elle est réalisée par diverses autres fractures avec plaie.

Pour s'assurer de cette pénétration, quelques auteurs ont eu recours à l'exploration avec un stylet, qu'ils ont enfoncé à 6, 8 centimètres. Cette conduite n'est pas à recommander : s'il existe des accidents encéphaliques et une fistule extérieure, il faut trépaner en prenant pour centre la fistule, et il est absolument inutile de savoir à l'avance si la dure-mère est ou non perforée. On verra le trou dès qu'on aura enlevé la rondelle osseuse, et on débridera alors en connaissance de cause, de façon à examiner l'écorce sous-jacente sans avoir à craindre d'y créer une fausse route.

Si l'on ne trouve *pas de perforation de la dure-mère*, on peut hésiter à fendre cette membrane pour aborder directement le cerveau, à moins qu'on ne la voie bomber, dans la brèche osseuse, et qu'on ne sente sous elle le cerveau rénitent, privé de pulsations. Ou bien, on peut songer à ponctionner le cerveau à travers elle.

Il vaut beaucoup mieux inciser franchement et de parti pris la dure-mère, si l'on opère un sujet atteint de troubles cérébraux caractérisés. On ne voit pas trop ce que Damer Harrisson a gagné à n'ouvrir la dure-mère qu'au quatrième jour, et, par contre, on voit fort bien, les blessés ayant succombé, ce que Chavasse, Welch ont perdu à la respecter. C'est directement, par la vue et le toucher, qu'il convient d'examiner le cerveau mis à nu, puis de le soumettre à la ponction exploratrice. Dans le cas particulier, il est assez souvent arrivé que la ponction soit restée blanche, quoiqu'il existât un abcès : ainsi, dans des cas de Shapleigh, Wagner, Janeway, Kappeler. Cela tient d'ordinaire à ce que l'abcès est plus ou moins éloigné du foyer de fracture où l'on a trépané. Mais ce n'est pas la seule explication de l'échec, et, par exemple, dans des plaies par armes à feu, où, par conséquent, il y avait continuité entre la plaie des parties molles et l'abcès de l'hémisphère, la ponction est restée blanche entre les mains de Köhler, de Bergmann. Je renverrai à ce que j'ai dit plus haut sur l'inconvénient de l'aiguille, dont la lumière se bouche par un cylindre de substance cérébrale enlevé comme à l'emporte-pièce. On pensera, peut-être, que l'aspiration portera remède à cet inconvénient, mais dans un cas je n'ai vu le pus couler par le trocart qu'après avoir cessé de faire agir le vide, la ponction étant restée blanche jusque-là. Bergmann, Navratil, déclarent même que l'exploration au bistouri est la plus probante, et, par exemple, Obalinski a vu du pus sortir de la sorte après que la ponction avait été infructueuse.

Lorsqu'on est arrivé dans le foyer, on débride le long du trocart laissé comme conducteur ; si on a ponctionné au bistouri, on agrandit simplement la plaie. Puis, avec la pince de Lister, on introduit un drain de gros calibre.

Résultats. — Les suites immédiates de cette intervention sont le plus souvent favorables : les accidents cérébraux cessent avec une rapidité variable, les symptômes paralytiques et convulsifs s'amendent. Quant à la suppuration, elle diminue vite, et bientôt elle est réduite à quelques gouttes insignifiantes. Trop volontiers, on croit alors qu'on peut mettre un drain de plus en plus court et de plus en plus étroit, et, en effet, il n'en résulte d'ordinaire aucun inconvénient immédiat. Mais trop

souvent, après la suppression de ce drain, la plaie extérieure ne se ferme pas complètement, il reste une fistulette qui laisse sourdre un peu de pus, en quantité
minime; puis, au bout de quelques semaines, on voit
les accidents cérébraux éclater de nouveau, d'abord
légers et intermittents, puis graves, et l'on est contraint
à une deuxième intervention pour remettre en place ce
drain trop tôt supprimé. Il peut en être absolument de
même, la plaie extérieure étant bien cicatrisée, et certains sujets présentés comme guéris à diverses sociétés
savantes n'ont pas tardé à mourir de leur abcès récidivé.

Le drainage doit donc être très prolongé, d'autant
plus qu'on ne peut souvent pas l'établir au point déclive
de la poche. C'est pour cela que Horsley a conseillé le
drainage prolongé avec un tube d'argent. Même de la
sorte, il ne faudrait pas trop compter sur la guérison, et
les observations publiées peu après que le malade a
quitté l'hôpital ont une médiocre valeur.

Rose a même soutenu que presque jamais les abcès
cérébraux ne sont opérables, car jamais ils ne sont
limités par une membrane enkystante, mais toujours
ils ne sont entourés que de substance cérébrale ramollie
dans laquelle le processus destructeur se propage de
proche en proche. Bergmann a bien fait voir que ce
pessimisme est excessif; mais on se gardera également
d'un trop grand optimisme, et on sera averti que dans
bien des cas le drainage, même prolongé, ne peut
réussir à amener la cicatrisation définitive de la poche.
Il en fut ainsi chez deux malades que j'ai opérés. Quelquefois enfin la plaie se cicatrise et on croit avoir
assuré la guérison, lorsqu'au bout d'un temps variable,
la récidive a lieu.

Même lorsque la cicatrisation est obtenue, lorsque la
suppuration est définitivement tarie, il reste encore des
causes d'échec. Dans le cerveau, en effet, il subsiste une
lésion destructrice, une cicatrice plus ou moins étendue
et profonde. De là résulte, d'abord, que si l'écorce
motrice est détruite, on ne guérit pas la paralysie. On

s'estimera donc heureux si l'on a fait disparaître une somnolence inquiétante, un coma brusque ou progressif, qui menaçait la vie à brève échéance.

Mais cette cicatrice qui reste dans le cerveau est fort capable de devenir nuisible, à son tour, d'entraver le fonctionnement de l'encéphale, et le trépané, amélioré d'abord par l'opération, guéri même en apparence pendant plus ou moins longtemps, est parfois repris d'accidents épileptiformes plus ou moins tôt mortels, sans que pourtant l'abcès ait récidivé.

Il résulte de tout cela qu'il est à peu près impossible de porter un jugement sur le pourcentage des succès et des insuccès. Des tableaux statistiques ont été dressés par Bluhm, par Laurent, par Gallez, par Delvoie, mais ils ne sont pas concordants, puisque Delvoie trouve 14 morts sur 33 cas et Gallez 4 sur 17. On ne saurait en être surpris : ces discordances sont le pain quotidien des statistiques « en mosaïque », dressées avec les faits épars publiés dans divers journaux. Quant au résultat thérapeutique, quelle créance accorder aux observations relatées quelques jours après la cicatrisation, alors que des récidives et même des accidents mortels sont parfois observés au bout de plusieurs semaines, ou même au bout de plusieurs mois ? Les seules statistiques probantes sont les statistiques intégrales d'un chirurgien qui observe ses malades pendant longtemps : les documents de ce genre font absolument défaut pour le sujet qui nous occupe, car personne de nous n'a sur la matière un nombre de cas suffisant pour porter un jugement valable.

La seule conclusion à tirer de cette discussion est que dans le traitement chirurgical des abcès traumatiques du cerveau, on doit s'attendre à d'assez nombreux échecs immédiats et surtout tardifs. Mais il y a des succès indéniables, et dès lors l'indication opératoire est indiscutable, puisqu'on s'attaque à une lésion fatalement mortelle si elle est abandonnée elle-même.

D. — HERNIE DU CERVEAU

C'est parmi les complications secondaires ou infectieuses des plaies de tête qu'il faut ranger les encéphalocèles acquises, car ces hernies cérébrales traumatiques sont presque toujours, sinon toujours, liées à l'encéphalite, souvent avec abcès, de la substance blanche sousjacente. En parcourant les observations, on verra que c'est une complication relativement fréquente des abcès du cerveau avant ou après l'opération.

Lorsque cette complication survient, certains chirurgiens ont traité la tumeur par la ligature, la cautérisation, l'excision. Mais la plupart du temps il a suffi, l'abcès ayant été ouvert, d'appliquer un pansement antiseptique et un peu compressif.

Ces quelques mots suffisent pour une lésion, moins fréquente aujourd'hui qu'autrefois, dont la thérapeutique n'a rien de bien spécial.

§ III. — ACCIDENTS TERTIAIRES

Lorsqu'un sujet a subi, avec ou sans plaie, avec ou sans fracture, une lésion traumatique du crâne et du cerveau, les chirurgiens ont su, de toute antiquité, qu'il restait exposé, même après guérison apparente, à des accidents tardifs et plus ou moins graves [1]. Ces faits sont à distinguer de ceux où l'on voit simplement persister,

1. De ces accidents tertiaires il faut rapprocher les faits, dont le chirurgien a besoin de se souvenir, où il semble que l'épilepsie ait été consécutive à la trépanation. C'est ainsi que Marchand a vu devenir épileptique un homme de 31 ans, trépané pour une gomme ayant causé de l'hémiplégie avec contracture; un cas d'Antheaume concerne un dégénéré non épileptique, craniectomisé pour microcéphalie (*Voyez*, sur ces faits, Robert, thèse de doctorat, Paris, 1900-1901).

immuables, aggravés ou atténués, les phénomènes qui s'étaient installés dès la première heure.

Soit un sujet chez lequel un enfoncement cranien a causé une monoplégie : souvent cette paralysie s'amendera, mais souvent aussi elle persistera, et même, au lieu de rester flasque, s'accompagnera parfois de contracture, par dégénération descendante de la partie du faisceau pyramidal correspondant à la zone corticale détruite. C'est là, en somme, la persistance d'un symptôme primitif et les indications thérapeutiques sont les mêmes que pour le trépan primitif, avec d'autant moins de chances de succès, il est vrai, qu'on intervient plus tard.

Mais chez d'autres malades, des symptômes nouveaux surviennent, soit de bonne heure, le sujet n'ayant pour ainsi dire pas le temps de se rétablir, soit après une période plus ou moins longue de santé apparente.

Cette période de silence, que l'on a vue durer des années, peut exister même lorsqu'il y a une lésion grossière telle qu'un enfoncement, un corps étranger.

Il faut remarquer, cependant, que si quelquefois le calme est absolu, bien souvent un examen attentif décèle quelques troubles légers, de la céphalalgie principalement. Puis à un moment donné, les accidents s'affirment.

Parfois, leur évolution est brusque, mais d'ordinaire elle est progressive : peu à peu les troubles s'accentuent, les crises convulsives, par exemple, deviennent plus fréquentes, plus intenses, plus étendues.

Ces troubles peuvent frapper les fonctions motrices, sensorielles ou intellectuelles de l'encéphale. Du côté du mouvement, aux paralysies, aux contractures se joignent des convulsions épileptiformes, des accès d'épilepsie typique. Du côté de la sensibilité générale, on observe à distance des fourmillements, des engourdissements, des analgésies plus ou moins étendues; mais le symptôme le plus important est la persistance d'une céphalalgie quelquefois atroce. Certains sens spéciaux peuvent être amoindris ou abolis. L'intelligence, elle aussi, est atteinte ; le blessé perd la mémoire, subit une perversion dans ses qualités affectives, devient inapte au travail, imbécile, dément même, et parfois paralytique général. Si l'on ajoute à cela la possibilité de la polyurie, de la glycosurie, on voit combien la situation est critique dans les cas où plusieurs de ces troubles se combinent entre eux.

On conçoit à quelles difficultés cela peut donner lieu en médecine légale, quand il faut déterminer si un dément, un épileptique le sont devenus à la suite d'un trauma plus ou moins ancien ou s'ils étaient des prédisposés chez qui le trauma a joué un rôle nul ou accessoire.

Je ne m'occuperai pas de ces discussions et je m'en tiendrai à une étude de thérapeutique chirurgicale.

La première question qui se pose est de savoir quelle est la nature exacte des lésions qui servent de substratum anatomique aux accidents observés, de façon à déterminer si, dans leur essence même, ces lésions sont chirurgicalement curables. Cela établi, nous pourrons étudier les indications symptomatiques.

A. — LÉSIONS ANATOMIQUES

En dépouillant les observations où l'état local a été étudié, soit à l'autopsie soit au cours d'une trépanation, on constate d'abord que les lésions, abstraction faite de la cicatrice cutanée, adhérente ou non, peuvent porter soit sur le crâne, soit sur les méninges, soit sur le cerveau lui-même.

Du côté des *os du crâne*, qu'il y ait eu ou non fracture, avec ou sans enfoncement, on peut trouver une ostéite entretenant une fistule suppurante ; ou bien tout étant cicatrisé, qu'il y ait eu fracture ou simple contusion, il se forme une hyperostose plus ou moins nette de l'os épaissi ou éburné. Le plus souvent cette hyperostose est localisée au niveau de l'ancien foyer traumatique, et quelquefois même elle est presque bornée à la table interne, sous forme d'une énostose, due peut-être à une fracture limitée à cette table. Chez certains malades, l'épaississement et l'éburnation de l'os s'étendent plus ou moins loin.

Il est beaucoup plus rare, au contraire, que l'os soit aminci, réduit à une coque papyracée et, à cet égard, je ne peux guère citer que deux faits, dus à Chavasse et à Bergmann; chez le malade de Bergmann, le symptôme prédominant fut une céphalalgie rebelle et tenace.

Dans ce cas, après trépanation, il s'échappa une grande quantité de sang brunâtre, compris *entre l'os et la dure-mère*, comme si la lésion initiale avait été un épanchement sanguin. C'est que ces épanchements peuvent être longs à se résorber, et en 1862 Legouest a vu une masse pâteuse à la face externe de la dure-mère, chez un soldat blessé à Solférino en 1859. Beach également a trouvé une poche kystique ancienne entre l'os et la dure-mère. On conçoit qu'il puisse y avoir là une cause d'irritation permanente de la dure-mère, une fois la résorption parvenue à un degré suffisant pour que les accidents de compression aient cessé. Les kystes sus-dure-mériens, souvent révélés par l'hémiplégie, ont été récemment étudiés par Villar et son élève Chagnolleau (de Bordeaux).

Ces lésions superficielles, fort intéressantes pour l'opérateur, sont bien connues depuis longtemps. Ce qui nous importe davantage, c'est la connaissance exacte des altérations plus profondes, de celles que le trauma engendre au niveau des méninges, de la substance cérébrale.

Une première catégorie de faits est constituée par ceux où il existe un foyer de *pachyméningite hémorragique*, que ce foyer soit le reliquat direct de la lésion initiale ou qu'il résulte de modifications inflammatoires plus ou moins lentes, consécutives à cette lésion.

A cette catégorie on doit sans conteste rattacher les cas où, à la place de l'épanchement sanguin, s'est collecté un liquide kystique, plus ou moins clair.

Ailleurs, il y aura œdème des méninges; ailleurs encore, épaississement et inflammation chronique de la dure-mère, de la pie-mère, ou des deux à la fois, avec ou sans sclérose, atrophie, adhérence de l'écorce cérébrale sous-jacente, pincement de la dure-mère dans une fissure osseuse. Pour la dure-mère en particulier, un auteur américain, W.-B. Fletcher, lui a, il y a quelques années, attribué une grande importance.

Je signalerai ici le cas où, après avoir trépané, Warnots a trouvé un anévrysme artério-veineux. Il l'a respecté, mais au lieu de réimplanter la rondelle selon sa coutume, il a laissé la brèche ouverte et il se proposait de traiter plus tard l'anévrysme, ainsi devenu superficiel. Les accès ont cessé.

Si nous pénétrons plus profondément, nous rencontrerons ici les faits où le foyer traumatique devient le siège d'une plaque de ramollissement cortical, probablement en raison des obstructions vasculaires qui se sont produites. C'est ce qui eut lieu chez des malades opérés par Jones, par Demons, par Jeannel; A. Buffet en a observé un semblable.

Mentionnons encore les kystes sanguins du cerveau, allant jusqu'à la surface, comme dans un fait de Macewen; restant séparés d'elle par la substance grise, comme chez un malade de Lucas-Championnière.

Lorsqu'il y a eu plaie du cerveau, une véritable cicatrice se constitue, plus ou moins dure et profonde, et cette cicatrice peut à son tour subir, avec une rapidité variable, des dégénérescences remarquables, des transformations kystiques surtout. Il est inutile de citer ces faits, fort nombreux, et qui trouveront mieux leur place quand nous parlerons de l'excision de ces cicatrices. Mais il importe d'insister sur l'évolution progressive de ces lésions. Il est certain que, dans le cerveau, les cicatrices ont une tendance toute spéciale, en s'associant à plus ou moins de ramollissement et d'encéphalite, à présenter des modifications à peu près inconnues aux autres organes et tissus. La cause anatomique précise de cette tendance n'est pas encore bien élucidée, mais ce que nous devons retenir, c'est la marche insidieuse des altérations, et cela concorde bien avec ce que nous savons sur le laps de temps, souvent fort long, qui sépare le trauma initial des symptômes tertiaires.

Parfois même la désorganisation progressive de la substance cérébrale acquiert une intensité insolite, aboutissant à la formation de cavités porencéphaliques considérables; mieux vaudrait dire pseudo-porencéphaliques, car la porencéphalie vraie est une malformation congénitale du cerveau. Il est d'ailleurs à noter que les faits les plus nets de cette lésion, ceux de Kolisko et Weinlechner, de W. Bullard concernent des enfants en bas âge.

Je ne terminerai pas ce paragraphe sans accorder une mention aux tumeurs, au sens propre du terme, qui semblent consécutives à une lésion traumatique avec ou sans plaie.

On peut, jusqu'à un certain point, se demander si, pour le fibrome observé par Keen, il ne s'agissait point à vrai dire d'une cicatrice; de même pour un cas où Gussenbauer enleva dans un orifice traumatique du crâne une tumeur molle, adhérente à la dure-mère, que Chiari déclara sarcome alvéolaire. On sait en effet que l'histologie ne fait pas toujours le départ étiologique entre les diverses productions conjonctives, traumatiques ou spontanées. Mais chez le malade de Church, la récidive est là pour nous prouver que le chirurgien a opéré un véritable néoplasme, et même un néoplasme malin. Or, il faut toujours une grande réserve, avant d'admettre l'origine traumatique d'un néoplasme, et il est prudent de supposer que le trauma a été l'occasion qui a éveillé les symptômes d'une tumeur préexistante mais jusqu'alors latente, comme Kirmisson l'a fait voir en particulier pour certains tubercules cérébraux.

Jusqu'à présent, nous avons passé en revue les observations où l'opérateur a rencontré — ou méconnu — une lésion grossière, visible à l'œil nu, tangible, chirurgicale en un mot. Mais dans maintes circonstances il n'en est pas ainsi et, chez certains sujets dont le fonctionnement cérébral était compromis à un haut degré, l'hémisphère tout entier a paru sain sous l'œil de l'opérateur, voire sur la table d'autopsie.

Sain, l'est-il réellement? On l'a cru pendant longtemps, mais de plus en plus on incline à penser que cette apparence macroscopique est insuffisante à juger la question. Le débat soulevé sur ce sujet est, jusqu'à un certain point, connexe de celui auquel a donné lieu la commotion cérébrale. Il y a bien des années que divers pathologistes ont refusé d'admettre que l'ébranlement traumatique de l'encéphale pût produire *sine materia* les troubles fonctionnels attribués à la commotion. Verneuil fut un de ceux-là; de même Azam qui, dans un mémoire sur les troubles intellectuels provoqués par les traumatismes cérébraux, nous montre cette opinion partagée par P. Broca, Brown-Séquard, d'Arsonval. Mais à cette époque, il y a vingt ou vingt-cinq ans, la technique histologique appliquée aux centres nerveux était encore trop imparfaite pour nous permettre d'apprécier des désordres certainement minimes; et le cerveau paraissait intact sous le microscope aussi bien qu'à l'œil nu.

Depuis, des progrès ont été accomplis. Il n'est pas besoin de rappeler comment Duret, avec sa théorie du choc céphalo-rachidien, fit de la commotion une sorte de contusion moléculaire insterstitielle. Plus près de nous, A. Miles a pu déceler au microscope des lésions corticales inappréciables à l'œil nu, et de cela doivent être rapprochées les recherches analogues faites par Schmaus sur la commotion médullaire.

Les études de Schmaus sont encore intéressantes en ce que leur auteur a constaté dans la moelle des lésions dégénératives secondaires, provoquées par la commotion, ou plutôt par la contusion interstitielle initiale. Or, il semble bien prouvé que dans l'encéphale il en est de même. Friedmann fut un des premiers à soutenir que souvent les foyers traumatiques aseptiques du cerveau sont le point de départ de lésions invisible à l'œil nu, lésions inflammatoires à marche subaiguë ou chronique, aboutissant peu à peu, par un processus très lent, à la sclérose interstitielle plus ou moins étendue.

Les faits complètement étudiés à ce point de vue sont rares; mais dans ces dernières années on n'en a produit aucun qui fût en contradiction avec cette manière de voir. Plusieurs, par contre, sont confirmatifs, que les pièces aient été obtenues à l'autopsie, ou par une excision pratiquée sur le vivant quoique l'écorce parût saine : on a constaté de la sorte une sclérose névroglique que rien ne faisait soupçonner. On est parfaitement fondé à admettre que la même explication est valable pour nombre de faits, traumatiques pour la plupart, d'épilepsie jacksonienne sans lésion apparente [1].

Telle est certainement, dans bien des cas, la cause des accidents tardifs qui trop souvent assombrissent, quelquefois à très longue échéance, le pronostic des lésions traumatiques, même légères, du crâne et de l'encéphale. Nous aurons à y revenir quand nous étudierons le rôle possible du trauma dans la genèse de l'épilepsie dite essentielle, de la folie dite spontanée. Pour le moment, je voulais seulement énumérer les lésions observées, de façon à déterminer celles qui paraissent justiciables de la chirurgie.

Or, si l'on cherche à tirer des indications opératoires des données anatomo-pathologiques que nous venons de résumer, et si l'on examine d'abord les lésions appréciables à l'œil nu, on conclura immédiatement que, si nous pouvons agir contre une hyperostose que nous réséquons, contre un kyste ou un épanchement sanguin que nous évacuons, nous ne saurions avoir la

---

1. Dans un cas remarquable publié par Guiliarovsky, on vit une polio-encéphalite supérieure, conséquence d'hémorragies minimes dans la substance grise d'après l'auteur, débuter tout de suite après un coup sur la tête.

prétention de supprimer une cicatrice cérébrale, de reconstituer l'encéphale désorganisé par la porencéphalie.

La clinique a confirmé, dans leur grandes lignes, ces conclusions *a priori* et pour la porencéphalie, par exemple, le résultat a été à peu près nul après l'intervention de Weinlechner, mortel après celle de Bullard. Mais par l'excision d'une cicatrice, on a eu des guérisons remarquables, et on est tenté de se demander comment cela est possible, puisqu'on se borne à remplacer une cicatrice par une autre ; il est vrai que ces faits heureux sont loin d'être constants.

Il en est de même pour les foyers de ramollissement cortical : chez son malade, Jones n'en a pas fait l'excision, et le résultat a été bon ; mais l'excision, de son côté, a fourni à Jeannel un échec, à Demons un succès remarquable. L'explication de ce succès demeure obscure — comme le cas de Jones d'ailleurs — mais les faits restent.

Telles sont les conclusions auxquelles nous conduit l'étude des cas où il existe des lésions grossières, visibles à l'œil nu, du cerveau ou de ses enveloppes. Mais même alors, il peut arriver qu'autour de ce foyer, par lui-même facile à guérir, la substance cérébrale ait subi des modifications graves, sinon incurables : c'est ainsi que Girard (de Grenoble) a vu le cerveau rester fixé par des adhérences au lieu de reprendre sa forme après évacuation d'un kyste que le comprimait, et finalement le résultat de l'intervention a été nul.

Que pourrons-nous donc contre la sclérose névroglique, souvent diffuse ? On serait tenté de répondre immédiatement que notre action doit être nulle. On aurait tort cependant, et dans certaines conditions l'excision de l'écorce a donné des résultats encourageants : nous discuterons plus spécialement ces faits à propos de l'épilepsie jacksonienne non traumatique.

Ainsi, étant donnée une lésion déterminée, on peut avoir des présomptions sur l'évolution des troubles

fonctionnels après trépanation, mais il est impossible
de rien prédire avec certitude. D'ailleurs, ce n'est pas
ainsi que la question se pose, en pratique. Les lésions
peuvent être semblables — avec nos moyens actuels
d'investigation tout au moins — chez des malades qui
souffrent d'accidents assez différents, elles peuvent être
différentes avec des symptômes identiques et, sauf
exception, nous ne sommes pas en état de diagnostiquer,
chez un sujet donné, quelle est leur nature exacte.
C'est à l'indication symptomatique que nous obéissons,
ouvrant le crâne soit au siège de la blessure ancienne,
soit en un point sur lequel nous attire un signe spécial,
et pratiquant en somme une véritable trépanation
exploratrice, après laquelle nous opérons sur les parties
sous jacentes, d'après les lésions que nous rencontrons.
Tout ce que nous pouvons dire à l'avance, en nous fondant sur l'analyse de la température, sur l'évolution
générale des accidents, c'est s'il y a ou non suppuration
intra-cranienne, et encore sommes-nous exposés à l'erreur, un épanchement de pachyméningite pouvant
s'accompagner de fièvre, comme cela fut noté chez
l'opéré de Boyd.

B. — INDICATIONS SYMPTOMATIQUES

Dans le rapide aperçu donné, au début de ce paragraphe, sur l'évolution clinique des accidents tertiaires,
nous avons vu que les divers troubles mentaux, sensitifs
et nerveux s'associaient entre eux. C'est là qu'est la
vérité. Mais dans la pratique, il arrive d'ordinaire qu'un
de ces troubles soit prédominant, et il en résulte quelques indications spéciales sur le siège et la nature de
l'opération. Il faut donc passer en revue successivement
les indications fournies par : 1° la céphalalgie ; 2° les
paralysies; 3° l'épilepsie ; 4° la folie traumatique ;
5° l'hystéro-traumatisme et la neurasthénie traumatique,
sans dissimuler ce qu'il y a d'arbitraire dans ces divisions.

1° Céphalalgie. — La céphalalgie persiste quelquefois, avec une ténacité extrême, à la suite de lésions traumatiques du crâne; il n'est même pas nécessaire qu'il y ait eu fracture ou plaie, et une simple contusion peut suffire. Cette douleur, fixe, bien localisée au point où la violence a été appliquée, peut rester rebelle à tous les moyens médicaux classiques, et dans ces conditions on a pratiqué des trépanations heureuses.

Il y a longtemps déjà que des malades de ce genre ont été traités par la simple incision cruciale du cuir chevelu au niveau du point douloureux. On ne se hâtera donc pas trop d'ouvrir le crâne.

Si la douleur résiste aux moyens médicaux classiques, il est indiqué d'inciser les parties molles, mais avant d'aller plus loin, on explorera l'os; il va sans dire que si on le trouve malade, aminci (von Bergmann), ou hyperostosé, ce qui est plus fréquent, on trépanera. Dans les cas de cette espèce, il n'est pas indiqué de fendre la dure-mère et d'explorer le cerveau.

Lorsqu'il n'y aura, avec la céphalalgie, aucun trouble cérébral caractérisé, on n'ira jusqu'au cerveau que si les opérations plus simples ont échoué.

En règle générale, cependant, les interventions de ce genre seront réservées aux cas où la céphalalgie s'associe à plus ou moins de troubles moteurs et psychiques, si elle est, en somme, un élément d'une symptomalogie qui indique la participation du cerveau. Dans ces conditions, l'opération doit évidemment être identique à celle que nécessite l'épilepsie traumatique. D'ailleurs, sur ce dernier point, les chirurgiens ne sont pas d'accord sur la nécessité de respecter ou d'ouvrir la dure-mère.

Comme exemples de céphalalgie associée à des troubles nettement cérébraux, la céphalalgie restant cependant l'indication opératoire dominante, on peut citer des observations de Lucas-Championnière, de Gussenbauer, où il y avait des *vertiges* très nets.

Quant aux céphalalgies accompagnant l'épilepsie jacksonienne, elles ne sont qu'un épiphénomène de ce dernier symptôme. Mais la cessation ou la grande diminution des douleurs est un résultat fort important, souvent obtenu en opérant dans ces circonstances.

Le *lieu* où il convient d'opérer est d'ordinaire facile à déterminer. La plupart des malades, en effet, ont eu une plaie et c'est à la cicatrice que siégent surtout les douleurs. Quelquefois, cependant, la céphalalgie occupe un point et la cicatrice en occupe un autre. Ainsi chez un malade de Hammond, il y avait une cicatrice frontale à droite et une douleur occipitale. La détermination peut alors être délicate à prendre. Le plus sage sera sans doute d'agir comme Hammond, qui a guéri son malade en trépanant sur la cicatrice ; il serait d'ailleurs aisé d'aller au point douloureux si la première opération restait inefficace. S'il n'y a pas de cicatrice, on trépanera bien entendu au niveau du maximum de la douleur, comme Terrillon l'a fait avec succès.

Les *résultats* fournis par l'opération dans la céphalalgie traumatique pure, sans accidents cérébraux, sont, la plupart du temps, très satisfaisants. Cela se comprend bien, car il semble que, le plus souvent, la cause des symptômes soit, comme le dit Horsley, une ostéite condensante des os du crâne. L'absence de toute lésion cérébrale capable de compromettre le succès est mise en évidence par les cas où la douleur est consécutive à un coup sur l'apophyse mastoïde, qu'en trépanant on trouve éburnée, sans que d'ailleurs il y ait eu otite moyenne ; et cette trépanation est très efficace. C'est la mastoïde que trépanèrent Peyrot, Hoffmann. J'ai publié ailleurs l'histoire d'une fillette que, par évidement osseux, j'ai guérie d'une ostéite condensante traumatique de l'apophyse mastoïde.

2º **Paralysies.** — Les paralysies tardives consécutives aux traumas craniens peuvent porter sur la motilité, la sensibilité, les sens spéciaux. Il convient de leur adjoindre l'aphasie, qui est manifestement un phénomène d'ordre paralytique.

Les *paralysies de la sensibilité générale* n'ont pas

d'importance pour le chirurgien. Quand on note une anesthésie plus ou moins étendue, elle est presque toujours associée à des troubles moteurs desquels résulte la vraie indication chirurgicale. Restent donc les *paralysies motrices et sensorielles*.

Deux cas sont à distinguer : 1° les paralysies qui ont débuté au moment même de l'accident ; 2° les paralysies qui, sans cause connue, se produisent à échéance plus ou moins éloignée.

1° Les *paralysies qui ont débuté au moment même de l'accident* sont une indication opératoire ; pour détailler cette indication, nous n'aurions qu'à répéter ce que nous avons vu à propos du trépan immédiat. Le seul point qui nous intéresse actuellement est le suivant : jusqu'à quel moment la lésion est-elle encore curable ? En théorie, la réponse est vite donnée : tant qu'il ne s'est pas produit de dégénération secondaire ; mais en pratique, les éléments d'appréciation ne sont pas toujours très nets.

Le temps écoulé doit être pris en considération, et, par exemple, au bout de quelques semaines seulement, on peut presque parler encore de trépan primitif. Mais d'ordinaire il ne fournira que des données incertaines : on a vu guérir complètement des sujets opérés huit et dix ans après l'accident ; d'autres, au contraire, rester paralysés quoique l'intervention eût été relativement précoce.

Aussi, pour porter ce pronostic avec quelque chance d'exactitude, devra-t-on rechercher les signes des dégénérations descendantes : pour les paralysies motrices nous avons les contractions secondaires ; pour les paralysies de la vision, nous avons l'atrophie du nerf optique.

Cette atrophie n'existait pas, au bout de neuf ans, chez un sujet que Williams a trépané avec plein succès. De même, au bout d'un an, chez une femme opérée par Schönborn et dont Hassenstein a publié d'histoire. Par contre, l'atrophie de la papille fut constatée par D. Beck chez une malade de trente-neuf ans, dont la cécité remontait, il est vrai, à la naissance et était due à un trauma cranio-cérébral par le forceps. Chez un malade de Babinski, opéré par Gosset, la stase papillaire, survenue peu à peu, en 18 mois, a guéri par la trépanation.

Les observations où l'on a constaté la contracture secondaire sont exceptionnelles : avec production de cavités kystiques que le chirurgien a évacuées au cours de plusieurs années, Girard (de Grenoble) a noté le tremblement choréiforme post-hémiplégique des membres paralysés; Felkin a observé l'atrophie et la contracture des muscles. Aussi n'est-il pas très étonnant que l'opéré de Girard, soulagé par l'évacuation d'un kyste, n'ait pas tardé à être repris d'accidents; et cette récidive, après une amélioration évidente, doit faire émettre certains doutes sur le résultat définitif chez certains opérés qu'on dit améliorés, en publiant vite l'observation.

Ces améliorations, toutefois, nous permettent de conserver quelque espoir, même dans ces cas si médiocres, et tout en portant un pronostic peu favorable nous croyons que le chirurgien est autorisé à intervenir, même s'il y a quelques signes de dégénération secondaire probable. Quant aux malades chez lesquels existe une paralysie ancienne, mais restée flasque, l'intervention s'impose.

2° *Les paralysies qui, sans cause connue, se produisent à échéance plus ou moins éloignée*, sont rares, par opposition avec ce que nous allons voir dans un instant pour l'épilepsie jacksonienne, dont les crises ne se manifestent souvent qu'après une période plus ou moins longue de calme plus ou moins complet, jusqu'à six et sept ans chez des malades de Hammond, de Février [1].

Nous pouvons, jusqu'à un certain point, mettre à part une observation de Bennett, où un gliome n'avait peut-être avec le trauma que des rapports douteux; une autre

___

1. J'ai observé un enfant qui, quelques semaines après une fracture compliquée, fut atteint d'une surdité bilatérale telle qu'il en devint muet.

de Ceci, qui se rapporte peut-être à une hémorragie remarquablement retardée par pachyméningite hémorragique. Il n'en reste pas moins plusieurs faits nous montrant que des paralysies peuvent apparaître tardivement, très tardivement même, et guérir après la résection d'un enfoncement ancien. Parmi ces faits, celui de Février est certainement un des plus remarquables, par la longue durée de la santé parfaite — si bien que le sujet a été déclaré bon pour le service militaire — et par la guérison constatée longtemps après l'opération ; nous ferons en outre remarquer qu'on s'est borné à affranchir le cerveau d'une compression osseuse sans inciser la dure-mère.

Chez ce malade, quelques secousses musculaires nous font saisir une sorte de transition avec l'épilepsie, avec laquelle coexistent presque toujours les autres symptômes tardifs consécutifs aux lésions traumatiques du crâne ; et peut-être se fût-elle déclarée si on avait abandonné le mal à lui-même. Il m'a néanmoins paru rationnel d'étudier à part les indications chirurgicales fournies par les paralysies tardives, quoique ces paralysies soient rarement pures, parce qu'il y a une particularité opératoire à mettre en relief.

Lorsqu'il y a paralysie sans accidents épileptiformes, on devra tenter la trépanation — sur l'enfoncement ancien ou sur le centre du membre paralysé, selon les cas — pour délivrer le cerveau des compressions, corps étrangers et adhérences dont il peut souffrir. Mais si, au lieu de ces lésions extra-cérébrales, on trouve une cicatrice plus ou moins dure de la substance nerveuse elle-même, il n'est pas indiqué de l'inciser ou de l'exciser, car on ne peut la remplacer par du tissu nerveux, et, d'autre part, elle n'est pas irritante. On n'est donc pas dans les mêmes conditions que lorsqu'on traite l'épilepsie traumatique, où l'on cherche — avec des résultats malheureusement assez inconstants — à remplacer une cicatrice irritante par une cicatrice non irritante.

Mais, la plupart du temps, aux troubles paralytiques

moteurs sont associées des crises d'épilepsie jacksonienne, plus ou moins graves et fréquentes. Le but principal est alors de guérir ou tout au moins d'améliorer l'état convulsif et souvent l'état mental, et, au risque d'aggraver la paralysie, on aura volontiers recours, comme nous le verrons dans un instant, à l'extirpation des cicatrices cérébrales.

3° **Épilepsie traumatique.** — Dans les pages consacrées à l'étude de la céphalalgie traumatique et des paralysies indépendantes de crises convulsives, il a peu été question d'interventions portant directement et profondément sur le cerveau : pour la céphalalgie, d'ordinaire on ne doit pas inciser la dure-mère; pour les paralysies, si on trouve une cicatrice cérébrale, il n'est pas indiqué de l'exciser, puisqu'elle n'est pas irritante et qu'on peut seulement la remplacer par une autre.

Avec l'épilepsie traumatique, il n'en est pas ainsi, et elle conduit souvent à porter le bistouri dans le cerveau, même dans certains cas où il paraît sain. C'est ici que se rencontrent les interventions les plus complexes et les plus radicales, et c'est à ce propos, dès lors, que doit être développé ce qui concerne le manuel opératoire, les divers modes et degrés des interventions chirurgicales dirigées contre les accidents traumatiques tertiaires, leurs indications d'après les symptômes observés et d'après les lésions constatées au cours de l'opération.

L'épilepsie traumatique relève, en effet, selon les cas, des diverses lésions étudiées dans le paragraphe précédent; en outre, elle est presque toujours associée aux autres symptômes : que l'on se place donc au point de vue anatomique ou au point de vue clinique, c'est à elle que revient de droit le tableau d'ensemble, tableau malheureusement difficile à esquisser et dont bien des points restent encore dans l'ombre.

La fréquence de ces accidents convulsifs est grande à la suite des plaies de tête : de tout temps on l'a su, et de nos jours on s'en est convaincu de plus en plus, si bien qu'on en est arrivé à reconnaître une étiologie traumatique chez nombre d'épileptiques naguère encore considérés comme atteints d'une névrose essentielle. Echeverria est un des premiers qui ait soutenu cette doctrine, en prouvant que bien des épileptiques internés avaient subi, à une époque plus ou moins éloignée, un trauma cranien, et que chez ceux-là, la trépanation pouvait rendre des services considérables.

Le temps écoulé entre la blessure initiale et les premiers accidents convulsifs est des plus variables : quelquefois, le début est presque immédiat ; quelquefois, au contraire, l'intervalle est de plusieurs mois, de plusieurs années même. Echeverria cite, par exemple, un succès obtenu par G.-H. Holston en trépanant un sujet qui pendant vingt ans était resté bien portant ; dans la littérature moderne, on relève plusieurs observations analogues. Assez souvent, il est vrai, quelques troubles existent, capables d'éveiller l'attention d'un observateur attentif (céphalalgie, vertiges, affaiblissement de la mémoire).

D'ordinaire, la crise épileptique marque le début de ces accidents, mais il est facile de trouver des cas où il n'en a pas été ainsi, où l'on a d'abord noté des troubles paralytiques, de la somnolence, etc.

Lieu d'application du trépan. — Ce n'est pas le lieu de donner une description clinique complète de l'épilepsie traumatique, des causes occasionnelles qui provoquent ses accès, de son évolution presque toujours progressive, avec aggravation ininterrompue, avec troubles mentaux peu à peu plus sérieux : de cette étude clinique il suffit au chirurgien de retenir les particularités qui permettent de déterminer le lieu d'application du trépan.

Dans ses appréciations, le chirurgien doit tenir compte de deux ordres de faits : 1º des signes physiques constatés à l'examen du crâne ; 2º des particularités de l'attaque convulsive.

L'*examen physique du crâne* peut ne révéler aucune lésion ; mais dans la majorité des cas, on trouvera une cicatrice, un enfoncement, un point douloureux à la pression; on aura soin de bien examiner si la pression en ce point ne provoque pas des vertiges, ou même une crise épileptique; si, dans les crises spontanées, il n'est pas l'origine de l'aura.

Les *attaques épileptiques* sont assez variables dans leurs allures. On oberve tantôt le grand mal, tantôt le petit mal, tantôt l'association des deux ordres de crises. Les mouvements convulsifs sont tantôt généralisés d'emblée, comme dans l'attaque franche d'épilepsie essentielle; tantôt, et le plus souvent, ils revêtent l'aspect de l'épilepsie jacksonienne. La plupart du temps, dans ce dernier cas, il n'y a pas de paralysie concomitante; mais cette complication est loin d'être exceptionnelle, puisque Echeverria la note 19 fois sur 63. Lorsqu'elle existe, on aura soin de déterminer si elle est temporaire ou permanente; si les muscles frappés sont flasques ou contracturés.

Le type le plus fréquent de l'épilepsie jacksonienne traumatique est le type brachio-facial, comme déjà Echeverria l'a constaté.

Tels sont, dans leur ensemble, les principaux signes et symptômes. En pratique, ils s'associent de diverses façons, d'où plusieurs catégories de cas cliniques qu'il convient d'envisager à part.

1º Dans la grande majorité des cas, il y a *concordance entre le signal-symptôme et le signe extérieur*, d'après ce que nous connaissons en topographie cranio-cérébrale. C'est la règle pour les lésions traumatiques les plus fréquentes, celles de la région pariéto-temporale, c'est-à-dire de la zone rolandique. Alors, aucun doute n'est permis : tous les chirurgiens trépanent, sans hésiter, sur la cicatrice ou sur l'enfoncement. Ces faits sont assez fréquents et assez connus pour qu'il soit inutile d'en signaler ici des observations, qu'il serait facile de multiplier.

Si la cicatrice, dans son ensemble, répond bien à la région rolandique, mais est très étendue, on opérera, cela va sans dire, plus spécialement sur le point qui répond exactement au centre désigné par le signal-symptôme. C'est ce que fit par exemple Fischer.

2° Il n'y a pas non plus d'ambiguïté lorsqu'il existe un *signal-symptôme net sans signe extérieurement appréciable :* on obéira sans hésiter au signal-symptôme. Parmi les cas de cette espèce où la localisation était remarquablement précise, je rappellerai celui de Macewen : plus de cent fois en vingt-quatre heures, des secousses convulsives, sans perte de connaissance, atteignaient la face, la langue et le peaucier du côté droit; on trouva un kyste de l'extrémité inférieure de la première frontale. Je citerai aussi une observation de Langenbuch et on en trouvera plusieurs autres parmi celles qui sont rappelées dans le courant de ce paragraphe.

3° La détermination est encore facile à prendre s'il s'agit d'une *épilepsie généralisée, avec un signe extérieurement appréciable :* personne ne songera à trépaner ailleurs que sur la cicatrice ou sur le point douloureux. Une observation déjà citée de Gross appartient à cette catégorie, où se rangent encore des faits dus à Lucas-Championnière, Duchamp, Gant, Gussenbauer, Pick, etc.

4° Les difficultés cliniques commencent avec les cas où *il n'y a pas concordance entre le signe extérieur et le signal-symptôme.* Dans ces conditions, il faut du tact pour apprécier de quel côté on doit faire pencher la balance, et il est impossible de poser des règles immuables. On ne mettra pas sur le même plan, à cet égard, un enfoncement caractérisé et une cicatrice, et surtout le simple commémoratif d'une chute sur tel ou tel point du crâne. D'une manière générale, s'il y a un enfoncement, c'est de lui qu'on s'occupera d'abord, puis du signal-symptôme si la première intervention reste inefficace. Une cicatrice sans enfoncement, au contraire, cédera le pas au signal-symptôme, à moins qu'on ne provoque avec netteté les crises par pression à son niveau. L'obscurité devient plus grande encore si le malade a subi, comme cela s'observe quelquefois, plusieurs traumas craniens successifs. Enfin, on tiendra compte de la netteté du signal-symptôme, de la largeur de l'écart entre le signe extérieur et le centre probablement irrité.

Des exemples cliniques sont seuls capables de faire comprendre comment le chirurgien doit se comporter, dans ces cas complexes et qui ne se ressemblent jamais.

M.-F. Porter, par exemple, voit un garçon de douze ans qui, en 1884, s'était fait à la région occipitale gauche, sans signe de fracture, une plaie dont il reste une cicatrice indolente. En mai 1888 débute une épilepsie jacksonienne d'abord contenue par le bromure, puis aggravée à partir de mai 1890. A partir de cette époque, il y a 25 à 50 attaques par jour, sans perte de connaissance, commençant par la flexion des doigts de la main droite; en même temps débutait une parésie des membres droits avec aphasie. Entre la netteté du signal-symptôme, des phénomènes paralytiques et la cicatrice occipitale, Porter n'a pas hésité, et il a mis à nu la région rolandique gauche : les crises ont vite beaucoup diminué de nombre. Malheureusement, nous n'avons pas de renseignement sur l'évolution lointaine.

Chez ce malade, peu de chirurgiens auraient songé à opérer autrement : il fallait, au contraire, une véritable foi dans la doctrine des localisations cérébrales pour agir comme Demons. Par les commémoratifs, on apprenait que chez le malade, dans la période des accidents initiaux, il y avait eu à la fois parésie du membre inférieur gauche et du membre inférieur droit; et celle du membre inférieur droit persistait lorsque éclatèrent, deux ans plus tard, des crises d'épilepsie jacksonienne brachiale gauche, bientôt suivies d'hémiplégie gauche. A droite, le crâne était intact, et à gauche au contraire il présentait un enfoncement en arrière de la bosse pariétale. Au mépris de ce signe physique, Demons mit à nu la partie moyenne de la scissure de Rolando droite, sous une ancienne fissure excisa un foyer de ramollissement cortical et obtint une guérison qui se maintenait vingt-trois mois plus tard.

5° **Les cas où il n'y a** *ni signe extérieur*, *ni signal-symptôme*, nous conduisent par gradations insensibles à l'épilepsie dite essentielle, dont il faudra discuter plus tard l'origine souvent traumatique. Même si le trauma est avéré, on n'opérera qu'après échec dûment constaté du traitement médical. Quand on aura résolu d'intervenir, il est actuellement impossible d'appliquer à la pratique chirurgicale chez l'homme les quelques particularités attribuées par Unverricht à l'épilepsie corticale par lésions occipitales; les seules épilepsies à lésion déterminable restent celles de la zone rolandique. Pour les autres, on trépanera soit sur le lieu présumé de la violence initiale, soit plutôt, selon le conseil de Lucas-Championnière, en mettant largement à nu, de propos délibéré, la zone rolandique. Quant à examiner dans quel cas et jusqu'à quel point les épilepsies de cette espèce ressortissent à la chirurgie, c'est une question qui ne saurait être disjointe de l'étude de l'épilepsie essentielle.

C. — MANUEL OPÉRATOIRE

En parcourant les observations, on apprend en quelques instants que les opérations dirigées contre l'épilepsie traumatique — et, d'une manière plus générale, contre tous les accidents tertiaires — sont très variées. Tel chirurgien s'est borné à fendre les parties molles, tel autre a trépané, un troisième a ouvert la dure-mère, un quatrième, enfin, a ponctionné.

Cette diversité n'implique pas, à vrai dire, un désaccord fondamental entre les opérateurs : la plupart du temps, ils ont adapté leur conduite aux lésions qu'ils ont rencontrées et ces lésions peuvent être fort différentes, dans leur siège aussi bien que dans leur nature.

1° **Action limitée aux parties molles.** — Sur le cuir chevelu, cicatrisé ou seulement douloureux à la pression, on a conseillé quelquefois d'agir d'une façon très superficielle, par les pointes de feu (Ch. Féré), par les injections de morphine (Schüle), par l'électrolyse (Echeverria). Quoique ces petits moyens aient donné quelques résultats, leur emploi ne s'est pas vulgarisé et sans doute à bon droit, car ils ne sont pas moins graves que l'incision franche, dont l'efficacité est incontestablement plus grande.

L'incision — ou mieux l'excision, avec libération des adhérences entre les cicatrices et le squelette — a été suivie d'assez nombreux succès. Un des plus connus est celui de Pouteau, et depuis, dans la littérature déjà ancienne, on trouve sans peine d'assez nombreuses observations analogues, dues à E. Home, Guthrie, J. Bell, etc. Il y a une vingtaine d'années, cette pratique était encore passablement en honneur et personne ne s'en étonnera puisqu'à cette époque la trépanation causait souvent la mort par complications infectieuses : on se contentait donc des guérisons obtenues et on se consolait des échecs en se disant qu'au moins on n'avait pas compromis la vie du patient.

Ces raisonnements ne sont plus de mise, aujourd'hui que l'ablation d'une rondelle osseuse n'a plus, en soi, aucune espèce de gravité. L'opération limitée aux parties molles n'a d'efficacité que contre les épilepsies réflexes d'origine périphérique, possibles par lésion de filets du trijumeau, au cuir chevelu, aussi bien que par lésion d'un nerf quelconque des membres. Mais, avec Bergmann, il faut considérer ces faits comme rares, exceptionnels même. On ne s'en tiendra à l'excision et à la libération de la cicatrice, que si cette cicatrice est nettement le point de départ de l'aura, si la pression exercée sur elle est douloureuse et provoque l'accès, si cet accès, enfin, est privé de tout signal-symptôme. De plus, le plan opératoire étant réglé comme il vient d'être dit, on y renoncera au cours même de l'intervention, si on voit sur l'os les restes d'une ancienne fracture : or, cela déjà restreint considérablement les indications, puisque d'après les relevés d'Echeverria il

y a fracture du crâne 113 fois sur 145. Dès qu'il y aura
un doute quelconque, on se souviendra de l'innocuité
du trépan. Cela vaudra mieux que d'être forcé, comme
Southam, de s'attaquer à l'os après deux échecs de l'incision simple.

2° **Trépanation; incision de la dure-mère.** — Dans
la trépanation proprement dite, c'est-à-dire dans la
partie de l'intervention qui consiste à réséquer une
étendue plus ou moins grande de la boîte cranienne,
les chirurgiens sont aujourd'hui d'accord sur la nécessité d'opérer largement. On agrandira l'ouverture sans
crainte, de façon à ne laisser subsister, dans le squelette, aucun point enfoncé, hyperostosé ou suppurant;
à bien voir partout la dure-mère libre, régulière, affran-
chie de toute compression.

Il n'y a pas longtemps encore, on en restait là, sauf
exceptions rares, et même on était, en général, moins
hardi, on ne réséquait pas volontiers des surfaces très
vastes de la boîte osseuse.

On ne saurait contester que par ces opérations extra-
méningées on ait obtenu d'assez nombreux succès : tous
ceux de la période pré-antiseptique en sont là, et sur
l'efficacité de la trépanation ainsi comprise, le mémoire
d'Echeverria est convaincant; quant à la période moderne, les observations de même nature y sont encore,
fréquentes.

Mais, depuis quelques années, on a eu de plus en
plus tendance à pousser plus loin l'intervention, à
inciser la dure-mère pour explorer la surface cérébrale.
En 1885, Demons a affirmé nettement cette indication
pour les cas où il y avait des signes de localisation
cérébrale; et cette pratique a été érigée presque en
principe par Horsley, par Lucas-Championnière.

Il y a, d'abord, des circonstances dans lesquelles personne ne songera à respecter la dure-mère : si elle
bombe, si elle est privée de battements, on soupçonnera
une lésion sous-jacente, un kyste probablement, et on
l'incisera sans discussion possible; si elle est elle-même

malade, épaissie, vascularisée, indurée, adhérente à l'os hyperostosé ou enfoncé, on la réséquera sans crainte.

Lorsque la dure-mère est normale, mais lorsqu'il existe une épilepsie jacksonienne à signal-symptôme évident, ou une paralysie bien localisée, le doute ne sera pas permis davantage, et tous les chirurgiens imiteront la pratique que Demons a préconisée après lui avoir dû un remarquable succès.

Mais si la dure-mère apparaît saine dans le champ opératoire, et si rien ne fait même soupçonner une lésion sous-jacente? Alors la question est discutable : la plupart du temps, cependant, il sera prudent d'inciser la dure-mère. C'est le seul moyen de ne pas méconnaître certaines productions kystiques que rien ne trahit à l'extérieur, d'évacuer certains reliquats d'épanchement sanguin ; et comme, d'autre part, cette incision n'augmente pas la gravité de l'intervention, on conçoit que l'on ne doive pas, en principe, s'exposer à méconnaître une lésion profonde, contre laquelle on pourrait agir. Une observation de Schwartz illustre bien ce précepte, car les crises ont persisté après trépanation simple quoiqu'il y eût une exostose, tandis qu'après excision de la dure-mère on a noté la guérison, vérifiée au bout de deux ans et demi.

Il faut donc réserver la trépanation simple aux cas où l'on trouvera à l'extérieur de la dure-mère une lésion intense, que l'on pourra supprimer radicalement : un enfoncement prononcé par exemple, ou bien un kyste situé entre l'os et la dure-mère. Et encore pencherais-je volontiers vers l'incision, car plusieurs lésions peuvent être associées. La vraie indication à respecter l'intégrité de la dure-mère, c'est l'existence d'un foyer d'ostéite suppurée, sans symptômes faisant redouter un abcès cérébral. L'ouverture de l'arachnoïde peut alors devenir dangereuse, car on ne peut jamais être sûr de désinfecter d'une manière parfaite le champ opératoire, même si l'on résèque très largement tout l'os malade. En étudiant les troubles mentaux tardifs, nous trouverons une observation de ce genre due à Cras, de Brest. Ces cas rentrent à certains égards dans la catégorie des accidents secondaires ou infectieux : je les mentionne pourtant ici parce qu'il s'agit de troubles avant tout cérébraux, à très longue échéance, et où les dégénérescences de la substance nerveuse jouent probablement un rôle. Ainsi j'ai communiqué en 1891, au Congrès de chirurgie, l'observation d'un homme atteint d'épilepsie traumatique consécutivement à une fracture avec plaie datant de neuf mois et restée fistuleuse. Chez ce malade, la trépanation large a permis de tarir toute suppuration, mais l'épilepsie a seulement été améliorée, et il a persisté quelques crises, rares il est vrai et peu intenses. Elles se bornaient à quelques spasmes de la mâchoire, avec perte de connaissance pendant trois à quatre minutes; il était exceptionnel que le bras participât aux secousses. Était-il indiqué d'opérer de nouveau, d'explorer l'écorce cérébrale? En l'absence de tout symptôme d'abcès, je ne l'ai pas cru, et d'ailleurs le malade, que j'ai revu, de temps en temps, jusqu'en octobre 1892 — après l'avoir opéré le 1er août 1890 — avait pu reprendre son métier de déménageur, et ne réclamait aucune nouvelle intervention.

Dans la littérature récente, j'ai trouvé une observation analogue de Pauchet, intéressante en ce que l'épilepsie, consécutive à un enfoncement avec plaie, apparaissait lorsque la fistule se bouchait.

3° **Interventions portant sur le cerveau.** — Après incision de la dure-mère, le cerveau apparaît, facile à explorer par la vue, le toucher, la ponction, l'incision. Deux cas sont alors à distinguer, selon qu'à première vue il paraît malade ou sain, c'est-à-dire qu'il existe ou non une lésion superficielle appréciable à l'œil nu.

Le cas le plus simple, au point de vue de la détermination opératoire, est incontestablement celui où on voit une lésion évidente. Cette lésion pourra d'ailleurs être assez variable : adhérences des méninges, ramollissement avec plus ou moins de congestion et d'encéphalite, cicatrice plus ou moins profonde et étendue, simple ou kystique, ou même d'aspect néoplasique.

La libération large des adhérences, en trépanant l'os sur toute l'étendue de la surface malade et en réséquant les méninges adhérentes jusqu'à ce qu'on arrive sur l'écorce en apparence saine, est une pratique sur laquelle il n'y a pas besoin d'insister : tous les chirurgiens, en pareille occurrence, y ont eu recours. La question est plus délicate à juger pour les foyers de ramollissement et pour les masses cicatricielles, kystiques ou non.

En règle générale, il est indiqué d'abraser à la curette les foyers de ramollissement cortical. Nous savons, sans doute, que Jones a obtenu un succès, difficile à expliquer, il est vrai, en recousant simplement la peau au-devant d'un ramollissement qu'il s'est borné à constater; nous savons aussi que, par l'excision à la curette, Jeannel n'a pu améliorer l'état de son opéré. Mais nous nous souviendrons de la guérison remarquable que Demons a due à l'ablation de la plaque malade, et, en rapprochant ce fait des excisions de cicatrices, des excisions d'écorce en apparence saine dont nous allons avoir à parler, nous croyons que l'extirpation du foyer morbide doit être entreprise.

La conduite à tenir en présence des reliquats de foyers hémorragiques signalés plus haut, des kystes hématiques ou séreux situés dans les méninges ou empiétant un peu sur la substance corticale elle-même, ne mérite pas de bien longs développements; évacuer les vieux caillots, drainer les cavités kystiques, quel que soit leur siège, est une besogne à laquelle ne faillira aucun chirurgien. Ce qui devient difficile, c'est de savoir s'il convient ensuite de respecter la substance nerveuse elle-même ou de porter le bistouri sur elle, car les observations ne sont pas rares où, après avoir triomphé d'une lésion superficielle et grossière, on croyait tenir le succès et où cependant, en raison de lésions cérébrales dégénératives sans doute, l'événement a démenti ces espérances.

Soit d'abord un malade chez lequel, quelles que soient les lésions rencontrées entre le cuir chevelu et la surface corticale, on voit dans le cerveau une cicatrice dégénérée, kystique, ou formant même une véritable tumeur. On s'est quelquefois contenté d'inciser et de drainer les poches kystiques, mais Horsley a soutenu qu'il fallait traiter ces cicatrices comme des néoplasmes et les extirper franchement, au bistouri. On pourrait objecter le danger inhérent à ces ablations, capables d'acquérir une grande étendue, et certes on ne saurait prétendre que leur gravité soit nulle ; mais elles ont été pratiquées avec succès dans d'assez nombreux cas pour que nous soyons en droit d'en faire la méthode de choix. Retenons seulement, pour le moment, l'innocuité relative de ces extirpations; c'est après avoir parlé des excisions de substance corticale en apparence saine que nous étudierons leur efficacité.

Un autre cas à considérer est celui où on voit dans la substance cérébrale une cicatrice simple, non kystique : l'exciser ne peut aboutir qu'à la remplacer par une autre cicatrice, et c'est pour cela que, dans le paragraphe précédent, à propos des paralysies persistantes, j'ai conclu en principe contre l'excision. Mais ici la question ne se pose pas tout à fait de même, car on peut espérer qu'une cicatrice non irritante remplacera une cicatrice irritante, et comme, dans ces conditions, il existe presque toujours en même temps des adhérences qu'on libère, on a de la sorte obtenu quelques bons résultats. Même dans ces cas on est donc autorisé à pousser l'intervention jusqu'au bout.

Jusqu'à présent, il ne s'est agi que des faits où, à travers l'orifice cranien, le cerveau apparaît franchement altéré. C'est pour ceux où il apparaît sain que le désaccord commence entre les divers opérateurs.

Quelques chirurgiens ont coutume, après avoir constaté par la vue et par le toucher l'intégrité apparente de l'écorce, de recoudre la dure-mère et le cuir chevelu sans aller plus loin. C'est ce que fait la plupart du temps Lucas-Championniere, et ses observations prouvent que cela peut parfaitement suffire. Une d'entre elles, pourtant, est défavorable à cette manière d'agir : un kyste assez superficiel existait sous l'écorce. Le malade, opéré en état de mal, a succombé le soir même, et il est bien probable que l'évacuation du kyste n'eût rien changé à l'issue fatale ; mais l'observation prouve qu'une lésion justiciale de la chirurgie a été méconnue faute d'une exploration profonde par la ponction ou par l'incision du cerveau, et comme, d'autre part, les faits démontrent que cette exploration n'est en rien dangereuse, je crois qu'elle doit être entreprise.

Ces manœuvres sont les seules auxquelles on ait recours lorsqu'il s'agit d'une épilepsie généralisée. Mais lorsqu'il existe un signal-symptôme de quelque netteté, Horsley soutient qu'elles ne sont pas suffisantes. Dans l'écorce mise à nu, il conseille de chercher, par l'électrisation localisée, quel est le point dont l'excitation provoque les mouvements initiaux de la crise, et d'exciser le centre ainsi délimité. Il pense, en effet, que ce centre est le siège d'une irritation tout au moins fonctionnelle qui provoque les crises convulsives.

L'étude complète de ces faits viendra avec celle de l'épilepsie jacksonienne non traumatique, de son traitement, de ses relations possibles, probables même, avec certains traumas légers et méconnus : en effet il y a intérêt à ne pas scinder cette étude de l'excision des centres en deux chapitres, car dans les deux catégories les questions en suspens sont les mêmes : il s'agit de déterminer d'une part si les paralysies produites par ces excisions sont passagères ou permanentes et d'autre part si, en risquant ces paralysies, on obtient pour les crises convulsives des résultats meilleurs que par la simple mise à nu du cerveau. Si je signale ici ces interventions, c'est que, en théorie, elles s'accordent bien avec ce que j'ai dit sur les lésions histologiquement constatées à plusieurs reprises dans les écorces en apparence saines.

Résultats. — Il aurait même fallu développer complètement tout ce qui les concerne, si elles permettaient d'aboutir à des conclusions nettes ; malheureusement, pour porter un jugement de quelque valeur, les documents nous font défaut : que nous cherchions à connaître le résultat d'une statistique d'ensemble ou que nous cherchions à comparer entre elles les diverses interventions publiées, d'un côté comme de l'autre nous nous heurtons à des difficultés, et nous devons constater que toutes les méthodes ont réussi, que toutes ont échoué, sans que nous puissions donner de proportion, sans que même nous puissions toujours connaître les causes du succès ou de l'échec.

Sans doute, il y a des observations qui plaident en faveur de la méthode de Horsley, c'est-à-dire de l'extirpation des centres, et Nancrède, Hochenegg ont guéri de la sorte des malades chez lesquels la trépanation simple avait été inefficace. Mais si la démonstration est parfaite, ou à peu près, pour l'observation d'Hochenegg, publiée au bout de près de deux ans, on n'en saurait dire autant pour celle de Nancrède, publiée quelques jours après la guérison opératoire.

Mais la méthode de Horsley a, de son côté, fourni quelques résultats nuls ; sans parler des décès, qui ne semblent pas y être plus fréquents, du moins autant qu'on en puisse juger d'après les faits publiés. Et au total il serait imprudent de poser actuellement une conclusion ferme. Qui songera à s'en étonner, en voyant Demons et Jones obtenir chacun un succès, l'un en excisant un foyer ramolli, l'autre en se bornant à l'exposer à l'air et à le contempler ? En voyant que la guérison suit des interventions où l'on a conscience de n'avoir détruit aucune lésion apparente, et que l'on n'arrive à rien, au contraire, dans certains cas où l'on avait rencontré une lésion que l'on croyait curable ? J'ai cité plus haut, par exemple, une observation de Girard : en voici une autre, où A. Miles n'obtint aucun résultat après avoir évacué un kyste situé entre la dure-mère et

le cerveau et c'est pour cela que, malgré l'évidence de
la lésion trouvée, je n'attribue pas grande importance
aux cas, comme celui assez récent de van Gehuchten, où
l'observation est publiée au bout de cinq semaines.

La cause de ces déboires doit évidemment être
cherchée dans les lésions cérébrales dégénératives que
l'on peut constater anatomiquement comme dans le cas
de Girard, que l'on peut prévoir cliniquement chez les
malades atteints de paralysies avec atrophies et contractures, mais qui parfois échappent à toutes nos investigations. On ne saurait toutefois conclure qu'on doive
s'abstenir lorsque existe la contracture : on a vu guérir
des sujets dans ces conditions et d'autres rester épileptiques alors que le pronostic avait semblé favorable à
cet égard. On ne peut pas davantage prendre comme
critérium la modalité précise des attaques : on pense-
rait volontiers que l'issue serait meilleure pour l'épilepsie franchement jacksonienne, que pour l'épilepsie
généralisée, mais si l'on si reporte aux observations, l'on
se convaincra qu'il n'en est rien.

Il est donc impossible de porter un pronostic établi
scientifiquement sur l'étude clinique et anatomo-pathologique ; il est même impossible de se faire une idée sur
le pronostic général, d'après les statistiques d'ensemble.

Certes, à en croire Echeverria, on pourrait concevoir
de hautes espérances : 145 cas avec 93 guérisons,
18 améliorations, 5 résultats nuls, 1 aggravation, 28 morts,
voilà de quoi encourager les plus pessimistes, puisque
aujourd'hui la colonne des morts doit, grâce à l'antisepsie, fournir un total infime.

Cette diminution de la mortalité a bien eu lieu, et par
exemple Hayes Agnew, publiant, en 1891, le relevé des
opérations pratiquées par les chirurgiens de Philadelphie, ne compte que 4 décès sur 57 cas. Mais les résultats thérapeutiques n'ont pas suivi la même progression,
et, bien au contraire, il paraît évident qu'Echeverria les
a considérablement embellis. De même, et plus encore,
Chipault, quand il croit que l'épilepsie traumatique,

généralisée de l'enfance cède, dans la proportion de 5 sur 6, à la décompression par trépanation.

C'est qu'avant de déclarer un malade guéri, il faut le suivre pendant des mois ; c'est qu'en outre, il faut examiner attentivement ce que deviennent les divers symptômes dont il souffre, épilepsie, paralysie, céphalalgie, troubles mentaux : autant de points souvent omis dans des observations publiées trop hâtivement.

D'abord, pour se rendre compte de ce que sont les résultats immédiats, on ne saurait établir par un relevé arithmétique quel est le taux de la mortalité, et par exemple on n'est pas en droit de tabler sur les chiffres donnés par H. Agnew (4 sur 57) pour les divers chirurgiens de Philadelphie : en Amérique comme en France, il est bien probable qu'il ne suffit pas à des chirurgiens d'habiter la même ville pour être d'une valeur égale. Ce qui nous importe plus, c'est le relevé intégral d'un chirurgien antiseptique comme Lucas-Championnière, et cela nous permet de conclure que l'opération, bien conduite, est réellement bénigne. L'observation publiée par Duflocq et Martin Durr nous fait sans doute constater un décès quelques heures après l'opération : mais il est à remarquer que, comme dans un cas de Gros, l'intervention a été entreprise pendant des crises graves et subintrantes, sur un sujet en état de mal. Il est tout naturel que le résultat immédiat soit alors des plus douteux, mais ce n'est pas un motif pour s'abstenir, car dans un cas de ce genre Williamson et Jones ont obtenu un succès.

Il n'est pas rare que, dans les premiers jours après la trépanation, l'épilepsie soit aggravée ou tout au moins reste stationnaire ; mais la règle est que bientôt survienne une amélioration réelle : les crises deviennent moins intenses, moins fréquentes, cessent même complètement.

Ce n'est pas à dire, cependant, que les malades soient guéris, et il est très regrettable qu'un grand nombre d'observations, la plupart même, soient publiées quel-

ques semaines, quelques mois au plus après l'intervention. Or, si l'on suit les patients pendant un temps
suffisant, on ne tarde pas à s'apercevoir que, le plus
souvent, les accidents reparaissent. Ils sont atténués,
sans doute, dans bien des cas, et cela reste encourageant. Mais si, pour parler de guérison, on exige la cessation complète des symptômes, on apprend vite combien on doit porter un pronostic réservé : parmi les
malades observés pendant longtemps, Hayes Agnew
trouve 4 guérisons, 32 améliorations, 9 résultats nuls ;
et sur 98 cas suivis pendant un an, le relevé de Delvoie
contient seulement 8 guérisons persistantes. Pour ma
part, je n'ai obtenu que des améliorations, avec reprise
des accidents, atténués, au bout d'une période de calme.
Dans quelques cas, au contraire, l'amélioration est progressive, et j'ai publié l'histoire d'un homme chez lequel
je croyais, lorsqu'il quitta l'hôpital pour être dirigé sur
un asile d'aliénés, que le résultat était nul, si même il n'y
avait eu aggravation des accidents convulsifs et mentaux.
Or peu à peu les symptômes se sont amendés et au bout
d'un an le résultat, sans être parfait, était satisfaisant.

Chez ce malade, comme chez beaucoup d'autres, on
attribuera peut-être une bonne part du succès au traitement bromuré suivi avec régularité. Son influence est
incontestable, et il serait déraisonnable soit d'opérer un
sujet chez lequel on n'aurait pas essayé avec persévérance le traitement médical, soit de ne pas soumettre le
malade pendant des mois et des années à ce traitement
après l'opération. Mais dans bien des cas la trépanation
a réussi alors que le bromure avait échoué, ou bien elle
a permis au bromure, inefficace jusque-là, de modérer
une épilepsie grave.

Malgré les réserves que nous impose l'examen impartial des faits, la conclusion n'est donc point que nous
devions nous décourager. C'est quelque chose, que
d'améliorer les troubles mentaux, la céphalalgie, les
paralysies ou plusieurs de ces symptômes à la fois dans
les cas complexes ; que de transformer des attaques de

grand mal en attaque de petit mal ; que d'espacer les crises. Entre les résultats parfaits, rares, et les résultats nuls existe toute la série graduée des améliorations, dont nous ne sommes pas en droit de faire fi, pour une maladie par elle-même incurable. On peut objecter sans doute que, si elle est incurable, elle est cependant susceptible de rémissions spontanées quelquefois complètes et fort prolongées ; mais ce serait déjà quelque chose si le trépan n'avait pour effet que de provoquer ces rémissions. L'argument donc est de nulle valeur pour l'opposer à l'intervention, mais A. Poncet (de Lyon) a eu parfaitement raison de déclarer qu'il fallait en tenir compte avant de parler de guérison.

Quelquefois, lorsque les accidents ont récidivé, le chirurgien a opéré de nouveau, et on a parfois obtenu ainsi des améliorations successives.

Il faut remarquer, en terminant, que les résultats nuls sont d'ordinaire l'apanage des cas anciens, où l'on a laissé aux lésions dégénératives le temps de prendre une importance trop grande. L'échec est prévu quand la contracture s'est ajoutée à la paralysie : et cependant on fait bien d'opérer car quelquefois la théorie reçoit un heureux démenti. On doit donc opérer, même dans les cas les plus défavorables ; mais même dans les cas les plus favorables on fera entrevoir la probabilité, et non la certitude, d'une amélioration, et non de la guérison.

Quel est le mode d'action de nos interventions ? nous nous en rendons compte, jusqu'à un certain point, quand nous trouvons et supprimons une lésion telle qu'un kyste. Mais quand nous nous bornons à inciser la dure-mère, ou même à enlever une rondelle d'os ? Alors l'interprétation est obscure : tout comme elle l'est — et plus encore — lorsque nous voyons la libération simple de la cicatrice du cuir chevelu amener une rémission dans des cas où une exostose (Southam) ou même un abcès (Ledderhose) ont ultérieurement nécessité la trépanation.

Je n'exposerai pas longuement les théories mises en avant, les idées de Pierret sur le rôle des hyperostoses craniennes pour supprimer des anastomoses veineuses intra- et extra-craniennes ; celles de Jaboulay sur l'hyper-hémie cérébrale réactionnelle due à l'écoulement du liquide céphalo-rachidien, sur l'influence réflexe de la plaie des parties molles, sur le rôle des cicatrices fil-trantes ; celles de Lucas-Championnière sur la décom-pression cérébrale. Le mieux est de conclure, avec Ter-rier, qu'au total nous ne savons pas grand'chose.

Il y a des cas, cependant, où la compression directe semble provoquer les accidents. C'est la seule explica-tion possible pour les cas où des symptômes paralytiques concomitants ont été améliorés ou même supprimés sitôt le malade sorti du sommeil chloroformique. Très sou-vent il n'y a pas une semblable action immédiate, même quand on libère le cerveau d'une compression localisée et évidente, mais lorsque cette action existe, le fait est probant.

Ces discussions théoriques conduisent à des déduc-tions pratiques intéressantes, car on conçoit que les partisans de la doctrine de la compression soient en principe opposés à la réimplantation des rondelles et aux divers procédés de craniectomie temporaire. D'une manière générale, d'ailleurs, et abstraction faite de toute théorie, ces méthodes ont été rarement employées dans ces conditions. Elles ont cependant donné quelques succès ; même je citerai l'observation intéressante où Kehr a conjuré par l'application d'un lambeau ostéoplas-tique des accidents cérébraux causés par une brèche consécutive à une ancienne trépanation pour fracture.

4° **Folie traumatique.** — On a su de tout temps que les violences agissant sur le crâne pouvaient avoir une grande influence sur le fonctionnement du cerveau, dans un sens ou dans l'autre. On a cité, depuis Hippocrate, bon nombre de sujets qui auraient dû leur développe-ment intellectuel remarquable à une ancienne fracture du crâne. Malheureusement, dit Christian, « de nos jours les choses ne se passent plus ainsi » et les traumatismes du crâne ont coutume de créer des malades, des idiots, des épileptiques, des déments. Tous les médecins aliénistes insistent sur la fréquence de l'étiologie traumatique de la folie.

Quel est le mode d'action du trauma? Nous ne le savons pas au juste. Pour les paralytiques généraux, le premier rôle continue à revenir à la syphilis. Pour les autres aliénés, Kraft-Ebing soutient qu'il est nécessaire que le sujet soit un prédisposé, un dégénéré. Mais, quelle que soit l'interprétation, nous pouvons retenir deux faits :

1° Il y a des sujets qui deviennent fous à la suite d'un trauma cranio-cérébral.

2° Parmi eux, il en est qu'on améliore ou même qu'on guérit, en sorte qu'on est en droit de conclure à l'origine traumatique du mal.

Il vaudrait mieux, d'ailleurs, parler de troubles cérébraux diffus, de troubles mentaux que de « folie traumatique », car il y a association, en proportions variables, de vertiges, d'amnésie, de débilité intellectuelle, de folie enfin, et il est à noter que presque toujours l'épilepsie se joint à tout cela. D'autre part, il importe de bien dire, avec tous les aliénistes, qu'il n'y a pas une forme clinique de folie traumatique : toutes les formes peuvent reconnaître cette origine.

Lorsqu'il y a en même temps des accidents épileptiques, les règles sur le lieu d'application du trépan et sur le manuel opératoire sont celles que je viens d'exposer plus haut. Mais si les cas de ce genre sont les plus nombreux, ils ne sont pas les seuls; les troubles mentaux peuvent même exister à l'exclusion de tout symptôme convulsif.

Dans ces conditions, on se comportera comme pour l'épilepsie généralisée; on trépanera sur le point où a porté le trauma, point déterminé soit par une cicatrice, soit par l'anamnèse; ou bien, comme Poncet, on trépanera sur un point douloureux à la pression.

Pour les lésions anatomiques, pour la nécessité d'inciser la dure-mère, pour l'indication de ne pas réimplanter les rondelles, rien à ajouter à ce qui a été dit à propos de l'épilepsie traumatique.

Les résultats sont encourageants, mais on ne doit pas se dissimuler leur fréquente médiocrité. Il y a des guérisons, et des améliorations notables, mais aussi de nombreux résultats nuls, soit immédiatement, soit après une période d'amélioration passagère. Tout comme pour l'épilepsie, nous devons donc tenir en suspicion les succès, complets ou partiels, publiés peu de temps après l'opération. De même, enfin, nous sommes impuissants à prévoir le résultat d'après les lésions rencontrées ou d'après l'ancienneté des accidents.

Nous ne pouvons pas non plus faire entrer en ligne de compte la forme clinique des troubles mentaux observés. Nous devons cependant savoir que les chances de succès deviennent bien faibles chez les sujets où l'hérédité vésanique vient compliquer l'action traumatique ; on tentera cependant l'opération, puisqu'elle est bénigne, tandis que la maladie abandonnée à elle-même est incurable.

Qu'on ne promette donc pas monts et merveilles au malade, à sa famille, la prudence la plus élémentaire en fait une loi ; mais qu'on ne se laisse pas décourager par des échecs malheureusement fréquents. La vraie formule a été donnée par Christian : « Même quand l'affection cérébrale a terminé son évolution, a abouti à la folie, quelle qu'en soit la forme symptomatique, même alors je crois qu'il y a lieu d'examiner et de peser mûrement les chances d'une opération ; et, si minimes qu'elles puissent être, j'estime qu'on peut et qu'on doit y recourir ».

5° **Hystéro-traumatisme et neurasthénie traumatique.** — C'est à côté de la folie traumatique que Jaboulay et son élève Masson rangent ces accidents, qu'ils attribuent à des lésions cérébrales matérielles mais inconnues, et non, comme il est encore classique de le faire, à une névrose *sine materia*. Nous n'insisterons pas sur ce côté doctrinal de la question, et sur ces faits actuellement trop rares encore pour permettre une appréciation solide ; je me contenterai de rappeler des obser-

vations rapportées à la neurasthénie traumatique par
Jaboulay, à l'hystéro-traumatisme par Hulke, par Jaboulay, tout récemment par Frank R. Fry (de Philadelphie).

*
* *

Si nous voulons résumer, dans son ensemble, l'étude
des « accidents tertiaires » que nous venons de passer en
revue, nous voyons entre eux et les abcès tardifs des
différences notables. On ne se trouve plus en présence
de ces phénomènes fébriles, dont la recrudescence va
de pair avec celle des symptômes de pression intra-
cranienne exagérée, tandis que sur le tout se greffent
des accès convulsifs avec plus ou moins d'aphasie ou de
coma. Le blessé devient plus nettement un paralytique,
un aphasique, un imbécile, un fou, un épileptique enfin.
Le trépan est capable de mettre fin à tous ces symptômes, mais il ne faut pas trop compter sur son efficacité parfaite. Souvent le résultat sera partiel, nul même
parfois, et nous en concluons nettement à l'indication,
déjà formulée dans l'étude des accidents primitifs, de
ne pas laisser persister, sur la foi d'une innocuité hypothétique, les compressions cérébrales sans plaie, par
épanchement sanguin et surtout par enfoncement
osseux. L'expectation peut donner de bons résultats
immédiats, mais elle menace l'avenir ; tandis que l'intervention immédiate, qui n'offre aucun danger par
elle-même, met presque toujours le blessé à l'abri de
ces menaces futures. De même, c'est avant que la suppuration s'y soit installée, qu'il faut désinfecter une
fracture du crâne avec plaie, car lorsque l'abcès cérébral est constitué, notre action devient trop souvent
médiocre. Et l'on arrive ainsi, au nom des accidents
cérébraux secondaires ou tertiaires, à réhabiliter jusqu'à
un certain point le trépan préventif des anciens, dans
un sens différent il est vrai, car l'indication nous en
est fournie surtout par les enfoncements, avec ou sans
plaie, même lorsqu'ils ne s'accompagnent pas de troubles cérébraux immédiats.

CHAPITRE II

LES COMPLICATIONS INTRA-CRANIENNES
DES OTITES MOYENNES SUPPURÉES

Un premier point tout à fait important à retenir, avant d'entrer dans le détail de chaque lésion en particulier, est que le traitement des complications intra-craniennes des otites, quelle que soit leur modalité, doit avant tout être préventif : les abcès cérébraux, méningites, phlébites, sont fréquents lorsqu'on laisse évoluer, devenir chronique, une suppuration de la caisse et de l'apophyse, avec ou sans fistule mastoïdienne ; ils sont rares, au contraire, si, par les moyens chirurgicaux appropriés, on arrête l'infection dès le début. Ces proportions sont, sans doute, difficiles à fixer par des chiffres, mais après avoir opéré un nombre considérable de mastoïdites aiguës ou chroniques, je suis en droit d'affirmer que la méningite post-opératoire, exceptionnelle, ne s'observe que dans les cas où les délabrements osseux sont extraordinairement graves ; d'autre part, il est fort exceptionnel aussi que le malade soit emporté plusieurs mois après l'intervention, par une infection méningoencéphalique que la chirurgie a été impuissante à prévenir. Par contre, on ne compte plus les sujets qui succombent à des complications intra-craniennes antérieures à l'opération.

Je ne veux pas insister aujourd'hui sur ces faits, que j'ai étudiés en détail en 1895 dans le livre que j'ai fait paraître, avec mon ami Lubet-Barbon, sur les suppurations mastoïdiennes. Je désirais seulement affirmer, dès le début de cet article, que les complications mortelles deviendraient tout à fait rares, si l'on opposait aux otites moyennes aiguës, avec ou sans mastoïdite, un traitement précoce et énergique. C'est l'otite chronique qui mène ainsi à la mort, et surtout l'otite avec écoulement fétide, où Rist a fait voir que les microbes les plus dangereux sont les anaérobies.

Deux points seulement méritent d'être mis en relief, l'un clinique, l'autre anatomique.

En clinique, souvent le début de ces complications coïncide avec une suppression plus ou moins brusque de l'otorrhée; aussi les médecins anciens avaient-ils incriminé une métastase, et de là, parmi les profanes, le préjugé, encore vigoureux, que les écoulements d'oreille doivent être respectés. En réalité, l'écoulement cesse parce qu'il y a un obstacle mécanique, tel que des granulations polypeuses, et c'est la rétention du pus qui favorise la propagation infectieuse vers l'intérieur du crâne.

En anatomie pathologique, il faut savoir que, dans les otites ainsi compliquées, il y a volontiers ostéite condensante de l'apophyse, avec annihilation presque complète du système cellulaire. Quoi qu'on en ait dit, cette hyperostose, qui empêche la migration du pus vers l'extérieur, la favorise vers l'intérieur. De là une notion importante pour l'opérateur. Toujours, le premier soin du chirurgien devra être d'assurer, par l'évidement pétro-mastoïdien, la désinfection de l'apophyse et de la caisse. Mais on sera averti que dans ces apophyses éburnées, la recherche de l'antre est difficile, devra souvent être faite à l'envers, par l'opération dite de Stacke.

Dès le début de ce chapitre, je désire affirmer que, quelle que soit la complication intra-cranienne observée, même si on diagnostique une éburnation de l'apophyse, il faut avant tout ouvrir largement toutes les cavités auriculaires existantes.

Cela dit, j'entre dans l'étude spéciale des infections

intra-craniennes consécutives aux otites moyennes suppurées.

Ces complications sont de trois espèces :

1° Les méningites;

2° La phlébite des sinus;

3° Les abcès, situés entre l'os et la dure-mère, ou dans
l'épaisseur même de la substance nerveuse, cérébrale ou
cérébelleuse.

L'existence, la nature de ces lésions, est connue
depuis longtemps, et nos devanciers s'efforçaient d'en
établir, avec autant d'exactitude que possible, le diagnostic et le pronostic. Mais, malgré leurs études, une
certaine confusion persista jusqu'à ces dernières années.
Naguère encore, en effet, le traitement chirurgical était
nul. Il n'en est plus de même aujourd'hui et, grâce à
l'antisepsie, nous pouvons intervenir avec chances de
succès : aussi avons-nous besoin de posséder sur ces
questions des notions anatomo-pathologiques, étiologiques et cliniques auparavant inutiles.

Une fois que, par des autopsies judicieusement exécu-
tées, on eut acquis les premières données, c'est par les
interventions chirurgicales elles-mêmes, véritables autopsies sur le vivant, que nos connaissances se sont perfec-
tionnées, que nous avons pu étudier les lésions au
début, et tenter ensuite d'établir un diagnostic précoce
et précis.

On comprend la grosse importance de ce diagnostic,
car les chances de succès sont anatomiquement bien
différentes dans les trois catégories de lésions que je
viens d'énumérer. Il n'est pas indifférent d'aller à la
recherche d'un abcès imaginaire du cerveau alors qu'il
n'existe que de la pyohémie; d'ouvrir un abcès dans le
cervelet et d'en méconnaître un second développé dans
le cerveau; de négliger une phlébite du sinus latéral
parce qu'on aura ouvert et drainé un abcès du cerveau.

La question, par malheur, est parfois assez complexe
en clinique, car ces trois ordres de lésions ne sont pas
toujours isolées, comme on le croirait si on prenait au

pied de la lettre les descriptions didactiques, forcément un peu schématiques. De là des obscurités cliniques réelles, dont on aurait tort, toutefois, de trop s'effrayer, car les lésions deviennent surtout complexes lorsqu'on les laisse évoluer sans intervenir. Si l'on opère dès le début des accidents, on trouve en général une des lésions à l'état de pureté, ou tout au moins assez prédominante pour que l'action chirurgicale soit efficace.

Aussi, tout en reconnaissant que souvent la description didactique exige des démarcations que ne respecte pas la nature, sommes-nous en droit, sans sortir trop de la réalité clinique, de passer successivement en revue les méningites, les phlébites, les abcès. Mais, dès le début, j'ai cru utile de montrer la complexité fréquente des lésions, la difficulté habituelle de leur diagnostic exact, car c'est précisément à cause de cela que je conseille de les attaquer par un procédé capable de convenir à toutes, c'est-à-dire par la voie mastoïdienne.

§ I. — MÉNINGITE

La méningite d'origine auriculaire évolue avec une acuité très variable.

Quelquefois elle est aiguë, suraiguë même, ayant les allures cliniques de toute méningite aiguë[1]; et d'ailleurs il est probable que nombre d'inflammations méningées, autrefois dites idiopathiques, ont leur porte d'entrée, aujourd'hui bien moins souvent méconnue, dans les cavités de l'oreille moyenne.

Un sujet atteint d'otite chronique le plus souvent, mais quelquefois d'otite aiguë, est pris brusquement, en pleine santé, d'un malaise qui, au premier abord, peut être confondu avec un simple embarras gastrique. Mais

1. On a vu des méningites suppurées par otite rester latentes pendant un temps variable et causer une mort subite, qui a pu donner lieu à expertise médico-légale.

en quelques heures la fièvre se déclare, la température
monte à 39°, à 40°, avec quelques légères rémissions
matinales seulement, la céphalalgie devient rapidement
intolérable. Puis surviennent des nausées, des vomissements, enfin les phénomènes d'excitation s'aggravent.
Le malade est agité, délirant, perd connaissance ou
tombe dans le coma et meurt en deux ou trois jours. Si
l'inflammation des méninges se propage à la couche
corticale sous-jacente de la région motrice, on observe
des paralysies partielles ou générales, des convulsions,
des contractures. J'ai vu, par exemple, chez un enfant,
une hémiplégie qui m'a fait espérer un abcès cérébral :
en opérant, je n'ai trouvé qu'une méningite diffuse. Je dis
espérer, car pour l'abcès, l'opération offre des chances
de succès, tandis que la méningite diffuse est au-dessus
des ressources de l'art. Dans ce cas, la cause de l'hémiplégie était un ramollissement cortical de la zone rolandique, par méningite diffuse incurable, mais je vais
dire dans un instant que chez un autre malade l'hémiplégie, d'interprétation fort obscure, relevait d'une
méningite non suppurée qui fut guérie par la trépanation.

Dans d'autres cas, la gravité immédiate est moindre
et ce n'est pas en deux ou trois jours que succombe le
sujet, mais au bout d'un temps plus ou moins long,
avec l'apparence d'un enfant atteint d'une méningite
tuberculeuse un peu irrégulière. Il en était ainsi chez
un garçon qui me fut envoyé d'urgence à l'hôpital
Trousseau, venant du service de M. Sevestre, où la veille
il avait été admis comme atteint probablement de méningite tuberculeuse ; à un examen plus attentif, lors de la
visite du soir, M. Péron, interne du service, constata
qu'il existait une fistule rétro-auriculaire et diagnostiqua
une méningite subaiguë consécutive à cette otite : l'autopsie ne tarda pas à lui donner raison.

Cet enfant était grognon, somnolent, et le dernier
jour seulement il tomba dans le coma ; sa température
ne dépassa pas 38°,4 ; le pouls était fréquent, inégal,

petit, irrégulier ; les pupilles étaient égales ; il n'existait aucun trouble moteur.

Dès lors, il était bien probable qu'il y avait méningite. Néanmoins je suis intervenu de la façon suivante. Dès que l'enfant m'a été apporté, j'ai ouvert méthodiquement l'apophyse et la caisse, pour évacuer le pus, les séquestres et les fongosités qu'elles renfermaient, et j'ai tamponné la cavité à la gaze iodoformée, après avoir curetté avec soin les parois osseuses enflammées et friables. Le lendemain, l'enfant allait plutôt un peu mieux ; mais le surlendemain matin je le trouvai comateux. Alors j'agrandis vers la fosse temporale la trépanation mastoïdienne, j'arrivai ainsi en deux ou trois coups de gouge sous le lobe temporal, où je fis sans résultat trois ponctions exploratrices, et après avoir ainsi constaté qu'il n'y avait pas d'abcès intra-cranien, je fis un nouveau tamponnement. A l'autopsie, je trouvai une méningite suppurée de la base, sans tubercule appréciable, quoiqu'il y eût des lésions tuberculeuses avancées des poumons.

J'ai relaté un peu longuement cette histoire clinique parce qu'elle montre bien l'erreur de diagnostic que l'on peut commettre dans un sens. Mais on peut en commettre aussi en sens inverse, et plusieurs fois, j'ai vu des enfants chez lesquels l'hésitation était permise. Chose naturelle, étant donné que les otites chroniques, tuberculeuses ou non, sont fréquentes chez les tuberculeux et que, je viens de le dire, la méningite otique peut être subaiguë. Aussi dans les cas douteux, et surtout à l'hôpital où toute considération étrangère à la chirurgie est exclue, m'est-il arrivé plusieurs fois d'opérer : le moindre doute doit être pour nous un espoir, car il y a des méningites otiques curables par l'intervention chirurgicale.

Si on veut, n'allons pas encore si loin, et disons que, par une opération, on peut faire disparaître, peut-être plus souvent chez l'enfant, des symptômes de méningite fort accentués : céphalalgie, fièvre, vomissements, aspect typhoïde, sautes brusques de température, névrite optique même. Nous avons maintenant à voir en quelles formes cliniques s'associent les symptômes, par quelle pathogénie il faut les expliquer et quelle opération leur convient.

Or, il faut bien avouer qu'à toutes ces question nous ne pouvons apporter des réponses absolument précises.

Cliniquement, en effet, tous les degrés de gravité existent dans l'association symptomatique, depuis les cas où ils sont peu nombreux et légers jusqu'à ceux où la méningite paraît caractérisée par son cortège le plus complet. En sorte que, si l'on peut expliquer par une simple irritation de voisinage quelques symptômes nerveux un peu plus accentués que ceux d'une maladie infectieuse quelconque, il devient difficile de ne pas attribuer à une méningite ceux où l'on observe jusqu'à des lésions physiques, tels que la névrite optique.

A quelles lésions correspondent ces symptômes, et dans quelle mesure pouvons-nous admettre, pièces en main, qu'elles soient opératoirement curables? A cet égard, la variabilité est grande.

D'abord, il y a des cas sûrement favorables, au moins au début de l'invasion méningée : ceux où se forme au-dessus du rocher un foyer suppuré localisé atteignant la pie-mère et l'écorce cérébrale. Cela se voit parfois à la face inférieure du lobe temporal, et on a pu observer, pour les otites gauches, un certain degré d'aphasie.

On conçoit qu'alors l'erreur de diagnostic puisse être commise avec un abcès du cerveau, et cette forme n'est pas la seule qui prête à cette méprise. J'ai publié récemment à la Société de chirurgie une observation fort curieuse, où les neurologistes les plus compétents croyaient comme moi à un abcès cérébral, avec fièvre vespérale vive depuis quelques semaines, céphalalgie tenace, puis vertiges, étourdissements, petites crises de coma, hémiparésie gauche progressive, névrite optique : or c'était certainement de la méningite, puisque je n'ai, en opérant, trouvé aucun abcès et puisque cependant après cela, tous les symptômes ont cessé et depuis trois ans n'ont pas reparu.

Ce fait, qui certainement n'est pas isolé dans la science, est de ceux qui nous imposent une grande réserve pour admettre la guérison spontanée de certains abcès cérébraux d'origine otique. Et si, comme je le dirai tout à l'heure, la cause anatomique des accidents était probablement une hydrocéphalie ventriculaire aiguë, je dois ajouter que dans bon nombre de cas qui se sont terminés par guérison, les lésions inflammatoires des méninges ou de l'encéphale étaient à ce point minimes qu'on ne les put constater au cours de l'opération.

La complexité clinique est même quelquefois plus grande encore, et un abcès mastoïdien peut à lui seul causer des troubles mentaux remarquables.

Ainsi A. Robin cite un malade auprès duquel Brown-Séquard fut appelé par le D#r# Elmyra, de New-York, et que l'on croyait atteint de paralysie générale. En percutant le crâne, Brown-Séquard détermina une vive douleur au niveau de l'apophyse mastoïde; en examinant la région, on y reconnut la présence d'une collection purulente dont l'évacuation amena la disparition de cette pseudo-paralysie générale.

C'est cette forme de méningite subaiguë et curable qui, en clinique, est la plus intéressante.

Tandis que, dans sa forme aiguë, la méningite emporte brusquement le malade, avec des lésions dont la gravité est surtout due à leur étendue et à leur acuité, dans la méningite subaiguë, l'évolution plus lente donne au chirurgien le temps de la réflexion et aussi de l'intervention. Parmi ces faits il en est de tout particulièrement intéressants, où la symptomatologie ressemble complètement à celle d'un abcès du cerveau.

Comment faut-il interpréter les faits de ce genre, quand après une opération on voit disparaître les accidents, même les plus complexes? On les a attribués à une simple irritation des méninges au voisinage d'une oreille infectée, à quelque chose que l'on pourrait

appeler du « méningisme » et comparer à ce péritonisme qui vient si volontiers compliquer une inflammation péritonéale limitée ou même juxta-péritonéale.
Avec nos connaissances actuelles, cela n'est guère probable. Méningisme et péritonisme sont, en réalité, des
congestions ou des inflammations superficielles et
fugaces des méninges ou du péritoine autour d'un foyer
qu'il importe de désinfecter. Au reste, même si on
admettait, comme autrefois, une sorte de réflexe, on
n'en saurait conclure que l'on aurait aussi bien obtenu
la guérison sans intervention opératoire. Parmi les
observations que j'ai parcourues, je sais que chez le
malade de Kellock Barton on a réussi à l'aide de simples
frictions mercurielles; mais dans tous les autres cas on
a assuré l'écoulement du pus, par la paracentèse du
tympan ou par l'ouverture de l'apophyse selon l'état des
lésions, et tous les chirurgiens penseront certainement
que telle doit être la règle immuable.

C'est donc comme méningites curables que, en principe, nous devons catégoriser ces faits. Mais dans quelles
conditions la méningite auriculaire sera-t elle curable
ou incurable? On serait peut-être tenté d'établir cette
démarcation selon que l'inflammation est simplement
séreuse ou au contraire suppurée. Cette opinion est
sûrement erronée, car : 1° il y a des méningites non
suppurées mortelles quoi qu'on fasse; 2° il y a des
méningites suppurées curables.

D'abord, sans qu'il y ait suppuration, la mort peut
être la conséquence de ces lésions méningitiques de voisinage, et Körner, auquel nous devons une monographie
sur les complications intra-craniennes des otites, nous
apprend que chez l'enfant on observe quelquefois des
méningites rapidement mortelles, où on ne trouve pas
de pus à l'autopsie, mais seulement de la congestion et
de l'œdème des méninges et du cerveau. Il en fut ainsi,
par exemple, dans un cas de Schwartze.

Dans ces faits Körner admet, avec Huguenin, qu'il
s'agit d'une « méningite à streptocoques incomplète »,

et, toutes réserves faites sur le microbe causal, c'est cette opinion qui, dans l'état actuel de la science, est la plus séduisante. Il y a beau temps que l'on connaît l'œdème de voisinage et l'infiltration phlegmoneuse qui, en deux zones concentriques, entourent un foyer purulent et vite disparaissent lorsque le pus a été évacué. Il est bien vraisemblable qu'autour de l'oreille moyenne infectée et se vidant mal se produisent de même une infiltration, un œdème, une congestion septiques capables de rétrocéder lorsque le foyer initial a été désinfecté.

Il est probable que dans certains cas de « méningite séreuse » la cause principale des accidents est la formation d'une hydrocéphalie aiguë, analogue à celle que je signalerai dans l'étude des méningites de cause non auriculaire. Cela a été constaté chez des malades de Mayo Robson, de Lecène, de Jansen, de moi-même, chez lesquels, les symptômes ayant fait penser à un abcès cérébral, on a ponctionné le cerveau et on a vu jaillir du liquide céphalo-rachidien sous forte pression : les quatre malades auxquels je viens de faire allusion ont guéri et on trouverait d'autres succès de ce genre en parcourant les mémoires publiés depuis quelques années. Le fait important à retenir pour le chirurgien est l'indication de ponctionner le cerveau dans les cas de cette espèce ; ou bien on pourra avoir recours d'abord à la ponction lombaire, fort efficace dans certaines méningites pour faire cesser les accidents d'hypertension par hydrocéphalie interne ou externe. Et dans plusieurs cas de méningite otogène terminés par guérison sans trépanation, la ponction lombaire, destinée à assurer le diagnostic, n'a sans doute pas été inutile à la cure. Si, dans l'espèce, son indication est assez rare, c'est parce qu'en tout état de cause il faut d'abord trépaner apophyse et caisse : après quoi l'ouverture du crâne et la ponction du cerveau sont très rapidement et très facilement exécutés.

Je reviendrai sur ce point, qui n'a ici rien de spécial,

dans le chapitre consacré au traitement des méningites diverses. En ce moment, je retiens que la ponction lombaire, nous fournissant parfois un liquide opalescent, bactériologiquement infecté, nous a démontré la curabilité possible de certaines méningites otogènes suppurées, même de certaines méningites cérébro-spinales.

La rétrocession peut être spontanée, ou à peu près (obs. de Kellock Barton), ou bien elle a lieu après l'emploi de moyens simples, tels que le lavage de la caisse. Mais on aurait tort de compter sur des succès de ce genre. D'autant mieux qu'après une guérison apparente il faut craindre la persistance d'une épine inflammatoire, capable de provoquer le retour d'accidents, cette fois mortels. Ainsi, Politzer a vu une fille de douze ans, qui fut prise de troubles cérébraux à forme typhoïde, avec délire, puis coma ; grâce à des irrigations de l'oreille, elle guérit en trois semaines, mais après deux ans de santé parfaite elle mourut, en quarante-huit heures, d'une méningite suraiguë.

Une menace de ce genre est une indication à en finir le plus vite possible avec la suppuration auriculaire et on ne doit pas laisser de pus stagner dans la caisse ni dans l'apophyse. S'il existe des signes d'inflammation à la région mastoïdienne, il va sans dire que la trépanation s'impose ; mais lorsque les cellules paraissent intactes ou à peu près, lorsqu'il n'y a pas d'œdème rétro-auriculaire, même alors il est prudent de les ouvrir. On sait, en effet, que presque toujours leur muqueuse participe à l'inflammation de la caisse, et pour ces cas, où la vie est en jeu à brève échéance, il ne serait pas prudent de s'attarder aux moyens simples, la douche d'air par exemple, dont l'efficacité est cependant grande chez bien des sujets. Un malade que j'ai opéré en est la preuve. Comme il n'y avait aucun abcès rétro-auriculaire, comme l'œdème était à peu près nul, on aurait pu songer à déterger la caisse par un lavage, puis par la douche d'air : or, l'opération a conduit sur une petite collec-

tion de pus hémorragique et mal lié, entourant le sinus
latéral, et il est bien certain que par les voies naturelles
l'évacuation de cette collection eût été impossible. Ce
malade était presque dans le coma, avec une fièvre
dépassant 40°, avec les pupilles dilatées, et j'ai failli ne
pas l'opérer, parce que je le croyais moribond. Or il a
guéri, et depuis cette époque j'opère toujours, et de
temps à autre un succès vient me prouver que j'ai raison.

De ce qui précède, il résulte qu'il y a des sujets chez
lesquels les symptômes sont ceux d'une méningite
subaiguë ou même aiguë, et chez lesquels l'intervention
chirurgicale limitée aux cavités de l'oreille procure la
guérison. C'est là un argument puissant pour inciter
le chirurgien à ne pas craindre d'intervenir, même
lorsqu'il n'a presque pas de chance de se tromper en dia-
gnostiquant une méningite suppurée. Ce qui doit également l'encourager à opérer, c'est que le processus infectieux est d'abord localisé auprès du point osseux malade
et qu'une méningite suppurée circonscrite peut guérir
après drainage : récemment, Janssen et Stewart ont
publié des cas de ce genre, où il fallut inciser la dure-
mère pour évacuer une collection purulente, et les
malades guérirent.

Je n'ai pas voulu, jusqu'à présent, étudier en détail
les indications précises et la technique de l'intervention
dans les otites compliquées de méningite ; j'ai simplement cherché à faire voir qu'à côté de la forme suraiguë,
contre laquelle nous sommes impuissants, il est des
formes atténuées, dans leur virulence ou dans leur
étendue, qui sont jusqu'à un certain point justiciables
de notre action ; j'ai dit, chemin faisant, que parfois
l'évolution clinique ressemble de fort près à celle d'un
abcès. Ces deux propositions doivent être retenues pour
le moment où, dans une vue d'ensemble, nous chercherons à établir à quelles règles générales le chirurgien
doit se conformer en présence d'une otite compliquée
d'accidents encéphaliques. La conclusion que je désire
tirer actuellement est la suivante : d'une manière

générale, l'intervention opératoire est justifiée, car, si
elle n'améliore pas la méningite aiguë diffuse, au moins
elle ne l'aggrave en rien, et si, au contraire, il s'agit de
méningite subaiguë, elle peut procurer la guérison.

Par quelle opération a-t-on guéri ces malades? C'est
très variable, et nous ne pouvons pas fixer une règle de
conduite très précise. La simple paracentèse — et même
parfois l'ouverture spontanée — de la membrane du
tympan a quelquefois suffi pour faire cesser des accidents cérébraux inquiétants compliquant une otite. D'autres auteurs ont évidé l'apophyse et la caisse atteintes
d'ostéite ancienne. D'autres enfin ont ouvert la dure-
mère et même incisé ou ponctionné le cerveau, à la
recherche d'un abcès possible.

Lorsque les troubles cérébraux ont une intensité
réelle, dépassant la mesure de la réaction nerveuse dont
les otites sont coutumières, il est imprudent de s'en tenir
à la simple paracentèse, mais les deux autres conduites,
évidement osseux simple ou exploration du cerveau, ne
sont pas exclusives l'une de l'autre : chacune d'elles a
ses indications.

Il est certain, par exemple, que tout de suite on explorera le cerveau lorsque, même sans signes précis de localisation, les accidents feront penser à un abcès du cerveau. Par exemple, l'aphasie dans le cas de Janssen,
l'hémiplégie dans les miens étaient des indications à
ouvrir sans tarder la dure-mère : et Janssen a trouvé, en
effet, je le répète, un foyer cortical suppuré, par le drainage duquel il a enrayé la méningite. Quant à mes deux
observations, elle prouvent que dans un cas l'hémiplégie,
par ramollissement cortical de la zone rolandique, relevait
d'une méningite suppurée diffuse et incurable ; que dans
l'autre l'enfant a guéri sans que j'aie jamais connu la
cause exacte. Mais dans le premier cas j'ai la certitude
de n'avoir pas nui au malade et, dans le second, celle de
lui avoir sauvé la vie : et, autant qu'on peut se rendre
compte des choses dans une opération de ce genre, je
crois bien qu'il y avait méningite séreuse avec accumu-

lation anormale de liquide céphalo-rachidien dans la corne occipitale du ventricule latéral. Il existe d'Imbert une observation tout à fait analogue. Ces faits, celui de Janssen, d'autres semblables relatés par divers auteurs prouvent donc que certains symptômes justifient l'exploration cérébrale immédiate.

Mais quand existent seulement des signes diffus, la vraie conduite me paraît être de commencer par un évidement pétro-mastoïdien, car les observations sont nombreuses où ce drainage a suffi, soit contre des accidents chroniques subaigus, soit même contre des accidents très aigus. En cette dernière occurrence, il m'est arrivé plusieurs fois de trouver de petits abcès extra-duraux contre le sinus latéral, et la réaction méningée tenait peut-être à un certain degré de phlébite de ce sinus. Mais quoi qu'il en soit de cette hypothèse, le fait est qu'une opération extra-durale est capable de mettre fin aux troubles encéphaliques ; et comme, par contre, au cas où les méninges seraient saines, il n'est pas indifférent de les ouvrir dans un foyer septique, la règle me paraît être de commencer par le seul évidement pétro-mastoïdien et de n'aller plus loin, si nécessaire, que dans un deuxième temps : je n'en dis pas plus long pour le moment, la question devant revenir à propos des abcès, car diagnostic et traitement sont connexes, pour les abcès, la phlébite, les méningites.

§ II. — PHLÉBITE DES SINUS

La participation des sinus de la dure-mère aux inflammations de l'oreille moyenne est loin d'être rare, et personne ne songera à s'en étonner, après avoir vu les rapports du sinus latéral avec l'apophyse, du sinus pétreux supérieur et de la jugulaire avec les parois supérieure et inférieure de la caisse [1]. Mais si la fréquence

1. La phlébite des sinus est plus fréquente dans le sexe

de ces phlébites est notable, il est excessif de dire, avec
Poulsen, que c'est une lésion constante lorsqu'une otite
moyenne cause la mort par complications intra-craniennes. A cette manière de voir on doit opposer immédiatement une objection : il s'agit là de cas abandonnés
à eux-mêmes et ayant causé la mort. On ne peut donc
rien en conclure sur les lésions initiales, et si cela
démontre qu'à la période ultime la complexité des
lésions est telle que le chirurgien doive désarmer, par
contre, les succès assez nombreux obtenus dans ces
dernières années par des opérations bien conduites,
prouvent que souvent nous sommes en droit, cliniquement au moins, de considérer comme négligeable la
phlébite associée aux abcès.

Cette question préjudicielle, importante pour le
moment où nous parlerons du traitement des abcès,
a perdu une partie de son intérêt depuis que nous
savons nous attaquer directement aux sinus intra-craniens thrombosés, comme nous allons le dire en étudiant les cas les plus simples, ceux où la phlébite existe
à l'état isolé, ou associée simplement à un abcès extra-
dural.

La phlébite des sinus est relativement rare chez l'enfant et de cela on donne volontiers comme explication,
que dans le jeune âge l'apophyse est peu développée,
en sorte que les connexions de l'oreille moyenne avec
le sinus latéral sont beaucoup moins étendues qu'elles
ne seront plus tard.

masculin d'après les relevés de Lebert (14 contre 3), de Hessler
(55 contre 5), de Janssen (27 contre 7). Mais cela n'est exact que
chez l'adulte, et à cet âge les otites sont bien plus fréquentes
chez l'homme. La plus grande fréquence à droite est nette
dans les statistiques de Köhner (44 contre 30), de Poulsen
(7 contre 3), de Janssen (126 contre 104) ; cependant Hessler
trouve seulement 36 contre 33. Les conditions anatomiques
qui expliquent cette prédominance — rencontrée pour toutes
les complications intra-craniennes des otites — ont été minutieusement étudiées par Körner.

Que l'apophyse soit peu développée chez l'enfant, et surtout chez l'enfant du premier âge, le fait est incontestable ; que, d'autre part, la phlébite soit plus rare que la méningite chez l'enfant, le fait est encore certain, et mes constatations sur ce point confirment celles de tous les auteurs. Bien des fois cependant, même chez de tout jeunes enfants, j'ai vu le sinus latéral largement à nu dans la plaie, après avoir enlevé à la curette tout l'os carié, enflammé, suppuré. Mais chez la grande majorité de ces sujets le sinus n'était pas thrombosé, et il n'existait pas de symptômes de pyohémie comme on en observe quelquefois chez l'adulte. C'est qu'il faut longtemps pour que la carie osseuse se complique de phlébite du sinus [1]. D'ordinaire, plusieurs années s'écoulent entre le début de l'otite et celui des accidents phlébitiques : il y a là une explication de la rareté relative chez l'enfant.

L'ostéite est l'intermédiaire à peu près obligé entre la phlébite des sinus et l'otite moyenne ; en outre, presque toujours il y a mastoïdite, et l'infection frappe le sinus latéral [2]. Ainsi, la filiation des accidents est la suivante : l'ostéite atteint toute l'épaisseur de la paroi de la gouttière latérale, et entre l'os et la dure-mère se constitue un abcès qui infecte le sinus. Alors a lieu la thrombose septique, avec ou sans suppuration intraveineuse, oblitérant le sinus jusqu'au pressoir d'Hérophile, et la veine jugulaire au cou sur une longueur variable. On a noté la communication directe de la cavité du sinus perforé avec celle de l'abcès extra-dural [3].

---

1. Je ferai remarquer cependant que, parmi les complications des otites, la thrombose du sinus est celle qui est la moins rare au cours des otites aiguës avec mastoïdite aiguë. Ces cas sont évalués à 15 p. 100 (A. af Forselles), 19 p. 100 (A. Robin) et même 26 p. 100 (Hessler) du total.

2. Il peut aussi y avoir infection directe du bulbe de la jugulaire par carie de la caisse, surtout s'il y a en ce point une « déhiscence » spontanée de la paroi osseuse.

3. Syme a rapporté un fait d'hémorragie provenant du

L'existence de cet abcès extra-dural est presque constante, mais Arbuthnot Lane va un peu loin en déclarant qu'elle est constante. Certes, sur les 10 interventions dont il a publié les résultats en août 1893, toujours il l'a constatée, mais on ne saurait faire table rase des autopsies où il est expressément noté que la propagation s'était faite au sinus par la voie veineuse (ostéophlébite du temporal), sans collection de pachyméningite externe suppurée.

En pratique, toutefois, sachons que lorsque nous diagnostiquerons une phlébite des sinus, nous devrons diriger notre intervention de façon à attaquer en même temps une ostéite mastoïdienne avec abcès extra-dural.

Les lésions de la phlébite atteignent avec une fréquence à peu près égale les divers sinus qui longent le rocher et du sinus latéral elles se propagent, plus ou moins bas, dans la veine jugulaire au cou. Dans les descriptions anatomiques et chirurgicales, on ne parle guère que du sinus latéral et de la jugulaire. C'est parce que leurs lésions sont de beaucoup les plus importantes en pratique, car ce sont elles qui donnent lieu aux interventions chirurgicales. La thrombose du sinus pétreux supérieur est plus fréquente, d'après les relevés d'Allport, mais elle est chirurgicalement négligeable.

Il est inutile d'insister sur les lésions : ce serait répéter la description classique de la phlébite. Les sinus et la jugulaire contiennent soit du pus liquide et sanieux, soit des caillots ramollis, grisâtres. La paroi est épaissie, de couleur jaunâtre et non, comme à l'état normal, souple, d'un bleu noirâtre. Celle de la jugulaire adhère aux parties molles voisines. C'est qu'il existe de la périphlébite, et autour des veines enflammées, surtout autour de la jugulaire à la base du crâne, l'infec-

sinus pétreux supérieur : on avait cru à une ulcération de la carotide interne, et la ligature de la carotide primitive avait été pratiquée, naturellement sans succès. (Cité par Gidon, *Th. de doct.*, Paris, 1877, n° 191.)

tion se propage aux nerfs pneumogastrique et spinal, au ganglion de Gasser, d'où des modalités cliniques quelquefois un peu spéciales. Au cou, les ganglions qui accompagnent la jugulaire sont engorgés et quelquefois suppurés.

Symptômes. — D'après tout ce qui précède, on conçoit que la phlébite doive d'ordinaire être annoncée par les symptômes d'une mastoïdite aiguë, subaiguë ou chronique, avec abcès ou avec fistule, et la poche de pachyméningite externe suppurée provoque de la céphalée, une douleur locale profonde, quelquefois une réaction de méningite avec raideur de la nuque, avec névrite optique; je rappellerai que chez un de mes opérés, il existait des symptômes graves de méningite et que je trouvai, comme lésion prédominante, une petite collection séro-sanguinolente entre la gouttière latérale et son sinus.

A ces symptômes viennent s'ajouter, avec une rapidité variable, ceux de l'infection du sinus, d'abord insidieux, puis nets. La céphalalgie devient plus intense, puis s'établit un sentiment de malaise avec nausées, souvent avec vomissements; enfin apparaissent des symptômes caractéristiques, les oscillations thermiques brusques et les frissons. C'est qu'alors dans nombre de cas, et abstraction faite des signes locaux dont nous nous occuperons plus loin, le tableau général est avant tout celui de la pyohémie [1], avec délire quelquefois, avec symptômes divers d'excitation cérébrale.

Il n'est pas rare, surtout lorsque l'évolution est rapide, qu'il n'y ait pas de signes spécialement révélateurs de l'occlusion du *sinus latéral*. Gowers insiste sur ce fait et montre qu'alors les symptômes relèvent plutôt de la méningite concomitante ou de la pyohémie. Le chirur-

---

1. D'après Körner, chez l'enfant, l'allure pyohémique est plus rare que chez l'adulte. Cela concorde avec ce que j'ai observé. Par contre, l'affection prendrait volontiers le masque de la méningite.

gien doit donc savoir que la marche de la température, son élévation soudaine associée aux frissons répétés, restent les meilleurs signes de la thrombose des sinus.

Cependant, lorsque la marche n'est pas trop aiguë, surviennent progressivement de nouveaux symptômes qui assurent le diagnostic.

La coagulation descend dans la jugulaire, souvent jusqu'à l'embouchure du tronc thyro-linguo-facial et même jusqu'à la base du cou; de là une gêne des mouvements du cou, une raïdeur de la nuque, et la palpation fait sentir sous le bord antérieur du sterno-mastoïdien un cordon dur et douloureux. Un degré de plus, et les ganglions voisins s'engorgent, le tissu conjonctif s'œdématie, s'enflamme et même suppure, la peau rougit. A cette période, la nuque est raidie en extension. En même temps, la gêne de la circulation veineuse se traduit par de l'œdème de la face, par des étourdissements et des vertiges. Enfin les nerfs spinal, pneumogastrique et glosso-pharyngien peuvent être comprimés dans le trou déchiré postérieur par le tronc veineux augmenté de volume, ou atteint de névrite par propagation. La compression et la névrite du pneumogastrique, se traduisent par de la raucité de la voix, de la dyspnée, du ralentissement du pouls (42 pulsations dans un cas de Kessel), et même par la mort presque subite (Beck). Par altération du spinal, on a noté les convulsions du sterno-mastoïdien. Au glosso-pharyngien, on peut rapporter la gêne de la déglutition (Beck), la paralysie du voile du palais. L'inflammation se propageant plus loin, jusqu'au trou déchiré antérieur, Beck, Kessel ont même noté la déviation de la langue du côté sain, par paralysie de l'hypoglosse.

Un autre symptôme important de la phlébite des sinus est la névrite optique au début ou confirmée, constatée même chez des malades opérés avec succès [1].

____

1. D'après N. Pitt, elle y serait même plus fréquente que dans les méningites et abcès non accompagnés de throm-

Avec le sinus latéral, l'infection atteint quelquefois la veine mastoïdienne. Alors la région auriculaire s'œdématie, quelquefois suppure ; la pression au point d'émergence de la veine est douloureuse, et l'analogie est notable avec un abcès mastoïdien, quoique la douleur à la pression siège au bord postérieur de l'apophyse. Mais ce diagnostic n'a qu'un intérêt secondaire puisque, dans un cas comme dans l'autre, la trépanation de l'apophyse s'impose d'urgence.

Lorsque la phlébite occupe la jugulaire dans le triangle maxillo-pharyngien, avec participation des ganglions et du tissu conjonctif, un diagnostic assez intéressant est à établir avec la mastoïdite de Bezold. C'est une mastoïdite dans laquelle l'abcès, au lieu de se collecter dans la région rétro-auriculaire, se constitue à la face interne de la pointe, vers la rainure digastrique, et remplit alors le triangle maxillo-pharyngien. Ce siège, d'ailleurs, n'est pas réservé aux abcès mastoïdiens, et j'ai opéré un homme, mort quelques jours après d'hémorragie foudroyante, chez lequel une volumineuse poche latéro-pharyngienne, due à une nécrose auriculaire de la face inférieure du rocher, laissait écouler un flot de pus par l'oreille dès qu'on la comprimait avec le doigt, introduit dans la gorge ou enfoncé sous l'angle de la mâchoire. Il en était de même chez un enfant qui a guéri, en sorte que la nature exacte de la lésion initiale a échappé, mais chez lequel la mastoïde, explorée, a été trouvée saine.

On aura donc soin, dans les cas de ce genre, de palper attentivement la région angulo-maxillaire, de pratiquer le toucher pharyngien avec palper bimanuel, de façon à ne pas méconnaître un abcès latéro-pharyn-

---

bose. Mais d'après Forselles elle serait assez rare dans les cas non compliqués de méningite. Dans des rélevés récents de Graderigo, les proportions sont : 59,6 p. 100 pour la thrombose du sinus ; 57,9 p. 100 pour les abcès cérébraux ; 50 p. 100 pour les abcès cérébelleux ; 48 p. 100 pour la méningite.

gien, qu'en tout état de cause il importe d'ouvrir. Et s'il existe un abcès de ce genre, après l'avoir incisé, on explorera immédiatement la pointe de l'apophyse. Au reste, cette incision sur le bord antérieur du muscle sterno-mastoïdien est également un temps de l'opération en cas de phlébite des sinus.

L'œdème de la face, le gonflement érysipélateux des oues et des paupières, les vésicules sur la face indiquent la propagation de l'inflammation à la veine faciale ; ces cas sont exceptionnels.

On a donné, un peu théoriquement, comme signes de la thrombose des *sinus pétreux supérieur et inférieur :* l'épistaxis, le gonflement des veines s'étendant de la fontanelle antérieure aux tempes, l'épilepsie, un engorgement des vaisseaux orbitaires, la vision faible, la photophobie, la parésie ou paralysie de l'oculo-moteur ou des nerfs abducteurs, l'exophtalmie, le ptosis, l'œdème des paupières et même la suppuration des tissus orbitaires.

La thrombose du *sinus longitudinal supérieur* s'accompagnerait d'épistaxis, d'épilepsie et de convulsions, de perte de connaissance, tous phénomènes reconnaissant pour cause l'engorgement vasculaire de la substance corticale du cerveau.

La distribution des veines qui se rendent vers le *sinus caverneux* explique les signes provoqués par la thrombose de ce sinus : œdème de la rétine, vision faible, photophobie, œdème autour de l'œil et dans l'orbite, œdème des narines, du front, des paupières, et de la muqueuse pituitaire, épistaxis, exophtalmie, ptosis, suppuration des tissus orbitaires, parésie ou paralysie des abducteur, oculo-moteur et trijumeau. La protrusion du globe oculaire s'explique par la thrombose du sinus caverneux, et son extension dans la veine ophtalmique.

Nous avons parlé jusqu'à présent d'accidents septico-pyohémiques associés à des lésions de phlébite avec thrombose des sinus. On peut observer des symptômes semblables sans qu'il y ait coagulation veineuse. A. Lane réunit ces faits à la thrombose ; O. Körner, au contraire, décrit à part cette pyohémie auriculaire sans thrombose. Dans les cas où le tronc veineux reste perméable, le tableau est celui soit d'une septicémie aiguë ou subaiguë, soit d'une pyohémie avec abcès multiples, sans aucun des signes locaux que je viens d'énumérer, sans réaction méningée. Ces faits avec perméabilité persistante du sinus, et qui prêtent encore à discussion sur le siège exact de l'infection veineuse dans le sinus ou dans les veinules intra-pétreuses, doivent être, au point de vue thérapeutique, distingués de la thrombophlébite.

Pronostic. Indications thérapeutiques. — La guérison des accidents septiques que je viens d'étudier peut être spontanée, ou à peu près. Des observations diverses le démontrent, et Chauvel a publié un intéressant mémoire pour établir que la septico-pyohémie d'origine auriculaire, est d'une nature relativement bénigne ; si bien que chez deux malades, sans même trépaner l'apophyse, il a obtenu la guérison en incisant l'un après l'autre des abcès pyohémiques qui se sont collectés successivement.

Dans les faits de Chauvel, rien ne prouve, à la lecture des observations, qu'il y ait eu thrombose du sinus, mais certaines autopsies démontrent, avec certitude, que l'oblitération septique du sinus peut guérir d'elle-même et s'organiser définitivement.

Malgré ces succès de l'abstention, il est beaucoup plus prudent d'assurer avant tout le libre drainage de la lésion locale initiale, de ne rien laisser stagner dans l'oreille malade, ni même dans le sinus infecté. Les cures obtenues sans agir sur l'oreille nous prouvent seulement que la bénignité relative des accidents nous laisse le temps de la réflexion et de l'intervention.

Quelle doit être cette intervention ? Bien entendu, tout d'abord une trépanation complète de l'apophyse et de la caisse. Presque toujours, lorsqu'il y a phlébite du sinus, on trouvera l'os friable vers la gouttière latérale et même lorsque les signes n'auront pas permis le diagnostic préalable, on sera conduit de proche en proche jusqu'à l'abcès sous-dural si, comme on doit toujours le faire quand on ouvre une apophyse enflammée, on a soin d'évider attentivement à la curette tous les points où mord le tranchant, manié avec douceur. C'est ainsi que bien des fois j'ai vu le sinus largement à nu, une fois l'intervention terminée.

Dans ces cas, personne ne songera un instant à aller plus loin, si les sujets ne présentaient aucun trouble cérébral ou pyohémique au moment de l'intervention. En outre, le sinus dénudé m'apparut toujours mou et dépressible, en sorte que je crus pouvoir éliminer l'hypothèse d'une thrombose, quoique la paroi veineuse fût au contact direct d'un os enflammé. Et c'est cette dernière constatation qui m'a dissuadé d'ouvrir le sinus dans les cas de ce genre.

Lorsqu'il existait des signes permettant de diagnostiquer avec quasi-certitude la phlébite du sinus, certains chirurgiens ont guéri leurs malades sans ouvrir et désinfecter le sinus, en opérant comme pour une mastoïdite simple. Des succès de ce genre furent obtenus par O. Hecke, par Knapp, chez une femme de vingt-trois ans, atteinte de névrite optique bilatérale et d'un gonflement occupant la région sterno-mastoïdienne jusqu'à l'angle de la mâchoire.

D'autres opérateurs, par des interventions poussées un peu plus loin, ont également réussi. Ainsi, en 1890, A. Lane, après large ouverture d'un abcès sous-dural de la gouttière latérale ; de même E. Hoffmann.

Dans les cas de ce genre, on se contente de l'obturation produite par le caillot seul dans le système veineux absorbant. Ce caillot, sans doute, est septique par lui-même et peut fort bien, une fois vidé le foyer initial, continuer à entretenir des accidents pyohémiques. Il reste encore, il est vrai, une ressource : sa suppuration localisée, justiciable de l'incision simple au cou, et il est bien probable qu'il faut interpréter ainsi une observation où Makins, après avoir ouvert un « ganglion » abcédé, vit bien la carotide et le pneumogastrique, mais ne put trouver la jugulaire qu'il voulait lier : ce prétendu ganglion était peut-être le segment supérieur de cette jugulaire.

Ces guérisons ne suffisent pas à nous convaincre que ces interventions, où l'on n'agit pas directement sur le sinus, soient en principe les meilleures. On ne publie guère — à la fois en raison de leur banalité et parce que les décès font mauvaise figure dans les publications — tous les cas où la thrombose abandonnée à elle-même, après trépanation simple de l'apophyse, a causé la mort. Il est ordinaire, dans ces conditions, de voir les accidents persister, et en fait, malgré les exceptions heureuses que nous venons de constater, la thrombose du sinus est une complication qui ne pardonne guère.

Je ne saurais donc conseiller de s'en tenir à la trépanation de l'apophyse lorsque, cliniquement ou par les constatations faites au cours de l'opération, on reconnaît l'existence d'une coagulation septique dans le sinus latéral.

D'abord, et ce que je viens de dire de ma pratique personnelle le confirme, on a appris, à mesure que se multipliaient les trépanations de la mastoïde, que la dénudation des sinus n'a aucune espèce de gravité, si l'opération est conduite antiseptiquement; on savait d'ailleurs depuis plusieurs années que, malgré l'opinion naguère encore classique, il en est ainsi pour tous les gros troncs veineux. Ensuite, en ouvrant l'apophyse il est arrivé à d'assez nombreux chirurgiens d'entrer dans le sinus et cette complication, autrefois mortelle, a été conjurée avec succès, dans maintes circonstances, par un tamponnement à la gaze iodoformée.

Donc, aborder largement le sinus latéral, l'ouvrir même, il n'y a plus de quoi faire trembler les chirurgiens modernes : de là à chercher l'isolement et la désinfection des sinus atteints par la thrombose septique il n'y avait qu'un pas, et ce pas a été franchi il y a quelques années.

Zaufal (de Prague) est le premier qui, en 1880, ait proposé d'agir de la sorte, de drainer le sinus infecté et de couper la route aux embolies en liant la jugulaire au cou, au-dessous du thrombus. En 1884, il mit à exécution la première partie de ce programme. En 1886, Horsley conseilla encore une fois de le réaliser en entier. Puis, en 1888, A. Lane opéra de la sorte, mais publia ce fait seulement en 1890, lorsque, avec Ballance, Salzer, il chercha à montrer qu'on devait intervenir énergiquement contre la thrombose des sinus.

Peu à peu, les tentatives ont été multipliées, en Angleterre surtout, où des mémoires fortement documentés d'observations personnelles ont été publiés par A. Lane, par Macewen, puis dans divers pays on a fait connaître des opérations isolées. En France, les chirurgiens semblent avoir été plus timides, et l'on ne trouve dans la littérature de notre pays que d'assez rares observations éparses. C'est peut-être qu'on ne publie pas avec enthousiasme ces observations trop souvent terminées par la mort, ou bien, c'est qu'on ne se rallie guère à une pratique encore bien aléatoire. D'après ce que j'ai vu personnellement, je crois que l'insuccès est fréquent, mais il est juste d'ajouter que, la plupart du temps, par des circonstances indépendantes de notre volonté, la majorité des sujets sont certainement opérés trop tard. Mais malgré ces échecs je pense que l'opération fournit plus de chances de guérison que l'abstention, et que dès lors elle doit être entreprise.

Quelle doit être, en principe, cette intervention sur le système veineux ? Je viens de le dire en substance : désinfecter le sinus, lier la jugulaire. Mais sur ce sujet quelques points sont en litige.

La désinfection directe du sinus ne nous arrêtera pas longtemps. Quoique certains auteurs, accidentellement ou de parti pris, en soient restés à la seule ligature de la jugulaire, il ne semble pas que la discussion soit permise. Non pas qu'il soit toujours indispensable d'évacuer en une séance tous les caillots septiques qui occupent la cavité veineuse, et quand nous nous occuperons du manuel opératoire nous retrouverons cette question. Lier la jugulaire et laisser le sinus fermé, n'est-ce pas enfermer le loup dans la bergerie? Nous venons de résumer un fait heureux de A. Lane, mais Clutton a dû inciser secondairement le sinus et Langenbuch, Lancial ont vu périr leurs opérés.

Je n'insisterai pas davantage, et je conseillerai formellement de toujours inciser, désinfecter et tamponner le sinus latéral. Ce qui mérite discussion, c'est la ligature de la jugulaire interne.

On demande à la ligature de la jugulaire : 1° de couper la voie aux embolies septiques qui, parties du caillot initial, vont causer à distance les lésions de la pyohémie; 2° de permettre la désinfection plus exacte de la cavité du sinus. Or plusieurs chirurgiens contestent qu'elle soit vraiment efficace pour atteindre le premier de ces buts. Si, dans sa proposition théorique, Zaufal a parlé de cette ligature, en pratique il n'y a pas eu recours, et depuis, Salzer, Schwartze et ses élèves Rohden et Kretschmann ont soutenu qu'il valait mieux s'en tenir à l'incision et à la désinfection du sinus. N'est-il pas illusoire, pensent-ils, de fermer la jugulaire alors que restent ouverts les autres sinus intra-craniens, sans compter les veines de la nuque?

Cette opinion est en partie justifiée, et, par exemple, après avoir lié la jugulaire, H.-E. Jones a constaté à l'autopsie que la thrombose septique atteignait le sinus longitudinal supérieur et le sinus latéral du côté opposé. Mais il suffit d'étudier les relevés si complets faits par A. af Forselles pour demeurer convaincu que la propagation par la jugulaire l'emporte de beaucoup, en fréquence et en importance, sur les autres propagations.

Est-il possible, pour se mettre à l'abri de cette cause d'échec, de chercher, comme le conseille Jones, à dépasser le caillot vers le pressoir d'Hérophile, comme on cherche à le dépasser au cou? Jones propose, pour y parvenir, de mettre à nu le bout cranien du sinus et

de comprimer vers le pressoir, pour ouvrir sans danger
la partie non encore thrombosée et tamponner ensuite.
Il n'est pas sûr que cette opération serait bien facile à
réaliser sans danger. Mais en tout cas, même si c'est
impossible, mieux vaut ne laisser le champ libre à
l'infection que d'un seul côté au lieu de deux.

On s'est encore demandé si une simple ligature élève-
rait un barrage suffisant : objection de peu de valeur,
car il est aisé de couper la veine entre deux fils, et
même d'en réséquer un tronçon étendu.

Mais, dépassera-t-on toujours la limite inféreiure du
caillot? Certainement non, et, surtout quand on opérera tardivement, la thrombose assez souvent aura oblitéré la jugulaire jusqu'à la base du cou, jusqu'à un point
au-dessous duquel on ne saurait songer à jeter un fil.
C'est ce qui a été constaté par moi aussi bien que par
plusieurs autres opérateurs. Mais je ne pense pas qu'on
puisse en tirer un argument sérieux contre la ligature,
car cette ligature se bornera à être inutile en pareille
circonstance, chez un malade condamné quoi qu'on
fasse.

Ce n'est pas, dira-t-on, un simple temps opératoire
inutile, mais bien une opération en elle-même longue,
grave, sérieuse. Dans une première séance opératoire,
Milligan, par exemple, n'a pu la mener à bien, et il a dû,
après avoir laissé reposer son malade, s'y reprendre
deux jours plus tard. Cela prouve tout simplement qu'un
chirurgien peut ne pas réussir une opération, pour
bien des motifs divers, mais cela ne prouve nullement
qu'on doive renoncer à cette opération. Je sais fort bien,
par expérience, que la recherche de la jugulaire dure,
épaisse, vide et petite, entourée d'une gangue inflammatoire et de ganglions engorgés, est loin d'être facile :
néanmoins je pense qu'il n'y a pas là de quoi justifier
une séance opératoire de deux heures, deux heures et
demie.

Les objections faites à la ligature de la jugulaire ne
me paraissent donc pas bien valables, et par contre plu-

sieurs arguments, sans revenir sur l'arrêt des embolies, militent en sa faveur.

D'abord, la jugulaire elle-même peut être le seul foyer de l'infection veineuse qui, partie de la caisse et non de l'apophyse, frappe le bulbe de la jugulaire et de là descend au cou, sans remonter dans le sinus. Il en fut ainsi chez un malade de Keen, et il va sans dire que dans un cas de ce genre l'incision du sinus ne sert à rien.

En outre, si l'on veut désinfecter aussi complètement que possible le segment veineux malade, il est fort utile d'être à l'abri contre l'entrée de l'air dans le bout central, contre les hémorragies fournies par ce bout. Après avoir incisé le sinus, on n'aura à s'occuper que d'un seul bout pendant le nettoyage et le tamponnement; et cela fait, on ouvrira largement le bout supérieur de la jugulaire, pour le drainer, pour l'irriguer au besoin. Sans cela, les matières septiques stagnent dans ce cul-de-sac, et une observation de Pritchard et Cheatle démontre que leur évacuation secondaire peut être nécessaire. Il vaut donc mieux commencer par là. De ma pratique personnelle je peux citer un fait où, après ligature au cou, j'ai incisé la jugulaire et j'en ai vu sortir une forte cuillerée à café de pus; le malade a guéri.

Donc, à supposer que la ligature de la jugulaire ne serve pas à grand'chose pour arrêter les embolies, je crois qu'elle permet une action bien plus efficace sur le sinus lui-même. Je ne dirai pas qu'elle est indispensable : les faits me donneraient un démenti, et aux succès déjà cités de Salzer, de Schwartze, on pourrait en ajouter d'autres, dus à Sonnenburg, à Janssen, etc. Mais d'après les faits jusqu'à présent publiés, il semble que les résultats de l'opération complète soient meilleurs que ceux de l'intervention limitée au sinus. La statistique de Körner lui donne 75 p. 100 de succès pour la première et 50 p. 100 seulement pour la seconde ; celle de A. af Forselles donne 62 p. 100 et 53 p. 100; celle de Ducellier, 68 p. 100 et 50 p. 100. Je suis loin d'attribuer à ces chiffres une valeur absolue, et je n'ai pas cherché à établir un pourcentage analogue avec les faits que j'ai réunis, mais la différence est trop grande pour être purement fortuite. D'autant mieux que, dans les observations déjà citées de Makins, de Schwartze, l'ouverture d'un abcès cervical, probablement intraveineux, nous rapproche singulièrement des conditions opératoires que nous venons de préconiser [1].

La conduite à tenir est la même, affirme A. Lane, lorsqu'il existe des signes de pyohémie et qu'au cours de l'intervention on trouve le sinus libre, saignant à la piqûre, sans caillot oblitérant. N'est-il pas plus utile encore d'empêcher cette veine, où n'existe aucun obstacle naturel, de verser dans l'économie le poison qu'elle puise sans cesse dans l'oreille? Liez donc la jugulaire et désinfectez à la fois mastoïde et sinus. Le danger d'hémorragie, certes, est plus grand que dans les cas précédents, mais on peut sans trop de peine y parer.

Il est certain que, dans quelques ostéites graves du temporal et du rocher, consécutives le plus souvent à des réveils d'otites chroniques, les interventions externes les plus larges ne suffisent pas à enrayer la septicopyohémie mortelle : dans ma pratique personnelle, je compte plusieurs faits de ce genre. C'est après en avoir observé un, terminé par la mort, que A. Lane a proposé d'oblitérer la veine absorbante, ce qu'il a mis en

---

1. Janssen, qui a publié cependant un important mémoire basé sur 40 observations inédites, se prononce contre la ligature préventive de la jugulaire : on ne liera la veine que si les accidents persistent après la désinfection du sinus. Dans ces observations nous trouvons : sur 34 cas, 6 (ou 5) guérisons, dont 3 (ou 2) après trépanation de l'apophyse, 1 après expectation complète, 2 après incision du sinus. Sur cette première série, le sinus avait été incisé sept fois. A la correction des épreuves, Janssen ajoute 6 observations, soit au total 13 avec 6 guérisons. Ligature de la jugulaire et incision du sinus : 1 cas, 1 mort.

œuvre une fois avec succès et une fois sans succès. C'est incontestablement une thérapeutique hasardeuse, mais on est en présence d'une lésion qui ne pardonne guère. Un succès dans un cas semblable a été obtenu par Langenbuch.

Dans les cas de ce genre, il me semble pourtant que le plus sage est de ne pas faire immédiatement une intervention complète, mais d'attendre un jour ou deux avant de lier la jugulaire et d'ouvrir le sinus, car assez souvent le drainage large des cavités de l'oreille moyenne, combiné à l'ouverture successive des abcès périphériques, fait cesser, dans ces conditions, des accidents septiques fort alarmants. Tandis que pour la thrombophlébite l'accord s'est fait, entre les chirurgiens, sur la nécessité d'une opération intra-veineuse, pour la septico-pyohémie sans thrombose, il tend à se faire en sens inverse et les observations que j'ai personnellement recueillies sont en somme défavorables à l'opinion de A. Lane.

Ce qui rend la décision parfois difficile à prendre, c'est la difficulté d'établir le diagnostic. Lorsqu'on a constaté, cliniquement, l'ensemble bien complet des symptômes que je viens d'énumérer, ou lorsque en opérant on évide l'os jusqu'à voir le sinus dénudé, jaunâtre ou verdâtre, tomenteux, ne battant pas, alors on peut être certain que la thrombose existe. Dans les cas douteux, on aura la ressource de piquer le sinus avec une aiguille et de voir s'il en sort du sang. Mais est-ce une preuve absolue? Il n'en est rien, car chez une de ses malades A. Lane ne se laissa pas arrêter par cette constatation et bien il fit, puisque après ligature de la jugulaire il vit que le sinus ne saignait plus. Il y avait donc oblitération vers le pressoir d'Hérophile, et en effet l'incision du sinus permit d'en tirer un caillot.

Je viens de dire que, dans ces septico-pyohémies auriculaires sans thrombose du sinus, je suis partisan de la trépanation limitée dans une première séance à l'oreille et à ses annexes, quitte à agir secondairement, et alors sans grand espoir, sur le système veineux. Cette pratique est quelquefois imposée par les circonstances en cas de thrombose, lorsque d'entrée le diagnostic manque de certitude, soit que le tableau clinique soit en effet incomplet, soit que l'observateur, insuffisamment instruit, n'ait pas su poser un diagnostic précoce. Mais en principe, pour ces lésions où il importe de lutter de vitesse, sitôt le diagnostic posé l'intervention doit être entreprise, et immédiatement elle sera radicale. Attendre plusieurs jours avant d'ouvrir même l'apophyse à un malade dont la région carotidienne est gonflée et douloureuse, c'est véritablement tenter le sort; et lorsqu'on opère, s'en tenir à l'évidement de l'apophyse ne paraît guère plus prudent. C'est dans la rapidité du diagnostic et de l'intervention qu'est le secret des belles statistiques personnelles de Macewen, de A. Lane.

Malgré les succès de certains temporisateurs, il faut donc aller vite : on demeure stupéfait du temps perdu avec les lavages, vésicatoires, tubes de Leiter, incision de Wilde, etc., chez les malades qu'autrefois on laissait mourir sans même leur ouvrir l'antre mastoïdien, auxquels aujourd'hui on l'ouvre lorsqu'ils sont presque moribonds. Que l'on draine la cavité osseuse dès le début de la poussée infectieuse, et presque jamais la pyohémie ne se déclarera; que l'on ouvre vite le sinus thrombosé, et les succès deviendront plus fréquents.

Une indication *absolue* consiste à avoir toujours trépané d'abord l'apophyse et la caisse, qu'il soit indiqué d'ouvrir le sinus le jour même ou plus tard. Il est presque oiseux d'émettre cet aphorisme : je le fais cependant car certains auteurs — qu'un succès immérité semblerait justifier — n'ont songé aux cellules mastoïdiennes qu'en raison de la persistance des accidents. On ne voit aucun motif à différer une intervention qui par elle-même est indispensable et qui, en outre, facilite notablement l'abord du sinus.

Enfin, on n'oubliera pas qu'on est en présence d'une pyohémie, en face de laquelle on n'est pas en droit de désarmer. On surveillera les membres, les viscères pour ouvrir vite tous les foyers purulents accessibles, et parfois on obtiendra des cures dont on aurait volontiers désespéré.

C'est que, cette pyohémie est, d'elle-même, relativement assez bénigne. De tout temps, même sans intervention portant sur l'oreille, on a été frappé de certaines guérisons presque spontanées, et les faits de cette espèce ont été publiés en assez grand nombre. Mais, comme le remarque Körner, on ne songeait pas à publier les décès, en raison de leur banalité même, et de là résulte que tout essai de statistique serait illusoire.

Pour apprécier les résultats, il est d'un intérêt médiocre d'établir une statistique avec des faits épars. On ne peut demander à la statistique que de prouver une chose aujourd'hui démontrée : qu'après intervention radicale la guérison est bien moins exceptionnelle qu'après intervention limitée à l'apophyse et surtout que par l'abstention. Mais il est bien plus important d'analyser la statistique intégrale d'un auteur, et à cet égard A. Lane, Macewen et Janssen ont publié des documents de haute valeur.

Arbuthnot Lane, dans sa communication à l'Association médicale britannique (août 1893), donnait sa statistique portant sur 10 cas.

Un patient chez lequel on s'était borné à évacuer un abcès de la fosse postérieure du crâne, sans oblitérer le sinus, mourut avant toute intervention sur le sinus. Le second décès survint par septicémie, treize jours après la ligature du sinus. Des huit autres opérés, cinq ont subi la ligature avec ouverture et désinfection du sinus et ont tous guéri; chez les deux autres malades, on découvrit le sinus, et, après lavage de sa surface externe, on ajourna l'opération, se réservant de la pratiquer si des accidents, qui ne parurent point, y avaient obligé : ces deux opérés ont parfaitement guéri. Enfin le dixième malade fut traité par la ligature seule de la veine jugulaire, et a guéri.

On aurait tort de compter sur des résultats toujours aussi remarquables : A. Lane est un chirurgien qui, particulièrement exercé à cette opération, a certainement été servi en outre par la chance d'une série heureuse ; on doit expliquer de même la série, également intégrale et plus nombreuse, de Macewen, chirurgien lui aussi rompu à la chirurgie cranio-cérébrale.

Macewen a observé 18 cas de thrombose du sinus latéral et 17 de ces cas ont été traités par l'ouverture, le lavage, et le tamponnement du sinus ; 13 fois l'opération a été suivie de succès. Dans les cas suivis de mort, de la toxémie septique et des complications pulmonaires existaient avant l'opération.

A ces faits, Macewen ajoute 10 cas de thrombose septique du sinus latéral, compliquant d'autres affections encéphaliques : 7 de ces cas furent suivis de guérison après une intervention au cours de laquelle le sinus latéral fut réséqué.

Donc, sur 28 cas de thrombose du sinus latéral, Macewen est intervenu 27 fois par l'incision et le lavage du vaisseau enflammé, et 20 fois il a obtenu la guérison.

Janssen donne un relevé de 6 guérisons sur 13 cas.

Manuel opératoire. — L'opération dont nous venons d'étudier le principe et les indications doit être conduite avec la technique suivante : 1° lier la jugulaire au cou, au-dessous du caillot, si possible ; 2° trépaner l'apophyse et la caisse ; 3° dénuder, inciser et désinfecter le sinus ; 4° irriguer la cavité osseuse et le bout supérieur de la jugulaire ; 5° tamponner le sinus à la gaze iodoformée.

a) LIGATURE DE LA JUGULAIRE. — Puisque la ligature de la jugulaire au-dessous du caillot est indiquée toutes les fois qu'elle est possible, il est évident qu'elle devra être le premier temps de l'opération : sans elle, en effet, on risque l'hémorragie, l'entrée de l'air, l'embolie d'un fragment volumineux déplacé pendant les manipulations opératoires et allant obstruer le cœur ou l'artère pulmonaire. Il serait absurde de terminer l'intervention par un temps qui, pratiqué en premier, met à l'abri de ces complications. Il est bien suffisant d'être exposé à ces graves dangers dans les cas où on trouve, au cours d'une trépanation de l'apophyse, une phlébite que l'on n'avait pas diagnostiquée ou que l'on avait simplement soupçonnée, où c'est de proche en proche que l'on est conduit jusqu'à l'intérieur du sinus. Et même alors il serait préférable, à notre sens, de placer sur la veine, au cou, une ligature protectrice, avant de procéder à l'évacuation complète des caillots.

Cette ligature se pratique par une longue incision, parallèle au bord antérieur du sterno-mastoïdien. Souvent, elle sera assez difficile, car avant de trouver la veine on devra se débarrasser des ganglions qui l'entourent en avant, en dehors, en arrière, ganglions d'ordinaire engorgés, souvent adhérents, quelquefois même suppurés. Le mieux est de les extirper aux ciseaux courbes. Cela fait, on arrive à la veine. Mais il ne faut pas s'attendre à rencontrer un gros vaisseau bleu-noir, à parois minces, se gonflant pendant l'expiration : la veine, vide ou thrombosée, constitue un cordon blanc, dur, à parois épaisses, ressemblant à une artère. De plus, elle est difficile à isoler de l'artère, à laquelle elle adhère.

Plusieurs chirurgiens, au lieu de lier simplement la veine, ont réséqué le bout supérieur, entre le fil et le trou déchiré ; d'autres l'ont coupée entre deux ligatures. L'intérêt de ces manœuvres ne me paraît pas considérable.

b) TRÉPANATION DE L'APOPHYSE ET DE LA CAISSE. — Je ne décrirai pas cette opération, qui, dans le cas particulier, ne présente rien de spécial. En tout cas elle doit être pratiquée : donc, elle doit précéder la découverte du sinus, qu'elle facilite considérablement.

c) RECHERCHE DU SINUS. — Certains auteurs, et en particulier A. af Forselles, ont entrepris des recherches sur l'anatomie topographique du sinus latéral, de façon à l'ouvrir d'emblée; et quelques chirurgiens, en effet, ont d'abord découvert le sinus, puis après l'avoir incisé et tamponné, ont désinfecté les cavités de l'apophyse. C'est une conduite insoutenable.

D'abord, après avoir évidé l'apophyse comme il convient, on aura d'ordinaire été conduit de proche en proche jusqu'à l'abcès extra-dural, jusqu'au sinus mis à nu. Ensuite, si le sinus n'est pas ainsi dénudé, en partant de la paroi postérieure de l'antre, on arrive très vite sur lui : il suffit de faire sauter cette paroi, en la taillant en biseau, par copeaux successifs. Quand une fois on a vu le sinus, rien de plus simple que de creuser une tranchée sur toute sa ligne, jusqu'au pressoir d'Hérophile au besoin.

d) DÉSINFECTION. — Voici la jugulaire liée, le sinus découvert. Reste à effectuer le troisième et dernier temps, la *désinfection du segment veineux infecté*. Il ne sera pas inutile d'entrer à cet égard dans quelques détails de technique, surtout bien exposés par A. Lane et Macewen.

Le sinus une fois abordé dans sa portion mastoïdienne, on l'incise sur 2 à 3 centimètres de longueur [1].

Le caillot mis à nu est saisi avec une pince et est mobilisé par des tractions exercées alternativement vers les deux extrémités. Le bout jugulaire sera, en principe, extrait le premier. Mais il va sans dire qu'on commencera par le bout qui semblera se mobiliser le mieux. Au reste, c'est d'ordinaire le bout jugulaire qui vient le plus aisément, et on a noté que lorsqu'une extrémité reste dans le sinus, c'est en général celle du pressoir d'Hérophile. C'est heureux, puisque, la ligature au delà n'étant pratiquée que par de très rares auteurs, il a une certaine utilité pour éviter l'hémorragie, sans être très dangereux au point de vue des embolies.

---

1. Une faute opératoire commise dans une observation publiée par Brieger, *Diss. inaug.*, Wurzbourg, 1892, a consisté à perforer la paroi interne du sinus, et de là une hémorragie intra-cranienne mortelle.

Lorsque le golfe jugulaire est débarrassé, l'hémorragie est le plus souvent minime : les sinus pétreux supérieur et inférieur, thrombosés d'ordinaire, n'amènent que peu ou pas de sang. Il n'en est pas de même, cela va sans dire, lorsqu'on débouche le pressoir d'Hérophile, ce que Parker, Pritchard et Cheatle conseillent de faire de parti pris, à la curette au besoin si le caillot se fragmente. Alors s'élance un énorme jet de sang noir, utile jusqu'à un certain point pour laver le sinus infecté, mais qu'il importe d'arrêter au plus vite. Heureusement qu'à cela suffit toujours le tamponnement à la gaze iodoformée ou au catgut, ce dernier agent ayant l'avantage d'être résorbable, en sorte qu'on n'a plus à s'occuper du tampon. Je préfère cependant la gaze. Dans aucun cas on n'a observé d'hémorragie consécutive.

Après avoir ainsi arrêté le sang du bout central, on a tout loisir pour nettoyer la cavité veineuse entre le sinus latéral ouvert et la ligature de la jugulaire. Rien n'est plus facile si l'on veut, après avoir coupé la veine au-dessus du fil, que de faire passer en abondance une solution de sublimé à 1/2000, mais pour mon compte j'absterge avec de la gaze sèche et je ne recours pas aux lavages. Cela fait, la toilette de l'oreille est parachevée, puis on termine par un tamponnement à la gaze iodoformée et on draine la plaie cervicale en faisant entrer le drain dans le bout supérieur de la jugulaire. Le reste de cette plaie est suturé.

§ III. — ABCÈS ENCÉPHALIQUES

Les suppurations auriculaires sont la cause la plus fréquente des abcès encéphaliques : elles engendrent presque tous ceux qui ne relèvent pas d'une origine traumatique.

Cette fréquence extrême ne ressort pas des statistiques anciennes : les abcès par otite ne sont qu'un quart dans les relevés de Lebert, Meyer, Ogle ; un tiers

dans ceux de Gull et Sutton, de Ball et Krishaber. C'est
ce dernier chiffre que donne encore Newton Pitt en 1890,
mais cet auteur est au-dessous de la moyenne établie
par ses contemporains, car Barker (1887) admet la proportion de 30 à 50 p. 100, Gowers (1881), celle de
42,5 p. 100, Schwartze, celle de 50 p. 100 et Th. Barr,
enfin, proclame que plus de la moitié des abcès encéphaliques sont imputables à l'oreille.

C'est que, de nos jours, les maladies de l'oreille sont
bien mieux connues qu'autrefois, sans remonter à
l'époque où on croyait que les suppurations auriculaires
étaient consécutives à celles du cerveau. Aussi, savons-
nous rapporter à leur véritable cause bien des abcès
autrefois réputés idiopathiques; aussi avons-nous,
depuis quelques années, appris à diagnostiquer et à
traiter ces lésions naguère déclarées incurables.

Je n'ai pas l'intention de faire de ces abcès une étude
absolument complète : dans leur histoire je prendrai
seulement ce qui nous conduira à des conclusions
chirurgicales et opératoires.

Nature de la lésion auriculaire causale. — Toute
otite moyenne suppurée peut s'accompagner d'abcès
cérébral, et dans les relevés d'Albert Robin on trouve
quelques observations où cette complication provenait
d'une otite moyenne aiguë. Pour ma part, j'en ai observé
un cas, que j'ai traité avec succès par la trépanation.
Mais presque toujours, et plus encore que pour les
méningites et phlébites, c'est une otite moyenne chronique qui est en cause.

Au point de vue spécial où nous nous plaçons, les
autres données étiologiques n'ont qu'un intérêt restreint. Peu nous importe, par exemple que, comme le
veut Barr, il y ait ordinairement une cause déterminante
s'ajoutant à l'otorrhée : trauma sur l'oreille, fièvre infectieuse; exploration malheureuse, etc. Ce qu'il faut, en
pratique, conseiller aux sujets atteints d'otorrhée, ce
n'est pas d'éviter ces incidents, mais bien de se faire
traiter avec patience jusqu'à ce que l'otorrhée soit guérie.

Nous ignorons si l'abcès cérébral — et d'une manière générale les complications intra-craniennes — survient avec une fréquence différente au cours des diverses otites grippales, scarlatineuses, rubéoliques, etc. ; nous ignorons de même si cette fréquence dépend du microbe causal.

Un fait au premier abord étrange est que les abcès encéphaliques — et d'une manière plus générale les divers accidents intra-craniens — compliquent plus volontiers les otites droites que les gauches. Seul Barker, quoique sa statistique personnelle dépose dans ce sens, met en doute ce fait, constaté par Toynbee, Gull et Sutton, R. Meyer, Huguenin, Schwartze, etc. D'une étude spéciale sur ce point, Körner a conclu que la proportion des abcès encéphaliques à droite est de 55,66 p. 100 pour les abcès cérébraux, de 68,52 p. 100 pour les cérébelleux.

Quoi qu'en ait pensé R. Meyer, cela ne tient pas à ce que les otites sont plus fréquentes à droite qu'à gauche, mais bien à des différences anatomiques, précisées par Bezold, Rüdinger, Körner, dans les rapports du sinus latéral avec les cavités de l'oreille moyenne : dans 77 p. 100 des cas, d'après Körner, la paroi osseuse qui sépare le foyer auriculaire des méninges est plus mince à droite qu'à gauche.

Cette donnée craniologique n'est pas la seule dont Körner ait cherché à mettre le rôle en évidence. Il pense que chez les brachycéphales le danger est plus grand parce que le sinus latéral est plus rapproché que chez les dolichocéphales des cavités tympanique et mastoïdienne, parce que le plancher de la fosse moyenne du crâne est plus bas, parce qu'enfin les « déhiscences » spontanées du toit du tympan sont plus fréquentes.

Ces constatations ont-elles, aux yeux de l'opérateur, une importance de premier ordre? Il est permis de rester sceptique. Körner en tire, sans doute, une conclusion qui semble fort pratique : trépaner plus vite l'apophyse quand la lésion siège à droite et chez un brachycéphale.

Mais il est plus pratique encore d'enseigner que l'on doit traiter aussi rapidement et aussi énergiquement que possible toutes les otites, aiguës ou chroniques, quels que soient le côté malade et la forme du crâne.

Anatomie pathologique. — Il importe de résumer quelques faits utiles à connaître soit pour déterminer si la lésion est opérable, soit pour guider l'opérateur.

. *a*) SIÈGE DE L'ABCÈS. — Si nous envisageons d'abord *le siège de l'abcès dans ses rapports avec l'oreille malade*, nous constatons un fait qui saute aux yeux dès qu'on dépouille les protocoles d'autopsie : l'abcès occupe dans l'encéphale le même côté que la lésion auriculaire. Sans doute, on a décrit quelques cas où les lésions sont croisées, mais, si pour le cervelet une observation moderne est due à Hoffmann (1889), la plupart des faits sont relativement anciens, remontent à une époque où l'otologie était encore dans l'enfance et où la thérapeutique des abcès encéphaliques était nulle. Aussi peut-on faire quelques réserves : on sait, en effet, avec quelle fréquence l'otorrhée est bilatérale ; on sait aussi qu'assez souvent l'écoulement paraît tari, lorsque éclatent les complications cérébrales. Disons donc que, théoriquement, l'abcès peut être croisé ; mais retenons en pratique que, sauf indication symptomatique tout à fait spéciale, nous irons toujours le chercher du côté de l'oreille suppurante.

Mais, de ce côté, *dans quelle région de l'encéphale siège-t-il de préférence?* Il y a à cet égard un luxe de statistiques sensiblement concordantes.

D'après le dépouillement de 458 observations, R. Le Fort et Lehmann donnent, en 1892, les chiffres suivants :

```
Cerveau.............................  327
Cervelet............................  113
Cerveau et cervelet.................   11
Protubérance........................    5
Pédoncule cérébral..................    1
Quatrième ventricule................    1
```

M. BROCA. — Chir. cérébrale.   17

Donc, les abcès siégeant ailleurs que dans le cerveau ou le cervelet sont négligeables. Quant à la localisation plus spéciale dans le cerveau, on peut dire que presque tous ces abcès occupent le lobe temporal, puis viennent, à très long intervalle et par fréquence décroissante, les abcès frontaux, occipitaux, pariétaux. Quant au siège précis dans le cervelet, j'en parlerai quand je discuterai la valeur et les indications des divers procédés proposés.

Dans le relevé de R. Le Fort et Lehmann, dans celui que donne Barker d'après 45 observations personnelles, il y aurait environ 1 abcès cérébelleux pour 3 abcès cérébraux; la proportion (1 contre 2) est moins forte dans le relevé de 119 cas où O. Körner trouve 79 abcès cérébraux et 40 cérébelleux.

Peut-être, comme le fait remarquer Bourgeois dans sa thèse, a-t-on exagéré, dans les statistiques anciennes, la fréquence relative des abcès cérébraux. Il semble cependant que la série d'Acland et Ballance soit anormale, avec 17 abcès cérébelleux contre 9 temporaux seulement.

Il est à noter, d'autre part, malgré une seule statistique discordante due à Hessler, que les abcès cérébelleux sont surtout rares avant l'âge de dix ans; et de plus, si aux abcès cérébelleux on ajoute les abcès extra-duraux et la phlébite des sinus, on constate que, passé l'enfance, le nombre des complications du côté de la fosse postérieure du crâne s'accroît d'une façon évidente.

C'est que, dans une large mesure, *le siège des abcès est lié à celui des lésions osseuses de l'oreille* : le cerveau est plutôt en rapport avec la caisse du tympan, avec la voûte de l'aditus, tandis que les cellules de l'apophyse sont en relations plus étroites avec le sinus latéral, avec le cervelet. Or, chez l'enfant en bas âge, les cellules sont rudimentaires, et l'antre existe seul, ou à peu près : si bien que, chez l'enfant, le vulgaire abcès mastoïdien rétro-auriculaire est bien plus élevé que chez l'adulte, et que le point d'ostéite auquel il correspond est situé au-dessus autant qu'en arrière du méat auditif osseux. En fait, les abcès cérébelleux sont surtout liés soit à des lésions relativement rares, de l'oreille interne, soit à des lésions de l'apophyse mastoïde, sans que, d'ailleurs, ils leur soient exclusivement réservés.

Ces données expliquent encore comment, d'après Körner, la prédominance à droite est plus grande pour les abcès cérébelleux que pour les cérébraux, en raison de la position du sinus latéral; comment aussi l'abcès cérébelleux serait moins fréquent chez les brachycéphales, en raison de la profondeur plus grande de la fosse moyenne du crâne.

Est-il permis d'aller plus loin et de dire, avec Toynbee, qu'aux lésions de la caisse correspondent les abcès cérébraux, à celles du labyrinthe les abcès bulbaires, à celles de la mastoïde, les abcès cérébelleux et la phlébite du sinus? Il n'en est rien et mieux vaut, au lieu de se leurrer d'une précision trompeuse, avouer avec Newton Pitt que, vu la diversité des lésions et vu la variabilité des rapports d'un sujet à l'autre, nous devons d'ordinaire rester dans le doute.

C'est là, d'ailleurs, un point sur lequel j'aurai à insister dans l'étude clinique. Mais pour le moment, ces investigations anatomiques sont loin de nous avoir été inutiles : elles nous ont conduits à établir que, d'une manière générale, les abcès encéphaliques sont en relation avec une lésion osseuse et au voisinage de cette lésion.

Cette notion, dont je cherche depuis longtemps à faire ressortir toute l'importante pratique, n'est pas de date bien ancienne et avant d'y avoir regardé de près, pour les besoins de la chirurgie opératoire, on avait laissé devenir classiques, sur l'anatomie et la physiologie pathologiques des abcès encéphaliques, des données bien souvent erronées.

En raison de leur étrangeté même, on avait été frappé par les faits où l'abcès était situé en pleine substance cérébrale, séparé de l'oreille malade par des tissus en apparence sains, situé même dans l'hémisphère opposé, et on discutait à perte de vue sur le rôle du système veineux ou du système lymphatique pour la propagation de l'inflammation.

Mais quoi qu'on en ait pensé naguère, ces faits, dont on ne saurait contester la réalité, sont rares, exceptionnels même. Il n'est pas étonnant qu'on ait exagéré leur fréquence à une époque où, en l'absence de toute préoccupation thérapeutique, on s'attachait surtout à la connaissance des constatations anatomiques difficiles à interpréter, et où l'on se consolait de l'impuissance chirurgicale par de savantes dissertations pathogéniques.

Les choses ont changé depuis, et à mesure que l'on a cherché à établir sur une anatomie pathologique précise des indications opératoires efficaces, les abcès « à distance » sont devenus plus rares. De règle — on leur a attribué les 2/3 des cas — ils sont devenus exception : réduits à 14 sur 67 dans les relevés de A. Robin, ils sont tombés à 1/15 dans ceux tout récents de Körner, et tous les auteurs qui depuis quelques années y ont regardé de près se sont rangés à cet avis.

Ce qui explique jusqu'à un certain point l'erreur de nos devanciers, c'est qu'assez souvent l'abcès est limité, vers l'écorce, par une couche de substance nerveuse mince, mais continue. Cette couche, toutefois, est-elle normale comme on l'a dit? Il semble qu'il n'en soit rien : même lorsqu'elle paraît saine, elle serait ramollie. D'ailleurs, cet état ne répondrait même qu'à 17 p. 100 des cas : d'ordinaire, il y aurait véritable ulcération de la dure-mère et de l'écorce (15 p. 100), fistule allant de l'os malade à la cavité abcédée (42 p. 100) ou tout au moins adhérence de la dure-mère à la paroi inférieure, presque détruite, de cette cavité (26 p. 100).

Presque toujours, en effet, l'ostéite frappe toute l'épaisseur de l'os, en regard de la collection encéphalique. Certes, ce point d'ostéite perforante n'est pas toujours bien grand, aisément il échappe à un examen superficiel. Dans un cas que j'ai publié, il fallait le chercher pour le trouver : et encore l'os dénudé à l'intérieur du crâne sur l'étendue d'une lentille, paraissait-il à peu près sain vers les cavités de l'oreille moyenne.

Dans les cas de ce genre, avant d'adhérer au cerveau et de se perforer, la dure-mère réagit par une plaque de pachyméningite externe, avec un peu de pus con- crété entre elle et l'os. C'est dans ce sens qu'il faut com- prendre les assertions de Hessler sur la quasi-constance d'un foyer extra-dural associé au foyer encéphalique, mais le véritable abcès extra-dural, la collection puru- lente proprement dite est relativement rare : la dure- mère étant malade dix fois sur douze, cette poche n'existait qu'une fois dans les abcès étudiés par N. Pitt. Il y a donc là une différence avec ce que nous avons vu pour la phlébite du sinus.

b) CARACTÈRES ANATOMIQUES DE L'ABCÈS. — Peu importe au chirurgien que l'abcès soit plus ou moins volumi- neux, qu'il contienne un pus plus ou moins épais et granuleux, d'une fétidité souvent extraordinaire. Ce qu'il faut connaître, pour déterminer si ces abcès relè- vent de la chirurgie, c'est leur nombre habituel, c'est leur limitation par une paroi enkystante.

Or, les autopsies nous apprennent que *l'abcès est d'ordinaire unique*. La multiplicité, sans doute, n'est pas une rareté, mais elle est loin d'être assez fréquente pour constituer une contre-indication à l'intervention chirurgicale. On se souviendra seulement de sa possibi- lité, pour apporter au pronostic de prudentes réserves.

Mais ces abcès sont-ils bien enkystés par une *mem- brane limitante*? Qu'espérer, en effet, si on draine une cavité entourée d'une zone ramollie, enflammée, qui continuera à s'étendre après évacuation du pus? Cette inflammation diffuse serait la règle si on s'en rapportait aux observations anciennes, mais une fois encore nous trouvons ici la preuve de ce que valent les statistiques dressées avec des faits épars. Dans beaucoup de ces faits, d'abord, on a omis, jusqu'à ces dernières années, ce détail anatomique dont on ne prévoyait pas l'importance pratique : c'est ainsi que, sur 69 observations qu'il a colligées, Th. Barr ne trouve l'enkystement noté que 9 fois, tandis qu'il l'a constaté 3 fois sur 7 observations personnelles.

Et même cette proportion est au-dessous de la vérité, car les constatations d'autopsie ne démontrent pas d'une manière irréfutable que la membrane d'enkystement n'ait pas existé à un moment donné. On sait, en effet, qu'après avoir été bien toléré pendant une période plus ou moins longue, un abcès peut subir une poussée rapidement mortelle, en sorte qu'un véritable ramollissement inflammatoire aigu détruit par places ou en totalité l'ancienne membrane enkystante; il est exceptionnel que cette membrane soit assez résistante pour constituer une poche renfermant l'abcès ancien et nageant dans l'abcès nouveau, comme dans un cas de Macewen.

D'une manière générale, on peut dire que les abcès chroniques — et ils sont les plus nombreux — sont limités par une membrane enkystante parfois très épaisse, calcifiée même. Dans les abcès aigus, au contraire, autour de la poche est une masse pulpeuse et diffuse.

Si cet enkystement a une importance réelle pour le succès thérapeutique, on aurait tort, cependant, de le considérer comme assurant une protection parfaite des parties voisines. D'abord, même avec une membrane limitante et très ancienne, un abcès est fort capable de se rompre dans les ventricules et de provoquer ainsi une mort inopinée. Ensuite, autour d'elle il y a souvent une zone de ramollissement jaune, sur laquelle insiste Braun, et dans cette zone peuvent se produire des hémorragies, des infiltrations inflammatoires dont nous venons de parler.

c) ASSOCIATION DE DIVERSES LÉSIONS. — Mais pourquoi intervenir, penseront quelques pessimistes? Les relevés de A. Robin, de Poulsen ne nous prouvent-ils pas que,

pièces en main, presque toujours à l'abcès sont associées la phlébite, la méningite? que bien rarement on
eût été en droit d'espérer un succès chirurgical?

Il est d'abord aisé de répondre que la phlébite des
sinus n'est plus au-dessus des ressources de l'art :
nous venons de le voir dans le chapitre précédent. Et
puis, que prouvent les statistiques d'autopsies, dressées
à une époque où l'on n'opérait pas? Que très souvent la
lésion, abandonnée à elle-même, ne devient pas seulement mortelle, mais qu'en outre elle était au moment
de la mort opératoirement incurable : dans tout cela
rien ne démontre que, dès le début, il en ait été ainsi.
Bien au contraire, et quel que soit le rôle pathogénique
attribué à l'infection veineuse dans la genèse des suppurations éloignées, il semble bien qu'en réalité les
lésions soient d'abord limitées : abcès extra-dural, abcès
encéphalique ; plus tard seulement surviennent la phlébite des sinus, la méningite. Nous venons de voir, en
outre, que la plupart du temps l'abcès est unique : que
d'autre part, sa marche est d'ordinaire lente, et que
souvent, malgré l'opinion ancienne, une membrane limitante l'enkyste, condition très favorable à l'intervention.

Ainsi, certaines autopsies déjà plaident pour l'ouverture des abcès cérébraux d'origine auriculaire; en
outre, les chirurgiens modernes n'ont pas tardé à
obtenir des succès remarquables, en sorte qu'aujour-
d'hui le principe de l'intervention est admis sans conteste. Mais il faut avant tout, bien entendu, que nous
ayons pu diagnostiquer l'existence et le siège de la
collection purulente. Voyons donc quels sont les principaux symptômes de ces abcès.

Symptômes. — Comme pour les abcès traumatiques,
il faut distribuer les symptômes en trois classes :
1° symptômes de suppuration; 2° symptômes diffus
d'hypertension intra-cranienne; 3° symptômes de localisation.

1° Le *symptôme de suppuration* est la fièvre, qui se traduit par une hyperthermie assez irrégulière, et si l'on

a vu la température monter à 40°, 41°, il faut se souvenir aussi que parfois il n'en est ainsi qu'à la période
tout à fait terminale et que jusque-là le thermomètre
ne dépasse pas 28°, 38°,5; il y a même des malades
chez lesquels la fièvre est nulle. Dans un relevé récent,
sur 52 cas, Allport a trouvé 42 fois une température
moyenne et 8 fois seulement une hyperthermie considérable, 2 fois enfin, il y avait hypothermie.

Dans la majorité des cas, il y a de la fièvre, et,
d'autre part, cette fièvre a coutume de subir des exacerbations vespérales. Mais en cela les suppurations intra-
craniennes d'origine auriculaire ne font que suivre la
loi commune à toutes les suppurations, et ce qui vient
ici compliquer la besogne du clinicien, c'est que presque
toujours la fièvre s'explique aussi bien par la rétention
du pus dans la caisse et dans les cellules mastoïdiennes.
Lorsqu'on voit un sujet, dont la plaie de la tête ne suppure pas ou est cicatrisée, subir des oscillations thermiques à maximum vespéral, même en dehors de tout
symptôme cérébral, on est en droit de redouter un
abcès du cerveau. Mais avec une oreille qui suppure,
l'argument devient de nulle valeur, même quand il n'y a
pas d'abcès mastoïdien évident. A plus forte raison, n'y
a-t-il rien à tirer de ces investigations pour différencier
un abcès sous-dural et un abcès encéphalique, et l'on
doit conclure que, seuls, les troubles fébriles associés à
des troubles cérébraux acquièrent une valeur séméiologique réelle.

Les frissons, parfois suivis de transpiration profuse,
peuvent être observés, mais ils sont ici moins fréquents que dans le cours de la phlébite des sinus avec
pyohémie.

Outre la fièvre, il existe d'ordinaire de la débilité et de
la dépression générales. Le patient *s'amaigrit*, souffre
de douleurs à l'estomac, de perte d'appétit, de constipa-
tion, la langue à la fin est sèche, noirâtre, tremblante.

2° Les *troubles cérébraux diffus* relèvent à la fois de
l'hypertension intra-cranienne que crée la poche puru-

lente par son volume et de l'irritation de voisinage des méninges, du cerveau.

De ces symptômes, la *céphalalgie* est le plus important par sa quasi-constance et sa précocité. D'abord légère, elle s'aggravepeu à peu, devient intense, paroxysmale, s'exagère par tout ce qui accroît la pression sanguine intra-cranienne, par l'ingestion d'alcool, par exemple, ou par la position déclive de la tête.

Quelquefois diffuse, plus souvent elle est fixe et son siège répond *à peu près* à celui de l'abcès, mais si, par exception, cette notion a pu guider Horsley, Lohmeyer, il convient d'affirmer immédiatement que l'opérateur ne doit pas, sans motif spécial, se laisser tenter par une douleur localisée, car on a vu la souffrance changer de siège d'un jour à l'autre et même se manifester juste à l'opposé du point envahi par l'abcès. La céphalalgie est fort utile, pour le diagnostic de l'existence, mais elle doit en principe être négligée pour le diagnostic du siège.

La pression et la percussion sur le crâne au voisinage de l'abcès sont souvent douloureuses : le fait est noté par les cliniciens aussi bien anciens que modernes. Mais ici encore il n'y a rien d'absolu et par exemple Hulke, induit de la sorte en erreur, a localisé dans le cervelet un abcès temporal. D'autre part, on se souviendra que ce signe n'a de valeur que si la pression est exercée à quelque distance de l'apophyse, dont la suppuration et la sensibilité sont la règle dans ces circonstances.

Le *vertige*, volontiers accompagné de bourdonnements, de sons de cloche, d'étourdissements, est souvent noté dans les observations. Il marche d'ordinaire parallèlement à la céphalalgie. Ici intervient une cause d'erreur : une lésion du labyrinthe.

Les *vomissements* et le *ralentissement du pouls* sont encore deux symptômes fort importants. Des vomissements, toutefois, il ne faudrait pas exagérer la valeur, car on les observe également au cours de la méningite et de la thrombose des sinus ; et, surtout, on aurait tort de les considérer comme caractéristiques d'une lésion cérébelleuse : c'est un point sur lequel nous aurons à revenir. On doit, au contraire, prêter une grande attention au ralentissement du pouls, que Bergmann a vu tomber à 44 pulsations par minute, Toynbee à 16 et même Wreden à 10. Malgré des variations importantes d'un moment à l'autre, sur lesquelles insiste Körner, malgré certaines irrégularités, le pouls revêt des caractères bien différents de ceux qu'il affecte dans la méningite, où il est rapide, irrégulier, inégal.

La *respiration* a coutume d'être lente et superficielle, mais régulière; son irrégularité est plutôt un signe de méningite.

Les *troubles psychiques* sont habituels, mais leur intensité varie depuis le simple affaiblissement intellectuel jusqu'au délire le plus violent. On constate, le plus souvent, des modifications du caractère, de la perte de la mémoire, de l'inaptitude au travail, du délire tranquille et intermittent, de la somnolence [1]. Dans un cas chronique, un malade de F. Calmeil a été enfermé à Charenton.

Il est à noter que tous ces troubles peuvent être de longue durée, entrecoupés de rémissions plus ou moins longues, et que certains malades porteurs d'abcès cérébraux ont été internés dans des asiles d'aliénés. C'est à la fin seulement qu'apparaît le coma, qui tantôt fait suite peu à peu à la somnolence, tantôt s'installe brusquement.

---

1. Un symptôme assez paradoxal est l'exagération possible de l'appétit, notée par St. Paget, Röpke, Scheier. Dans le cas de Scheier, cette perversion disparut après l'incision de l'abcès; le malade, homme de dix-neuf ans, a guéri. L'opéré de Paget était un garçon de douze ans; guérison. Je rapprocherai de ces cas celui où Sollier et Delagénière ont constaté une boulimie intense chez un malade atteint, après trauma, d'un abcès du lobe pariétal. Est-ce en rapport, comme le veut Sollier, avec le centre cortical des fonctions de l'estomac?

Jusqu'à présent, nous n'avons énuméré que des troubles fonctionnels. Les seuls *signes physiques* à mentionner sont la névrite optique et l'inégalité pupillaire. Mais l'inégalité pupillaire n'a rien de fixe. Quant à la névrite optique, unilatérale ou bilatérale, homonyme ou croisée, nous l'avons déjà rencontrée dans la description des méningites, même bénignes, de la phlébite des sinus, et on doit conclure qu'il n'y a aucun fonds à faire sur elle, pour le diagnostic de l'existence aussi bien que pour celui du siège de l'abcès. Tout ce qu'elle prouve, c'est qu'il existe une complication intra-cranienne exigeant une prompte intervention, mais elle ne prouve même pas que cette intervention doive dépasser les limites de l'oreille moyenne.

Une notion de premier ordre nous est fournie par l'étude attentive de la *marche des accidents*. Aucun des symptômes, en effet, n'a une valeur séméiologique absolue si on l'envisage isolément; et même si l'on prend dans leur ensemble les signes du premier groupe, n'est-ce pas le vulgaire tableau d'une suppuration banale? et ceux du second groupe ne sont-ils pas identiques à ceux d'une tumeur cérébrale quelconque? Mais ce qui éclaire tout, lorsque l'on peut suivre la maladie où tout au moins avoir des renseignements circonstanciés, c'est de trouver ces signes de tumeur associés aux signes de suppuration, c'est de voir qu'aux exacerbations, volontiers vespérales, de la fièvre, correspondent des poussées de céphalalgie, de vomissements, de vertige, de somnolence, de délire. On peut alors conclure que la tumeur est constituée par du pus, et en second lieu l'examen de l'oreille ne tarde pas à prouver quelle est la cause de cet abcès.

Mais ce diagnostic d'existence ne saurait suffire au chirurgien : l'opérateur a besoin de savoir où est l'abcès. Voyons donc de quelle utilité peuvent être, dans l'espèce, nos connaissances en localisations cérébrales.

3° *Symptômes de localisation*. Si nous cherchons à appliquer aux *abcès cérébraux* de l'otite les notions générales développées dans la première partie de ce volume, on ne sera pas étonné, en raison du siège de ces abcès dans le lobe temporal, que les symptômes de localisation soient rares et peu nombreux.

Constatons tout d'abord que l'*épilepsie jacksonienne* est rare, si même elle existe. Il y a bien des observations où l'on note, dans les membres du côté opposé, des convulsions partielles; mais Körner les range, avec raison, parmi les symptômes à distance, par irritation de la capsule interne probablement.

De même pour les *parésies et paralysies motrices* des membres ou de la face. D'autre part, ces paralysies, rares, peuvent exister sans qu'il y ait d'abcès : ainsi, je rappellerai que j'ai observé une hémiplégie brusque chez un enfant atteint d'otite suppurée : en opérant, je n'ai pas trouvé trace d'abcès; mais à l'autopsie j'ai constaté une méningite avec ramollissement de la zone corticale motrice. De plus je renverrai à ce que j'ai dit il y a un instant sur les méningites diffuses capables de simuler l'abcès et causant une hémiplégie dont l'interprétation est obscure. D'autre part, lorsqu'un abcès provoque une paralysie, cela peut fort bien être par compression de voisinage : chez plusieurs malades, en particulier parmi ceux atteints d'aphasie, il y avait parésie de la face et du bras, et l'abcès n'occupait point le lobe frontal, mais bien le lobe temporal et il se bornait à appuyer sur l'extrémité inférieure de la frontale ascendante. Les cas, comme celui de Tuffier, où l'abcès occupe directement la zone motrice et provoque une monoplégie, sont tout à fait rares.

Non moins rares sont les *paralysies sensorielles*, et malgré quelques observations il n'y a pas, en pratique, à compter sur l'*hémianopse*, que notent Sahli, Knapp, par exemple, dans des cas d'abcès assez postérieurs, gagnant vers le lobe occipital; sur l'*anosmie* observée par Stoker.

Quant à la *surdité* — qui semblerait devoir être fréquente, puisque le lobe temporal est le siège de prédilection des abcès par otite — elle non plus ne saurait entrer sérieusement en ligne de compte. Certains auteurs avaient espéré que ce renseignement pourrait être précieux pour révéler un abcès situé dans le cerveau du côté opposé à l'oreille malade ; c'était oublier que, les fonctions corticales étant croisées, cette surdité d'origine centrale devait être masquée par celle de l'otite. Dans le cas ordinaire, celui où l'abcès est situé du côté de l'oreille malade, on pourrait être guidé par la bilatéralité de la surdité. Mais si l'on songe à la fréquence avec laquelle, dans ces cas d'otorrhée chronique et ancienne, les lésions auriculaires sont ou au moins ont été bilatérales, on se rendra compte que ce symptôme — dont aucun fait clinique ne vient d'ailleurs démontrer la valeur — doit en réalité être très infidèle. Et ce sera surtout vrai chez l'enfant, dont les impressions sensorielles sont souvent si difficiles à analyser.

Le seul symptôme localisateur de quelque importance est l'*aphasie*, assez fréquemment observée lorsque l'abcès occupe le lobe temporal gauche ; et elle serait probablement notée plus souvent encore si on prenait soin de la rechercher. Il ne faut pas s'attendre, en effet, à la vulgaire aphasie motrice ; le pied de la troisième frontale ne peut intervenir ici qu'indirectement. Ce que l'on rencontre, dans les lésions du lobe temporal, c'est la surdité verbale, c'est l'aphasie de conductibilité, c'est l'amnésie verbale, c'est la paraphasie. Il y aura donc lieu d'entreprendre une analyse minutieuse, dont les observations de Schede et Truckenbrod, d'Eisenlohr et Sick nous offrent des exemples remarquables, dont le mémoire spécial de Merkens nous donne la clef si on veut ne pas méconnaître certains troubles de la parole et si en outre on veut publier une observation précise, au lieu de mentionner l'aphasie, comme divers auteurs, sans spécifier sa modalité. D'après ce que j'ai observé personnellement, j'estime que des troubles cérébraux vagues avec un degré même léger d'aphasie de conductibilité sont une indication opératoire absolue au cours d'une otite. On ne peut pas toujours déterminer cliniquement la cause anatomique exacte, si c'est un abcès extra-dural, un foyer localisé de méningite ou un abcès cérébral proprement dit, mais peu importe, puisque ces trois lésions sont de celles qui exigent l'intervention.

La *séméiologie cérébelleuse*, enfin, n'a rien de bien net, elle non plus, dans la grande majorité des cas : hyperthermie considérable (Gangolphe, 42°), respiration lente (Macewen, 10 par minute), à type de Cheyne-Stokes, peuvent être aussi bien provoquées par un abcès cérébral. Les paralysies les plus diverses — paralysie faciale, hémiplégie, paraplégie même — ont été constatées, dans des faits peut-être quelquefois mal analysés, et elles ne peuvent évidemment servir qu'à dérouter le clinicien. Les seuls symptômes ayant quelque valeur sont : la céphalalgie occipitale, les vomissements, la titubation ébrieuse, les vertiges, la raideur de la nuque. Mais, à l'état isolé, ils ne sont guère caractéristiques, et les cas sont rares où ils s'unissent en un syndrome pathognomonique. Aussi bien est-il facile de s'en rendre compte en lisant la thèse consacrée par Jourdanet aux abcès cérébelleux d'origine otique. On y trouve longuement étudiés la physiologie du cervelet et les symptômes théoriques de ces abcès. Mais, quand on lit les observations, on ne trouve pas un seul cas où la séméiologie cérébelleuse ait existé avec une netteté réelle, et lorsque le chirurgien a ouvert ces abcès, ce n'est presque jamais en trépanant de parti pris la fosse cérébelleuse, mais en suivant des voies, ou en se laissant guider par des signes tout autres, sur lesquels nous aurons à revenir dans un instant. Cependant des vertiges accentués ont permis à Gaudier, à moi-même, de poser avec précision l'indication d'une opération précoce et efficace.

Marche. Terminaisons. Pronostic. — Les symptômes que nous venons d'énumérer offrent quelques caractères principaux ; ils se présentent rarement isolés ; souvent ils subissent des poussées paroxystiques de durée variable, entre lesquelles s'observent des rémis-

sions plus ou moins complètes et plus ou moins prolongées.

Il n'est même pas rare que, pendant une période parfois fort longue, l'abcès chronique évolue silencieuse-
ment, jusqu'au jour où brusquement éclatent des accidents, mortels en quelques jours, en quelques heures
même. Tantôt alors, pendant cette période de santé
apparente, le malade avait accusé un symptôme bien
caractérisé, tel qu'une névralgie, tantôt même il avait
semblé ne se plaindre de rien.

On conçoit, dès lors, avec quelles réserves il faut évaluer la durée d'un abcès cérébral ; avec quelles réserves
aussi il faut porter le diagnostic et le pronostic, quand
on constate les symptômes mal accusés de la période
dite latente.

C'est que, lorsque surviennent les accidents bien
caractérisés, l'évolution a coutume de devenir brutale,
et le malade succombe vite, presque subitement même.
Il faut du tact clinique pour ne pas se laisser surprendre
de la sorte, autant si l'on veut porter un pronostic exact
que si l'on se décide à une intervention chirurgicale ;
qu'on n'attende pas, pour l'entreprendre, des symptômes
bien accentués, car on risque de les voir s'aggraver avec
une rapidité presque foudroyante.

A l'autopsie du sujet ainsi emporté, on trouve que le
vieil abcès est rompu dans la cavité arachnoïdienne, ou
bien dans le ventricule latéral ; ou bien encore on ne
constate aucune de ces lésions irrémissibles, mais seulement de l'œdème cérébral, et c'est dans les cas de ce
genre qu'on peut obtenir des succès surprenants, en
opérant un malade dans le coma, et même presque en
état de mort apparente. Je me souviens d'un malade que
j'ai opéré dans un état de coma agonique et qui cinq
minutes après m'adressait la parole.

Le pronostic des abcès encéphaliques abandonnés à
eux-mêmes est constamment mortel. Je continue à
émettre cette proposition tout en sachant qu'on a publié
des observations de guérison spontanée. Toutes me lais-

sent des doutes dans l'esprit. Lorsque le diagnostic est purement clinique, comme dans les cas de Pollak, de Routier, on est en droit de supposer soit qu'il s'est agi d'accidents simulant un abcès et liés à la rétention simple du pus dans la caisse ou dans un abcès extra-dural ; soit que l'abcès encéphalique s'est vidé en partie au dehors (ce qui est possible), et que le patient entre dans une de ces périodes de rémission, complète ou presque complète, dont je viens de parler. La prudence ordonne donc, dans ces conditions, de ne pas préciser un diagnostic et d'imiter H.-Elliott Bates, qui intitule son observation : *Un cas d'otite moyenne avec accidents cérébraux graves se terminant sans opération*. Les cas vérifiés à l'autopsie devraient être probants ; mais si l'abcès était guéri chez le malade de Brieger, la thrombose des sinus n'a pas tardé à causer la mort ; et si, chez le malade de Schwartze, dont Braun a publié l'histoire, les ponctions du cerveau restèrent infructueuses, si, lorsque la mort survint, deux mois et demi plus tard, on trouva dans le cervelet une cavité vide, cet abcès « guéri » n'est-il pour rien dans la mort ? Nous n'oserions l'affirmer. Nous ne saurions même accorder cette autopsie comme un exemple de guérison anatomiquement constatée. Dans n'importe quel organe, la siccité d'une cavité ne prouve pas la guérison ; l'abcès n'est guéri que s'il est cicatrisé, c'est-à-dire oblitéré. Jusque-là, le malade est exposé à des retours offensifs du mal.

Donc, la guérison spontanée des abcès cérébraux d'origine otique n'est prouvée que par des faits cliniques, toujours sujets à caution : jusqu'à la publication d'une autopsie probante, le mieux est de douter. Comme, par contre, il est bien établi qu'après l'intervention chirurgicale, la guérison s'obtient dans la moitié des cas environ, il faut conclure nettement que cette intervention est indiquée. Mais quelle doit être cette intervention ?

Sur sa nature même, on ne saurait disserter longtemps : aborder le cerveau à travers une ouverture

faite au crâne, et y chercher, par la ponction exploratrice,
la collection purulente, qu'ensuite on incisera et drainera largement. J'ajoute immédiatement que le drainage
devra être maintenu pendant longtemps.

Dans ce programme, un seul point mérite développement : par où convient-il d'aborder le cerveau? La
réponse à cette question dépend, pour beaucoup, de
certaines considérations diagnostiques que je vais
exposer, sans craindre quelques redites.

Diagnostic. — Lorsqu'on parcourt les observations
publiées, on en trouve un certain nombre où, en raison
d'allures cliniques spéciales, on avait cru pendant la vie
à une affection quelconque, sans aucun lien auriculaire.
Ainsi, dans un cas de Hanot[1] où le tableau clinique
avait été celui d'une méningite tuberculeuse; dans un
cas de Byrom Bramwell où on avait diagnostiqué des
accidents hystériques.

Dans ce dernier cas, pourtant, l'existence de l'otorrhée
aurait dû mettre le clinicien en éveil[2]. Étant donné un
malade atteint de troubles cérébraux, quels qu'ils
soient, notre premier soin doit être de nous enquérir
de l'état actuel et passé des oreilles, à la fois par l'examen
local et par l'anamnèse, en interrogeant le malade, ou,
s'il est dans le coma, son entourage. L'otorrhée, en
effet, n'est pas toujours évidente, car c'est volontiers
avec sa suppression que débutent les accidents encéphaliques, et c'est alors, si le commémoratif n'est pas
immédiatement donné, qu'un observateur superficiel

---

1. Dans les cas de ce genre, le diagnostic est particulièrement épineux, car il n'est pas rare que la tuberculose
méningée existe chez les sujets atteints d'otorrhée chronique.

2. Je rappellerai cependant une observation de R. Abbe
où chez un diabétique il survint des troubles cérébraux que
l'on rapporta faussement à un abcès, en raison d'une otite.
Dans un cas de Byrom-Bramwell, le même motif fit trépaner
(par Cotterill) une malade seulement urémique. Il est à
remarquer que l'opérée guérit et que les accidents cérébraux
cessèrent.

croirait volontiers, par exemple, à une tumeur céré-brale. Comme l'a bien fait ressortir von Bergmann, ce n'est guère que si on les rapproche des données étiolo-giques que les symptômes des abcès cérébraux acquiè-rent de l'importance. Parmi ces signes, retenons principalement l'hyperthermie vespérale, avec recrudes-cences parallèles de la céphalalgie et des divers signes cérébraux : alors surtout l'examen de l'oreille s'impose.

La maladie de Ménière offre un syndrome sympto-matique fort analogue à celui des abcès cérébelleux. On ne s'y trompera que s'il existe une otite moyenne sup-purée. Mais alors l'erreur semble bien difficile à éviter Dans ces conditions, Czerny a opéré un malade : et il est à remarquer, qu'en deux mois, la trépanation de l'apophyse a abouti à la cessation des symptômes.

C'est tout ce que nous dirons sur le diagnostic diffé-rentiel des complications intra-craniennes des otites, envisagées en bloc, et des accidents cérébraux non auriculaires. Là n'est pas la difficulté, mais d'ordinaire, dans la pratique courante, la question se pose en sens inverse. On sait qu'il existe une otorrhée plus ou moins ancienne, compliquée depuis un temps variable d'acci-dents fébriles et cérébraux plus ou moins accentués, et on doit alors se demander :

1° Y a-t-il un abcès, une thrombose, une méningite, ou tout simplement une rétention de pus dans l'apo-physe?

2° Si l'on conclut à l'existence d'un abcès, est-il céré-bral (et dans quel lobe siège-t-il), cérébelleux ou extra-dural?

a) Diagnostic entre l'abcès et les autres complica-tions de l'otite moyenne suppurée chronique. — Il faut déterminer avant tout si l'on est en présence d'une complication méningo-encéphalique définitivement cons-tituée ou de ces accidents, peut-être simplement réflexes, que nous avons déjà rencontrés en parlant des ménin-gites bénignes non suppurées.

Cette question est fort délicate à résoudre, peut-être

même impossible dans bon nombre de cas. Certes, on ne s'y trompera pas si on constate une paralysie localisée carastéristique d'un abcès, une solidification de la jugulaire au cou, pathognomonique d'une phlébite. Mais la netteté des symptômes n'est pas toujours aussi grande, loin de là! Et à supposer qu'on puisse éliminer à coup sûr abcès et phlébite, est-ce une méningite ou pseudo-méningite bénigne et curable, ou au contraire une méningite suppurée, fatalement mortelle? Diagnostic souvent impénétrable.

Pour la phlébite, les erreurs seront relativement rares, car elle provoque d'ordinaire un syndrome clinique assez accentué [1]. Mais pour la méningite, on ne peut guère se fonder que sur l'évolution : début brusque, allures aiguës, hyperthermie intense, irrégularités du pouls et de la respiration, cette dernière prenant volontiers le type de Cheyne-Stokes. Ces symptômes, toutefois, peuvent fort bien s'observer au cours d'un abcès cérébral, et surtout d'un de ces abcès pendant longtemps latents, puis se révélant brusquement, par des accidents mortels en quelques jours.

Latents, le sont-ils aussi réellement qu'on le dit quelquefois? La chose n'est pas prouvée [2], et il semble bien, au contraire, que le malade ait d'ordinaire présenté depuis un temps variable, à intervalles irréguliers, ces crises de

---

1. Il faut se souvenir cependant que dans plusieurs cas de phlébite traités chirurgicalement, on avait d'abord exploré le cerveau par la ponction (Pritchard et Cheatle, Salzer). L'erreur avec un abcès est à peu près inévitable quand il n'y a ni les signes de la distension veineuse ni ceux de la pyohémie. Chez l'enfant, Körner fait remarquer que souvent la phlébite prend le masque de la méningite aiguë.

2. Ainsi, chez un malade que j'ai laissé mourir sans l'opérer, je n'hésiterais plus aujourd'hui à intervenir, car il existait un ralentissement du pouls dont j'ai bien appris à connaître la valeur, des vomissements, des vertiges, et c'est l'apyrexie qui m'a induit en erreur. Or je sais maintenant qu'elle ne doit pas être prise en grande considération.

céphalalgie, cette inaptitude au travail, ce changement de caractère, ces hyperthermies vespérales légères, cet amaigrissement sur lesquels j'ai déjà attiré l'attention à diverses reprises. Mais ces symptômes souvent sont méconnus parce qu'on ne les constate que si on songe à diriger spécialement l'interrogatoire en ce sens.

Ce n'est pas tout, et la simple rétention du pus dans la caisse ou dans l'apophyse masque dans certains cas un abcès cérébral à symptomatologie fruste. Je me suis trompé dans un cas de ce genre au début de ma pratique, et un de mes opérés d'abcès mastoïdien est mort d'un ancien abcès cérébral méconnu. J'ajouterai, pour mon excuse, que je me suis trompé en bonne compagnie, et quand on parcourt les publications relatives aux complications intra-craniennes des otites, on relève des erreurs dues aux maîtres les plus experts en neurologie et en otologie.

b) Diagnostic du siège de l'abcès. — Malgré ces réserves, on arrive cependant à cette conclusion, consolante pour le clinicien, que chez la grande majorité des sujets on peut établir assez exactement le diagnostic de l'existence d'un abcès.

Cela fait, reste à déterminer si cet abcès est extra-dural, cérébelleux, cérébral; et, s'il est cérébral, dans quel lobe il siège.

Ici, la plupart du temps, il sera impossible de se prononcer, et nous n'avons qu'à renvoyer à l'étude séméiologique que nous avons développée précédemment. Quelques mots cependant sur les abcès extra-duraux sont nécessaires.

Les collections de la pachyméningite externe purulente sont les abcès sous-périostiques intra-craniens du rocher frappé par l'ostéite. Au point de vue de leur genèse, elles sont tout à fait comparables aux abcès extérieurs, rétro-auriculaires, qui compliquent si souvent les inflammations mastoïdiennes.

En décrivant la phlébite des sinus, j'ai dit que presque toujours une suppuration de ce genre baignait la face externe de la veine malade. J'ai également fait voir que d'ordinaire les abcès encéphaliques, eux aussi, étaient associés à une pachyméningite externe, sans que la collection purulente proprement dite fût ici très fréquente. De là, nous aurons à tirer, dans un instant, des déductions opératoires. Mais, pour le moment, nous nous occupons des cas où l'abcès extra-dural existe seul, sans complication du côté des sinus et de l'encéphale.

Ces cas sont beaucoup plus rares, si l'on s'en rapporte aux autopsies. Mais il n'en est plus de même lorsque l'on étudie attentivement ce qui se passe au cours des opérations sur l'apophyse si, selon une règle formelle, on trépane la mastoïde et on l'évide aussitôt qu'on y constate un abcès ou une fistule. Alors, dans les cas chroniques, il n'est pas exceptionnel qu'après avoir enlevé tout l'os enflammé et friable, on mette à nu la face externe de la dure-mère, fongueuse et suppurée. C'est là le premier stade, et par l'intervention précoce on prévient presque toujours les infections plus profondes.

La face postérieure du rocher est le siège le plus fréquent de ces décollements de la dure-mère par des fongosités ou par une collection purulente proprement dite. Puis vient le toit de la caisse ; plus rarement la face antérieure.

Lorsqu'on laisse évoluer la lésion jusqu'à ce que se collecte un véritable abcès, des signes fonctionnels nouveaux peuvent venir se surajouter aux symptômes de l'otite moyenne et de la mastoïdite : fièvre, douleurs de la région temporo-mastoïdienne, accidents de compression intra-cranienne. Ces derniers, souvent absents, paraissent survenir plus volontiers chez l'enfant que chez l'adulte. Ils consistent en somnolence, vomissements, quelquefois avec ralentissement du pouls, hémiplégie croisée, troubles de la parole.

Ainsi, l'abcès extra-dural petit et isolé se perd dans la symptomatologie de l'otite chronique grave, avec mastoïdite le plus souvent. Développé en une poche volumineuse, il peut simuler complètement un abcès encéphalique, avec lequel d'ailleurs il coexiste assez souvent.

Voilà déjà une difficulté réelle de diagnostic. En outre, de la description clinique que nous avons donnée, il résulte que l'abcès cérébelleux ne se révèle que rarement par une séméiologie spéciale nettement accusée; et, en fait, il est à remarquer que les opérateurs qui ont ouvert des abcès du cervelet avaient la plupart du temps exploré d'abord le cerveau. Cependant, les deux cas que j'ai opérés ont tous deux été opérés d'emblée, l'un parce que j'y ai été conduit par les lésions osseuses, l'autre en raison de sa symptomatologie.

Ainsi, on ne peut souvent pas faire grand fonds sur l'étude des symptômes fonctionnels. Mais n'y a-t-il rien à tirer d'un examen local approfondi de l'oreille? Sans conclure avec la même précision que Toynbee, ne pouvons-nous déduire quelques renseigments de ce fait, sur lequel j'ai insisté dans l'anatomie pathologique, que presque toujours l'abcès, extra-dural, cérébral ou cérébelleux, siège au contact d'un point d'ostéite perforante?

Ce serait fort bien, si deux conditions étaient réalisées : si dans l'apophyse, l'aditus et la caisse un seul point était malade; si, en outre, l'examen clinique permettait une détermination exacte et complète de ces lésions osseuses.

Par malheur, d'un côté comme de l'autre, nous sommes en défaut.

Otites anciennes, avons-nous dit et répété, que celles où surviennent les accidents intra-craniens; or, quand on porte le burin et la curette dans ces apophyses et ces caisses pour en tarir la suppuration, on n'est pas long à apprendre que la multiplicité des lésions osseuses y est la règle. Et cette complexité, on ne s'en rend jamais compte qu'au cours même de l'opération. Pour savoir où en sont les parois de la caisse, nous avons l'otoscopie et l'exploration au stylet coudé. Mais au fond du spéculum, on ne voit qu'une partie de la caisse, et encore est-elle souvent masquée par du pus, — vite détergé je le sais, — par des bourgeons charnus polypeux; et encore est-ce la partie la plus importante, la coupole, qui échappe à nos investigations. Reste donc le stylet coudé : quand il touchera un point dénudé, rien ne démontrera que ce point soit le seul dénudé, et, partant, soit l'origine des accidents; et quand on ne sentira rien, cela ne voudra nullement dire qu'il n'y ait rien. Puis, où en sont et l'aditus, et l'apophyse? On le sait, lorsqu'il existe derrière l'oreille de la douleur, de la rougeur, du gonflement avec ou sans abcès. Mais on doit compter avec les lésions mastoïdiennes, absolument latentes, qui accompagnent souvent, le plus souvent même, les suppurations chroniques de la logette des osselets, c'est-à-dire précisément de la partie inaccessible à l'œil, peu accessible au stylet.

Je ne pourrais développer ces quelques propositions sans m'écarter trop de mon sujet : j'ai voulu simplement montrer que si l'examen attentif de l'oreille fournit des probabilités sur l'état du squelette, il ne nous conduit pas à la certitude.

Indications thérapeutiques et manuel opératoire. — De la discussion diagnostique qui précède, il résulte que :

1º Le diagnostic entre les diverses complications intra-craniennes de l'otite moyenne purulente est souvent très obscur;

2º Lorsqu'on diagnostique un abcès, la plupart du temps on ne peut préciser son siège, et il faut se contenter de probabilités.

En pratique, il faut pouvoir s'accommoder de ces incertitudes, et cela est possible si on choisit un procédé grâce auquel on soit à égale portée des diverses lésions chirurgicalement curables, grâce auquel on puisse opérer indifféremment sur le cerveau, le cervelet ou le sinus transverse, soit que l'on trouve une lésion autre que celle que l'on avait prévue, soit que l'on trouve des lésions associées. En particulier, il faut être armé contre les abcès extra-duraux.

Voyons donc quels sont les procédés proposés et comment ils cadrent avec ces exigences.

Il est inutile d'insister sur la conduite inadmissible de Sutphen. En 1884, cet auteur, soupçonnant un abcès cérébral, eut l'idée d'aller le chercher. à l'aveuglette en enfonçant dans le cerveau, à travers le toit du tympan, un trocart introduit par le conduit auditif : on ne s'étonnera pas. qu'une pareille manœuvre n'ait servi à rien, quoiqu'il existât dans le lobe temporal une collection que l'autopsie ne tarda pas à démontrer.

Si nous devions en être réduits à des tentatives semblables, ce serait à y renoncer définitivement, mais, heureusement, nos connaissances cliniques et anatomopathologiques, nous permettent d'arriver à une conduite plus rationnelle.

Les procédés bien réglés que l'on a proposés et employés sont nombreux : pour les apprécier, il faut établir trois catégories de faits :

Il y a un signe ou symptôme extérieurement appréciable ;

Il y a un symptôme fonctionnel permettant de déterminer le siège de l'abcès dans l'encéphale ;

On est réduit aux accidents cérébraux diffus.

a) IL EXISTE UN SIGNE EXTÉRIEUREMENT APPRÉCIABLE. — Ce signe, fonctionnel ou physique, peut être : la céphalalgie, un abcès cranien plus ou moins éloigné, une lésion mastoïdienne.

Pour la *céphalalgie fixe*, je renvoie à ce que j'en ai dit précédemment : utile pour le diagnostic de l'existence, elle est fort infidèle pour celui du siège, et, par exemple, elle a conduit Terrillon, Rose bien en avant de l'abcès qu'il s'agissait d'ouvrir.

Un *abcès superficiel* occupait la région du lambda chez un malade de von Bergmann ; après incision, l'os fut trouvé malade, fut trépané, et enfin un abcès cérébral fut ouvert avec succès. Dans un cas semblable, on agira de même, mais c'est une éventualité tout à fait exceptionnelle, sinon unique, si bien que quelques

doutes sont possibles sur l'origine réellement auriculaire de l'abcès cérébral dans le cas de Bergmann, et
lorsque l'enfant succomba, on constata qu'il s'agissait,
en effet, d'une tuberculose des os du crâne.

Les *lésions mastoïdiennes*, abcès, fistules ou douleurs,
sont au contraire fréquentes; mais les déductions
auxquelles elles donnent lieu ne sauraient être dis-
jointes de l'étude des abcès à symptômes cérébraux
diffus.

b) IL EXISTE UN SIGNE FONCTIONNEL DE LOCALISATION. —
Dans ces conditions, on peut trépaner en se fondant
sur nos connaissances en topographie cranio-cérébrale,
et par exception, cela pourra nous conduire loin de la
région mastoïdienne; et c'est ainsi, par exemple, que
Tuffier, sans tenir compte d'une fistule mastoïdienne
préexistante, a ouvert un abcès occupant la partie
moyenne de la frontale ascendante chez un sujet atteint
d'une monoplégie brachiale. Quelques observations de
ce genre sont dues à Macewen, Greenfled et Cairn,
Allcock, mais les faits où l'on a été guidé par des troubles moteurs sont trop exceptionnels pour que le chirurgien doive les faire entrer en ligne de compte dans
la détermination du procédé habituel.

Supposons, maintenant, parmi ces faits relativement
rares où le siège aura été diagnostiqué, que nous
soyons en face du seul cas assez fréquent pour être
réellement chirurgical : grâce à l'aphasie ou à la séméiologie cérébelleuse, on a reconnu un abcès du lobe temporal gauche ou du cervelet. Par où aborder cette
collection? Plusieurs procédés ont été préconisés.

Pour le *lobe temporal*, il y a eu de nombreuses discussions, et cela se conçoit, car il s'agit d'une région assez
étendue, où le siège de l'abcès peut varier de quelques
centimètres. De là des procédés multiples qui tous ont
donné quelques succès, et entre lesquels il faut savoir
choisir.

Si l'on trace une ligne verticale passant par le méat
auditif, on peut diviser les procédés proposés en pré-

auriculaire, sus-auriculaires, sus-mastoïdiens et mastoïdien. Pour le dire immédiatement, c'est ce dernier qui me paraît le meilleur.

Procédé pré-auriculaire. — Mc Bride et Miller conseillent de trépaner à 12 millimètres au-dessus et en avant du méat.

Procédés sus-auriculaires. — Le lieu d'élection a été fixé par divers chirurgiens à une hauteur très variable au-dessus du méat : à 19 millimètres (Hare, Ball), 25 centimètres (J. Lloyd), 30 millimètres (P. Poirier), 50 millimètres (Macewen). C'est à peu près sur cette ligne qu'on ouvre le crâne dans le procédé de Chauvel, où la couronne est placée sur une ligne horizontale partie de la commissure palpébrale externe et tangente au bord supérieur du pavillon de l'oreille, entre deux verticales tracées l'une devant et l'autre derrière ce pavillon.

Procédés sus-mastoïdiens. — La couronne a été appliquée aux points suivants :

Barker et Gowers, à 32 millimètres au-dessus et en arrière du méat.

Th. Stoker, à 40 millimètres au-dessus et de 30 à 40 en arrière du méat.

Black et Drummond, à 30 millimètres au-dessus et 40 millimètres en arrière du méat.

Randall, de 25 à 30 millimètres au-dessus et en arrière du méat.

Patteson conseille d'élever une perpendiculaire haute de 40 millimètres sur la ligne basale de Reid, à 40 millimètres en arrière du méat.

Bergmann trace une ligne allant du méat à la protubérance externe et à 4 centimètres en arrière du méat élève une perpendiculaire de 4 à 5 centimètres. Il se trouve ainsi à quelques millimètres en avant et au-dessus de l'angle postérieur et inférieur du pariétal.

Procédé mastoïdien. — Dans ce procédé, préconisé par Wheeler et que j'ai cherché à régulariser, on ouvre d'abord l'antre mastoïdien au lieu d'élection : dans un

carré de 1 centimètre de côté (chez l'adulte) situé à
5 millimètres en arrière de la moitié supérieure de la
paroi postérieure du conduit auditif. En partant de là,
il est aisé de faire le nécessaire à l'intérieur du crâne.

C'est ce procédé que je recommande. Presque tous
les autres, je le sais, ont réussi dans des cas particuliers, mais à les systématiser on risquerait de grosses
déceptions.

La preuve en est fournie par ce fait qu'entre tous ces
procédés l'écart est grand, si l'on part, avec Mc Bridé et
Miller, à 12 millimètres en avant et au-dessus du méat
pour aboutir, avec Th. Stoker, Black et Drummond,
Patteson, à 4 centimètres au-dessus et 3 centimètres en
arrière du même méat, en passant par les procédés
sus-auriculaires de Chauvel, Lloyd, Macewen, etc., dans
lesquels on s'élève au-dessus du méat entre quelques
millimètres et 5 centimètres.

Accordons même que tous les chemins mènent à
Rome : on ne me fera jamais croire que le chirurgien,
lorsqu'il n'a pas un motif spécial, ce qui est exceptionnel,
puisse s'adresser indifféremment à un quelconque de
ces procédés. C'est évidemment par exception qu'on
aura recours à la trépanation si antérieure de Mc Bride
et Miller, ou bien aux trépanations si postérieures de
Barker, de von Bergmann. D'autant plus que par ces
dernières on est terriblement près du sinus, comme put
s'en rendre compte Patteson.

S'il fallait choisir, je me prononcerais pour les procédés sus-auriculaires, et pour ceux, en particulier, où
l'on s'élève peu au-dessus du méat, où l'on rase presque
le rocher. Dans son cas, Macewen semble avoir obéi à
l'indication spéciale fournie par les symptômes de localisation ; encore dut-il faire une contre-ouverture juste
au-dessus du méat pour établir un drainage déclive. Mais
il est bien préférable d'ouvrir le crâne d'emblée au
point déclive, et c'est précisément ce qui est facile par
la voie mastoïdienne, comme le prouvent les figures suivantes (fig. 43 à 48, p. 284, 285, 286, 287).

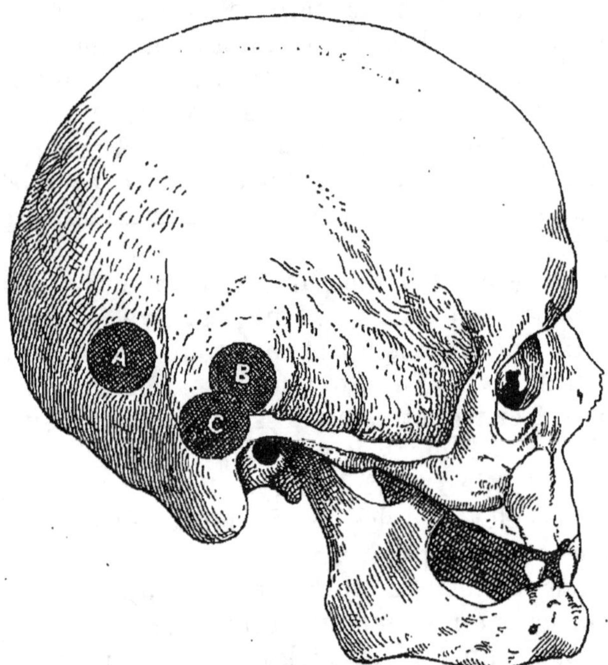

Fig. 43. — Les procédés rétro-mastoïdien (A); sus-auriculaire (B)
et mastoïdien (C).

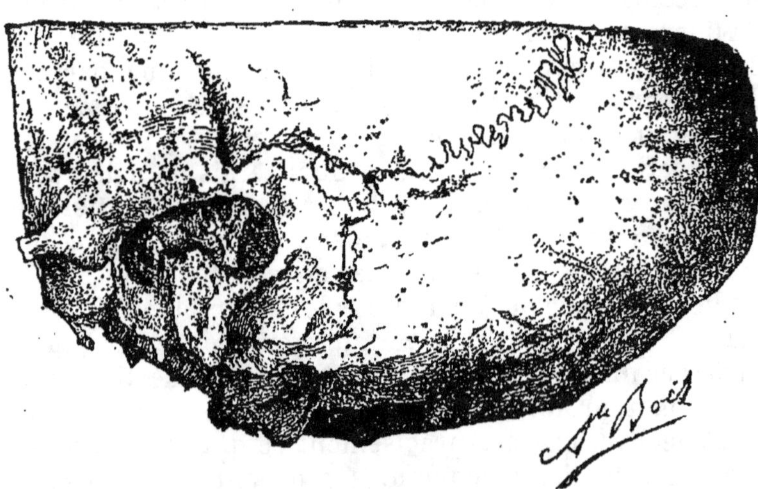

Fig. 44. — Trépanation complète de l'apophyse et de la caisse; on
constate que c'est, en les agrandissant, la réunion des rondelles C et
B de la figure précédente, et en gagnant en outre au-dessus et en
avant du méat.

Rien de plus aisé, l'apophyse, l'antre et la caisse une

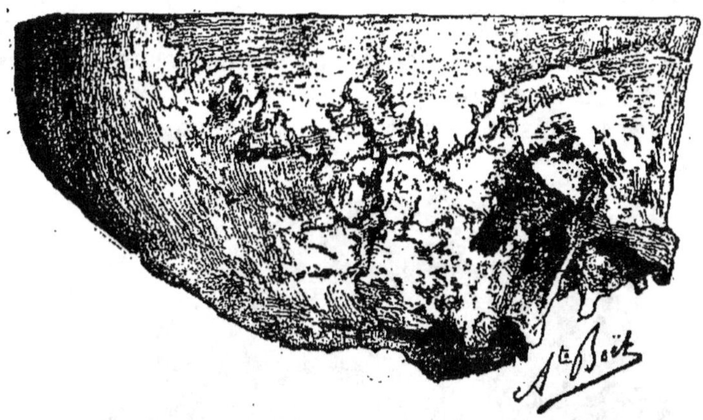

Fig. 45. — La fosse temporale a été ouverte en faisant sauter le plafond de l'aditus. On voit que la brèche est large, qu'elle est exacte. ment sus-auriculaire et qu'elle peut très facilement être agrandie en tous sens. *Voyez* fig. 47 son entrée dans la fosse cérébrale moyenne.

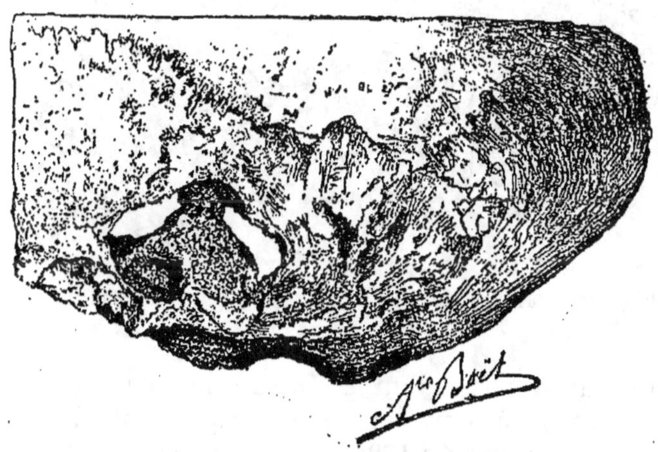

Fig. 46. — Outre la brèche sus-auriculaire précédente, on en voit une autre, qui conduit dans la fosse cérébelleuse; dans le cas particulier, elle répondait presque tout entière au sinus latéral. *Voyez* fig. 48 l'entrée de ces deux orifices dans les fosses cérébrale moyenne et cérébelleuse; et on constatera que, sans crainte du sinus, on peut même réunir les deux trépanations.

fois trépanés, que de pénétrer dans le crâne : en faisant

sauter le plafond de l'antre et de la caisse, si l'on veut
arriver à la fosse temporale ; la paroi postérieure, si l'on
veut aboutir à la fosse cérébelleuse. Dans ce dernier cas,
on passe franchement en dedans et au-dessus du sinus
latéral, qu'on ne risque pas de blesser.

Ce que je désire, avant tout, faire voir, c'est qu'il

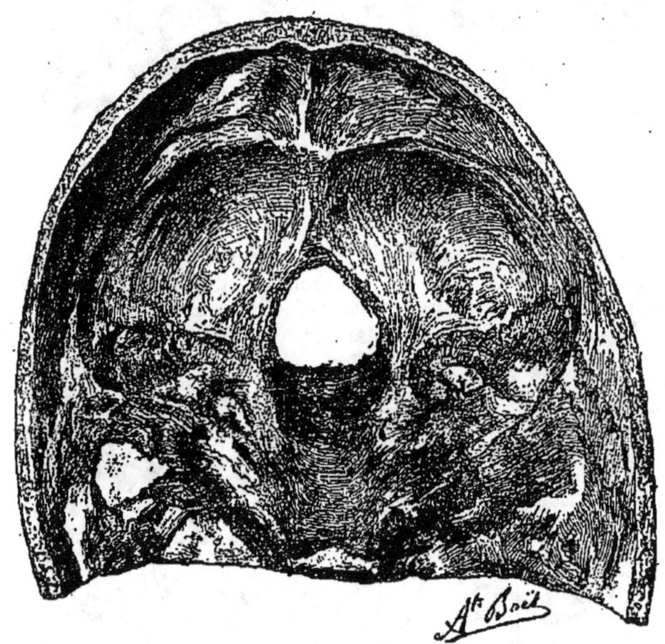

Fig. 47. — Entrée dans le crâne par la voûte de l'aditus.

ne faut pas opposer l'un à l'autre les procédés sus-
auriculaires inférieurs et le procédé mastoïdien, tel
que je le décris depuis 1894, par effondrement en haut
et en arrière après trépanation complète de l'apophyse et de la caisse. En perforant la voûte de l'aditus, on utilise seulement le plus inférieur des procédés sus-auriculaires, et, tout en désinfectant à fond
l'oreille moyenne on peut, sans nouvelle opération, se
donner autant de jour qu'on veut dans la fosse tempo-

rale, par quelques coups de pince-gouge vers l'écaille[1].

R. Le Fort et Lehmann repoussent ce procédé parce qu'il faut opérer à une grande profondeur : il suffit de l'avoir mis en pratique pour constater que ce reproche n'est pas fondé. C'est incontestablement la voie la plus sûre pour aller tout droit au toit du tympan, avec

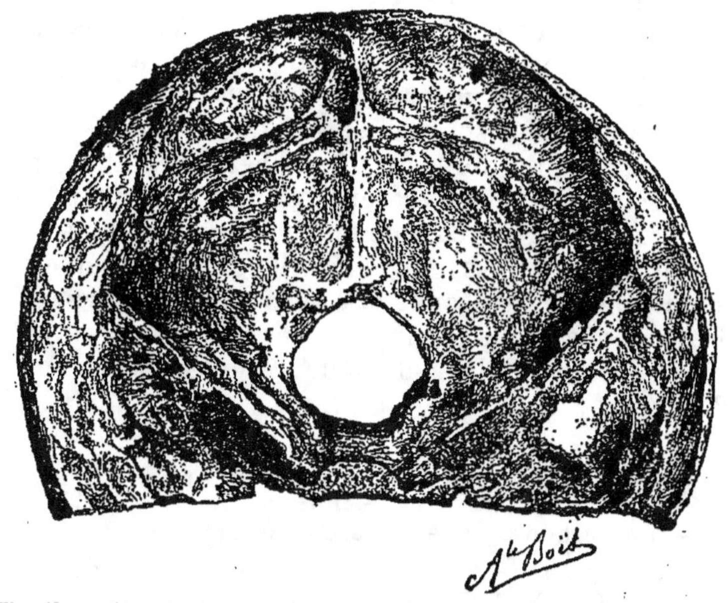

Fig. 48. — Entrée dans le crâne à la fois vers le cerveau et vers le cervelet.

lequel sont d'ordinaire en rapport les abcès, et c'est le véritable moyen pour ne pas passer au-dessus de ces pachyméningites purulentes externes, compagnes si fréquentes des abcès cérébraux. Avec tous les autres pro-

1. Je signale cette phrase à l'attention particulière de mon ami Lermoyez, car je ne l'ai en rien modifiée dans cette édition, et elle prouve que j'ai toujours conseillé de se servir de la voie attico-antrale pour entamer ensuite l'écaille temporale (ou l'écaille occipitale) selon les besoins. Si l'on veut, c'est une association de deux voies et un procédé nou-

cédés, on entre dans le crâne au-dessus du rocher, et
non seulement on n'ouvre pas l'abcès cérébral au point
déclive, mais surtout on passe au-dessus de l'abcès
extra-dural, qu'on laisse se vider tout seul, comme il le
pourra, c'est-à-dire mal.

La même critique s'adresse à la trépanation de la
fosse occipitale pour aborder le *cervelet* : on arrive à la
face postérieure de cet organe, tandis que l'abcès est, en
général, plus voisin de la face antérieure, elle-même
souvent au contact d'une poche sous-durale.

Tous les procédés sont bons, sans doute, pour les cas
où l'abcès remplit tout un hémisphère, réduit à une
simple coque : mais c'est exceptionnel, et quand la
cavité n'est grosse que comme une noix, comme une noisette, on ne la trouve que si on la cherche méthodiquement. Or, où l'anatomie pathologique nous enseigne-
t-elle que nous avons le plus de chances de la trouver?
Voici, à ce sujet, la statistique récente dressée par
H. Bourgeois :

```
Abcès antérieur . . . . . . . . . . . . . . . . . . . .   15
   —   antéro-externe (juxta-sinusal). . . . . . . .   27
   —   antéro-interne (en regard du méat auditif).   10
   —   postérieur, postéro-externe. . . . . . . . .    4
   —   dans le vermis . . . . . . . . . . . . . . .    6
   —   dans le flocculus.. . . . . . . . . . . . . .    1
   —   volumineux, sans siège précisé. . . . . . .   20
```

Cette statistique me paraît condamner les procédés où
l'on traverse l'écaille de l'occipital pour aller vers un
abcès du cervelet, car il faudrait, pour l'atteindre, traverser la plupart du temps tout l'hémisphère cérébelleux correspondant. Les 4 abcès postérieurs justiciables

veau — dont ma statistique démontre l'excellence — mais
j'ai toujours considéré que le point capital était le suivant :
agrandir la brèche attico-antrale au lieu de faire, comme on
le conseillait au début, une trépanation temporale externe,
indépendante de la première.

de cette voie font maigre figure à côté du bloc des autres. Et quel que soit le siège, *du moment qu'on a dû ouvrir largement, en tout cas, apophyse et caisse*, en quelques secondes on met à nu ce que l'on peut du cervelet, en quelques coups de pince-gouge, en avant ou en arrière du sinus. Car ce sinus est un point de repère très facile à trouver, et derrière lui on se donnera tout le jour voulu vers l'écaille s'il s'agit d'un abcès postérieur. Regardez la figure 46 et voyez avec quelle facilité on fera sauter l'os vers la face postérieure du cervelet.

La brèche sera large et définitive : c'est inévitable pour traiter, quelle que soit sa cause, un abcès de l'encéphale, et quoi qu'en aient dit Picqué et Mauclaire, Nanu, pour les suppurations intra-craniennes les procédés ostéoplastiques sont mauvais. A plus forte raison si l'on fait le lambeau ostéoplastique à l'occiput pour drainer un abcès qui siège ordinairement contre la face postérieure du rocher, souvent même près de sa pointe.

Ainsi, même quand on a pu diagnostiquer avec précision l'existence d'un abcès cérébral ou cérébelleux, la voie mastoïdienne est la meilleure :

1ent Parce qu'elle est la plus directe et la plus déclive ;

2ent Parce qu'on est certain de ne pas laisser stagner de pus dans une poche extra-durale.

A plus forte raison va-t-elle être préférable dans les cas, les plus nombreux, où le diagnostic de siège, et même d'existence, reste douteux.

3° *Il n'existe que des accidents encéphaliques diffus.* C'est le cas le plus fréquent, celui qui dès lors intéresse le plus le praticien.

L'idée directrice doit alors être la suivante : aller explorer avant tout le lobe temporal ; si on n'y trouve rien, se porter vers le cervelet ; être prêt, en même temps, à agir contre les abcès extra-dure-mériens, contre la phlébite du sinus, contre les formes curables de la méningite.

Pour atteindre ce but, est-il raisonnable d'explorer le lobe temporal par un des procédés sus-auriculaires ou sus-mastoïdiens? Je ne le pense pas. Que faire, en effet, si la ponction exploratrice reste blanche? Séance tenante, enfoncer l'aiguille, puis le drain, dans le cervelet, à travers la tente, comme l'ont fait Hutton et Wright et comme le conseille Patteson? C'est établir, presque de parti pris, un drainage insuffisant et non déclive. Trépaner la fosse cérébelleuse, au bout d'un temps variable, au lieu d'élection? C'est soumettre le patient à une deuxième opération grave, et si on intervient tard lui laisser le temps de mourir.

Car d'agrandir la brèche osseuse vers le cervelet il ne saurait être question ; le sinus latéral empêcherait d'y songer, si on n'était retenu par la crainte de faire au crâne un trou véritablement énorme.

Je ne reviendrai pas sur l'objection, déjà faite à propos des cas où l'on connaît à l'avance le siège de l'abcès : la stagnation persistante du pus dans l'oreille moyenne et sous la dure-mère, à moins qu'on ne se décide, immédiatement ou plus tard, à trépaner l'apophyse et la caisse.

Mais n'est-il pas absurde de trépaner à nouveau le crâne, alors qu'avec deux ou trois coups de gouge on peut remplir toutes les indications ?

L'idéal est d'entreprendre une opération par laquelle on évacue d'abord le pus de l'apophyse et de la caisse ; puis on curette toutes les parties osseuses malades et après avoir nettoyé, s'il y en a, les foyers de pachyméningite externe, on bifurque en Y pour aller, suivant les lésions, vers le cerveau ou vers le cervelet.

Cet idéal est réalisé par la *voie mastoïdienne*, en faveur de laquelle militent de nombreux arguments.

Supposons d'abord le cas, fréquent ainsi que j'ai cherché à le faire voir, où la nature exacte des accidents ne peut être déterminée avec certitude. Y a-t-il abcès, phlébite commençante, méningite suppurée ou méningite subaiguë, curable par le drainage de l'oreille et de ses annexes ? Nous l'ignorons. Mais de cette ignorance même résulte que notre premier soin doit être d'assurer le drainage parfait de l'oreille, avec curettage de l'apophyse et de la caisse.

Si le sujet est atteint d'une méningite aiguë suppurée et diffuse, il est fatalement voué à la mort et ne perd rien à une opération simplement inutile. Mais les faits sont assez nombreux où, après cette intervention, on a vu guérir des malades que l'on croyait atteints de méningite suppurée ou d'abcès cérébral.

Admettons maintenant qu'il y ait un foyer de pachyméningite externe purulente, avec ou sans abcès proprement dit; presque toujours en regard de ce point nous trouverons l'os dénudé, friable, et de proche en proche, sans allonger ni aggraver l'opération, nous serons conduits jusqu'à une lésion volontiers latente cliniquement, à son premier degré tout au moins.

Soit encore une phlébite commençante du sinus, infecté par une suppuration qui baigne sa face externe. Elle provoque des phénomènes de fièvre, de céphalalgie, mais il n'y a ni thrombose de la jugulaire, ni œdème par gêne de la circulation, ni accidents pyohémiques. Exactement comme pour l'abcès extra-dural du cas précédent, la trépanation de l'apophyse permettra, de proche en proche, une intervention radicale ; et cette intervention pourra souvent être efficace sans être poussée, si l'on agit de bonne heure, jusqu'à l'ouverture du sinus, mais en se bornant à évacuer le pus qui entoure ce sinus.

Enfin, assez souvent plusieurs lésions sont associées, et surtout la phlébite coexiste souvent avec les abcès extra-duraux ou encéphaliques, avec les abcès cérébelleux en particulier. Et qu'on n'aille pas mettre ces cas hors du débat, comme incurables ; ils sont d'un pronostic mauvais, sans doute, mais non fatal. Macewen en particulier a opéré quelques cas de ce genre et a obtenu plusieurs succès remarquables. Tantôt il a opéré, surtout au début de sa pratique, en ouvrant le crâne par une seconde trépanation ; tantôt au contraire, comme je le conseille depuis 1894, tout a été fait en une séance, par voie mastoïdienne.

Ainsi, la trépanation apophysaire convient seule aux complications autres que les abcès ; pour les abcès ordinaires, temporaux et cérébelleux, elle est anatomiquement préférable aux autres procédés conseillés ; elle est en outre la seule qui permette de passer du cerveau au cervelet sans nouvelle trépanation, qui permette aussi d'opérer en un seul temps diverses lésions associées. Enfin, il est toujours indispensable de la pratiquer, car, en tout état de cause, il faut désinfecter le foyer initial, c'est-à-dire l'oreille et l'apophyse.

Cette dernière assertion, il est vrai, est combattue par Barr. Pour cet auteur, la trépanation de l'apophyse offre par elle-même des dangers, surtout elle expose à la blessure du sinus latéral ; de plus, dans le cas spécial d'un abcès encéphalique, elle a l'inconvénient de soumettre le crâne à des ébranlements capables de provoquer la rupture de l'abcès dans les méninges ou les ventricules.

Or, après une pratique étendue, puisque plus de 300 fois j'ai porté la gouge dans l'apophyse et dans la caisse, j'affirme que ces objections ne sont pas fondées. Jamais je n'ai blessé le sinus ; rarement, dans des cas où les lésions étaient très avancées, j'ai coupé le nerf facial ; et je n'ai vu succomber que les malades chez lesquels le rocher était entièrement détruit. Trépaner au niveau de l'apophyse n'est pas plus grave qu'en n'importe quelle autre région du crâne.

Quant à ébranler le cerveau et provoquer ainsi la rupture d'un abcès, cette crainte me paraît tout à fait chimérique ; dans un cas personnel, après avoir ouvert apophyse et caisse, j'ai trouvé à l'autopsie un abcès ancien, méconnu, et il ne s'était pas rompu quoique sa paroi inférieure fût très mince ; dans ses nombreuses opérations pour abcès, Wheeler n'a jamais constaté l'accident redouté par Barr. Et si l'accident avait lieu, serait-ce un argument contre la voie mastoïdienne ? Nullement, à moins qu'on ne prouve qu'il est impossible avec les autres procédés de trépanation. Or, je serais très étonné

si un jour cette preuve venait à être faite. En pratiquant
la trépanation complète de l'apophyse et de la caisse,
un opérateur exercé n'ébranle pas le crâne ; il ne
l'ébranle pas plus, il l'ébranle même moins qu'avec
n'importe quelle autre trépanation.

En fait, dans les cas où, avec un abcès intra-cranien
diagnostiqué, existait une lésion mastoïdienne évidente,
abcès ou fistule, Schöndorff, Hahn, Ceci, Schede, Weir
ont profité de l'ouverture de l'apophyse pour drainer
l'abcès, et ils s'en sont bien trouvés. Je conseille d'agir
exactement de même lorsqu'on croit, cliniquement, que
l'apophyse est saine, ce qui ne veut pas dire qu'elle le
soit réellement.

Certains auteurs, cependant, partisans résolus de la
trépanation mastoïdienne préalable, pour évacuer le pus
auriculaire et extra-dural, conseillent de vider l'abcès
encéphalique par une trépanation spéciale, faite selon
les indications sur l'écaille temporale ou sur la fosse
cérébelleuse. Picqué et Février le conseillent parce que
d'après eux l'accès au cerveau est insuffisant ; C.-B. Ball,
Chipault, parce que la communication des méninges
avec un foyer infecté expose à des complications mortelles.

Aucune de ces raisons n'est valable.

Pour répondre à la fois à Le Fort et Lehmann, à Picqué
et Février, je n'ai qu'à renvoyer aux figures 43 à 48 ;
elles suffisent à prouver que, par le procédé que je
recommande, on réalise une trépanation sus-auriculaire
ou occipitale plus large que par les autres procédés et
cependant plus facile et plus sûre parce qu'elle est conduite anatomiquement, de proche en proche, et agrandie
petit à petit autant qu'il est nécessaire, sans faire de nouvelle plaie, en mordant sur l'os au ciseau, à la pince-
gouge. L'opération n'exige ainsi que fort peu de temps,
en dehors du temps requis par la trépanation apophysaire, toujours indispensable.

Quant à l'objection de Ball, de Chipault, j'avoue ne
pas la comprendre. Du moment qu'on met un drain dans

un abcès cérébral, forcément, si ce drain ne traverse pas des adhérences unissant le cortex à la dure-mère, les méninges vont se trouver au contact du pus, et notre espoir sera dans la formation rapide d'adhérences protectrices. Qu'importe, dès lors, que le drain aboutisse, en outre, dans une cavité septique? Mais accordons que cette cavité osseuse soit impossible à désinfecter suffisamment et que cette seconde chance d'infection méningée aggrave le pronostic. Cette éventualité fâcheuse est largement compensée, et au delà, par la fréquence de la continuité entre les lésions auriculaires et les lésions intra-craniennes. Nous savons, aujourd'hui, qu'entre le rocher et le cerveau les adhérences, les foyers purulents ou méningés et corticaux sont fréquents ; et c'est précisément pour réduire au minimum le danger de méningite que la voie mastoïdienne est supérieure à toutes les autres, car s'il y a des adhérences, c'est à travers elles que sera ouvert et drainé l'abcès.

Un dernier point reste à étudier. Lorsqu'il existe une rétention évidente de pus dans l'oreille, faut-il, après avoir drainé cette oreille et ses annexes, pénétrer immédiatement dans le crâne, y chercher une poche extra-durale et même d'emblée ponctionner le cerveau ? C'est le conseil donné à l'origine par Picqué et Février dès « qu'une otite moyenne suppurée s'accompagne d'accidents douloureux et fébriles ». Or, cette conduite ne me semble pas justifiée, même lorsqu'il existe des accidents cérébraux insuffisamment caractérisés pour qu'on puisse d'emblée diagnostiquer un abcès ou une phlébite.

Quelquefois, dans ces conditions, l'ablation de tout l'os carié conduira jusque dans une poche extra-durale, et même, comme E. Hoffmann, on trouvera ainsi, d'emblée, une collection encéphalique. Ou bien, dans la brèche ouverte par la curette, la dure-mère fera une saillie privée de battements, dans laquelle il sera dès lors tout indiqué d'enfoncer l'aiguille exploratrice.

Mais si, après ablation des séquestres et des parties cariées, aucune perforation n'apparaît à un examen attentif, que l'on s'en tienne à la trépanation de l'oreille, car cela peut fort bien suffire pour faire cesser des accidents cérébraux diffus, dus à une poussée de méningite et non à un abcès. Si les symptômes encéphaliques persistent, que le lendemain ou le surlendemain, on fasse sauter le plafond de l'antre et de la caisse, et que l'on explore le cerveau, le cervelet au besoin.

Je n'insiste pas davantage, car dans un rapport sur une observation importante de Mignon, Picqué, revenant sur son radicalisme d'antan, a bien voulu me faire cette « légère concession », ce en quoi il a été approuvé par tous les autres orateurs.

Je suis entré dans de longs développements, sans craindre même des répétitions, parce que dans ce sujet plusieurs points sont encore soumis à discussion. Mais il est aisé de résumer le débat en quelques règles, grâce auxquelles on fera face aux exigences de la pratique courante.

1° Toute otite moyenne suppurée doit être soumise à un traitement précoce et énergique, car si on la laisse passer à l'état chronique, le malade est en imminence d'accidents cérébraux graves, mortels même ;

2° Lorsque éclatent ces accidents, il faut immédiatement trépaner l'apophyse et la caisse ;

3° S'il y a des signes permettant de diagnostiquer soit une phlébite du sinus latéral, soit un abcès temporal ou cérébelleux, on ouvrira immédiatement soit le sinus, soit le crâne, ce qui sera très facile en agrandissant soit en arrière, soit en haut, la brèche mastoïdienne ;

4° On ne drainera l'abcès par un second orifice cranien que dans le cas exceptionnel où un signe spécial de localisation permettra de diagnostiquer un abcès siégeant hors du lobe temporal ou du cervelet (monoplégie brachiale et abcès frontal, par exemple) ;

5° S'il n'existe que des accidents cérébraux diffus, à allure de méningite, on n'entrera d'emblée dans le crâne que si on y est conduit en poursuivant de proche en proche les lésions osseuses à la curette. Dans le cas contraire, on s'en tiendra primitivement à l'intervention extra-cranienne, et on sera souvent surpris du résultat obtenu;

6° Si au bout de vingt-quatre à quarante-huit heures, les accidents encéphaliques ne sont pas amendés, et si on ne diagnostique pas avec quasi-certitude une méningite aiguë suppurée, diffuse, qui est incurable, on ira par la voie mastoïdienne, qui seule permet cette chirurgie exploratrice, à la recherche des lésions justiciables d'une intervention opératoire : abcès de pachyméningite externe, abcès du lobe temporal ou du cervelet, phlébite du sinus.

A cette discussion sur la meilleure voie pour trépaner se bornera ce que je veux dire sur le manuel opératoire. Ce serait, en effet, sortir de mon sujet que d'exposer la technique des opérations pratiquées sur l'apophyse mastoïde et la caisse du tympan. Disons seulement que ces trépanations doivent être pratiquées exclusivement à la gouge et au maillet, méthodiquement et anatomiquement, en suivant pas à pas les cavités naturelles de l'oreille moyenne.

Rien de spécial sur l'incision de la dure-mère, sur les ponctions exploratrices, sur la nécessité d'un drainage prolongé; je renvoie à ce que j'ai dit pour les abcès traumatiques. L'observation déjà citée de Stoker nous prouve qu'on devra multiplier les ponctions avant de renoncer à la recherche de l'abcès : c'est seulement au dixième coup de trocart qu'on vit soudre le pus, et Bergmann, agissant au bistouri, dut inciser le cerveau à trois reprises. Je ne mentionnerais pas l'exploration au stylet si une observation de Field ne démontrait nettement son insuffisance : à l'autopsie d'un malade opéré de la sorte, on constata que le stylet avait par deux fois traversé la poche purulente, et cependant aucune goutte de liquide n'avait suinté à l'extérieur.

Barker a eu recours à la curette pour mieux déterger les parois d'un abcès : il est plus prudent de ne pas recourir à cette pratique, innocente seulement s'il existe une paroi enkystante très résistante.

Résultats. — Apprécier exactement par des chiffres la proportion des guérisons me paraît impossible : c'est d'ailleurs d'un intérêt fort médiocre puisque la comparaison avec l'évolution naturelle, fatale, sera toujours à l'avantage de l'intervention, et cela suffit à dicter nos décisions. Körner établit le pourcentage suivant : 55 opérations, 29 guérisons, 26 morts. Cette proportion est à peu près semblable à celle qu'ont trouvée Heyman (17 guéris et 15 morts sur 32 cas) et Beck (15 guérisons sur 36 cas). Les faits que j'ai réunis me donnent également environ 50 p. 100 de succès. Et, pour confirmer les avantages de la voie mastoïdienne, je reproduirai les chiffres de Körner :

10 abcès opérés en partant du foyer auriculaire (dont 4 avec fistule) ont donné 8 guérisons ;

45 abcès opérés après trépanation du crâne à distance ont donné 21 guérisons.

Les abcès du cervelet semblent d'un pronostic plus grave, puisque sur 15 cas (abstraction faite des observation de Macewen) nous ne comptons que 5 succès. Mais si on analyse de plus près, on constate que sur ces 15 cas, 10 fois l'abcès du cervelet ne fut pas ouvert, soit que le lobe temporo-sphénoïdad ait été seul exploré, soit que les ponctions du cervelet n'aient pas décelé la collection qui y siégeait. Cinq fois seulement l'abcès cérébelleux a été ouvert, et deux malades ont guéri.

Ces quelques faits confirment ce que j'ai déjà dit de la difficulté du diagnostic, et eux aussi viennent déposer en faveur de la voie mastoïdienre, grâce à laquelle les collections cérébelleuses sont aussi faciles à trouver que les collections temporales.

Or, quand la poche est trouvée et drainée, le pronostic ne semble pas plus grave que pour les abcès cérébraux. Macewen sur 4 cas compte 4 succès. Il est à remarquer, d'ailleurs, que Macewen publie une statistique particulièrement remarquable, puisque sur 19 abcès encéphaliques il compte 18 guérisons. Nous n'insistons pas, car dans ce relevé général Macewen ne différencie pas les abcès suivant leurs causes. Malgré cette imperfection et sans espérer qu'une série aussi heureure puisse jamais devenir la règle, nous pouvons conclure qu'entre les mains d'un chirurgien exercé à ce diagnostic délicat et à ce manuel opératoire un peu spécial, le pronostic devient relativement favorable. C'est ainsi, encore, que, opérant tous deux par voie mastoïdienne, Wheeler compte 14 guérisons sur 16 cas et Pratt 6 sur 8. Ma pratique personnelle est moins intéressante parce qu'elle est moins étendue, mais ses résultats sont bons. J'ai opéré trois abcès cérébraux, et tous trois ont guéri ; deux abcès de la fosse cérébelleuse, un dans le cervelet, un extra-dural à la pointe du rocher, ont guéri également. Je ne parle pas des bien plus fréquents abcès extra-duraux ordinaires qui guérissent toujours s'il n'y a pas phlébite du sinus.

Dans plusieurs cas — et je rappellerai les observations déjà citées de Paget, Stoker, Mignon, Knapp — une hernie cérébrale s'est produite au bout de quelques jours par l'orifice de trépanation. Cela n'a pas empêché quelques malades de guérir.

Je dirai enfin que le succès a couronné certaines tentatives faites dans des cas à peu près désespérés : ainsi un des malades guéris par Macewen a été opéré alors qu'il était dans le coma. De même pour deux des miens que je n'ai pas eu besoin d'endormir. L'échec est alors fréquent, quoique deux fois j'aie réussi, mais un succès suffit pour nous prouver que sitôt le diagnostic posé l'intervention doit être pratiquée, quel que soit l'état du malade.

Ainsi, nous pouvons exprimer le pronostic *immédiat* en disant que par l'opération nous arrachons à la mort environ 50 p. 100 des malades, au bas mot. Mais ces succès sont-ils tous complets et définitifs ? Nous nous trouvons ici en face des mêmes incertitudes que pour les abcès traumatiques.

Les malades suivis pendant longtemps, plusieurs années ou seulement plusieurs mois, sont rares. Certes, les observations de Ball (18 mois), Barker (16 mois) Rehn (plus d'un an), Poulsen (3 ans), Schwartze (6 ans), etc., prouvent que la guérison peut être complète et durable ; et d'autre part nous ne nous inquiéterons pas des quelques troubles paralytiques qui peuvent persister, de l'aphasie par exemple, notée, à des degrés divers d'intensité et de durée, par Pritchard et Rose, W. Cheyne, Baginsky et Gluck, etc. Les accès épileptiformes sont déjà plus sérieux. Mais surtout, pour les cas publiés seulement quelques jours ou quelques semaines après que le malade est sorti de l'hôpital, un doute doit rester dans l'esprit, et nous devons nous souvenir qu'après avoir paru fort bien guéris pendant deux mois, des malades de Janssen, de Macewen ont été emportés en quelques jours. Même déconvenue de Lloyd qui, après avoir publié un succès, a dû quelque temps après enregistrer une récidive mortelle [1]. On conçoit quelle doit être la prudence du pronostic, puisque chez ce malade, opéré en octobre 1889 et considéré comme guéri en mars 1890, les accidents, mortels en sept jours, n'ont reparu qu'en 1890. Aussi suis-je resté sur la réserve tant que je n'ai pas eu par devers moi des observations suffisamment prolongées. Or je puis dire aujourd'hui que mes cinq opérés, dont le dernier date de 1899, sont actuellement très bien portants.

1. G. Ferreri a publié une observation fort curieuse où après guérison d'un abcès cérébelleux otique un myxo-sarcome a bourgeonné à travers la plaie. Ferreri rappelle des cas analogues de Knapp et Bradfor, Barr et Nicoll, Richardson et Walton.

CHAPITRE III

TUMEURS INTRA-CRANIENNES

Quoique ce volume ait pour titre chirurgie *cérébrale*, je consacre ce chapitre aux *tumeurs intra-craniennes*. La plupart du temps, en effet, il est impossible, en clinique, de séparer nettement, d'après leur siège, les diverses tumeurs qui naissent à l'intérieur de la boîte cranienne intacte ; de différencier, en particulier, les tumeurs du cerveau et celles des méninges.

Sans doute, il est des cas où une tumeur de la dure-mère envahit et use la voûte osseuse qui la recouvre, vient faire saillie à l'extérieur et est opérée comme une tumeur des membres, par exemple. Ces faits, déjà anciennement connus, sont bien différents de ceux où la tumeur reste incluse dans le crâne, et je n'étudie pas les interventions chirurgicales, souvent importantes, auxquelles ils donnent lieu parfois. Il s'agit en réalité de chirurgie cranienne.

Cela dit, que devons-nous entendre par le mot *tumeurs* ?

Un anatomo-pathologiste ne décrirait ici que les tumeurs au sens propre du mot, c'est-à-dire les néoplasmes, et il arriverait ainsi à étudier à peu près exclusivement les gliomes et les sarcomes. En effet, il est certain que, ni en pathologie, ni en médecine opératoire, il n'y a de parité à établir entre un kyste parasitaire, un tubercule, un sarcome ; et même l'intervention diffère pour un tubercule massif et dur ou pour un tubercule transformé en abcès froid plus ou moins volumineux.

Mais, si toutes ces distinctions et divisions sont pathologiquement importantes, s'il est à souhaiter que, dans un avenir plus ou moins proche, elles servent à établir des indications pratiques ; en fait, et jusqu'à présent, elles n'ont pas encore acquis une netteté suffisante pour que l'on puisse les prendre pour base d'une classification chirurgicale.

Comment les choses se passent-elles en clinique? Un malade vient nous consulter pour des accidents que nous attribuons à l'excès de pression provoqué dans la boîte cranienne par une masse morbide surajoutée. Cette détermination une fois faite, notre raisonnement va plus loin, et, dans un second temps, nous nous demandons si, parmi les symptômes observés, il en est qui nous autorisent à diagnostiquer le siège exact de cette masse morbide. C'est après cela seulement que nous recherchons les indices qui nous feront connaître la nature du mal. Or, quels sont ces indices? Ils réduisent à ceux qui nous permettent de constater, chez le sujet, une tare tuberculeuse ou syphilitique, ancienne ou actuelle, héréditaire ou personnelle ; et là-dessus nous étayons un raisonnement, qui toujours sera plus ou moins hypothétique. Souvent même, ces données nous feront défaut, alors que, cependant, il s'agira de tuberculose ou de syphilis.

En outre, supposons que, par l'examen attentif des commémoratifs et des symptômes actuels, nous puissions — ce qui n'est souvent pas le cas — éliminer avec certitude la tuberculose et la syphilis [1] : comment savoir, en dehors des exceptions signalées plus loin, relatives aux

---

1. Dupont a proposé, pour déceler la tuberculose, d'employer la tuberculine, révélatrice non seulement par la classique réaction fébrile, mais encore en provoquant, par congestion périphérique, certains symptômes temporaires de localisation.

tumeurs malignes secondaires, si le sujet porte un sarcome ou un kyste hydatique? Notre diagnostic, en règle générale, va se trouver dérouté.

En pratique, donc, on est conduit, par la force des choses, à employer le mot *tumeur* dans son sens originel et grossièrement clinique; à envisager par conséquent toutes les masses morbides surajoutées à l'encéphale, masses solides ou liquides, parasitaires ou néoplasiques, et je chercherai précisément à montrer comment et pourquoi, dans bien des cas, il doit s'agir ici, jusqu'à nouvel ordre, de chirurgie exploratrice.

A ce compte, il est vrai, il faudrait étudier les abcès, et cependant je les ai décrits à part. C'est que pour eux — abstraction faite des abcès froids qui seront réunis, en effet, à l'histoire de la tuberculose — les notions étiologiques exactement analysées peuvent conduire à des notions diagnostiques et opératoires suffisamment précises pour permettre une étude d'ensemble sur les abcès d'origine traumatique d'une part, sur les complications intra-craniennes des otites, d'autre part. Quant aux autres abcès, quelques lignes suffiront pour tâcher de faire voir comment, en l'absence de certaines données étiologiques spéciales, le diagnostic de leur nature est presque toujours impossible.

§ I. — ÉTUDE SÉMÉIOLOGIQUE

Comme nous l'avons vu dans les *Généralités*, et par analogie avec ce qui a lieu pour les abcès, toute tumeur intra-cranienne cause des symptômes de deux ordres :

1º Des *symptômes diffus*, dus à l'excès de tension intra-cranienne, la boîte osseuse étant trop petite pour loger, outre la tumeur, un cerveau fonctionnant normalement.

2º Des *symptômes de localisation*, qui sont des paralysies, des convulsions, des contractures, survenant lorsque la tumeur détruit, comprime ou irrite certaines zones spéciales de l'écorce cérébrale ou des conducteurs blancs qu'elle commande.

Dans certains cas, particulièrement favorables au chirurgien, les symptômes du second ordre précèdent ceux du premier. Mais d'ordinaire il n'en est pas ainsi : symptômes diffus et symptômes de localisation s'associent. Les premiers ouvrent de préférence la marche, et l'on peut dire, d'une manière générale, qu'ils permettent d'établir le diagnostic de l'existence de la tumeur, tandis que les seconds permettent de soupçonner son siège.

Nous allons passer en revue ces symptômes l'un après l'autre, pour tâcher de déterminer dans quelle mesure leur connaissance intéresse le chirurgien. Je ne chercherai pas à établir un diagnostic différentiel, qui ressortit plutôt au médecin, mais à montrer seulement quelle est, au point de vue opératoire, la valeur de ces symptômes.

1° **Symptômes diffus.** — Ces symptômes sont : la céphalalgie, les convulsions généralisées, les vomissements, le vertige, la stase papillaire souvent accompagnée de cécité progressive, les altérations de l'intelligence, la faiblesse musculaire générale, les crises de perte de connaissance, le ralentissement du pouls, les troubles thermiques.

On peut dire, avec Byrom-Bramwell, que dans leur ensemble ces symptômes sont plus accentués pour les tumeurs qui siègent sous la tente du cervelet : elles se trouvent plus rapidement à l'étroit, elles compriment bientôt les masses pédonculaires et le bulbe, enfin elles gênent toujours la circulation de la veine de Galien, et de là une hydrocéphalie à la fois externe et ventriculaire, d'ordinaire bien plus précoce et bien plus intense que celle dont s'accompagnent les tumeurs du cerveau proprement dit.

Voyons maintenant ce que nous enseigne chacun des symptômes que nous venons d'énumérer.

1° La *céphalalgie*, qui s'accompagne volontiers d'une grande dépression morale, est un symptôme à peu près constant ; d'intensité variable, elle peut devenir assez violente pour rendre le malade fou, pour le pousser au suicide. C'est dire que nous serons en droit d'entreprendre des opérations pour faire cesser des souffrances souvent atroces.

Mais cette douleur n'a qu'une valeur très faible pour la détermination du siège de la tumeur : elle peut, en effet, être étendue à toute la tête, et quand elle est limitée, souvent elle occupe un point éloigné de la tumeur.

D'après Oppenheim, d'après Bergmann, la *sensibilité à la pression* serait plus importante à constater, mais c'est encore un symptôme très infidèle.

2° Les *vomissements* sont habituels. Leur spontanéité, leur persistance, leur facilité ordinaire sont caractéristiques d'une lésion encéphalique. Ils semblent plus fréquents dans les tumeurs du mésocéphale, dans celles du cervelet en particulier, mais ils accompagnent trop souvent les autres tumeurs pour qu'on puisse leur accorder une valeur localisatrice réelle, à moins qu'ils ne soient spécialement intenses, et surtout associés à d'autres signes cérébelleux.

3° Le *vertige* prête aux mêmes considérations. Commun à des affections cérébrales très variées, il est de peu d'importance. Lorsqu'il est excessif et accompagné d'incoordination motrice, il porte à diagnostiquer plutôt une affection du mésocéphale.

Dans quelques cas, le vertige paraît dû à une paralysie oculo-motrice.

Le vertige bien marqué, la surdité unilatérale et la paralysie de divers nerfs craniens, unis aux autres symptômes généraux dus à une tumeur intra-cranienne, indiqueraient une tumeur de la base (Byrom-Bramwell).

4° La *névrite optique* est un symptôme tout à fait banal des tumeurs intra-craniennes ; tous les neurologistes sont d'accord sur ce point. Mais pour être bien fixé sur sa fréquence réelle, il convient de la rechercher de parti pris, car souvent, au début, elle existe sans provoquer de troubles appréciables de la vue. D'après Powers, elle accompagne 80 p. 100 des tumeurs du cerveau, et elle est presque constante dans les tumeurs du cervelet; mais elle est d'ordinaire absente dans les tumeurs du bulbe, ce qui semble tenir surtout à ce que ces tumeurs causent rapidement la mort, avant d'avoir provoqué, par leur volume, une augmentation notable de la tension intra-cranienne. Un travail de Taylor aboutit à des conclusions analogues, et l'auteur, tout en reconnaissant que la présence ou l'absence de la névrite ne sont pas en corrélation constante avec le volume de la tumeur, fait voir que la rapidité de développement de cette tumeur et l'excès de pression sont les éléments les plus importants dans la production de cette lésion secondaire. On peut donc conclure, avec Oppenheim, que les cas dans lesquels le fond de l'œil reste normal jusqu'à la fin sont très rares et qu'alors il n'existe pas d'autres signes d'hypertension intra-cranienne.

Le chirurgien n'a pas à prendre parti dans le débat pathogénique où l'on cherche à élucider si la névrite optique est seulement la conséquence mécanique de l'hypertension intra-cranienne, ou si elle d'ordre inflammatoire. Mais, au point de vue exclusivement chirurgical, il faut la considérer comme un signe important d'hypertension, et, comme l'a dit Horsley, retenir que dans certains cas la simple ouverture du crâne, en diminuant la pression intra-cranienne, peut suffire à la faire disparaître, à moins qu'il n'y ait déjà atrophie du nerf optique, auquel cas on n'obtient aucun résultat.

Mais si la névrite optique peut devenir parfois une indication au traitement palliatif dont je parlerai plus loin, si, d'autre part, elle acquiert souvent une importance diagnostique réelle, nous ne devons pas oublier qu'elle peut relever de causes multiples, qu'elle est une lésion de diverses intoxications, par exemple; qu'elle ne servira dès lors au diagnostic que si elle est associée à d'autres symptômes d'hypertension intra-cranienne. C'est dire, en outre, qu'elle sera un signe relativement tardif.

Elle a coutume d'être bilatérale, mais alors Hughlings Jackson fait remarquer que souvent elle est inégalement accentuée des deux côtés : et la tumeur siégerait du côté le moins atteint, ce qui serait confirmé par trois cas, exceptionnels, où H. Jackson a constaté une névrite unilatérale avec tumeur du côté opposé. Cette opinion ne semble pas, jusqu'à nouvel ordre, appuyée sur des preuves suffisantes pour que le chirurgien puisse la prendre pour guide.

5° Il n'y a aucune conclusion chirurgicale à tirer des crises de *convulsions généralisées*, du *ralentissement du pouls*, des rares *variations thermiques* en plus ou en moins, des *troubles respiratoires*, de l'*exagération fréquente de l'appétit* au début, des *troubles de l'intelligence*. On observe seulement que ces derniers paraissent plus habituels aux tumeurs des parties antérieures des lobes frontaux qu'à celles de l'aire motrice. Tous ces symptômes sont souvent fort utiles pour établir le diagnostic de l'existence d'une tumeur, mais ils ne démontrent rien sur son siège ou sur sa nature. Cependant les observations se multiplient, où les tumeurs frontales pré-rolandiques s'accompagnent de troubles psychiques sérieux. Et cela existe de même, nous disent Brault et Löper, dans les tumeurs pénétrantes de la zone motrice. Alors, aux troubles mentaux s'ajoutent des paralysies progressives, tendant à la généralisation hémiplégique lente. Les troubles psychiques, au contraire, sont rares dans les néoplasmes à manifestations épileptiques. De ces données encore assez vagues sans doute, résulteront peut-être quelques indications chirurgicales, aujourd'hui surtout que, grâce aux larges trépanations exploratrices ostéoplastiques, on n'a plus besoin d'une localisation précisée à quelques millimètres près.

6° Il convient de signaler les *attaques apoplectiformes*, qui ne sont pas rares et semblent de préférence liées aux gliomes (Knapp) et aux syphilomes. Quelquefois elles sont dues à une hémorragie dans la tumeur ou auprès d'elle; mais aussi, comme celles qui viennent parfois compliquer les abcès, elles peuvent être le résultat de simples poussées congestives ou œdémateuses.

De cet exposé résulte la conclusion que, quoi qu'on ait dit sur la valeur localisatrice de quelques-uns des symptômes qui viennent d'être passés en revue (douleur locale, vomissements et vertiges, névrite optique), il faut les considérer tous comme des signes de compression intra-cranienne diffuse, avec ou sans hydrocéphalie. Ils n'ont donc de valeur que pour le diagnostic de l'existence d'une tumeur et non pour celui du siège.

2° **Symptômes de localisation.** — Lorsque la tumeur irrite ou détruit une des zones douées de fonctions spéciales, on constate des symptômes qui sont en rapport avec l'exagération ou la suppression de ces fonctions. Je vais pouvoir abréger beaucoup leur étude, car c'est principalement les tumeurs que j'ai eues en vue dans le chapitre où, montrant les indications générales de la chirurgie cérébrale, j'ai tenté de faire comprendre la valeur séméiologique des symptômes de localisation. C'est en effet surtout pour les tumeurs que l'on a besoin de ces symptômes pour déterminer le point où l'on doit porter le trépan : car ici, contrairement à ce qu'on voit pour les lésions traumatiques, pour les abcès, la notion étiologique et les signes extérieurs nous font complètement défaut à ce point de vue. Mais c'est surtout pour les tumeurs, malheureusement, qu'interviennent les *actions à distance* (Wernicke) auxquelles nous avons déjà fait allusion.

Inutile de revenir sur l'hémiplégie, bonne seulement pour nous faire reconnaître, en l'absence de tout autre symptôme localisateur, que la tumeur occupe dans l'encéphale — et ce peut même être dans le cervelet — l'hémisphère opposé à la paralysie; sur une monoplégie, plus importante; sur les convulsions avec *signal-symptôme* qui ont une valeur considérable, à moins qu'elles ne surviennent à une période où déjà existent des signes accentués d'hypertension intra-cranienne et d'hydrocéphalie ventriculaire. J'aurai d'ailleurs à insister sur l'intérêt de cette épilepsie jacksonienne quand je m'occuperai plus spécialement des indications thérapeutiques.

Au nombre des troubles moteurs, je citerai encore les phénomènes de contracture, qui accompagnent les paralysies; surtout lorsqu'elles sont dues à la compression ou à la destruction du faisceau pyramidal, dont la contracture révèle alors la dégénérescence. Mais ce symptôme exige une lésion assez ancienne; aussi conçoit-on qu'il soit d'observation relativement rare dans les tumeurs cérébrales. Lorsqu'il existe, il indique une tumeur à marche lente et probablement bénigne.

Les *mouvements choréiformes* sont bien rares. Dans son *System of medicine*, Pepper a cité un fait de gliome, comprenant la substance des deux lobes frontaux et ayant déterminé des mouvements choréiques du bras droit; on notait, en même temps, du tremblement des deux bras.

La valeur des *troubles de la sensibilité* est bien moindre que celle des troubles de la motilité. Il faut d'ailleurs remarquer que l'anesthésie, à un degré plus ou moins marqué, accompagne toujours les lésions du système moteur; en particulier pour la main et les doigts, dont les troubles de motilité s'accompagnent toujours — Seguin a insisté avec raison sur ce point — d'un engourdissement prononcé et d'une anesthésie tactile légère.

Kœnig a observé, outre divers autres troubles moteurs, une paralysie du mouvement et de la sensibilité de tout le côté gauche, chez un malade atteint de gliome très vasculaire, intéressant les deux tiers supérieurs de la circonvolution frontale ascendante et du lobule paracentral. Kœnig, il est vrai, se demande si ce trouble de la sensibilité était en rapport direct avec la lésion en foyer de la zone motrice, ou si c'était le résultat d'une action à distance.

Byrom-Bromwell a observé l'anesthésie d'une moitié du corps, du fait d'une tumeur volumineuse atteignant dans la capsule interne le faisceau sensitif.

Parmi les *troubles sensoriels*, nous avons déjà parlé des troubles visuels, inconstants et de nulle valeur localisatrice, qui résultent de la névrite optique. Nous devons maintenant mentionner l'*hémianopsie*, qui doit au contraire être prise en sérieuse considération. Pic (de Lyon), en particulier, l'a envisagée au point de vue spécial des tumeurs cérébrales, et il conclut que, sans être très fréquente, elle n'est pas exceptionnelle. Elle est d'origine corticale ou liée à une lésion des conducteurs; lorsqu'elle est d'origine corticale, elle est produite par le développement d'une tumeur à la face interne du lobe occipital, au niveau ou dans le voisinage de la scissure calcarine. Dans ce cas, elle présente tous les caractères de l'hémianopsie corticale ordinaire (hémianopsie bilatérale homonyme du côté opposé, sans réaction hémiopique) et s'accompagne, en outre, le plus souvent, de lésions visibles à l'ophtalmoscope (Stauungs-papille). La constatation d'une hémianopsie est donc d'une importance majeure pour le diagnostic topographique d'une tumeur cérébrale; mais à condition que l'examen périmétrique soit aussi précoce que possible, le syndrome hémiopique pouvant n'exister que quelques jours à l'état de pureté au cours de l'évolution progressive du néoplasme [1].

Ainsi, c'est dans l'écorce du lobe occipital, ordinairement au voisinage du cunéus, que réside la cause de l'hémianopsie latérale homonyme. La lésion peut siéger dans la substance sous-corticale du lobe occipital, mais les portions défectueuses du champ visuel seraient alors encore moins exactement délimitées que lorsque la lésion est corticale, et la perte des sensations lumineuses serait moins complète; il pourrait même y avoir des espaces irréguliers dans lesquels la lumière serait

---

1. D'une étude récente de 122 tumeurs encéphaliques, dont 40 avec vérification anatomique, Byrom-Bramwell conclut que l'hémianopsie est presque le seul symptôme auquel on puisse attribuer une valeur absolue.

perçue. S'il y a coexistence d'hémiplégie, d'hémianes-thésie, on pourra en conclure que la lésion est voisine de la partie antérieure de la radiation visuelle de Gra-tiolet.

Dans les tableaux de von Bergmann, les tumeurs occi-pitales, localisées grâce à l'hémianopsie, sont au nombre de trois, dues à Birdsall et Weir (2 cas) et à Rodgers. Un des malades de Birdsall et Weir est mort opératoi-rement, l'autre est mort de récidive trois ans après. Celui de Rodgers a seulement été amélioré ; c'est aussi ce qui a eu lieu dans un cas qui m'est personnel et sur lequel je reviendrai à propos des gliomes kystiques. Certains auteurs ont alors pensé qu'on pourrait localiser la lésion vers le pli courbe : la localisation occipitale paraît plus exacte.

Il est des cas dans lesquels une irritation du centre de la vision détermine des sensations subjectives, véri-table *aura visuelle*, précédant les attaques épileptiformes. Chez un malade atteint de sarcome mélanique de l'écorce cérébrale au niveau du lobe occipital, Byrom-Bramwell a noté ce phénomène.

Sur les troubles de l'*olfaction*[1], de la *gustation*, de l'*au-dition*, nous ne connaissons rien que nous puissions utiliser pour le diagnostic topographique, en dehors des cas où une tumeur de la base comprime ou envahit directement, hors du cerveau, les troncs nerveux cor-respondants.

A côté des troubles de l'audition, nous devons faire place à la *surdité verbale* et nous souvenir que les obser-vations les plus nettes et les plus nombreuses de ce trouble fonctionnel ont été fournies aux cliniciens par les tumeurs du lobe temporal. Sur 23 cas de tumeurs cérébrales qu'il a étudiés, Oppenheim a constaté 12 fois

---

1. Dans un cas récent, Siebert a localisé, en raison d'hallu-cination de l'odorat accompagnant l'hémianopsie, un gliome de la circonvolution du crochet (T⁵), mais cela n'a donné lieu à aucun essai chirurgical.

l'*aphasie*, sous ses diverses formes. Mais l'aphasie ainsi envisagée en bloc n'a, en cas de tumeur, guère de valeur localisatrice.

Lorsqu'une tumeur atteint le lobe temporal gauche, elle est capable de causer des troubles d'aphasie sensorielle permettant un diagnostic de siège. C'est ce qui est arrivé chez un malade pour le diagnostic duquel j'ai fait appel aux lumières de mon ami Brissaud : et j'ai pu enlever avec succès un très gros gliosarcome — il pesait 225 grammes — encapsulé, sous-cortical. Dans la dernière édition du livre de von Bergmann, je trouve trois autres opérations pour tumeur temporale : un sarcome cérébral guéri, puis récidivé; un kyste hydatique sans renseignements sur les suites, un endothéliome de la dure-mère, mortel.

Si nous voulons appliquer plus spécialement aux tumeurs ce que nous avons déjà dit de la *séméiologie cérébelleuse*, nous pouvons conclure qu'en règle générale aucun phénomène, pris en particulier, n'a de valeur réelle, mais qu'assez souvent l'ensemble des symptômes permet de porter un diagnostic exact. A lui seul, le symptôme réputé le plus caractéristique, l'*ataxie cérébelleuse*, ne doit pas être considéré comme absolument probant : des troubles semblables de l'équilibre et de la marche ont été observés par L. Bruns pour des tumeurs des lobes frontaux, hors de la zone motrice; par Bernheim et Simon dans deux cas de tumeur du lobe pariétal; par Wollenberg chez un malade qui, atteint de tumeur du lobe occipital, avait tendance très nette à tomber en arrière et à gauche. Il n'en reste pas moins vrai que ces modifications spéciales du mouvement permettent de diagnostiquer avec grandes chances de succès une tumeur du cervelet. Mais on ne saurait, malgré quelques tentatives dans ce sens, localiser avec certitude dans tel hémisphère ou dans telle région du cervelet, d'après le sens dans lequel ont lieu les mouvements impulsifs; il semble même que ces mouvements ne soient bien caractérisés que s'il existe des lésions pédonculaires. Aussi les chirurgiens ont-ils coutume de recommander ici une trépanation ostéoplastique mettant à nu les deux lobes du cervelet à la fois. Cependant j'ai opéré un malade chez lequel Brissaud avait conclu à une tumeur du lobe droit du cervelet : et je trouvai en effet en ce point un kyste gros comme une forte noix. Cet homme, âgé d'une trentaine d'années, était soigné depuis plusieurs mois pour une lésion gastrique mal déterminée avec anachlorhydrie complète, lorsqu'il fut pris d'accidents cérébelleux graves : vomissements, vertiges, titubation ébrieuse, céphalalgie postérieure intense, stase papillaire bilatérale. Et Brissaud ajouta que le lobe droit devait être en cause parce que, depuis assez longtemps, le sujet avait en marchant tendance à toujours incliner à gauche, comme il s'en rendait compte en se cognant involontairement contre une armoire située dans un couloir qu'il franchissait souvent. Il existait en outre un signe sur la valeur duquel on a discuté, mais qui dans le cas particulier, a trouvé confirmation : le réflexe rotulien était presque aboli à droite, c'est-à-dire du côté de la lésion.

Il serait superflu d'analyser longuement les symptômes démontrant qu'une tumeur du cervelet atteint en même temps les tubercules quadrijumeaux, ou qu'une tumeur occupe primitivement ces tubercules. L'examen circonstancié de la vision et de l'audition, des paralysies oculaires conduit sur ce point à des conclusions importantes, d'après des recherches récentes de Lichtheim, de Bruns. Mais dans ces conditions, l'intervention chirurgicale curatrice est impossible.

Rappelons seulement que ces tumeurs, comme toutes celles du mésocéphale, ont particulièrement tendance à se compliquer d'hydrocéphalie ventriculaire précoce et d'accidents terminaux brusques par compression bulbaire.

Ce qui vient encore embrouiller la question, c'est que dans environ un septième des cas, on compte *plusieurs tumeurs*, et si quelquefois la netteté des symptômes est

suffisante pour que l'on puisse reconnaître cette multiplicité; souvent on sera induit en erreur, car on aura
tendance, naturellement, à croire à une tumeur unique
avec symptômes discordants et indirects.

Dans ces tumeurs multiples, qui sont le plus souvent
des tubercules, la symétrie est loin d'être rare. On a
observé la même disposition pour des sarcomes.

L'importance, l'existence, la nature de tous les symptômes de localisation ne dépend pas seulement du siège
de la tumeur, mais encore de son mode anatomique
d'évolution, suivant qu'elle irrite le tissu nerveux plus
qu'elle ne le détruit, ou inversement; suivant qu'elle
s'accroît plus ou moins vite; suivant aussi qu'en s'ac-
croissant elle est encapsulée, cas auquel elle agit surtout par irritation ou compression des parties voisines,
ou diffuse, cas auquel elle détruit les parties auxquelles
elle se propage. Il y a là des notions qui peuvent servir,
jusqu'à un certain point, pour reconnaître la nature de
la tumeur. Ainsi, les tumeurs encapsulées telles que les
fibromes, les kystes, ont bien moins de tendance que
les tubercules, les sarcomes à produire des phénomènes
d'irritation (Byrom-Bramwell).

Si l'on pèse avec soin toutes ces données, dans
l'examen de chaque malade en particulier, et après avoir
bien assuré le diagnostic de l'existence de la tumeur,
après avoir déterminé, dans la limite du possible, la
nature de cette tumeur, on arrivera très souvent à faire
le départ à peu près exact entre les symptômes directs
et les symptômes indirects : la preuve en est fournie
par le nombre déjà considérable des cas où le chirurgien est arrivé à souhait sur le néoplasme diagnostiqué.
Mais, quoi qu'on fasse, on restera sur la réserve, on se
gardera des affirmations téméraires, car les symptômes
de pseudo-localisation, comme les appelle Byrom-Bramwell, ont induit les plus habiles en erreur.

Pour résumer tout ce qui précède, on pourrait, prenant la question en sens inverse, reprendre région par
région les divers groupements symptomatiques propres

aux tumeurs des diverses régions de l'encéphale. Mais pour ne pas allonger outre mesure ce paragraphe, je me bornerai à reproduire le schéma donné par Knapp. Le chirurgien en tirera peut-être quelques données utilisables :

Région frontale : affaiblissement intellectuel marqué; signes d'invasion (épilepsie partielle, aphasie; troubles de l'odorat).

Région rolandique : épilepsie partielle, monoplégie, anesthésie partielle et aphasie motrice.

Région pariétale postérieure : cécité verbale, troubles du sens musculaire, hémianopsie homonyme.

Région occipitale : hémianopsie homonyme, cécité psychique intellectuelle.

Région temporo-sphénoïdale : région latente; surdité verbale, troubles du goût, de l'odorat, de l'ouïe (?).

Corps calleux : région latente; hémiplégie progressive souvent bilatérale.

Région opto-striée : hémiplégie, contracture dans la partie postérieure, hémianesthésie, hémianopsie homonyme, chorée post-paralytique, athétose.

Pédoncule cérébral : paralysies croisées du nerf oculo-moteur et des membres.

Corps quadrijumeaux : paralysies oculo-motrices, démarche chancelante, cécité (?), surdité (?).

Protubérance et moelle allongée : paralysies croisées de la face et des membres; lésions d'autres nerfs craniens.

Cervelet : ataxie cérébelleuse marquée, vomissements. Région souvent latente.

Base, fosse antérieure : affaiblissement intellectuel, troubles de l'odorat et de la vue, exopthalmie.

Base, fosse postérieure : névralgie du trijumeau, ophtalmie neuro-paralytique, paralysies de la face et de la langue, troubles de l'ouïe, paralysies croisées.

Hypophyse : troubles de la vision, troubles oculo-moteurs. (Nous ajouterons, acromégalie, d'après P. Marie.)

3° **Signes physiques.** — Depuis quelques années, on a cherché à déterminer par certains signes physiques précis le siège d'une tumeur non localisable par sa symptomatologie, ou tout au moins à vérifier le siège probable d'après les troubles fonctionnels.

Certains auteurs, et en particulier Gilles de la Tourette et Chipault, ont cru que par la percussion on constaterait des différences de sonorité suffisante pour établir ce diagnostic. Cela ne semble pas avoir été vérifié par beaucoup d'autres auteurs, quoique Mingazzini en parle également.

La radiographie a été, elle aussi, employée, et il est évident que, d'une manière générale, elle ne peut pas donner grand'chose. Dans certains cas, cependant, elle a permis à Mingazzini, à Church et Fuchs, à Mills et Pfahler, quelques localisations qu'une opération vérifia. Il faut, d'après Pfahler, placer l'ampoule à 45 centimètres de la plaque et faire passer le courant pendant 3 minutes et demie. Les kystes et les foyers de ramollissement donneraient des zones claires; les tumeurs solides, au contraire, des zones plus opaques.

§ II. — INDICATIONS THÉRAPEUTIQUES GÉNÉRALES

Variétés cliniques. — Dans les pages qui précèdent, les symptômes provoqués par les tumeurs du cerveau sont analysés un à un, de façon à faire voir comment, par leur étude, le clinicien peut arriver à diagnostiquer l'existence d'abord, le siège ensuite d'une tumeur cérébrale.

La question va se poser maintenant d'une façon plus directement pratique et nous avons à rechercher dans quelles conditions une tumeur intra-cranienne est justiciable de la chirurgie.

Les conditions générales sont, nous dit Keen, au nombre de trois : la maladie doit d'abord constituer un grave danger pour la vie, pour le développement du corps ou de l'intelligence, ou bien peut entraîner de pénibles infirmités; tous les moyens médicaux ont été épuisés et on n'a plus rien à en attendre; enfin le danger de mort par suite de l'opération ne doit pas être tel qu'on ne puisse en courir le risque, dans l'espoir d'un grand soulagement.

Les deux premières de ces conditions ne sont-elles pas, par définition, réalisées par à peu près toutes les tumeurs intra-craniennes? Ne constituent-elles pas toutes un danger direct pour la vie, tout au moins une cause d'infirmité? Quant au traitement médical, en dehors de la médication antisyphilitique, sur laquelle je m'expliquerai plus tard, ne sait-on pas quelle est son impuissance constante? Il ne peut être que palliatif; il ne peut avoir pour but que de calmer la douleur; en réalité, on peut déclarer qu'il est nul, et que pour agir contre la tumeur elle-même on n'a qu'à s'abstenir tout à fait si l'on ne se décide pas à opérer.

Ces considérations ont dû frapper de tous temps les médecins, et ce n'est pas d'aujourd'hui qu'est née l'idée d'intervenir chirurgicalement contre les tumeurs du cerveau. Constatant l'innocuité relative de certaines pertes de substance de cet organe, Quesnay déjà s'est demandé si on ne pourrait pas trépaner et aller extraire la tumeur. Mais cette idée devait rester lettre morte, comme tout ce qui était chirurgie cérébrale, jusqu'au jour où nous avons été armés de l'antisepsie et des localisations cérébrales. Et à partir de ce moment, la chirurgie des tumeurs n'est venue qu'après celle des lésions traumatiques, des abcès.

Je ne parlerai, en effet, ni des *tumeurs du crâne ayant envahi les méninges, le cerveau même*, ni des *tumeurs des méninges atteignant l'os* sus-jacent et bombant au dehors. La modification visible et tangible nous permet d'intervenir alors dans des conditions cliniquement très spéciales et depuis assez longtemps connues.

Ces observations méritent toutefois d'être rappelées ici : c'est grâce à elles que l'on a appris combien pouvait être aisément supportée une brèche énorme faite à la voûte osseuse et à la dure-mère sous-jacente ; et ils ont également servi à démontrer que les malades pouvaient guérir après une exérèse intéressant le cerveau envahi.

L'intérêt historique de ces faits est donc réel, et c'est d'eux qu'il convient de rapprocher, en somme, bien plutôt que des tumeurs du cerveau, l'observation de Durante que l'on donne en général comme un des premiers cas de chirurgie cérébrale. Le malade de Durante, en effet, portait une tumeur orbitaire manifeste, avec exophtalmie. A l'opération, il fut constaté qu'elle venait de la dure-mère, et pour l'enlever, il fallut aller jusqu'à la selle turcique et l'apophyse *crista galli*. Ce n'est pas là, à vrai dire, de la chirurgie cérébrale, mais l'attaque d'une tumeur intra-cranienne, devenue extra-cranienne en partie. Il est tout à fait exceptionnel qu'une tumeur partie du cerveau ou tout au moins l'intéressant d'une manière notable vienne faire au dehors une saillie, d'où un *signe physique extérieurement appréciable* qui appelle l'action chirurgicale. La chose a été notée pour les lésions tuberculeuses. Pour les tumeurs malignes, elle est possible également et j'ai publié ailleurs l'histoire d'une fillette chez laquelle une tumeur, dont la récidive a prouvé la malignité, faisait à la racine du nez, à travers une perforation congénitale, une saillie simulant une encéphalocèle. L'examen histologique a prouvé qu'il s'agissait d'un fibro-sarcome venu de la dure-mère.

C'est tout ce que je voulais dire des tumeurs intra-craniennes faisant saillie au dehors.

Presque toujours, *les signes extérieurs font défaut*, et les cas les plus importants à étudier ici sont ceux où, sans le concours des explorations ordinaires par la vue, le toucher, l'ouïe, nous en sommes réduits, pour notre diagnostic et pour nos déterminations thérapeutiques, à l'analyse des troubles fonctionnels diffus ou localisés, à l'étude de l'état général.

Une première classification pratiquement utile consiste à diviser les tumeurs en *primitives* et *secondaires*.

Des *secondaires*, il n'y a pas grand'chose à dire : le cerveau ne fait que rentrer dans la loi commune, les tumeurs secondaires devant en général être respectées; cependant on s'y est parfois attaqué, avec succès même, et c'est à une de ces tumeurs que se rapporte le premier cas connu d'opération pour tumeur intra-cranienne sans signes physiques extérieurement appréciables.

En 1879, Macewen opéra, d'une tumeur orbitaire, une femme qui bientôt présenta des troubles cérébraux, céphalalgie, déchéance intellectuelle, épilepsie jacksonienne à type facio-brachial; Macewen appliqua le trépan en avant de la zone rolandique, trouva d'abord dans la rondelle un noyau sarcomateux, puis extirpa une tumeur de la dure-mère comprimant le cerveau. La malade guérit. Elle mourut de mal de Bright huit ans après, et à l'autopsie elle fut trouvée indemne de toute tumeur cérébrale.

Ce succès remarquable, immédiat et définitif, nous empêche de condamner une intervention à laquelle, en principe, un chirurgien ne se résoudra pas volontiers. Plus récemment, Weir a opéré dans des conditions analogues, mais sans succès, une femme de vingt-six ans, ayant déjà été opérée quatre fois d'un sarcome de la nuque; la trépanation, pratiquée sur la région rolandique en raison des troubles moteurs, ne fit découvrir aucun néoplasme, et à l'autopsie, réalisée deux mois plus tard, on trouva le cerveau sain : mais un sarcome du cervelet comprimait le bulbe.

Ce fait est en outre important en ce qu'il nous montre une erreur de localisation. Mais il faut remarquer que l'analyse clinique exacte aurait permis de formuler des réserves.

Dans ces divers cas, la nature de la tumeur primitive devait plutôt retenir l'opérateur : malgré le bon résultat obtenu par Macewen, la chirurgie des métastases cancéreuses restera une chirurgie d'exception et les idées de L. G. Gray, de H. White, de Lavista ne sont pas pour nous surprendre. Mais parfois, au contraire, la connaissance d'une tumeur antérieure sera un argument pour opérer. Ainsi, Sonnenburg a observé un malade auquel R. Köhler avait enlevé, quelques mois auparavant, un kyste hydatique de l'aisselle; il existait des accidents cérébelleux assez nets et peut-être eût-il été indiqué d'aller, dans le cervelet, à la recherche d'un kyste hydatique que l'autopsie fit bientôt trouver.

Ces quelques mots suffisent sur les tumeurs secondaires qui toujours, pour le cerveau comme pour tous les autres organes, ne seront que très exceptionnellement opérables : tout au plus pourrait-on leur appliquer le traitement palliatif qui sera exposé plus loin.

L'étude suivante s'applique donc exclusivement au traitement des *tumeurs primitives*, toutes réserves faites sur la fréquence d'un autre foyer en cas de tubercules cérébraux ou de syphilomes.

Pour ces tumeurs, le seul *traitement curatif* consiste à agir directement sur la masse morbide, pour extirper un néoplasme, pour drainer un kyste ou un foyer tuberculeux ramolli. Mais peu à peu on a appris, par l'évolution des cas où ce plan n'avait pu être mené à bien, que souvent la seule décompression cérébrale fournissait les éléments d'un *traitement palliatif* important. Dans quelles conditions chacun de ces traitements peut-il être entrepris ? Avant de résoudre cette question, il est utile de savoir quels sont, d'une manière générale, le manuel opératoire et les résultats d'ensemble des interventions pour tumeurs cérébrales.

Manuel opératoire. — Après l'étude d'ensemble que j'ai consacrée au manuel opératoire, il ne reste plus qu'à montrer ici quelles particularités sont commandées par la nature du néoplasme, quels accidents immédiats sont à craindre et par quels procédés spéciaux on peut les conjurer, au moins en partie.

C'est pour les tumeurs surtout qu'il faut faire au crâne des brèches rapidement larges ; aussi est-ce dans ces cas que les chirurgiens anglais ont préconisé l'emploi de scies, circulaires ou non, mues mécaniquement ou élec-

triquement. Beaucoup d'opérateurs, désireux d'y voir
clair sans laisser cependant une trop grande perte de
substance osseuse, ont eu recours à la trépanation ostéoplastique par la méthode de Wagner ou ses dérivés; ce
procédé ne saurait évidemment convenir aux opérations
palliatives ayant pour but la seule décompression cérébrale; mais c'est le meilleur pour les trépanations
exploratrices; or la trépanation pour néoplasmes doit
bien souvent être exploratrice. D'autre part, quand on
a réussi l'ablation totale, il est souvent bon de pouvoir
réappliquer le lambeau osseux. Les procédés ostéoplastiques seront donc les procédés de choix en cas de
tumeur cérébrale. Car depuis que l'opération, n'exigeant plus l'emploi du ciseau et du maillet, est devenue
bénigne et rapide, tout ce qu'on risque, c'est d'avoir
à extraire la rondelle avant la suture finale.

Quelques chirurgiens vont plus loin et pensent que
même le procédé de Wagner ne donne pas un jour suffisant, et c'est pour « l'hémicraniectomie temporaire
exploratrice » que Doyen a recommandé au Congrès de
chirurgie, l'emploi de scies spéciales et de moteurs
électriques. En quelques minutes, on taille un lambeau
prenant toute une moitié du crâne et « sans plus de
gravité qu'une laparotomie exploratrice », cette craniectomie a permis « d'ouvrir le crâne comme on ouvre
l'abdomen, de mettre à découvert et d'explorer, en cas
de diagnostic incertain, tout un hémisphère cérébral du
front à l'occiput ». Il y a là, sans doute, quelques exa-
gérations sur la bénignité de ces volets énormes et la
fréquence de leur utilité, fréquence qui est en raison
inverse de la précision du diagnostic. Même quand ils
sont utiles, d'ailleurs, on saura qu'avec les fraises et
avec le crochet de Dahlgren, on taille vite de grands
lambeaux. Cet outillage est en principe préférable aux
mécaniques spéciales, forcément réservées à certaines
installations des grandes villes, et d'autre part facilement suspectes d'une asepsie médiocre.

Je renvoie à ce que j'ai dit plus haut sur l'exploration

du cerveau par la palpation, la pression, la ponction, l'incision, lorsque dans l'orifice cranien sa surface paraît saine, mais saillante et privée de battements. Il présente alors volontiers un aspect violacé, avec un piqueté noirâtre qui en impose aisément pour un néoplasme, mais semble dû seulement à de petites infiltrations hémorragiques venant de se produire. Cet aspect m'a une fois, il y a dix ans, induit en erreur.

Mais comment se comporter vis-à-vis de la tumeur elle-même ? Cela dépend, évidemment, de sa nature, et il n'y a aucune comparaison entre les tumeurs liquides et solides. Quelques généralités peuvent cependant trouver place ici.

Il s'agit de déterminer d'abord à laquelle de ces variétés on a affaire. Cela est d'ordinaire vite fait pour les tumeurs superficielles ; l'aspect bleuâtre, la rénitence sont caractéristiques des kystes. Mais pour les tumeurs sous-corticales, la ponction est généralement indispensable et encore est-elle parfois infidèle, comme nous l'enseigne une observation de G. Hammond ; la palpation et la ponction ne firent rien trouver et il y avait cependant trois kystes dans la zone motrice.

Soit maintenant un kyste ; restera à savoir si c'est un kyste proprement dit, ou un gliome kystique. Problème souvent difficile à résoudre et Williamson a raison quand il conseille de ne se prononcer qu'après examen histologique très attentif des parois. Il y a, en effet, de trop nombreuses observations où, après drainage de ce qu'on croyait être un simple kyste, parasitaire ou non, on a vu continuer des accidents liés sans conteste à la prolifération d'une tumeur maligne.

Les kystes simples sont justiciables quelquefois de l'énucléation, presque toujours du drainage, auquel on a joint parfois la résection partielle ou le curettage de la paroi.

Parmi les tumeurs solides, celles qui, occupant les méninges, adhérentes ou non au crâne, ne sont pas adhérentes au cerveau, ne méritent pas de nous arrêter.

Celles qui ont envahi la surface corticale rentrent dans la catégorie des tumeurs cérébrales non énucléables.

Les tumeurs solides de la substance nerveuse sont, en effet, les unes enkystées, énucléables, les autres diffuses, non énucléables. Les premières sont faciles à opérer, qu'elles soient corticales ou sous-corticales ; dans ce dernier cas, on incise leur paroi. L'énucléation a été faite avec le doigt, avec une spatule, ou avec une cuiller à thé ; l'enkystement peut être si parfait, qu'après ablation de la tumeur, il reste une cavité lisse, où l'hémorragie est nulle. Cette disposition anatomique, si favorable, n'est pas l'apanage des tumeurs bénignes ; elle existait, par exemple, dans un volumineux sarcome opéré par Bramann ; de même dans celui que j'ai extrait du lobe temporal.

Si la tumeur est diffuse, impossible à énucléer et si elle n'est pas trop volumineuse, Horsley conseille d'en pratiquer l'ablation à l'instrument tranchant et de couper hardiment et largement dans la substance cérébrale saine. C'est ce qu'il a fait avec succès, et son exemple a été suivi par plusieurs chirurgiens. La curette, employée pour des gliomes par Hirschfelder et Morse, Frank et Church, paraît inférieure au bistouri, mais elle a été dirigée heureusement contre des produits tuberculeux ou syphilitiques. Ces tumeurs infiltrées, qu'il faut exciser au bistouri, en passant en plein tissu sain, ne sont guère opérables, comme le fait remarquer Bergmann, que dans deux régions, à la pointe des lobes frontal ou occipital. Il faut y ajouter le lobe temporal, lorsque la symptomatologie permet le diagnostic : ainsi Heideinhain a réséqué tout le lobe temporal, pour un mélano-sarcome du plexus choroïde droit, et le malade n'est mort que 2 mois après, de récidive.

Dangers. — Dans toutes ces extirpations, complètes ou partielles, de tumeurs volumineuses, on doit *éviter d'ouvrir les cavités ventriculaires*, car, comme nous l'avons déjà vu pour le drainage des cavités porencéphaliques, comme nous le verrons à propos de l'hydrocéphalie, c'est dans ces conditions surtout que l'on a observé des morts lentes, par infection lors du pansement, ou rapides, avec hyperthermie intense, par écoulement trop abondant du liquide céphalo-rachidien ; ainsi chez des opérés de Bergmann pour un gliome kystique, de Jenkins, de Verco (41°,2), de Parry Davenport pour des kystes hydatiques ; et chez le malade de Parry Davenport la rupture ventriculaire se produisit secondairement, au vingtième jour.

Des faits analogues de mort dans l'*hyperthermie extrême*, sans ouverture des cavités ventriculaires, ont été observés par divers chirurgiens. Ainsi Beach, chez un malade trépané dans la région de Rolando, pour une tumeur qu'on ne découvrit pas au cours de l'opération, et qui siégeait dans la région occipito-pariétale, a observé au deuxième jour, quelques instants avant la mort, une température de 42°.

Chisolm, chez des malades atteints de kyste hydatique, ayant succombé moins de douze heures après l'opération, a noté 40° dans un cas, et 41°,8 dans un autre.

Fraser, dont l'opéré succomba le troisième jour, a noté 41°,8, et il remarque qu'il n'y avait pas trace de méningite à l'autopsie.

Jaboulay, chez un malade atteint d'une tumeur de la base du cerveau, ayant succombé au sixième jour, a observé 38°,8 au deuxième jour, 39° le troisième jour, et 40° les jours suivants ; il n'y avait pas trace de méningite septique.

Cette hyperthermie a encore été notée par M. Pollosson (de Lyon) chez une fillette de sept ans, qui mourut deux jours après l'ablation d'un angiome, avec 42°,1, respiration et pouls incomptables. A l'autopsie, rien ne dénotait une infection, mais il y avait une hydrocéphalie aiguë que Pollosson explique par une action sur le bulbe rachidien. Pollosson a d'ailleurs vu succomber de même, au huitième jour, un garçon de quatorze ans à qui il avait drainé les ventricules pour hydrocéphalie.

En raison du temps écoulé, ce dernier fait est important. En effet, malgré l'absence de toute suppuration appréciable à l'œil nu, on ne peut affirmer l'absence d'une infection septique chez les malades morts,de la sorte au bout de deux ou trois jours. Mais cette infection n'est pas probable chez les sujets qui succombent en quelques heures, et pas davantage chez ceux qui survivent assez longtemps pour que les lésions habituelles de la suppuration aient eu le temps de se déclarer. Pour mon propre compte, j'ai trouvé les méninges normales et le liquide céphalo-rachidien parfaitement clair, à l'autopsie d'une enfant morte quinze jours après le drainage des ventricules, pour hydrocéphalie due à une tumeur de la base; et chez trois malades, dont la tumeur n'a pas été trouvée quoiqu'elle parût provoquer des signes nets de localisation, la mort est survenue en vingt-quatre heures avec grande hyperthermie, de 40° à 41°. Chez un de ces malades, opéré *in extremis*, cela s'est produit dès le premier temps de l'opération, c'est-à-dire avant l'ouverture de la dure-mère.

Après l'ablation des tumeurs volumineuses, l'*hémorragie* est un danger réel, et l'hémostase est difficile dans les vaisseaux de la pie-mère, du cerveau. Avec des soies très fines on liera, autant que possible, les artérioles et les veinules et l'on ne se fiera pas exclusivement au tamponnement. Mais pour peu qu'on ait opéré sur le cerveau, on sait combien, dans ce tissu friable, la ligature est aléatoire. Ainsi, chez un de ses opérés, Keen eut à surmonter de grandes difficultés : les artères étaient si délicates qu'elles se rompaient sous le fil à ligature ; la guérison survint malgré des accidents alarmants qui eussent sûrement été évités par un tamponnement bien fait.

Chez un malade de Birdsall et Weir, la mort fut déterminée par une hémorragie qu'un tamponnement ne parvint pas à arrêter : Birdsall a reconnu lui-même que l'hémostase était insuffisante. Ce cas prouve seulement, aux yeux de Bergmann, qu'il faut lier toute artère qui

saigne et ne pas se contenter du tamponnement : c'est
là, ajoute Bergmann, de la chirurgie générale.

Chez l'opéré de Beevor et Ballance, on enleva à la
cuiller un sarcome volumineux du cerveau : survint une
hémorragie considérable, qu'on ne put arrêter qu'en
plaçant une série de points avec une soie fine, à travers
le cortex, tout autour de la tumeur, et plongeant à trois
quarts de pouce ou à un pouce de profondeur.

Horsley cite un cas qui fut suivi de mort, par hémorragie, après l'ablation menée à bien d'une tumeur cérébrale : les circonstances furent, il est vrai, assez particulières. Des vomissements dus au chloroforme amenèrent
une hémorragie qui se fit jour dans le ventricule latéral,
et qui, gagnant ensuite les 3e et 4e ventricules, amena la
mort par compression.

Contre cet accident si redoutable, on a, dans le tamponnement à la gaze aseptique, une ressource précieuse.

Le tamponnement, pour être suffisant, doit être serré,
sinon, mieux vaut un simple drainage. Une mèche peu
serrée, en effet, s'imprègne tout de suite, et derrière elle
s'accumulent du sang et des caillots qui s'infiltrent dans
le tissu cérébral et compriment le cerveau.

Bergmann a insisté sur ce point et à juste raison. Pour
mieux assurer cette action compressive, Horsley a
même recommandé de suturer au-dessus du tampon
la dure-mère et la plaie, sans drainage. Au bout de
vingt-quatre heures ou de quarante-huit heures, on
désunit partiellement et on retire le tampon ; si on n'a
pas suturé primitivement, on pratique la suture secondaire.

L'*œdème aigu du cerveau* inspire à Bergmann des craintes
particulièrement vives. Il en a observé un cas mortel et
croit cette complication presque inévitable lorsque la
tumeur est grosse, lorsqu'on opère un malade dans le
coma : mais un des malades de Horsley était depuis
dix jours semi-comateux, lorsqu'il fut opéré avec succès
d'une tumeur pesant 135 grammes, et il ne manque pas
d'autres observations où le néoplasme enlevé était très

volumineux. Avec Knapp, Starr, on considérera donc que cet accident est exceptionnel.

Il n'en est pas de même du *choc opératoire*, et bon nombre d'opérés succombent en quelques heures, sans se réveiller souvent, avec des accidents qui sans doute ont des causes multiples, telles que l'hémorragie, la mise à nu et l'ébranlement du cerveau, la longue durée de l'opération et l'absorption d'une grande quantité de chloroforme. Sahli, qui a fait une bonne étude des conditions qui entraînent le choc cérébral, insiste sur le fait suivant : après ablation d'une grande partie du contenu cranien, l'ensemble du cerveau est forcé de changer de forme ; obéissant aux lois de l'élasticité, il prend la place laissée vide ; une telle transformation des éléments histologiques ne pourrait être supportée sans danger par un organe aussi sensible.

Quoi qu'il en soit de cette dernière théorie — et certainement elle n'intervient que partiellement, puisque des accidents semblables surviennent après des trépanations simplement exploratrices — il est incontestable que le choc est surtout à craindre après les opérations longues, les extirpations laborieuses. Aussi Horsley, Macewen ont-ils réalisé un progrès réel par l'*opération en deux temps* : dans un premier temps, on ouvre au crâne une large fenêtre et au-devant de la dure-mère laissée intacte on suture le lambeau cutané rabattu. Deux ou trois jours plus tard, on désunit cette suture et cette fois on incise la dure-mère, on explore le cerveau, on s'attaque directement à la tumeur. Depuis que Horsley opère ainsi, ses résultats se sont améliorés pour les grosses tumeurs ; et pour ma part c'est à cette méthode que j'ai toujours recours.

Pour Bergmann, la *hernie du cerveau* serait facilitée par la grande dimension de la brèche faite au crâne ; aussi conseille-t-il les petites ouvertures. Mais Horsley n'admet pas que la hernie soit sous la dépendance de conditions mécaniques pures. La cause véritable serait la suppuration : la hernie ne se produirait jamais si on avait une réunion par première intention, et la largeur de la brèche n'aurait rien à y voir.

En thèse générale, cela est prouvé par les faits, déjà nombreux, où l'on a réséqué, sans que le cerveau fasse hernie, des surfaces quelquefois énormes de la calotte cranienne. Mais dans le cas particulier, il faut tenir compte de l'hypertension intra-cranienne due à la tumeur même, et on ne saurait contester que les faits sont fréquents où l'on a vu la hernie se produire au moment même de l'opération.

Peut être Sahli a-t-il raison de penser que, si on faisait une très large trépanation, la décompression cérébrale serait suffisante pour que ces hernies ne fussent plus à craindre, mais les faits prouvent que l'opinion de Horsley est trop exclusive.

Une fois la hernie produite, elle peut aggraver notablement le pronostic : immédiatement, parce qu'elle s'accompagne, par troubles circulatoires, de lésions interstitielles dont Sahli, Jaboulay ont fait voir l'importance; plus tard, parce qu'elle nécessite souvent des pansements répétés, au cours desquels une faute d'antisepsie est assez facile à commettre, d'où des accidents d'encéphalite mortelle. Dans ce dernier cas, il est vrai, on peut toujours se demander si la hernie n'était pas primitivement de cause septique.

La hernie cérébrale ordinaire, celle qui se produit peu à peu sous l'influence d'une encéphalite localisée, a été observée bon nombre de fois, et la plupart du temps les malades ont succombé. C'est donc une complication grave : je n'y insisterai pas, cependant, pas plus que sur la méningite, elle aussi malheureusement fréquente. Pour éviter ces accidents, on n'a qu'à obéir à la loi fondamentale de la chirurgie moderne : opérer aseptiquement.

Statistiques générales. — Les statistiques qu'on a établies pour déterminer le résultat de l'intervention chirurgicale dans les tumeurs, ont presque toujours réuni des faits très différents les uns des autres, et les chiffres qu'elles nous fournissent ne peuvent être que d'un faible enseignement.

Comment en effet aligner et comparer la ponction d'un kyste de la région rolandique et l'ablation d'une tumeur maligne, infiltrée, volumineuse, sous-corticale? Ou bien, quel élément de comparaison entre ce malade, opéré dans le coma, pour une tumeur volumineuse, et cet autre malade, atteint d'une simple monoplégie spasmodique causée par une tumeur superficielle, facilement énucléable? Une saine appréciation n'est possible que par l'analyse des cas semblables. Aussi ai-je résisté au plaisir facile de dresser une statistique personnelle et me contenterai-je de citer celles qui existent déjà. Et tout d'abord celle de Bergmann dans la première édition de son traité.

Observations de tumeurs cérébrales proprement dites....	7	opérations.
Tubercules.............	4	--
Trépan explorateur.......	3	—
Tumeurs ayant existé avec d'autres symptômes (tumeurs de l'orbite, du cou)........	3	—
Syphilomes.............	1	—
Total...........	18	opérations.

Ces 18 opérations ont donné 8 *guérisons*. Mais plusieurs malades ont guéri avec *persistance de quelques accidents*, tels que :

Parésie, aphasie partielle, épilepsie.	Seguin, Weir, etc.
Parésie et épilepsie.........	Keen.
Paralysie...............	Horsley.
Epilepsie...............	Horsley.
Furent entièrement guéris les deux malades de............	Macewen.
Fut entièrement guéri celui de...	Durante.

8 malades sont morts des suites opératoires : 2 par infection (Godlee, Bergmann); 1 par hémorragie (Birdsall); 5 de choc.

Enfin 2 malades ont succombé par la continuation des symptômes pour lesquels on était intervenu.

Les tumeurs opérées exclusivement d'après les symptômes cérébraux sont au nombre de 7. Elles sont dues à Bennett et Godlee, Hirschfelder, Horsley (2), Keen, Weir et Seguin, Birdsall.

3 malades sont morts : 2 de choc (Birdsall, Hirschfelder), 1 d'infection plus tardive (Bennett et Godlee).

4 malades ont guéri : chez l'un d'eux, on nota une récidive de la tumeur peu après l'opération. Bergmann remarque pour les autres que bien peu de temps s'est écoulé depuis la publication de ces opérations et qu'il lui est difficile de se prononcer sur les résultats éloignés.

Knapp a publié, en 1891, un tableau comprenant 72 interventions pour tumeurs.

Dans 27 cas sur 73 (dans ces tableaux de Knapp, le fait de Fischer opéré 2 fois n'est compté que pour un seul) soit dans 1/3 des cas, on a pu extirper la tumeur 16 fois, en raison d'une erreur de diagnostic ; 3 fois, la tumeur fut bien trouvée, mais d'un volume ou d'une étendue tels que l'on ne put l'enlever ; un malade succomba avant l'ouverture du crâne ; et 7 fois, la trépanation fut pratiquée non point dans l'intention d'enlever la tumeur, mais seulement de diminuer la pression exagérée.

Sur 46 cas, dans lesquels on put extirper la tumeur, nous trouvons 30 guérisons et 15 morts ; il faut dire que sur ces 30 guérisons, on a noté 4 fois la récidive de la tumeur, avec mort consécutive.

La mortalité reste néanmoins inférieure à la moitié des cas.

Des 19 malades chez lesquels on ne trouva ou on ne put enlever la tumeur, 3 seulement guérirent de l'intervention. Cette gravité opératoire est cependant balancée par les résultats relativement favorables obtenus sur les malades, chez lesquels l'opérateur s'est borné à obtenir une diminution de l'hypertension intra-cranienne : le tableau de Knapp donne 7 cas et 7 succès.

Dans son *Traité de Chirurgie du cerveau*, Starr donne la statistique suivante :

OPÉRATION	CERVEAU	CERVELET	TOTAL
Cas dans lesquels la tumeur ne fut pas trouvée.	26	9	35
La tumeur fut trouvée mais non enlevée..	1	2	3
Fut enlevée. Guérison	39	3	42
Fut enlevée. Mort.	15	2	17
Total.	81	16	97

Nous relevons une erreur, au sujet des résultats de l'intervention pour les tumeurs du cervelet. Les chiffres de 3 guérisons et 2 décès ont été intervertis et doivent être rétablis : tumeurs enlevées, guérison, 2 (Maunsell, Starr et M. Burney); morts, 3 (Horsley, May, Suckling).

De ces 81 tumeurs du cerveau, 54 avaient été exactement diagnostiquées, et extirpées du cerveau : 39 opérés ont guéri, 15 sont morts.

De ces 54 tumeurs, 43 furent enlevées de la région motrice du cerveau, c'est-à-dire de la région où le diagnostic est le plus facile.

La présence de spasmes ou de paralysies limitées à un membre, ou s'étendant de l'un à l'autre dans un ordre défini, a été l'élément de diagnostic le plus constant.

26 fois l'opération échoua parce que l'on ne trouva pas la tumeur au point où on la supposait, ou bien parce que l'opération ne fut entreprise que contre les symptômes de l'excès de pression et non point dans l'intention d'enlever la tumeur. Dans quelques cas, les signes n'indiquaient pas exactement de la tumeur; d'autres fois les signes locaux étaient bien marqués, mais la tumeur était trop profonde ou trop infiltrée dans le cerveau pour que l'ablation en fût possible.

Voici, enfin, les chiffres donnés par von Bergmann dans ses tableaux dressés en 1899.

L'extirpation de tumeurs encéphaliques bien diagnostiquées a été pratiquée 116 fois, dont 77 hommes, 21 femmes, 18 sexe non déterminé. Cette prédominance, confirmée par tous les auteurs, dans le sexe masculin, est peut-être en rapport avec l'origine traumatique possible de la lésion.

De ces opérés, 29 (soit 25 p. 100) ont succombé opératoirement, et si l'on veut se rendre compte des différences de gravité selon le siège, voici les chiffres :

Zone rolandique.	17 (19,54 0/0)
Lobe frontal.	4 (40 0/0)
Lobe occipital..	1 (33,33 0/0)
Lobe temporal.	1 (25 0/0)
Cervelet.	6 (50 0/0)

Mettons à part les séries, trop peu nombreuses pour être probantes, des lobes occipital et temporal, nous constatons un fait établi avec assez de netteté : l'opération sur le cervelet est beaucoup plus grave que sur la zone rolandique.

Mais que deviennent les malades opératoirement guéris? Il y en a 60 (soit 51,69 p. 100) qui ont bénéficié sinon d'une guérison complète, au moins d'une grande amélioration, et de ceux-là il semble que 8 aient franchi sans récidive le cap sacramentel de la 3e année. Et les statistiques plus récentes d'Eberson, d'Audureau ne concluent même pas à tant de succès définitif. C'est peu, mais c'est assez, avec les améliorations temporaires, pour justifier l'intervention chirurgicale puisque sans elle tous les malades meurent. De mon côté, je puis dire qu'en octobre 1900 vivait encore, sans récidive, l'opéré de tumeur temporale dont j'ai publié l'histoire en 1896 à la Société de chirurgie, et le seul symptôme persistant chez lui était une diminution grave de l'acuité visuelle, due à une névrite optique trop avancée lors de l'opération pour pouvoir rétrocéder. Si je voulais, je pourrais encore compter parmi les guérisons définitives un kyste du cervelet que j'ai drainé en novembre 1898 et dont le porteur est aujourd'hui en parfaite santé; mais il me paraît impossible de parler ici de néoplasme, la survie définitive ne me permettant pas de croire à un gliome kystique.

Interventions sur le cervelet. — Les statistiques dressées par Hale White, Starr, Bernhardt, contiennent un nombre proportionnellement élevé de tumeurs du cervelet, qui auraient pu être abordées avec succès par le chirurgien.

Hale White, sur 180 cas, trouve 7 tumeurs opérables du cervelet; Allen Starr, 96 tumeurs du cervelet, sur 300 tumeurs observées chez l'enfant, et un tiers environ, soit 10 p. 100 du total, eût pu être opéré avec succès.

Mills et Lloyd, sur 100 tumeurs, en trouvent 9 du cervelet, dont 4 auraient pu être localisées et 3 extirpées.

Bernhardt, sur 485 cas, compte 90 tumeurs du cervelet, dont 41 auraient pu être localisées et 19 extirpées.

Quant aux résultats opératoires, voici les chiffres fournis par Knapp.

D'après le tableau numérique de Knapp, sur 5 cas de tumeurs du cervelet qui ont été extirpées, on compte 2 guérisons et 3 morts. Mais si on contrôle ce tableau par le sommaire des observations, on voit que ces chiffres doivent être rectifiés ainsi : extirpations de tumeurs du cervelet, 4 cas avec 1 guérison et 3 morts.

La statistique de Starr, plus récente, est aussi plus étendue. Cinq fois, le chirurgien a enlevé une tumeur du cervelet, 2 fois avec succès, 3 fois avec mort consécutive. Mais à côté des faits d'extirpation, il y a les faits dans lesquels le chirurgien n'a pas trouvé la tumeur (9 cas) et ceux dans lesquels la tumeur, bien que trouvée, ne put être enlevée.

Le nombre total des interventions se trouve élevé à 22 dans la statistique que j'ai établi avec Maubrac, qui se décomposent ainsi :

7 ablations, 3 guérisons (Maunsell, Starr et M. Burney, Macewen), 4 morts (Suckling, May, Horsley, Parry); 15 cas dans lesquels la tumeur n'a pas été enlevée et qui ont donné 7 guérisons opératoires et 8 décès.

Les guérisons opératoires, sans extirpation, sont dues à :

Amidon et Weir (le patient succomba dix semaines plus tard; sarcome); Knapp et Bradford (le patient mourut tardivement d'une hernie cérébrale compliquée d'encéphalite) ;

Macewen : deux cas, pour tuberculose ;

Maudsley : tumeur adhérente à l'occipital, qui ne fut point enlevée ;

Kocher : enfant auquel après trépanation décompressive a été réséquée une hernie cérébelleuse ;

Postempski : le malade a été deux fois trépané, avec succès, mais l'existence d'une tumeur est parfaitement douteuse.

De cette classe d'opérés, un seul est donc à retenir comme guérison prolongée, celui de Maudsley, et encore la tumeur dépendait-elle peut-être plutôt de l'occipital que du cervelet.

Dans la dernière édition de son livre, von Bergmann réunit 12 tumeurs cérébelleusss opérées, avec 6 décès.

Que signifient toutes ces études d'ensemble, où sont réunies des interventions curatives et palliatives, où se coudoient les localisations exactes, erronées et impossibles, où gisent pêle-mêle tuberculose, syphilis et cancer? Rien. La seule méthode scientifique consiste à étudier séparément, et sans trop de souci des chiffres, ce qu'ont donné les divers procédés thérapeutiques, radicaux ou palliatifs, selon la séméiologie et la nature de la tumeur traitée.

§ III. — TRAITEMENT CURATIF

Quel que soit le traitement qu'on se propose d'appliquer, il va sans dire qu'il faut d'abord avoir reconnu l'existence d'une tumeur intra-cranienne; cela fait, le traitement curatif ne sera réalisable que si les symptômes ont permis de localiser le siège de cette tumeur et si, d'autre part, la nature du néoplasme, la disposition des lésions sont favorables à l'exérèse ou tout au moins au drainage. C'est seulement quand on aura la réponse, positive ou négative, à ces diverses questions, qu'on entreprendra l'opération, et toujours on saura que l'on est exposé, même lorsque le plan opératoire paraissait bien réglé d'avance, à s'en tenir à une intervention exploratrice, heureux encore qu'elle puisse devenir palliative.

Voyons donc, dans le détail, les données cliniques et anatomo-pathologiques qui doivent régir nos décisions chirurgicales.

A. — DONNÉES CLINIQUES

Comme le dit fort justement Byrom-Bramwell, en étudiant au point de vue chirurgical la symptomatologie des tumeurs intra-craniennes, on doit établir les quatre catégories suivantes :

a) La tumeur est latente ;

b) Il y a des signes d'affection cérébrale dont on ne peut déterminer la nature ;

c) Il y a des accidents de compression cérébrale dont on ne peut déterminer le siège ;

d) Il y a des phénomènes de localisation.

Cette classification va nous être fort utile, mais on aurait tort de conclure, avec son auteur, que seule la quatrième catégorie ressortit au chirurgien.

Les *tumeurs latentes* ne sont pas rares ; souvent le cerveau et le cervelet s'habituent mieux qu'on ne l'eût pensé à des compressions progressives ; la chose n'est plus à démontrer. Des faits fort intéressants pour le chirurgien sont ceux où une tumeur reste latente jusqu'au moment où le crâne subit un trauma ; de là des problèmes cliniques parfois difficiles à résoudre ; de là aussi des discussions sur le rôle du trauma dans la genèse des néoplasmes. Je ne reviendrais pas ici sur ces faits, que j'ai déjà signalés, si dans des cas de ce genre plusieurs chirurgiens n'avaient pratiqué une trépanation exploratrice, parfois palliative.

Sans être d'une fréquence extrême, les tumeurs céré-

brales latentes ne sont pas exceptionnelles et, par
exemple, plusieurs observations en ont été relatées par
H. White. Mais, que démontrent ces faits? Tout simplement que les cas de ce genre sont au-dessus des ressources de l'art, quels que soient la nature et le siège de
la tumeur, et que ces cas ne sont pas rares, sans qu'il
convienne d'en exagérer la fréquence. Mais ils ne
prouvent rien pour les cas où existe une indication
symptomatique. Joignons-leur, par surcroît, les faits de
la deuxième catégorie de Byrom-Bramwell, ceux qui
s'accompagnent de signes d'affection cérébrale dont on
ne peut déterminer la nature, et nous aurons un ensemble de cas où nous devrons nous déclarer désarmés.

Même ainsi cette somme correspond-elle à la majorité des cas de tumeur cérébrale? Certains auteurs
sembleraient disposés à le croire, d'après les tableaux
statistiques où ils alignent des faits empruntés à des
médecins différents. Cela ne vaut pas, et de loin, les
enseignements que comporte la statistique intégrale
d'un observateur compétent; or, d'après une série personnelle de 23 cas, Oppenheim déclare que le diagnostic
de l'existence est possible dans 80 p. 100 des cas.

Donc, les deux dernières catégories de Byrom-
Bramwell constituent la grande majorité des cas. De quelle
façon se prêtent-elles à l'intervention chirurgicale?

Si nous nous plaçons exclusivement au point de vue
du *traitement curatif*, c'est-à-dire de l'extirpation, nous
devons négliger la troisième catégorie, malheureusement
la plus fournie, celle où les symptômes diffus ne permettent guère que le diagnostic de l'existence. Parmi
ces symptômes, peut-on, comme le pense Bergmann, se
fier jusqu'à un certain point à la sensibilité localisée à
la pression? Heath l'a cru et a en effet mis à nu de la
sorte une tumeur frontale volumineuse, trop adhérente
d'ailleurs pour être enlevée. Mais ce demi-succès ne saurait peser bien lourd dans la balance et je ne me fierai
pas, pour ma part, à ce symptôme si volontiers trompeur.

Les seuls cas réellement justiciables de l'extirpation

sont donc ceux où il existe des symptômes de localisation, et, dans ce sens, nous accorderons à Byrom-Bramwell, à Bergmann, que les cas chirurgicaux sont rares. Ce sera d'ailleurs seulement pour le regretter et non point pour en tirer argument contre la légitimité de l'intervention. Et dans cette minorité, nous allons encore établir des distinctions entre les cas plus ou moins favorables.

Trois types cliniques, en effet, sont à distinguer, selon que les signes de localisation existent seuls, et, s'ils existent en même temps que les signes diffus, selon qu'ils auront été les premiers ou les seconds en date.

Bien évidemment, lorsque les signes de localisation auront été précédés par les signes diffus, les conditions ne seront pas des meilleures, quoique l'on puisse garder quelque espoir s'ils n'ont été précédés que de peu. Le cas vaudra mieux, si les signes de localisation ont débuté et l'appréciation sera fondée alors sur le temps depuis lequel les signes diffus auront apparu, sur l'importance relative qu'ils auront acquise dans l'ensemble symptomatique. Mais là encore, et à supposer les chances les plus favorables, ce n'est pas l'idéal. L'idéal, c'est le diagnostic précoce des cas où la tumeur, méningée ou purement corticale, en est encore à la période d'un seul signe de localisation et, parmi ces signes, l'épilepsie jacksonienne est incontestablement le meilleur.

Mais alors, dira-t-on, êtes-vous bien sûr qu'il s'agisse d'une tumeur? Non, sans doute, mais il ne faut pas attribuer à cette objection une bien grande valeur, puisque, en somme, on arrive de plus en plus à penser que toute épilepsie jacksonienne rebelle au bromure de potassium doit être soumise à la trépanation. Cette trépanation précoce sera donc, en réalité, souvent exploratrice, et nous y reviendrons à propos de l'épilepsie dite essentielle; mais peu importe, car c'est la meilleure condition de succès si, opérant de bonne heure, on tombe sur une tumeur, comme dans le cas bien connu de Péan, Ballet et Gélineau; et de plus c'est également la meilleure condition pour que la trépanation, si elle reste exploratrice, soit bénigne; nous ne saurions accorder à Seguin que l'intervention puisse être trop hâtive, à une époque où la tumeur n'est pas encore assez volumineuse pour être découverte.

N'y aura-t-il pas des erreurs de diagnostic, ne cherchera-t-on pas quelquefois en vain sur la zone rolandique des tumeurs qui existent ailleurs, parfois même hors du trajet du faisceau pyramidal?

Certes si, et en parcourant les observations, on arrive, même pour les cas de ce genre, à un total respectable; mais cela prouve seulement, ce que proclament d'ailleurs tous les cliniciens expérimentés en la matière, que les signes dits de localisation n'ont pas une valeur absolue, que nous devons sans trêve chercher à perfectionner les connaissances grâce auxquelles nous deviendrons capables de faire le départ exact de ce qui revient aux symptômes indirects.

Quelque paradoxal que puisse paraître le fait, c'est pour les tumeurs accompagnées de troubles moteurs paraissant permettre de les localiser sur la zone rolandique, que j'ai vu, dans ma pratique personnelle, le plus d'erreurs de diagnostic; et je ferai remarquer que dans tous ces cas je ne me suis pas fixé à mes propres forces. Il s'agit en effet de malades qui, venus d'abord vers moi, ont été soumis par moi à l'examen de neurologistes compétents; ou bien de malades auprès desquels j'ai été appelé par un spécialiste qui croyait bien me mener sur une tumeur de la région motrice. Si je nomme, pour partager ma responsabilité, Déjerine, Brissaud, Pierre Marie, on conclura que personne n'est à l'abri de l'erreur et je rappellerai que Byrom-Bramwell est autorisé à conclure que tous les signes, sauf l'hémianopsie, sont faillibles.

Mais avant de proclamer qu'ils sont en défaut, il faut un examen anatomique complet, car voici ce qui est arrivé à Krönlein : un jour on cherche en vain une tumeur rolandique et on conclut à une erreur de diagnostic — or un an et demi après, à l'autopsie, la tumeur était bien au point trépané : c'est donc que lors de l'opération elle était sous-corticale, et trop petite pour être appréciable.

Aussi devra-t-on souvent prendre son parti de faire une opération exploratrice. Mais l'argument principal opposé à ces interventions, est leur gravité encore assez grande, sur laquelle Lucas-Championnière a insisté, à propos d'un important rapport où Terrier relatait une exploration infructueuse, mais bénigne, de la face interne de l'hémisphère. Et cependant Lucas-Championnière ne craint pas la trépanation, dont il est au contraire un des plus fervents adeptes.

Malgré cette restriction, il est certain que cette gravité ne doit pas être exagérée, et que la trépanation exploratrice est amplement justifiée : car non seulement on a vu des malades subir l'opération sans aucun dommage ; mais encore il y en a, dont le nombre croît chaque jour, qui en ont retiré le bénéfice d'une amélioration notable, comme nous le verrons en parlant du traitement palliatif.

B. — DONNÉES ANATOMIQUES

Pour être passible du traitement curatif, une tumeur, dont on aura déterminé le siège, devra être accessible, de volume raisonnable, limitée, et non point infiltrée.

Siège. — Une tumeur est *accessible*, lorsque, corticale ou superficiellement sous-corticale, elle est en rapport avec la voûte du crâne. Mais faut-il prendre ces délimitations au pied de la lettre ? Ce serait un tort, car certaines tumeurs de la face interne ou de la base sont accessibles.

Pour déterminer avec quelle fréquence une tumeur cérébrale est accessible, Bergmann a édifié des raisonnements qui ont pour point de départ une importante statistique de Hale White, d'après 100 autopsies pratiquées à Guy's Hospital.

Cette statistique, examinée au point de vue chirurgical, montre que sur 100 tumeurs, 9 seulement étaient opérables (1 tubercule, 4 gliomes et sarcomes, 2 de nature indéterminée, 1 kyste, 1 myxome), c'est-à-dire réunissaient les conditions voulues de volume, de limitation, d'accessibilité.

Et, ajoute Bergmann, à cela il faut joindre les erreurs de diagnostic sur l'existence et le siège. Que sert qu'une tumeur de la pointe temporale ou occipitale ou d'un hémisphère cérébelleux soit anatomiquement accessible, puisqu'elle sera cliniquement latente ou tout au moins impossible à localiser? Or, dans les 9 cas opérables anatomiquement de la statistique de Hale White, il y a 5 tumeurs du cervelet, 1 de la pointe frontale, 1 de la pointe occipitale; quant au myxome de la dure-mère, il n'avait donné lieu à aucun symptôme.

Donc les tumeurs qui réunissent les conditions requises à la fois par l'anatomie pathologique et par la clinique sont très exceptionnelles et on peut les évaluer à 4 p. 100 du total, à 2 p. 100 même seulement d'après Bergmann.

La statistique de Byrom-Bramwell dépose dans le même sens.

Sur 10 115 malades observés par B. Bramwell, 82 étaient atteints de tumeurs intra-craniennes (diagnostic certain).

Ces 82 faits se décomposent ainsi :

1 fois, la tumeur fut trouvée à l'autopsie : elle n'avait déterminé aucun signe spécial durant la vie ;

18 fois, les symptômes de localisation étaient absents, ou tout au moins insuffisants pour indiquer le siège de la tumeur ;

22 fois (y compris 12 cas de tumeur du cervelet) le siège ou le grand volume (1 cas) de la tumeur, rendaient douteux le succès de l'intervention ;

1 fois, la tumeur était multiple ;

5 fois, il s'agissait de tumeur maligne (cancer ou sarcome mélanique) ;

20 fois, les patients furent tellement améliorés par le traitement que l'intervention ne parut plus nécessaire : la plupart étaient syphilitiques ;

4 fois, l'évolution montra qu'une opération aurait peut-être été praticable.

Au total, sur 77 de ces 82 cas, l'opération était contre-indiquée lorsque Byrom-Bramwell vit le malade.

Restent donc 5 cas : chez 2 malades, le succès de l'intervention aurait été extrêmement douteux ; les 3 autres auraient pu subir l'opération avec un succès probable.

De ces 82 cas, 22 ont été examinés après nécropsie : sur ces 22 cas, l'ablation eût été impossible 17 fois.

Les 5 autres tumeurs auraient pu être probablement enlevées, si un diagnostic avait été posé et une opération entreprise.

Mais 3 de ces tumeurs ne s'étaient accompagnées d'aucun signe de localisation ; la quatrième était si étendue que l'opération eût été fatale.

Dans le dernier cas, enfin, le patient guérit complètement, pour un temps, par un traitement interne, et les symptômes ne reparurent qu'après une chute d'un lieu très élevé.

Byrom-Bramwell a examiné une série de 28 sujets, morts dans les services d'autres confrères : dans un seul cas, la tumeur eût pu être extirpée avec succès.

Dans une statistique provenant de l'Institut anatomique de Munich, Seydel nous apprend que sur 100 tumeurs il y avait 39 sarcomes ou gliomes, dont 2 opérables et d'ailleurs diagnostiqués à temps et exactement par von Ziemssen et par Bauer. Mais la proportion est meilleure dans le relevé fait par von Beck à Heidelberg : sur 51 tumeurs (dont 42 sarcomes, gliomes et psammomes), 24 fois fut établi un diagnostic suffisant, et 8 fois l'état anatomique fait croire que l'opération aurait été possible, et même heureuse.

De ces statistiques, qui ont le mérite d'être intégrales, on peut rapprocher la statistique plus favorable, mais « en mosaïque », dressée par Allen Starr sur 600 cas, dont 164 eussent pu être accessibles au chirurgien.

De ce total de 164 tumeurs, il y en avait 46 pour lesquelles l'opération était clairement indiquée, et 37 pour lesquelles une tentative d'ablation eût été probablement suivie de succès : c'est donc 37 tumeurs opérables sur 600, soit environ 6 p. 100. Voici ce tableau auquel j'aurai à renvoyer plusieurs fois dans la suite de cet article.

	TUBERCULE		GLIOME		SARCOME		GLIO-SARCOME		KYSTE		CARCINOME		GOMME		INDÉTERMINÉES		TOTAL	
	Enfants	Adultes	E	A	E	A	E	A	E	A	E	A	E	A	E	A	E	A
I. AXE CÉRÉBRAL :																		
1° Ganglions de la base, et ventricules latéraux	14	3	3	9	5	8	»	»	1	1	1	2	»	1	3	5	27	20
2° Tubercules quadrijumeaux et pédoncules	16	1	1	2	3	2	»	5	»	»	»	1	»	»	1	7	21	18
3° Protubérance	19	11	10	»	5	1	2	1	1	»	»	2	»	3	1	»	38	18
4° Moelle allongée	2	»	»	1	»	»	»	»	1	»	2	»	»	»	1	»	6	1
5° Base du cerveau	»	3	»	2	1	3	1	1	1	»	1	»	»	»	4	1	8	10
6° Quatrième ventricule	1	»	1	»	1	1	»	»	»	»	1	2	»	»	1	1	5	4
II. CERVELET	47	8	15	8	10	13	1	6	9	»	3	»	»	»	11	10	96	45
III. TUMEURS MULTIPLES	34	4	»	2	3	5	»	»	2	»	»	2	1	3	3	1	43	17
IV. SURFACE CORTICALE	13	9	6	19	1	46	»	8	»	1	1	19	»	13	»	12	21	127
V. CENTRE OVALE	6	2	1	11	5	7	1	4	15	»	1	3	1	»	5	4	35	31
	152	41	37	54	34	86	5	25	30	2	10	31	2	20	30	41	300	300
	193		91		120		30		32		41		22		71		600	

Seules, les tumeurs situées dans le centre ovale ou

dans la zone corticale superficielle sont du domaine de la chirurgie : de ce tableau, il faudra donc retenir seulement 56 cas chez les enfants, et 178 chez les adultes, soit 234 cas. Or de ces 234 tumeurs, 70 étaient inopérables : il reste en définitive 164 cas, que Starr a ainsi répartis dans le tableau que voici :

	TUBERCULES	GLIOMES	SARCOMES	GLIO-SARCOMES	KYSTES	CARCINOMES	GOMMES	INDÉTERMINÉES	TOTAL
Région frontale.. . .	9	9	13	6	4	5	4	9	59
— rolandique. .	12	11	22	1	»	3	7	6	62
— pariétale. . .	2	3	3	»	1	2	»	»	11
— occipitale . .	3	2	4	»	»	5	»	1	15
— temporo-sphé-noïdale. . .	1	1	8	1	»	3	2	1	17
	27	26	50	8	5	18	13	17	164

Mills et Lloyd ont trouvé que sur 100 cas qu'ils ont réunis, 10 auraient pu être opérés. Knapp, sur 40 cas, n'en trouve que 2 qui soient opérables et en examinant les 485 cas réunis par Bernhardt, il estime à 7 p. 100 le nombre des tumeurs opérables.

D'autre part, sur 20 autopsies personnelles, Mills a constaté que la moitié environ des tumeurs étaient accessibles, et qu'un quart au moins étaient opérables; Dana, que 5 tumeurs, sur 29 qu'il a observées, auraient pu être enlevées.

Ces statistiques sont fort importantes et elles démontrent, à n'en pas douter, que, jusqu'à nouvel ordre, la minorité seulement des tumeurs intra-craniennes peut être traitée par l'extirpation; mais on aurait tort d'exagérer leur portée. Il s'agit en effet d'*autopsies*, c'est-à-dire de sujets chez lesquels la lésion, abandonnée à elle-même, est arrivée à son dernier terme; l'observation anatomique est donc prise à une période où la chirurgie est par définition impuissante, mais rien ne prouve que si on eût fait un diagnostic précoce, on n'eût pas pu opérer avec succès certaines tumeurs anatomiquement accessibles, c'est-à-dire primitivement superficielles, et devenues plus tard inopérables à cause de leur volume et de leur diffusion. Et puis, dans bien de ces protocoles d'autopsie, il n'y a en regard qu'une histoire clinique nulle ou insuffisante, et nous ne savons pas à quelle catégorie, en prenant pour base la classification de Byrom-Bramwell, appartenait la tumeur.

Constatons donc simplement le désaccord et concluons qu'un supplément d'enquête s'impose, où l'on tiendra compte à la fois de l'anatomie et de la physiologie normales, de la clinique, de l'anatomie pathologique; qu'il serait surtout intéressant — ce que les documents actuels ne permettent pas encore — d'avoir un relevé complet à ces points de vue des cas où *l'on a jugé utile d'intervenir*. C'est sur ceux-là, en effet, qu'il convient de raisonner, au lieu de discourir pour prouver l'inopérabilité d'une tumeur qu'aucun chirurgien n'eût proposé d'opérer parce qu'il en aurait à coup sûr ignoré le siège et même l'existence. Tout cela prouve, une fois de plus, qu'on fait dire aux chiffres un peu ce que l'on veut.

Même quand on diagnostique une tumeur centrale, faut-il jeter le manche après la cognée? Oui, pour un tubercule ou un sarcome, mais non pour un kyste, pour un kyste hydatique en particulier, qui, à une profondeur quelconque, peut en principe être guéri par la ponction et le drainage.

Voici donc la question de *nature de la tumeur* qui vient compliquer celle d'accessibilité : et cela nous prouve qu'une étude en bloc n'est plus de mise. Utile au début, elle devient maintenant nuisible à la précision des indications opératoires et il faut éviter, que, dans les statistiques futures, les kystes hydatiques, par exemple, soient mêlés aux sarcomes et aux tubercules, comme dans les relevés de H. White, de A. Starr.

En outre, jusqu'à nouvel ordre, le groupe des « tumeurs de nature inconnue » est encore trop considérable parmi les cas où l'on est intervenu pour que l'on puisse établir des statistiques scientifiques.

Volume. — La tumeur *ne doit pas être trop volumineuse*, et c'est un point sur lequel Bergmann insiste d'une façon toute particulière, car, d'après lui, si on enlève une tumeur volumineuse, même encapsulée, la mort opératoire est la conséquence à peu près fatale de deux complications alors observées : l'œdème aigu du cerveau (dont lui-même a observé un cas) et l'hémorragie. Ces accidents sont encore plus à craindre si la tumeur est grosse et infiltrée, entourée d'une zone de tissu cérébral rouge et ramolli.

Bergmann semble exagérer les craintes. Il est bien certain que plus la tumeur est grosse, plus l'opération est grave; mais on se souviendra que Keen, Horsley, Bramann ont enlevé avec succès des tumeurs pesant 125, 135, 280 grammes. Une des miennes pesait 160 grammes.

D'ailleurs, à quoi reconnaître avec quelques chances d'exactitude qu'une tumeur est grosse et diffuse? Nous n'avons pour critérium que le degré des symptômes diffus de pression intra-cranienne. Or, ce signe est très infidèle et, par exemple, une petite tumeur peut causer, par l'hydrocéphalie ventriculaire, des troubles diffus graves : on l'a observé bien des fois pour les tumeurs de la fosse cranienne postérieure.

Un signe assez probable de tumeur infiltrée est l'apparition de symptômes de compression très prononcés, se développant rapidement, tandis que les signes de localisation sont peu accentués et se développent tardivement. Mais il n'y a là rien de certain, et le plus souvent, on ne connaîtra le volume de la tumeur qu'à l'ouverture de la cavité cranienne. Pour Bergmann, en clinique, on a dans le coma, en tout cas, un signe

permettant de porter un jugement suffisant. A la période
de coma, la contre-indication opératoire serait formelle,
car on serait presque sûr qu'il existerait déjà, de par
une tumeur volumineuse, des lésions d'œdème cérébral
que l'opération ne ferait qu'aggraver : mais on répondra
qu'un des malades, guéri par Horsley, était semi-comateux depuis dix jours lorsque fut entreprise l'opération.

Chez ce sujet, Horsley a pu mener à bien l'ablation de
la tumeur; s'il ne l'eût point réussie, le résultat thérapeutique eût-il été certainement nul ? On n'est pas en
droit de l'affirmer, car dans des cas de ce genre on a
obtenu des résultats palliatifs remarquables, que nous
étudierons plus loin.

Nature de la tumeur. — La nature de la tumeur entre
à son tour pour beaucoup en ligne de compte, dans les
cas tout au moins où on peut la déterminer avec quelque
précision, ce qui malheureusement est loin d'être constant. C'est un sujet sur lequel des discussions chirurgicales importantes ont été soulevées, ayant comme point
de départ les statistiques d'autopsies établies par
Hale White, par Bernhardt, par Allen Starr, par Birch-
Hirschfeld, pour déterminer quelle est la fréquence relative des diverses tumeurs.

Voici ces statistiques.

A

Relevé de Hale White.

Tumeurs tuberculeuses.   45
Gliomes..   24
Sarcomes.   10
Gliosarcomes. :   2
Carcinomes.   5
Kystes   4
Lymphome.   1
Myxome   1
Gommes   5
Indéterminées   3

B

Statistique de Bernhardt (480 cas).

Tumeurs tuberculeuses..	92
Gliomes.	52
Sarcomes.	65
Gliosarcomes..	12
Carcinomes . . . . :	19
Kystes..	23
Myxomes	11
Gommes..	16
Hydatides.	30
Ostéomes..	6
Névromes.	4
Psammomes.	4
Papillomes.. . . . . :	4
Fibromes	3
Cholestéatomes	2
Lipomes..	2
Angiomes	2
Kystes dermoïdes	2
Enchondrome..	1
Nature indéterminée.	130

C

La statistique d'Allen Starr comprend 300 tumeurs chez des sujets au-dessous de vingt ans, et 300 tumeurs chez des adultes :

	Sur 300 sujets au-dessous de 20 ans ;	Sur 300 sujets au-dessus de 20 ans ;	Sur 600 cas :
Tubercules.	152	41	193
Gliomes..	37	54	91
Sarcomes.	34	86	120
Kystes	30	2	32
Tumeurs indéterminées. . . .	30	41	71
Carcinomes..	10	31	41
Gliosarcomes.	5	25	30
Gommes	2	20	22

D

La statistique de Birch-Hirschfeld ne comprend que des tumeurs primitives (343 cas) :

Tubercules.. 132
Gliomes. , ... 86
Sarcomes 76
Syphilomes . . . . · 30
Ostéome. 7
Lipome 1
Cholestéatomes.. 2
Myxomes.. 9

E

Statistique de Seydel (de Munich), 100 cas (statistique de 14 ans à l'Institut pathologique de Bollinger).

8 488 autopsies ; 100 tumeurs du cerveau (1/85).

Tubercules. 27
Sarcomes, gliomes et gliosarcomes.. 99
Kystes hydatiques.. 2
Actinomycose.. 1
Cholestéatomes. 3
Kystes. 2
Carcinomes. 2
Psammomes.. 2
Tumeurs syphilitiques 2
Tumeurs indéterminées.. 16

Parmi ces relevés, le plus important est celui de Birch-Hirschfeld, parce qu'il ne comprend que des tumeurs primitives, c'est-à-dire précisément celles qui peuvent être, en principe, du ressort de la chirurgie. Ils concordent d'ailleurs tous, dans leurs grands traits, nous montrant que de toutes ces tumeurs, le tubercule est la plus fréquente, puis viennent les tumeurs malignes, où sont réunis les gliomes et les sarcomes, les kystes relativement assez fréquents ; quant aux tumeurs proprement dites de nature bénigne (ostéomes, lipomes, myxomes), elles sont rares.

a) SYPHILOMES — Au nombre des tumeurs, au sens purement clinique du mot, tous les auteurs rangent sans hésiter les syphilomes, gommes ou sclérogommes. Ils ont raison, car c'est avec les allures des tumeurs qu'en clinique ils se présentent le plus souvent. Aussi, le premier soin du chirurgien doit-il être de déterminer avec toute la rigueur possible, s'il s'agit ou non d'une lésion syphilitique. Mais, si l'on ne constate avec netteté des commémoratifs ou des lésions concomitantes caractéristiques, l'examen sera souvent en défaut sur ce point, et on est ainsi conduit, dans le doute, à instituer le traitement antisyphilitique, dit « pierre de touche ». En effet, quelque faibles que soient les chances de ce traitement, comme jamais on n'est en droit d'affirmer qu'un homme est indemne de syphilis, on peut faire bénéficier le malade de ce doute.

Donc, mercure et iodure de potassium seront largement prescrits, mais pas plus longtemps que six semaines, deux mois au grand maximum : c'est la limite extrême que l'on doive atteindre. Horsley, au Congrès international de 1890, s'est élevé à juste titre contre la prolongation démesurée du temps pendant lequel on soumet le malade à un « loyal essai » du traitement médical et empirique.

La question n'est pas seulement de déterminer à partir de quand nous devons juger que ce traitement par l'iodure et le bromure de potassium est décidément inefficace. Ce qui la complique, c'est que bien souvent, même en cas de sarcome, l'iodure à haute dose amène d'abord une amélioration qui induit en erreur, comme si, pour un temps, il modérait l'accroissement du néoplasme, et partant les signes de compression. Mais il serait sage de se poser la limite de six semaines ; si, au bout de ce temps, il n'y a pas une amélioration très nette, n'hésitons pas à faire une trépanation exploratrice.

« L'inefficacité constante du traitement médical contre les tumeurs en général est bien connue, dit Horsley ; et pourtant si le chirurgien est ici trop souvent en présence de néoplasmes devenus inopérables, c'est précisément parce que l'on a perdu du temps à cette thérapeutique. »

D'ailleurs, même en cas de syphilis certaine le traitement spécifique, dans le cas particulier, n'est pas toujours d'une efficacité souveraine. Gowers, puis Horsley, affirment que la pachyméningite, dont la tendance est grande à s'étendre même après l'ablation, n'est qu'améliorée et non guérie par le traitement spécifique. Horsley n'hésite pas à dire : « Pour les gommes cérébrales, des autopsies m'ont convaincu qu'il en est de même. Pour guérir ces lésions, le seul moyen, tout comme pour les tubercules, consiste à les extirper ».

Cette proposition est trop radicale et malgré l'autorité de Horsley nous continuerons à penser que, si le sujet est syphilitique, le traitement a de grandes chances de succès ; que s'il ne l'est pas avec certitude on doit essayer, mais sans s'y obstiner, le traitement « pierre de touche ». Mais je ne crois pas, par contre, qu'il faille confirmer sans appel la condamnation *a priori* prononcée par Bergmann contre les interventions pour syphilis avérée. En théorie, sans doute, son argumentation n'est pas dépourvue de vraisemblance. Lorsqu'on intervient pour lésion syphilitique, dit-il, on trouve une gomme ou bien une cicatrice : qu'on enlève la gomme, soit, mais si on excise la cicatrice, il s'en formera une nouvelle après l'opération ; or, qui pourrait répondre que le malade ait gagné au change ? Les conditions ne sont pas comparables à celles dans lesquelles se trouve le chirurgien qui intervient pour une épilepsie traumatique : dans ce dernier cas, on remplace une mauvaise cicatrice par une cicatrice que l'on espère meilleure.

Le raisonnement est séduisant et paraît solide, mais, comme partout, il doit s'incliner devant les faits. Or, dès 1885, nous trouvons une observation fort importante de Macewen, et depuis les guérisons semblables se sont multipliées. Les observations prouvent qu'au total l'extirpation a donné des bons résultats en assez grand nombre; que, d'autre part, la mortalité opératoire est faible. On saura cependant qu'un malade dont Dreyfus a publié l'histoire a succombé après ouverture d'un kyste, reliquat de gomme. En outre, il peut y avoir quelques accidents consécutifs : Marchand nous dit qu'un homme opéré pour hémiplégie avec contracture devint épileptique.

La conclusion est cependant qu'on est autorisé à s'attaquer par la trépanation aux reliquats syphilitiques contre lesquels la médication générale a été reconnue impuissante.

b) TUBERCULES. — Le diagnostic entre un tubercule cérébral massif et une tumeur proprement dite, bénigne ou maligne, n'est guère possible que si le sujet est déjà tuberculeux par ailleurs; or, les *tubercules cérébraux* primitifs — ou tout au moins accompagnés d'autres lésions viscérales cliniquement inappréciables — sont loin d'être rares. La nature exacte de la masse morbide n'est donc le plus souvent reconnue qu'après trépanation exploratrice et on est arrivé ainsi à constater que l'excision à la curette pouvait donner, en cas de tubercule, quelques bons résultats. On en a conclu que, si l'on a des éléments suffisants pour porter le diagnostic, la notion de tuberculose ne devait pas à elle seule arrêter l'opérateur.

Bergmann, sans doute, est en principe opposé à ces interventions. Il commence par reprendre à ce point de vue spécial la statistique d'Hale White et démontre que, sur 45 cas, le tubercule n'était opérable qu'une fois; nous avons déjà répondu qu'on ne saurait se fier aveuglément à une statistique d'autopsies, et que si on n'avait pas laissé les lésions évoluer, on aurait sûrement pu opérer plus souvent. Puis Bergmann ajoute qu'il est impossible de prétendre ici à un évidement parfait avec la cuiller tranchante, comme dans la peau ou les os (où d'ailleurs, devons-nous remarquer, l'opération est bien rarement radicale au sens propre du mot), que dès lors la récidive est fatale et que l'opération expose à l'infection des méninges. Une autre objection, enfin, est qu'on ne peut savoir à l'avance si le tubercule est ou non caséeux.

Mais cette détermination est-elle indispensable ? Cela n'est pas prouvé, et ce tubercule caséeux, abcédé même, peut fort bien être opéré. On a coutume, comme l'a fait Bergmann, de ranger dans les *abcès* le cas où Wernicke a fait drainer par Hahn un abcès tuberculeux, qui s'était révélé par de l'hémianopsie. N'est-il pas bien plus raisonnable de le ranger dans les cas de tuberculose ?

D'ailleurs, peu importe qu'il y ait abcès ou tubercule, que ce tubercule soit dur ou caséeux. Aussi bien par l'évidement à la curette d'une masse ramollie que par l'extirpation franche au bistouri, Bergmann a raison de déclarer que l'exérèse ne sera jamais radicale ; ce en quoi les tubercules cérébraux sont identiques aux autres tuberculoses chirurgicales. Mais les faits de Macewen, de Horsley, de König, démontrent que malgré cela la guérison définitive est possible ; et ceux de Booth et Curtis, de Macewen, prouvent qu'après cet évidement partiel du foyer on peut obtenir des survies avec amélioration, tout au moins avec état stationnaire. Nous signalerons les deux cas, assez spéciaux, de Booth et Curtis, de Gussenbauer, où la lésion tuberculeuse faisait à l'extérieur, avec ostéite, une saillie au niveau d'un point préalablement contus.

Reste la question de gravité opératoire. Or cette gravité est grande, mais non excessive si on la met en parallèle avec la gravité de la lésion. Des opérés de Horsley, de Bennett May, de Bradford, ont bien succombé en quelques heures ; mais celui de Horsley était un phtisique confiné au lit depuis un an et atteint de tuberculose généralisée, chronique ; mais celui de Bennett May était dans le collapsus. Pour l'un comme pour l'autre, l'abstention eût été prudente, mais en tout cas l'intervention n'a pas été très nuisible.

Donc, quelles que soient les constatations faites par Hale White à l'autopsie, il semble que, lorsque la tuberculose viscérale avancée n'est pas une contre-indication, on est parfaitement en droit de tenter l'opération, même si, par les lésions concomitantes ou précédentes, on diagnostique la nature tuberculeuse d'une tumeur cérébrale. Le traitement chirurgical n'est pas très brillant et dans une statistique récente Freyer compte 11 morts sur 16 cas; mais on se souviendra que l'efficacité du traitement médical est nulle et que dès lors une survie de quatre ans et demi, comme dans le cas de König, pèse lourd dans la balance.

c) GLIOMES ET SARCOMES. — Tout en reconnaissant qu'entre ces deux espèces de tumeurs existent des associations et des transitions où le microscope n'a pas encore dit son dernier mot, les histologistes pensent qu'il faut distinguer le gliome, tumeur homœomorphe, du sarcome, tumeur hétéromorphe. Mais, pour le chirurgien, ces différences n'ont actuellement qu'un intérêt médiocre : gliomes, sarcomes et glio-sarcomes sont des tumeurs malignes, dont la récidive est la règle et ne s'évite que si, par une large exérèse, on dépasse largement les limites du mal [1].

Ces tumeurs sont en général solitaires. Elles restent quelquefois petites, encapsulées, et certains opérateurs ont pu les énucléer avec facilité. Mais cette limitation n'existe, d'après Virchow, que dans 1/10 des cas. D'ordinaire, on se trouve en présence d'un néoplasme diffus,

1. Si, pour apprécier la fréquence relative de ces néoplasmes, nous les reprenons dans les statistiques citées p. 345, et où ils sont réunis, nous trouvons : Bernhardt, 129 sur 485, soit 26 p. 100; Birch-Hirschfeld, 162 sur 342 tumeurs *primitives*, soit 47 p. 100; A. Starr, chez l'enfant, 140 sur 300, soit 41 p. 100, chez l'adulte, 71 sur 300, soit 24 p. 100, ensemble 35 p. 100; H. White, 36 p. 100.

capable de devenir volumineux, très volumineux même.
« On voit quelquefois, dit Brissaud, un lobe tout entier
infiltré par la néoplasie gliomateuse, sans que rien soit
changé à l'aspect extérieur ou aux rapports profonds de
ce lobe. Et, disposition bien propre à troubler l'opérateur, souvent le gliome ne se distingue du tissu cérébral
que par un léger changement de coloration, dû à sa
richesse vasculaire ; sa consistance est très semblable à
celle du cerveau, un peu moins ferme cependant ; cette
consistance est subordonnée à l'élément fibreux, qui
peut prédominer, et alors rendre la tumeur plus reconnaissable, véritable fibro-gliome. »

En raison de ce volume, de cette diffusion, de cette
nécessité d'une ablation large, c'est évidemment aux
gliomes et sarcomes que s'appliquent presque exclusivement les considérations précédemment exposées sur le
manuel opératoire et les dangers des interventions pour
tumeurs cérébrales. Je ne reviendrai donc pas sur ces
divers points, et je ne m'occuperai ici que des résultats
obtenus, sans chercher d'ailleurs, fidèle à mes habi-
tudes, à dresser une statistique.

Il ne sera question que des cas où l'on a pratiqué
l'ablation complète de la tumeur ; les évidements partiels n'ont pas, en effet, la prétention d'être curatifs, et
c'est à propos du traitement palliatif qu'ils doivent être
étudiés.

L'exérèse totale a seule, je le répète, quelques
chances d'être curative. C'est dire qu'en principe l'ablation au bistouri sera préférée au curettage ; c'est dire
aussi que, si la tumeur est kystique, même si elle est
constituée presque exclusivement par un kyste, le drainage prolongé et le curettage de la paroi seront notoire-
ment insuffisants.

Si je signale cette éventualité, c'est que dans ces
tumeurs les formations kystiques sont fréquentes ; assez
souvent à côté du kyste on trouve une tumeur, de
laquelle il dépend manifestement, mais souvent aussi la
tumeur a presque entièrement disparu, et le kyste

semble être primitif, constituer à lui seul toute la lésion anatomique. En y regardant de près, on trouve d'ordinaire en un point une masse solide caractéristique. Ainsi Hirsch a publié un fait de sarcome kystique du plexus choroïde, dans lequel le ventricule latéral gauche était dilaté par une tumeur kystique plus grosse qu'une pomme, ayant 6 centimètres de large sur 8 centimètres de long ; le kyste dérivait d'une tumeur sarcomateuse grosse comme une noix. Des faits analogues ont été publiés par Erb. J'ai relaté dans ce volume un cas où un gros kyste intra-ventriculaire simulait une hydrocéphalie. Il y a même des cas où l'intervention du microscope est nécessaire pour trancher la question : dans une observation de Williamson, le kyste étant gros comme un œuf de pigeon, on ne trouvait que sur un point de la paroi des traces d'une très petite tumeur, de structure gliomateuse.

L'intérêt chirurgical de ces faits saute aux yeux ; l'opérateur peut se trouver en grand embarras, en présence d'un kyste, pour savoir s'il convient de drainer seulement ou de chercher les limites d'une tumeur qu'il est nécessaire d'extirper. Oppenheim et Köhler, P. Reynier, Mac Burney et Starr se rendirent vite compte qu'ils avaient affaire à un kyste compliquant une tumeur ; mais chez les opérés de Stieglitz et Gerster, de Graser, la paroi était lisse, semblait appartenir à un kyste simple ; et cependant la reprise rapide des symptômes, après l'amélioration due au drainage, semble bien, comme le disent les auteurs, démontrer qu'un gliome servait de substratum à la poche liquide. Par contre, je parlerai plus loin d'un malade chez lequel par drainage simple j'ai obtenu une guérison qui dure depuis quatre ans. Graser a tenté de s'éclairer par un examen histologique extemporané ; et malgré la réponse négative du microscope, l'autopsie n'a pas tardé à démontrer l'existence d'une tumeur maligne.

Il en fut de même chez le malade auquel, guidé par Brissaud, je mis à nu la pointe du lobe occipital droit, à cause d'accidents de compression intra-cranienne avec hémianopsie croisée, homonyme. Au milieu de la substance blanche, qui parut tout à fait saine à l'œil nu, je trouvai trois petites cavités grosses comme des noisettes, contenant un liquide jaune verdâtre. Notre pronostic fut mauvais : en effet, quelques semaines après l'opération la cicatrice commença à être soulevée par une tumeur rapidement accrue, tout à fait solide, nettement sarcomateuse. A deux ou trois reprises, au bout de quelques mois, survinrent des crises de coma dont je triomphai par une ponction, provoquant un peu d'hémorragie. Puis le malade mourut : mais il avait tiré de l'opération un grand bénéfice, car elle avait mis fin à une céphalalgie intense.

N'insistons pas davantage, car ces tumeurs à prédominance kystique se prètent d'ordinaire mal à l'extirpation, et nous les retrouverons à propos du traitement palliatif par ablation partielle et drainage. Revenons donc à l'ablation totale — ou crue totale — et à ses résultats.

Quelle est, d'abord, la gravité opératoire, autant qu'on en puisse juger par les échecs connus?

Une partie des décès — et c'est celle-là sans doute qui s'accroîtrait si tous les cas étaient publiés — est due au défaut d'antisepsie : l'opéré succombe soit à une méningo-encéphalite aiguë, soit à des accidents plus ou moins lents ayant pour point de départ une hernie de l'encéphale, cette hernie étant elle-même souvent, comme je l'ai déjà dit, le résultat d'une infection opératoire légère. Ainsi ont succombé en trois, huit, vingt et un jours les opérés de Thomas et Bartlett, de Bennett et Godlee, de Nixon.

La hernie cérébrale, cela est exact, n'est pas toujours d'origine septique. L'excès de tension dû à la tumeur peut en être le facteur initial, et une fois produite elle est facile à infecter secondairement, pendant les pansements répétés que nécessite une plaie dont la réunion est entravée. Mais cette réserve une fois faite, nous sommes en droit d'affirmer que les complications d'ordre septique peuvent et doivent être évitées. Gliomes, syphilomes, trépanation purement exploratrice sont égaux devant elles, et, dût cet aphorisme scandaliser quelques auteurs encore classiques, je dirais volontiers que ces morts prouvent l'insuffisance de l'opérateur mais non la gravité de l'opération. Cela dit, d'ailleurs, comme pour toute opération sur tissus aseptiques, et en reconnaissant que les chirurgiens les plus experts sont exposés à ces échecs dont ils sont directement responsables.

Ce qui constitue la gravité propre aux ablations de umeurs cérébrales, c'est la fréquence relative des morts par choc opératoire. Nous retrouverons cette cause de décès dans les trépanations simplement exploratrices, mais si nous prenons le relevé intégral donné par Horsley en 1890, les chiffres sont les suivants :

Exploration de l'écorce.	5 cas	1 mort.
Trépan palliatif pour tumeur.	6 —	0
Extirpation de tumeur.	8 —	4 morts de choc.
Extirpation d'un kyste traumatique.	5 —	0

Cela démontre, sans contestation possible, que même entre les mains d'un opérateur spécialement rompu à la chirurgie cérébrale, l'extirpation des tumeurs reste une intervention tout à fait sérieuse. Dans le choc, sans doute, on compte une partie des morts imputables à l'hémorragie, et celles-là aussi auraient pu être évitées, en grande partie au moins. Mais il semble bien que la perte de sang ne soit pas le seul facteur. Certains malades, enfin, succombent au bout de plusieurs jours, sans qu'on sache trop pourquoi.

Mais cette gravité ne nous paraît nullement hors de proportion avec celle de la lésion, incurable par elle-même, et elle est à mes yeux plus que contre-balancée par les succès obtenus.

Un statisticien chagrin supputera peut-être le nombre moyen de jours de survie chez les malades opérés et chez les malades non opérés, et constatera que les premiers y perdent : souvenons-nous que par ce mode de raisonnement Verneuil a cru démontrer, pour le cancer utérin, la supériorité de l'amputation du col — et quelle amputation ! — sur l'hystérectomie vaginale, et refusons-nous à ce mode de calcul.

La guérison opératoire a été obtenue dans un assez grand nombre de cas. Mais dans beaucoup, malheureusement, les renseignements sur l'évolution ultérieure, sur la nature exacte du mal nous font défaut : or la seule chose intéressante est de savoir si on obtient quelques guérisons définitives; si, en cas de récidive, on a des survies avec cessation temporaire et plus ou moins complète des symptômes. Or, les faits démontrent que la réponse doit être affirmative.

Certes, parler sans ambages de guérison définitive ne serait pas prudent, et si nous n'étions instruits, à cet égard, par tout ce que nous savons, malheureusement, sur les tumeurs malignes des autres organes, une observation de Weir nous rappellerait bien vite à la raison.

Chez un homme, âgé de trente-neuf ans, une tumeur infiltrée sous-corticale, dont les premiers symptômes remontaient à 1882, fut enlevée sous le pied de la deuxième frontale, et le résultat fut d'abord excellent; mais au bout de vingt et un mois débutait une récidive qui causa la mort deux ans et demi après l'opération.

Qu'on néglige donc, au point de vue où nous nous plaçons, les observations publiées quelques jours après l'opération; qu'on ne fasse pas de fonds sur celles où l'intervalle n'est que de quelques semaines ; que toujours on reste dans le doute, même au bout de plusieurs années. Mais qu'on prenne en sérieuse considération les périodes plus ou moins longues pendant lesquelles le patient est resté, sinon indemne de toute paralysie et de toute convulsion — ce qui d'ailleurs est possible, — au moins considérablement soulagé et apte à reprendre ses occupations. Ces résultats sont loin de nous satisfaire pleinement, mais, nous demanderons aux abstentionnistes si, même en les déclarant médiocres, ils peuvent nous en présenter de comparables.

Chez certains malades, l'ablation de la tumeur a été suivie de paralysie temporaire ou définivive, aussi Schlesinger conseille-t-il, de ne pas sacrifier trop largement les tissus autour du néoplasme.

Lorsqu'il persiste quelques symptômes, et, en particulier, quelques crises d'épilepsie jacksonienne, faut-il croire tout de suite à une récidive, ou bien admettre que la cicatrice reste irritante, comme nous l'avons vu pour l'épilepsie traumatique ? La question a une importance pratique, puisque, dans la seconde hypothèse, on doit s'en tenir à la médication bromurée, tandis que, dans la première, on peut être conduit à opérer de nouveau. Ces ablations de récidives, chacun le sait, valent ce qu'elles valent pour tous les cancers, mais comme elles ont donné parfois des résultats appréciables, il semble, si les symptômes restent assez localisés, qu'on soit en droit de les tenter. Dans un cas de ce genre, Czerny obtint trois ans et demi de survie par trois opérations successives ; Cleghorn, Fischer n'ont pas eu de bien brillants résultats, mais un malade de Wood était bien portant sept mois après avoir subi la seconde intervention, et au bout de huit mois, chez un autre, Braun' s'est cru autorisé à obturer la brèche par un lambeau ostéoplastique.

Au total, il faut confesser que les succès complets, sinon définitifs, au moins prolongés, sont rares, exceptionnels même et j'ai eu le plaisir d'en enregistrer un personnel. On remarquera qu'une des rares malades mortes sans récidive au bout de quatre ans est celle de Macewen ; et, fait paradoxal, elle avait été opérée pour une tumeur métastatique. Mais, dans de nombreuses observations, on a constaté des améliorations, des résultats palliatifs, des guérisons temporaires, suffisants pour démontrer que l'opération doit être conseillée.

Ce qui rend l'indication formelle, pour les cas où le diagnostic de localisation est net, c'est qu'à supposer établi le diagnostic de néoplasme, après élimination de la syphilis et de la tuberculose, il est impossible de savoir au début si cette tumeur est bénigne ou maligne; or, nous voici arrivés à l'étude des tumeurs bénignes, pour lesquelles la chirurgie est capable d'aboutir à une guérison radicale, à condition, précisément, que l'opération soit précoce, que l'on n'attende pas plusieurs mois pour savoir si, de par son évolution, la tumeur est bénigne ou maligne.

On doit être averti, en outre, que les lésions secondaires produites autour de la tumeur, les ramollissements, les hémorragies capables de faire errer le diagnostic de localisation, sont capables aussi de laisser, après une ablation non suivie de récidive, des symptômes plus ou moins graves. De même la cécité persistera si l'atrophie des nerfs optiques est définitive anatomiquement.

d) TUMEURS SOLIDES DIVERSES. — Les diverses tumeurs bénignes qu'on peut traiter par l'extirpation, et qui appartiennent soit aux méninges, soit à l'écorce cérébrale, sont trop rares pour se prêter actuellement à une étude d'ensemble. Aussi, nous bornerons-nous à mentionner les angiomes, les fibromes. Parmi les fibromes, une observation de Péan a été analysée précédemment; une autre, publiée par Keen, a peut-être trait à un reliquat traumatique.

e) KYSTES NON PARASITAIRES. — Dans les statistiques, les kystes, pris en bloc, constituent environ 5 p. 100 du total. Mais que sont exactement ces kystes? La chose n'est souvent pas déterminée, et en cela, d'ailleurs, le cerveau rentre dans la loi commune. Si l'on met à part les kystes parasitaires, qui exigent une étude spéciale, on englobe dans les kystes des lésions très diverses, depuis des reliquats d'épanchements sanguins jusqu'à des tumeurs malignes où l'élément kystique est prédominant. Aussi, est-il inutile de grouper en un chapitre artificiel ces lésions disparates. C'est aux lésions traumatiques, aux tumeurs qu'il faut rattacher les kystes qui en dépendent; c'est aux hémorragies qu'il faut attribuer la plupart des autres. Il y a des cas où la pathogénie reste obscure, où l'évolution ressemble à celle d'une tumeur. Mais, d'une manière générale, il n'en est rien, et les signes d'hypertension diffuse sont légers ou nuls. Ainsi, plusieurs interventions ont été entreprises pour des kystes compliquant une sclérose cérébrale infantile : mais, dans ces cas, personne ne songera à diagnostiquer une tumeur. En réalité, on reconnaît l'hémiplégie infantile, et, en présence de certains symptômes spéciaux, on opère parce qu'on attribue ces symptômes à un kyste secondaire : il faut donc décrire ces faits, étudiés par Oppenheim et Köhler, par Doyen, par moi-même à propos des atrophies cérébrales de l'enfance.

J'ai déjà fait allusion à plusieurs reprises à un malade auquel j'ai drainé un kyste du cervelet et quoique la paroi fût très mince j'ai redouté un gliome. Or, il y a quatre ans de cela et la guérison se maintient : ce n'était donc pas une tumeur, et je suis porté à admettre qu'il s'agit d'un reliquat de contusion, rapporté à un trauma dont le malade a gardé un souvenir très net. Or, dans ce cas le liquide, qui jaillit sur le bistouri, était sous forte pression, et les accidents de compression intra-cranienne (céphalalgie, vomissements, ralentissement du pouls, titubation, névrite optique) étaient cependant fort accentués.

Il peut exister des *kystes dermoïdes intra-craniens* avec signes de compression cérébrale, comme dans une observation intéressante de Tillaux et Walther.

f) KYSTES PARASITAIRES. — « La littérature anatomopathologique est prodigieusement riche, dit Brissaud, en ce qui concerne les parasites de l'encéphale. Mais si les faits se ressemblent tous, les conséquences diagnostiques ou thérapeutiques qu'on peut tirer de leur lecture se réduisent presque à néant. »

Cette opinion était, il y a quelques années, exacte en Europe, où les kystes hydatiques du cerveau n'avaient pas encore donné lieu à des interventions opératoires;

mais les recherches entreprises par les chirurgiens australiens et argentins, dans des pays où la maladie hydatique est fréquente, l'infirmaient, et en 1895, Maubrac et moi avions pu réunir 16 observations où l'on a opéré, avec 50 p. 100 de succès environ. Les faits publiés depuis ont confirmé les enseignements fournis par les premiers.

Ceux qui voudront faire une étude complète de tout ce qui concerne les kystes parasitaires pourront se rapporter à la thèse récente de Guérineau pour de plus amples détails. Notons seulement la division en kystes à cysticerques, en général multiples, et kystes hydatiques. Ces derniers sont de beaucoup les plus fréquents, au point de vue chirurgical tout au moins, si bien que deux fois seulement (Tietze, Troje) on a opéré pour des cysticerques.

Dans le tableau symptomatique, qui est celui de toutes les tumeurs, on relève la fréquence relative de la voussure cranienne limitée, parfois avec crépitation parcheminée, ce qui est sans doute dû, en grande partie au moins, au jeune âge de la plupart des sujets. Il y a peut-être là de quoi établir quelquefois un diagnostic précis, jusqu'à présent d'ordinaire en défaut [1].

Les résultats éloignés sont bons lorsque le sujet guérit de l'opération, et lorsqu'il a été opéré assez tôt pour que l'atrophie optique, définitivement constituée, n'entraîne pas une cécité irrémédiable. Mais les décès rapides sont nombreux, et, même si on met à part la mort par méningite septique, on constate que la léthalité est plus grande que pour les autres tumeurs. Et si on fait deux catégories distinctes, pour les kystes méningés comprimant le cerveau et pour ceux qui sont inclus dans le

---

1. Dans une discussion à la *Soc. path. de Londres* à propos d'un fait de H. Weber, B. Sutton a insisté sur la fréquence des kystes parasitaires du cerveau chez les animaux. D'après Penrose, chez les moutons qui ont le vertige, les fermiers écossais ont coutume d'attendre la saillie du crâne et de ponctionner alors le kyste; 25 p. 100 des animaux guérissent.

cerveau lui-même, on constate que l'incision et le drainage de ces derniers est plus grave que l'extirpation d'un gliome. C'est dans ces conditions surtout que l'on a vu, chez les opérés de Verco, d'Escher, de Chisolm, de Parry Davenport, les morts rapides, avec hyperthermie, mentionnées dans un des paragraphes précédents.

La cause semble en être, d'après les recherches de Verco, dans la fréquence particulièrement grande avec laquelle le kyste communique (30 p. 100) avec la cavité du ventricule latéral ou n'en est séparé que par une mince lamelle (10 p. 100), dont la rupture secondaire paraît inévitable. Malgré l'écoulement abondant du liquide céphalo-rachidien, des opérés de Mudd, d'Estèvez ont guéri, mais la mort, dans ces conditions, est la règle, tout comme pour le drainage des ventricules.

Aussi, Verco se demande-t-il si quelquefois on ne pourrait pas, au lieu de drainer la poche, se contenter de la ponctionner, et même, si le diagnostic était établi, de la ponctionner à travers les os du crâne amincis. Il est impossible de se prononcer sur la valeur de ces procédés, qui ne semblent pas avoir encore été mis en pratique.

Récemment, on a cherché à établir le diagnostic d'un kyste par la ponction lombaire (Anton et Hartmann) et même P. Jacob aurait obtenu ainsi une guérison.

g) ACTINOMYCOSE. — Lorsque, chez un sujet déjà atteint d'une lésion actinomycétique dûment diagnostiquée, on observe des symptômes, localisés ou diffus, de tumeur cérébrale, la nature du mal est vite reconnue; et si, dans ces conditions, il existe des signes de localisation, nous croyons qu'on doit intervenir chirurgicalement, après échec avéré, bien entendu, de la médication iodurée, dont la grande efficacité est aujourd'hui démontrée. Citons, pour mémoire, un cas où Monastyrski et Orlow se sont abstenus, malgré une épilepsie jacksonienne nette, et la malade a succombé en trois mois; on peut lui opposer le résultat heureux, quoique temporaire, obtenu par Keller dans un cas analogue.

Il existe aussi, toutes réserves faites sur le mode
d'infection, des cas d'actinomycose *primitive* du cerveau. Le diagnostic de la nature est alors impossible :
on opérerait pour une tumeur et dans le foyer actinomycétique on agirait comme de coutume ; aucun fait chirurgical de ce genre ne m'est connu.

§ IV. — TRAITEMENT PALLIATIF

Les tumeurs cérébrales, les gliosarcomes surtout, qui
réalisent les conditions cliniques et anatomiques
requises pour ressortir au traitement curatif, c'est-à-dire à l'extirpation, sont incontestablement la minorité.
La majorité est constituée, soit par les tumeurs latentes
jusqu'à une période terminale très courte, soit, plus
encore, par celles où les symptômes diffus existent seuls
ou à peu près.

Même dans ces conditions défavorables, nous ne
sommes pas entièrement impuissants, et nous pouvons
entreprendre un traitement palliatif d'une efficacité
réelle. On peut établir, à ce point de vue, deux catégories
de faits : 1° on sait, à l'avance, que la tumeur est inopérable et, sans souci de sa recherche, on entreprend de
parti pris une trépanation décompressive ; 2° on espère
que la tumeur est opérable, mais la trépanation exploratrice démontre qu'elle est trop volumineuse, trop diffuse pour être enlevée. Faut-il alors pratiquer une exérèse partielle ? C'est à la première catégorie, où il n'y a
pas action directe sur la tumeur, que se rattachent les cas
où, par suite d'un diagnostic erroné de localisation, la
tumeur n'a pas été trouvée.

Trépanation simplement décompressive. — Pour
montrer ce qu'on peut attendre de ce traitement palliatif, le mieux est de reproduire, tout d'abord, le passage suivant, par lequel Horsley en a précisé les règles
principales devant le Congrès international de Berlin,
en 1890 :

« Même quand on opère trop tard pour pouvoir tenter une extirpation totale, la trépanation peut, par décompression, donner au patient une amélioration temporaire très considérable. On risque, sans doute, la mort par choc opératoire, d'autant plus que la tumeur est plus étendue et le sujet plus âgé. J'ai agi de la sorte sur un malade qui me fut apporté dans le coma et qui put sortir de l'hôpital en marchant, pour mourir par continuation du mal l'année suivante, il est vrai. Mais, sa fin a été extrêmement soulagée, et ce fait m'a démontré que, dans les cas désespérés, l'opération palliative est indiquée. J'en conclus que dans toute tumeur, la trépanation exploratrice s'impose, quitte à en rester là si on tombe sur un néoplasme inopérable.

« Les résultats sont bien meilleurs qu'on ne pouvait le prévoir. Non seulement la céphalalgie et les mouvements convulsifs cessent, mais la névrite optique s'amende et la vue revient, ainsi que depuis cinq ans je m'en suis rendu compte sur plusieurs malades. En outre, la vie est prolongée, et en particulier j'ai opéré, il y a près deux ans, pour un gliosarcome cortical, un gentleman aujourd'hui en vie : il a certainement gagné un an d'existence et les accidents sont amendés. Une de mes observations, la plus remarquable, est celle d'un homme qui souffrait d'attaques épileptiques avec rotation violente du corps de droite à gauche, et qui eut ensuite des crises dyspnéiques très graves. Je lui diagnostiquai une tumeur du pédoncule cérébelleux moyen et je lui enlevai une moitié de l'occipital; puis, plus tard, à sa demande, l'autre moitié. Le résultat fut la suppression des crises dyspnéiques, de la céphalalgie, et, pour un temps, des attaques de convulsions. Il a vécu de la sorte pendant deux ans, grandement amélioré. Les symptômes de compression ont récemment reparu. J'ai fait six opérations de ce genre, sans aucun décès : voilà qui justifie mon assertion d'il y a un instant. »

En 1893, à l'Association médicale britannique, Horsley a confirmé son opinion, et Macewen, à la même réunion, a cité deux cas d'intervention palliative heureuse pour lésion du cervelet.

Pour obtenir ces résultats palliatifs, on a proposé et pratiqué des opérations assez diverses dans leur complexité et dans leur gravité.

L'intervention la plus simple, celle que recommande Horsley dans le passage que je viens de citer, consiste à faire au crâne une ouverture assez large, mais sans inciser la dure-mère, sans explorer le cerveau par la palpation, la ponction, l'incision.

Cette méthode a été adoptée par la plupart des chirurgiens qui, de parti pris, ont opéré pour des tumeurs à symptômes exclusivement diffus. Mais, même dans ces conditions, même lorsqu'on savait à l'avance la tumeur trop profonde pour être enlevée, quelques opérateurs ont cherché à provoquer plus énergiquement la décompression cérébrale.

Le cerveau n'est-il pas contenu dans la dure-mère, enveloppe presque inextensible? Aussi a-t-on ajouté à l'ouverture du crâne l'incision de la dure-mère, pour permettre à la fois et l'expansion du cerveau, et l'issue de liquide céphalo-rachidien.

Mais alors se produit assez souvent, sous la poussée de la pression intra-cranienne, une hernie cérébrale dont j'ai parlé plus haut. Ne pourrait-on donc pas, dans certaines conditions, extirper franchement cette hernie, de façon à faire, pour ainsi dire, de la place au reste? C'est ce que conseille Sahli, d'autant mieux que la portion herniée est compromise dans ses fonctions, et dès lors il recommande, quand on entreprend l'opération palliative, de trépaner sur un point indifférent de l'écorce.

Kocher a opéré de la sorte un petit garçon du service de Sahli, atteint d'une tumeur qu'on ne pouvait localiser, mais siégeant probablement dans le cervelet : l'atrophie papillaire avait réduit la vue à 0. Après l'opération, durant laquelle on excisa une partie saillante, herniée du cervelet, la névrite optique diminua et l'état général s'améliora. Ce patient mourut quelques mois plus tard, sans qu'on ait pu avoir d'autre renseignement ni pratiquer son autopsie.

C'est dans le même ordre d'idées et pour mieux obtenir la décompression du cerveau, que quelques chirurgiens ont pratiqué la ponction du ventricule latéral et même son drainage. Ici s'impose un rapprochement avec ce que nous aurons à dire sur le traitement chirurgical de l'hydrocéphalie : on sait, en effet, qu'à l'autopsie de nombre d'enfants hydrocéphales on trouve une tumeur du mésocéphale, et c'était le cas chez le sujet auquel Keen a fait subir, pour la première fois, le drainage des ventricules. De même Kocher a pratiqué, chez un malade de Sahli, le drainage d'un ventricule latéral pour tubercule cérébelleux localisé. Les phénomènes de compression disparurent, ainsi que les céphalées et les vomissements, pendant plusieurs semaines. La stase papillaire persista. Le drain étant tombé ne put être remis en place : l'enfant mourut quatre semaines après, et l'on ne put faire son autopsie.

Des opérations analogues sont dues à Lampiasi, à Th. Diller et moi-même j'en ai pratiqué une.

Cette intervention est grave : les opérés de Lampiasi, de Diller en sont morts, de même que la fille opérée par moi. Sérieuse aussi est la simple ponction ventriculaire, à laquelle ont succombé, les patients de Dercum et Hearn, de Wyman. Mais le succès est possible. Après avoir donné du jeu au cerveau par une large résection ostéoplastique, Sänger y ajouta la ponction ventriculaire et obtint un fort beau résultat palliatif, car la névrite optique disparut et la vision se rétablit.

Depuis quelques années a pris naissance et s'est vulgarisée une autre méthode opératoire, dont les médecins sont devenus coutumiers aussi bien que les chirurgiens : j'entends parler de la ponction lombaire, que nous retrouverons à propos de l'hydrocéphalie, des méningites. Est-il exact de dire, comme Bergmann,

que dans les opérations palliatives pour tumeurs inopérables, l'écoulement du liquide céphalo-rachidien soit
plus important que la craniectomie décompressive, en
sorte que nous devrions attribuer dorénavant à la ponction lombaire bon nombre de cas naguère traités par
la craniectomie? Je ne le crois pas, car quand on fait
des opérations de parti pris palliatives, la plupart des
chirurgiens conseillent de ne pas inciser la dure-mère,
en sorte que l'écoulement de liquide céphalo-rachidien
est nul; et, néanmoins, bon nombre de sujets ainsi
opérés ont survécu améliorés pendant plusieurs mois.
Là est un des avantages de la trépanation, car la ponction lombaire doit être assez fréquemment renouvelée.
Et d'autre part elle devient beaucoup moins efficace
quand, la tumeur étant très grosse, l'importance relative de l'hydrocéphalie est moindre. La ponction lombaire peut être une ressource précieuse, en particulier pour certaines petites tumeurs du mésocéphale, à
hydrocéphalie rapide et grave; dans certains cas elle
permettra de faire cesser des accidents menaçants,
capables de compromettre le succès de la trépanation
entreprise d'emblée, mais si elle a des indications
incontestables, elle ne supprime pas celles de la craniectomie décompressive. Il faut savoir, d'autre part,
qu'elle n'est pas d'une innocuité absolue : Mingazzini a
récemment fait voir qu'elle peut causer la mort subite
au cours de certaines tumeurs du lobe occipital, du
cervelet.

Le fait certain, c'est que la ponction lombaire, peu
dangereuse, permet des interventions multiples et successives, et pour les cas où on n'a pas comme première
idée de pratiquer une large trépanation de façon à
explorer l'encéphale ou à le décomprimer, je la crois
donc préférable à la plus grave trépano-ponction, mise
cependant en œuvre par moi dans un cas auquel j'ai
fait allusion il y a un instant, à une époque, il est vrai,
où la ponction lombaire était encore peu répandue.

Je rappellerai que chez cette fille, âgée de trois ans,

que j'ai opérée le 19 février 1894, les accidents semblaient avoir débuté vers l'âge de deux ans. Peu à peu étaient survenues la distension de la tête, la cécité, l'impossibilité de la marche. Mais l'enfant était restée assez intelligente. L'hydrocéphalie était de volume moyen; les fontanelles étaient soudées.

Après le drainage du ventricule latéral gauche, l'écoulement de liquide céphalo-rachidien fut à peu près nul les jours suivants, et le pansement, non traversé, ne fut renouvelé que le sixième jour. Quand on retira la gaze, on vit s'écouler en abondance du liquide céphalo-rachidien parfaitement clair : cet écoulement fut arrêté par une ligature mise sur le drain. La réunion de la plaie était parfaite, et les crins de Florence furent coupés. Le second pansement fut fait le 2 mars : rien d'anormal du côté de la plaie, rien de changé dans l'état cérébral de l'enfant. Brusquement, le 5 mars au matin, coma, et mort le soir, avec 41°. A l'autopsie, je trouvai une tumeur volumineuse du chiasma, englobant l'extrémité des bandelettes et des nerfs optiques. Au-dessus d'une masse solide, grosse comme une mandarine, il y avait une poche kystique à paroi mince et transparente, entrant en partie dans le ventricule latéral droit par la fente de Bichat, se coiffant en partie de la paroi inférieure de la corne frontale. Les ventricules étaient un peu distendus. Leur liquide et celui du kyste étaient parfaitement clairs. Ni sur les méninges, ni sur le trajet du drain, ni sur les parois ventriculaires, il n'y avait trace de suppuration ou même de rougeur.

Dans la première édition de son livre, Bergmann était peu partisan de ces interventions palliatives, et aujourd'hui encore il met volontiers leur danger en évidence. Il a sans doute été refroidi dans son zèle par un décès que lui a fourni au début des opérations de ce genre la trépanation exploratrice pour une tumeur. Après avoir mis à nu la masse morbide, il s'est comporté comme pour une laparotomie exploratrice; il a trouvé une masse kystique qu'il a tâtée, ponctionnée, incisée : les cavités communiquaient avec les ventricules et le patient a succombé à l'infection qui s'est produite pendant les pansements multiples nécessités par l'écoulement continu du liquide céphalo-rachidien : « Si j'avais su que dans mon cas la masse kystique communiquât avec le ventricule latéral, je ne l'aurais pas ouverte ». Cette conclusion est la meilleure à tirer de cette observation, et elle n'empêche nullement d'admettre que la trépanation exploratrice soit permise pourvu que l'on n'abuse pas des manœuvres intra-craniennes, si on juge la tumeur inopérable. Et, dans ces conditions, l'opération pourra aboutir à un résultat palliatif réel.

C'est de la sorte que je suis intervenu plusieurs fois, et, tout en reconnaissant que l'opération est grave dans certaines conditions, j'estime qu'elle est souvent indiquée.

Il convient, je le répète, de diviser les opérations en deux catégories : 1º le chirurgien ne trouve pas la tumeur qu'il croyait avoir bien localisée; 2º il fait de parti pris une simple trépanation décompressive. A ces deux catégories, en effet, appartient une gravité différente, ainsi qu'on se l'explique assez bien.

Prenons d'abord les chiffres brutaux.

Bergmann réunit dans ses tableaux (de 1899) 157 opérations pour tumeur non trouvée : 75, soit 47,77 p. 100, ont été mortelles; et encore fait-il remarquer avec grande justesse, que beaucoup de ces observations ne sont pas publiées. Voici à cet égard ma statistique personnelle.

Sur des malades porteurs à coup sûr d'une tumeur cérébrale, 5 fois j'ai fait la trépanation exploratrice, et j'ai compté 2 guérisons opératoires et 2 morts. Cela correspond, on le voit, à la statistique établie par Bergmann. Examinons, maintenant, dans quelles conditions ont eu lieu les décès.

Une fois, pour une tumeur certaine du mésocéphale, diagnostiquée par Brissaud, et que d'ailleurs j'ai sentie au bout de mon doigt, grosse comme une noisette, vers le trou occipital, le premier temps opératoire, consistant dans la simple craniectomie, avait amené une amélioration considérable. Nous avons eu tort de tenter au troisième jour une exérèse, reconnue impossible après ouverture de la dure-mère, et le malade a succombé en vingt-quatre heures, avec hyperthermie et phénomènes de compression bulbaire, par œdème sans doute.

Une autre fois, chez un malade atteint d'hémiplégie progressive avec phénomènes spasmodiques dans le pouce et l'index, Marie croyait à une tumeur corticale, rolandique. Cette fois, il fallait certainement pratiquer le deuxième temps de l'opération et ne pas s'en tenir à l'amélioration procurée par la craniectomie, car c'est dans ces conditions que l'on arrive quelquefois sur des tumeurs corticales et opérables. La mort est survenue de la même manière que dans le cas précédent.

C'est dans les cas de ce genre, où l'on croit avoir un diagnostic de localisation à peu près exact, qu'il est parfois difficile de s'arrêter à temps : et c'est précisément ce qui est arrivé à Bergmann, à moi, à d'autres sans doute. Le trépan explorateur, en cas de tumeur, si on pouvait laisser l'encéphale tranquille, serait une opération assez bénigne ; mais il faut tâter, ponctionner, inciser, on ne sait jamais ce qu'on trouvera et jusqu'où il faudra aller. C'est cette exploration intra-cérébrale qui vient apporter un danger réel et, en fait, presque tous les décès sont relatifs à des cas où l'on a entrepris une opération pour une tumeur dont on croyait avoir diagnostiqué le siège et que cependant on n'a pu trouver malgré des recherches multiples. D'après les cas que j'ai pu réunir, la mortalité serait plus grande encore pour les explorations du cervelet. Mais si, comme je viens de le dire, pour les tumeurs du mésocéphale c'est une faute — que j'ai commise — de vouloir continuer à toute force, dans les cas de tumeur probablement rolandique, la gravité de l'acte opératoire ne doit pas trop peser dans la

balance. Car les quelques malades dont on raccourcit
l'existence étaient déjà condamnés à mort à brève
échéance, et nos échecs sont largement compensés par
les améliorations considérables quelquefois obtenues, et
surtout par quelques succès définitifs auxquels on parvient, même dans des cas que l'on aurait volontiers crus
désespérés. A côté de cela, il y a des faits où les symptômes sont ceux d'une tumeur corticale qui cependant
n'existe pas : ce doute ne doit pas nous arrêter, car
dans ces conditions l'exploration est inoffensive si elle
est aseptique. Je n'ai jamais eu d'accident dans les cas
de ce genre.

Les dangers semblent de même beaucoup moindres
pour l'opération entreprise en restant de parti pris à
l'extérieur de la dure-mère, dans l'intention unique
de diminuer l'excès de tension intra-cranienne, sans
s'occuper du siège, de la nature, ou du volume de la
tumeur. Cette intervention palliative expose cependant
le malade au choc, et, surtout parmi les malades opérés
à une période avancée, les décès ne sont pas exceptionnels. J'en ai eu un sur un homme qu'on s'était
décidé à faire opérer lorsque le coma avait commencé.
Mais lorsque le patient survit, on atténue ou même on
fait disparaître complètement les phénomènes les plus
douloureux et les plus pénibles, et en présence de ces
résultats encourageants je pense que l'opération palliative doit être conseillée.

Quant à la crainte de voir la décompression amener
une prolifération rapide de la tumeur, elle ne paraît pas
justifiée.

Ainsi, les malades qui succombent à la trépanation
restée exploratrice étaient sans elle condamnés à brève
échéance, et par contre cette opération procure une
réelle amélioration, dans des cas à pronostic sans cela
fatal. Faire cesser le coma, les souffrances, améliorer les
paralysies, diminuer les convulsions, est-ce donc négligeable ? Les trépanations exploratrices tentées d'après
un diagnostic erroné de localisation nous ont appris

qu'il n'en était rien, et que par décompression cérébrale on pouvait obtenir des résultats palliatifs importants; et on est ainsi arrivé à trépaner dans certains cas de tumeurs à symptômes seulement diffus, sans diagnostic possible de localisation. Nous avons en outre vu ce que donne parfois la trépanation simple en cas de tumeur anatomiquement impossible à enlever et ce fut encore une des origines du traitement palliatif. Pour terminer, je crois intéressant de rapporter ici, dans tous ses détails, une observation jusqu'à présent unique, où le syndrome clinique était celui de l'acromégalie; avec tumeur du corps pituitaire.

Tumeur du corps pituitaire; acromégalie; trépanation, amélioration, par Caton et Paul (de Liverpool). (*Brit. med. Journ.*, London, 1893, t. II, p. 142).

Chez une femme de trente-trois ans, atteinte d'acromégalie, ont apparu des phénomènes de tumeur cérébrale qui ont nécessité une trépanation.

En 1890, la malade avait beaucoup souffert de douleurs dans toutes les régions innervées par le cinquième nerf cranien du côté gauche. Elle crut à une simple névralgie et se fit extraire plusieurs dents, mais sans éprouver de mieux. L'acromégalie continua sa marche, les douleurs névralgiques persistèrent et la situation était la suivante lorsque, le 7 décembre 1892, la malade revint à l'hôpital qu'elle avait quitté depuis dix-huit mois.

Elle était très amaigrie et ses forces avaient considérablement diminué. Elle souffrait au niveau des deux orbites. La vision était complètement perdue du côté droit (atrophie de la papille), et le champ visuel était très rétréci du côté gauche (névrite optique); surdité surtout à gauche, goût et odorat normaux.

Pour expliquer ces divers symptômes, on pensa que le corps pituitaire, très volumineux, amenait directement une augmentation de pression intra-cranienne; d'où les céphalées intenses et les troubles de la vue.

La malade se trouvait évidemment dans la période finale de sa maladie.

Une question se posait : devait-on, pour accéder au désir

de la malade, pratiquer une opération afin de faire disparaître la souffrance intense et arrêter, autant que possible, la perte de la vue? MM. Horsley et Paul, consultés, concluaient à l'opération. On pouvait se demander : 1° s'il était possible d'entreprendre l'ablation de la tumeur; 2° s'il n'était pas préférable de chercher à abaisser la pression intra-cranienne, en pratiquant une large ouverture du crâne. Comme l'ablation de la tumeur fut jugée impraticable, on décida de faire simplement l'ouverture du crâne.

L'opération fut faite le 2 février. M. Paul pratiqua une incision semi-circulaire au-dessus de la fosse temporale droite, et après avoir arrêté l'écoulement sanguin, il fit la trépanation. La dure-mère fut mise à nu sur une étendue de 8 à 10 centimètres. La tension intra-cranienne était évidemment grande, car la dure-mère bomba immédiatement, et on ne put pas percevoir les pulsations du cerveau.

L'opération réussit comme on l'espérait. La malade accusa moins de douleurs et éprouva un certain bien-être, mais elle ne fut jamais considérée comme étant dans un état assez satisfaisant pour subir une opération plus grave. Donc, toute pensée d'entreprendre l'ablation de la tumeur fut définitivement abandonnée.

La douleur aiguë ne revint plus après l'opération et pendant les trois mois qui suivirent, jusqu'à la mort de la malade, la vie fut relativement supportable.

La mort survint presque subitement vers la fin d'avril.

A l'autopsie, on trouva la selle turcique très volumineuse. L'apophyse odontoïde de l'axis se projetait dans la cavité cranienne. Le corps pituitaire était augmenté de volume et formait une masse de la grosseur d'une mandarine. Il était donc, ainsi qu'on l'avait pensé, le siège d'une tumeur. A l'examen microscopique, on constata que c'était un sarcome à cellules rondes. Le chiasma optique et les parties avoisinantes du nerf optique étaient aplatis, mais ne faisaient pas corps avec la tumeur. En résumé, il s'est agi chez cette malade d'un sarcome de la pituitaire développé au cours d'une acromégalie. La tumeur était trop profondément située pour qu'on songeât à l'enlever, mais on put faire disparaître les douleurs qu'elle provoquait en ouvrant une fenêtre à la boîte cranienne. Après cette opération, en effet, la tension cérébrale étant moindre, les céphalées disparurent.

Voici donc, qu'à côté de l'opération entreprise pour enlever une tumeur du cerveau, opération forcément très limitée, puisque d'après les statistiques 6 à 7 p. 100 seulement des tumeurs du cerveau pourraient être extirpées, vient se placer une intervention dont le champ est beaucoup plus vaste, car elle est applicable à la presque totalité des néoplasies du cerveau. Ses résultats, encore qu'ils ne soient que transitoires, sont cependant assez beaux pour qu'on ne soit plus autorisé à refuser une intervention à un malade atteint d'une tumeur du cerveau, et on ne doit plus adopter la première formule — ancienne déjà, il est vrai — de Bergmann, d'après lequel il ne saurait être question de chirurgie que si on diagnostique une tumeur localisée, en un point accessible, de volume petit, non infiltrée et même bénigne. L'opération, en effet, quel que soit le résultat direct de l'intervention sur la tumeur, aura toujours au moins un but qu'elle se proposera d'atteindre et que presque sûrement elle atteindra : la décompression du cerveau ; et comme conséquence, elle soulage les douleurs, prévient le développement de l'atrophie post-névritique et de la cécité ou les enraye dans leur évolution, et prolonge la vie.

2° **Ablation partielle de la tumeur.** — Lorsqu'on arrive, par la trépanation, sur une tumeur dont on juge impossible l'exérèse totale, est-on en droit, à titre de traitement palliatif, de pratiquer l'ablation partielle, ou vaut-il mieux s'en tenir à la trépanation simple ? Pour répondre à cette question, il faut reprendre les distinctions selon la nature de la tumeur. Pour la trépanation simple, j'ai pu laisser pêle-mêle les syphilomes, tubercules, gliomes, etc. ; quand on ne touche pas à la tumeur, quand on ne la voit même pas, sa nature ne nous importe pas. Au contraire, l'ablation partielle d'un tubercule n'est pas comparable à celle d'une tumeur maligne.

Y a-t-il, d'ailleurs, une si grande différence entre ces extirpations incomplètes et le traitement dit radical ? Il

est permis d'en douter. En une région quelconque, un
opérateur instruit n'affirme jamais qu'il a enlevé complètement un néoplasme quelconque, qu'il n'en a laissé
aucun prolongement. Pour les tubercules, pour les
syphilomes, les ruginations à la curette ne sont jamais
radicales, au sens absolu du terme. Dans le cerveau il
en est de même, et cependant, des résultats importants,
définitifs même, pourraient être obtenus de la sorte; ce
qui rentre d'ailleurs dans ce que nous savons pour
toutes les tuberculoses locales.

C'est donc des seules tumeurs proprement dites, et en
particulier des tumeurs malignes, qu'il reste à parler
ici, et encore n'avons-nous à envisager la question qu'à
un point de vue restreint. L'ablation, en effet, n'a-
t-elle pas été incomplète, lorsqu'on voit au bout de quelques mois, de quelques semaines, le néoplasme repul-
luler sur place? et précisément j'ai cherché à faire
voir que, trop souvent, nos tentatives de traitement
curatif n'aboutissaient qu'à des résultats palliatifs. Mais
cela déjà nous a appris que l'ablation partielle avait une
action souvent heureuse.

Il n'y a donc plus à examiner que les cas où l'on
enlève une partie de la tumeur, tout en sachant de
façon pertinente qu'on en a laissé une partie plus ou
moins importante, souvent même la plus grosse. Ce qui
nous a d'abord renseignés sur ce que peut nous donner
une intervention de ce genre, ç'a été l'étude des cas où
on a entrepris, la croyant possible, une ablation qu'il a
fallu laisser inachevée; de ceux aussi où on a drainé
ou excisé un kyste qu'on croyait simple et dont on a
bientôt reconnu la nature gliomateuse. Or quelques
malades ont retiré de ces interventions un bénéfice
réel, et une des observations les plus remarquables est
celle de Dana. Faut-il aller aussi loin que Horsley et
admettre que parfois l'ablation partielle soit susceptible
de retarder le développement de la portion respectée?
Ici je resterai dans le doute, mais ce que nous enseignent les observations publiées, c'est que l'ablation par-

tielle ne semble pas plus grave que la trépanation simple et qu'elle semble, par contre, donner des améliorations plus grandes. Le drainage simple des kystes gliomateux paraît, au contraire, plus grave.

Signalons encore la ligature atrophiante des vaisseaux afférents, pratiquée avec succès par Macewen. Malgré cela, elle ne paraît pas avoir été adoptée par d'autres chirurgiens.

CHAPITRE IV

LÉSIONS CÉRÉBRALES DIVERSES

Hémorragies, ramollissements, méningites,
abcès divers.

§ I. — HÉMORRAGIES ET RAMOLLISSEMENTS

Dans la nomenclature qu'il a dressée il y a dix ans,
Horsley a rangé l'hémorragie cérébrale parmi les lésions
qui ressortissent à la chirurgie, et il a donné le conseil, si l'on est appelé dans les quatre heures qui suivent l'ictus, de lier la carotide primitive correspondante
pour arrêter l'effusion sanguine. Par contre, Bergmann
dans sa première édition déclarait que, dans le cerveau
comme dans tous les autres organes, les foyers sanguins maintenus à l'abri de l'air ont coutume de se
résorber, et, malgré un succès de Macewen, il pensait
que leur évacuation après trépanation est « difficile à
excuser ».

L'assertion de Horsley concernait les accidents immédiats ; celle de Bergmann, les reliquats tardifs ; aucune
ne me paraissait exacte en 1895 et j'ajouterai que depuis,
dans sa 3ᵉ édition, en 1899, Bergmann a admis, pour les
reliquats d'hémorragie, les indications que j'établissais
en 1895.

1° **Ictus hémorragique.** — Pour les accidents primitifs, pour l'*attaque d'apoplexie*, je persiste à me ranger à
l'avis de Sahli et l'abstention me semble devoir être

érigée en principe. Bien rarement on verra le malade dans le délai prescrit par Horsley ; et de plus, à cette période, le diagnostic entre l'ictus par hémorragie et par embolie avec futur ramollissement est bien souvent obscur. Lier la carotide dans le second cas, où notre seul espoir est dans le rétablissement de la circulation cérébrale, serait une mauvaise besogne, que ne contrebalancent pas les avantages problématiques de l'arrêt du sang en cas d'hémorragie. Il convient d'ailleurs d'ajouter que le conseil de Horsley est purement théorique, et à ma connaissance il n'a pas encore trouvé preneur

Presque théorique aussi est restée la proposition de Piorry, d'Amussat, proposition que discute Velpeau et qui consiste à trépaner le crâne pour évacuer le sang épanché. Pratique à laquelle Sahli objecte, avec raison, qu'à l'autopsie des sujets morts pendant l'attaque ou peu après on ne trouve pas de lésions indiquant la compression cérébrale. Le fait capital est ici l'ictus, comparable à la commotion traumatique, et contre lui le trépan est impuissant. Cependant E. Lanphear a publié deux observations avec une amélioration et une mort ; Dercum et Keen ont également deux cas, avec une amélioration et une mort. Evans a relaté l'histoire d'une fille de cinq ans, ayant la coqueluche, que l'on trouva un matin dans le coma, avec mydriase, pouls et respiration ralentis. Le lendemain, on pratique la trépanation, sur le pariétal droit, et en insinuant une sonde sous la tente du cervelet on donne issue à du liquide céphalo-rachidien mêlé de sang. La mort survint en dix heures, et il n'y eut pas d'autopsie.

Il y a, cependant, une variété d'ictus apoplectique qui est une indication opératoire, comme l'a dit Duponchel dès 1888 : c'est l'ictus qui marque souvent le début des symptômes de compression par hémorragie dans la *pachyméningite hémorragique*. Le diagnostic, sans doute, n'est pas toujours facile, mais d'ordinaire il est possible, en particulier par l'analyse exacte des symptômes plus ou moins mal caractérisés dont le malade souffrait, avant l'attaque, depuis un temps variable. Après cette période apoplectique, il peut survenir des accidents de compression localisée, quelquefois des crises d'épilepsie jacksonienne ; alors encore il conviendra de trépaner, en obéissant aux règles générales que j'ai énoncées au début de ce livre et dans les quelques cas publiés on a obtenu des succès remarquables alors que, abandonnée à elle-même, la lésion est d'un très mauvais pronostic.

Je ne développerai pas davantage ces données cliniques ; il me faudrait résumer toute l'histoire des hématomes de la dure-mère, telle qu'on la trouve dans les traités de pathologie interne. Il me suffira de dire que la trépanation a été mise en œuvre avec succès dès 1889 par Jaboulay sur un malade de Lépine, et que depuis d'autres observations heureuses ont été publiées, par exemple par P. Michaux et par Mc Cosh.

2° **Reliquats d'hémorragie.** — Dans l'observation de Mc Cosh, il s'agit d'un foyer hémorragique ancien, et ce succès suffit pour infirmer la première conclusion abstentionniste de Bergmann. Pour les foyers de pachyméningite, la discussion ne paraît guère possible. Mais pour l'hémorragie cérébrale, la question est bien moins avancée, car les observations sont rares. Nous lisons, il est vrai, dans un article de Norbury que, dans le *Gaillard's medical Journal*, Chambonier a relaté 34 cas d'hémorragie non traumatique opérés par lui sans aucun décès ; l'hémiplégie et la contracture auraient cessé après l'ablation de vieux caillots.

Ce serait là une série importante : mais la cessation de la contracture hémiplégique va mal avec ce que nous savons sur le rôle du faisceau pyramidal, et n'ayant pu me procurer l'original de cette communication, je resterai sur la réserve. Bergmann est plus sceptique encore.

Jusqu'à nouvel ordre, donc, on ne saurait conseiller d'opérer que si on observe des phénomènes spéciaux bien localisés, de monoplégie ou d'épilepsie jacksonienne. Alors, peu nous importe qu'il s'agisse d'un épanchement sanguin susceptible, d'après Bergmann, de résorption : déjà j'ai signalé un cas de Lucas-Championnière où un petit kyste sanguin sous-cortical a causé la mort en état de mal épileptique. Un autre est dû à Silva. A ces insuccès de l'abstention — car si le malade de Championnière a été trépané *in extremis*, ce qui explique en partie l'échec, il faut ajouter que le foyer sanguin n'a pas été trouvé — on peut opposer les trois succès suivants :

En 1883, un malade ayant une monoplégie brachiale, on diagnostique avec ce seul symptôme le siège de la lésion, et à l'opération, on la trouve siégeant dans la substance blanche de la région motrice, vers la partie moyenne des circonvolutions ascendantes. Il s'agissait d'une extravasation sanguine dans la substance cérébrale, entourée d'une zone d'encéphalite, et amenant la compression du centre moteur en question. L'ablation fut faite par Macewen et la guérison survint rapidement et complètement.

Un homme de cinquante-trois ans avait eu en mai 1887 un ictus hémorragique, dont il avait guéri avec de l'hémiparésie droite, un peu d'aphasie et surtout des crises épileptiformes peu à peu plus fréquentes et plus étendues. Le 7 février 1889, Lucas-Championnière trépana sur la partie moyenne de la frontale ascendante et trouva un foyer ocreux cortical qui fut excisé. Après l'opération, on obtint une amélioration de tous les symptômes, et une diminution rapide des attaques épileptiformes. Lorsque le malade fut présenté, en août 1889, à l'Académie de médecine, la dernière datait du 7 avril.

Lucas-Championnière a encore publié un cas où l'indication opératoire était une épilepsie jacksonienne. Mais n'insistons pas sur ce fait, car on y relève dans les antécédents un trauma cranien très ancien. Les crises furent très améliorées.

3° **Foyers de ramollissement.** — L'ouverture chirurgicale des foyers corticaux de ramollissement spontané sera toujours très exceptionnelle. Je ne puis que résumer, sans commentaires, l'observation suivante de Lanphear. Il convient de faire remarquer que dans ce cas on ne peut affirmer avec précision s'il s'agit d'un vrai ramollissement ou d'un reliquat hémorragique.

A. M..., cinquante-six ans, a eu il y a six ans une hémorragie au niveau du centre du bras et du langage ; d'abord coma complet, puis le malade reprit ses sens et fut hémiplégique ; puis il recouvra l'usage de la jambe. Actuellement, l'aphasie est presque totale ; l'agraphie est à peu près complète. Paralysie complète du bras droit. Il a de temps en temps des impulsions qui le poussent à attenter aux jours de sa femme. Il a souvent des céphalées et une sensation de constriction autour de la tête. Sur la demande expresse du malade, on l'opère le 27 juin 1892. On enlève une portion considérable du crâne au niveau de la région malade, on incise la dure-mère ; on trouve la pie-mère infiltrée, on l'incise et il s'écoule un flot de matière cérébrale ocreuse et de débris. Lavage de la cavité avec une solution stérilisée, et la cavité étant aussi pleine que possible de ce liquide stérilisé, on suture la dure-mère, on replace les os. Pas de drainage ; pansement au bichlorure. Le malade est complètement guéri en juin 1893 de ses impulsions et de ses maux de tête.

D'après une observation récente de Bard (de Genève) le chirurgien saura qu'en cas de ramollissement thrombosique l'opération peut aggraver la situation : chez un épileptique avec hémianopsie homonyme droite, on trépana parce qu'on pensait à un kyste d'origine traumatique, et on trouva en effet un kyste vers la scissure calcarine. Mais l'épilepsie ne fut pas améliorée et il survint par contre de l'alexie verbale, en sorte que Bard montre le danger possible des opération qui portent sur un territoire cérébral déjà atteint de troubles circulatoires graves.

4° **Encéphalopathies atrophiques de l'enfance.** — On observe assez souvent des enfants qui, avec des modifications plus ou moins accentuées de l'intelligence, présentent le syndrome clinique spécial de l'*hémiplégie* — ou plus rarement de la monoplégie — *spasmodique infantile*. Les causes sont très variables, les lésions originelles de même, mais de leur formation tout au début de la vie, alors que la structure du cerveau est encore imparfaite, résultent des conditions anatomiques et cliniques toutes particulières.

Ce qui domine, en clinique, c'est la contracture ou l'athétose, liées à la dégénération ou d'ordinaire à l'arrêt de développement du faisceau pyramidal, une fois détruite l'écorce par un processus quelconque.

Contre l'atrophie et la sclérose cérébrales, nous ne pouvons rien; de même contre les dégénérations secondaires qu'elles entraînent. Nous ne pouvons donc espérer que l'hémiplégie guérira. Mais il n'est pas rare que chez ces sujets la lésion se complique soit de pseudo-porencéphalie, soit de cavités kystiques plus ou moins vastes et complexes. Alors se joignent à l'hémiplégie des convulsions épileptiques plus ou moins localisées, et c'est dans ces conditions que nous sommes en droit de trépaner.

Le résultat dépendra, pour beaucoup, de la lésion que l'on découvrira, et que la plupart du temps on n'aura pas pu diagnostiquer à l'avance.

Déjà j'ai dit quelques mots de la pseudo-porencéphalie que peuvent provoquer des traumas craniens subis en bas âge, et j'ai fait voir que la trépanation y fournit des résultats médiocres, sinon mauvais. Dans les cas non traumatiques il en est de même, et à un succès de Kocher on peut opposer un échec de de Forest Willard, sur un garçon de 7 ans qui mourut en 8 jours.

Mais les simples kystes, eux aussi fréquents, sont chirurgicalement curables. Leur drainage peut s'effectuer sans danger, et il est efficace pour guérir, pour amender tout au moins, les convulsions épileptiques, pour atténuer la déchéance intellectuelle et les paralysies. C'est ce que j'ai observé très nettement chez un malade dont j'ai publié l'histoire en 1891 au Congrès français

de chirurgie. Comme il y avait un kyste, je trouve
parfois ce fait mis en tableaux avec les *tumeurs*, ce qui
est inadmissible à tous égards.

De cette observation, je puis rapprocher les suivantes,
que je cite en raison de leur rareté :

Oppenheim et Sonnenburg. Fille de onze ans, malade depuis
l'âge de quatre ans. Hémiplégie spasmodique infantile avec
crises épileptiques. Le *15 avril 1890*, résection temporaire ;
excision partielle de la poche d'un vaste kyste. Amélioration
de la marche, mais persistance de l'épilepsie. En *juillet 1891*,
nouvelle trépanation, mais cette fois on ne trouve plus de
liquide. Atténuation légère des attaques.

Doyen. Garçon de seize ans. Début de troubles cérébraux
(hémiplégie gauche, torpeur intellectuelle, cécité droite, crises
épileptiques) à l'âge de sept ans ; peu à peu aggravation, voussure de la région temporale droite. Trépanation sur la voussure, et après incision de l'écorce, évacuation d'un kyste
contenant environ 400 grammes de liquide très albumineux.
Cessation de l'hémiplégie, amélioration intellectuelle considérable ; persistance de la cécité de l'œil droit.

Gray. Garçon de quinze ans, qui, à l'âge de huit ans, commença à souffrir de colères, d'insomnie, de convulsions,
d'aphasie ; pas de paralysie. On pensa à une lésion hémorragique de la 3e frontale, que Fowler, en opérant, trouva
atrophiée, ramollie, et sous elle il évacua un kyste séreux.
Amélioration intellectuelle, et l'enfant apprend de nouveau
un peu à parler. Mais au total l'état reste médiocre.

W.-A. Hammond. Fille de dix-neuf ans, très bien conformée ;
peu après sa naissance, elle eut une diarrhée avec convulsions
et peu à peu hémiplégie gauche, imbécillité, puis à partir de
cinq ans, attaques épileptiques, progressivement plus fréquentes. Le *25 juillet 1890*, trépan sur l'extrémité supérieure
de la scissure de Rolando ; évacuation d'un kyste volumineux ;
mort le *28 juillet*, sans méningite. A l'autopsie, kyste ayant
détruit presque tout le lobe pariétal et la partie postéro-supé-
rieure du lobe frontal. L'origine de ce kyste, d'après l'auteur,
est une méningite.

J. Reboul. Garçon de dix ans, idiot de naissance ; paralysie
des quatre membres avec athétose. Pas de signes de localisation. Le *16 novembre 1892*, craniectomie à lambeau sur la
région rolandique gauche. On arrive sur un kyste volumineux,

occupant toute la fosse frontale gauche; en l'absence d'autopsie,
on ne peut avoir de renseignements précis sur son siège et sa
nature. Au huitième jour, amélioration intellectuelle très
nette. Mort au treizième jour, sans symptômes d'infection.

Tous ces faits ne sont pas identiques, cliniquement
au moins; mais par la nature des lésions, il est permis
de les rapprocher. La conclusion en est que les résultats pour améliorer l'état intellectuel sont bien douteux
et, d'après mon observation personnelle, je pense que
c'est surtout l'amélioration des crises épileptiques qu'il
faut rechercher. C'est d'ailleurs l'opinion qu'ont émise
Putnam, Morton, Prince, P.-C. Knapp lorsqu'ils ont discuté une observation de Bullard. Mon observation prouve,
en outre, qu'il faut attendre avant de se prononcer sur
le résultat définitif, qu'il faut du temps pour que le cerveau se remette de l'arrêt de développement qu'il a
subi, car les crises n'ont d'abord guère été modifiées,
puis se sont peu à peu espacées.

Peut-on faire disparaître l'athétose? Horsley le pense,
et il conseille l'excision du centre correspondant. Au
Congrès de Berlin, il a rapporté un cas de ce genre,
chez un malade de Beevor. Les membres ayant été
envahis progressivement en partant du pouce, Horsley
pratiqua l'excision du centre de ce doigt. De là une paralysie du pouce qui dura quarante-huit heures; puis les
mouvements revinrent, et le résultat final fut nul.
Horsley pense qu'il faut extirper le centre de tout le
membre.

Cette proposition ne paraît guère justifiée par ce que
nous savons d'anatomie pathologique, puisque l'athétose
est le résultat de la dégénérescence du faisceau pyramidal, et en somme la seule lésion ici opérable est le
kyste, qu'il convient de drainer.

§ II. — MÉNINGITES AIGUËS ET SUBAIGUËS

Dans les chapitres consacrés aux lésions traumatiques, aux complications des otites, j'ai montré que les tentatives dirigées contre les méningites septiques diffuses étaient restées infructueuses, mais que certaines méningites localisées avaient pu être guéries par l'évacuation du pus.

Il me reste à signaler, en quelques mots, ce que l'on a essayé pour les méningites dites de cause interne.

Pour les *méningites aiguës*, nous n'avons à mentionner qu'un succès assez obscur de Jaboulay, où l'origine est peut-être traumatique. Le trépan fut porté sur une légère ecchymose frontale, et sous l'os, qui ne présentait pas trace de fracture, on incisa la dure-mère, ce qui donna issue à du liquide céphalo-rachidien très louche. La température tomba peu à peu, les symptômes s'amendèrent, et en six semaines la guérison était obtenue.

Eskridge a récemment fait trépaner par Rogers un malade atteint, consécutivement à la grippe, d'une méningite des fosses cérébelleuses. Après trépanation, la région fut lavée : mais le malade succomba en deux jours. Dans les méningites aiguës, diffuses, les essais de ce genre ont toujours échoué.

Donc — et quand on réfléchit on n'en saurait être surpris — nos efforts sont restés vains pour désinfecter à travers une trépanation cranienne les méninges infectées. Mais quelques microbes ont une vitalité éphémère, et c'est ainsi, par exemple, que l'on voit guérir d'elles-mêmes certaines méningites cérébro-spinales épidémiques, certaines méningites à pneumocoques. Et quelquefois, dans ces conditions, on acquiert la notion que certains sujets succombent au moment où la méningite allait guérir : ils n'ont pas été tués par l'infection méningée elle-même, en voie de rétrocession, mais par certaines conséquences mécaniques de cette infection. Il est bien connu, en effet, que dans les méningites, un des facteurs principaux de la mort ou, si le sujet survit, de la fréquente déchéance cérébrale définitive, réside dans l'hydrocéphalie aiguë provoquée par l'inflammation méningée. De là quelques succès de la ponction lombaire et, quelquefois, de la ponction ventriculaire : j'en parlerai à propos de l'hydrocéphalie, mais j'ai voulu dès à présent montrer que le traitement symptomatique peut, dans certaines conditions, devenir curatif en permettant au malade de franchir une étape dans l'évolution du mal. On s'en est rendu compte à l'occasion des ponctions lombaires aujourd'hui libéralement pratiquées par les médecins pour affirmer le diagnostic des diverses méningites, pour déterminer leurs variétés microbiennes; et c'est ainsi que l'on a acquis des données réellement scientifiques, sur les indications de la ponction lombaire dans certaines méningites pas trop virulentes, où les signes d'hydrocéphalie avec hypertension intra-cranienne deviennent une menace directe pour la vie. Des améliorations et même des guérisons complètes ont été ainsi obtenues par divers auteurs pour la méningite cérébrospinale épidémique en particulier.

C'est dans ce sens qu'on est arrivé à envisager le traitement de la *méningite tuberculeuse* et sur ce sujet les documents sont assez nombreux, mais ils ne sont guère encourageants. On ne trouvera ici que ce qui concerne la méningite tuberculeuse proprement dite, car j'ai réuni aux tumeurs les tubercules méningés localisés, avec plus ou moins de destruction, de compression ou d'irritation de la région corticale sous-jacente.

Méningite tuberculeuse. — Les essais de traitement chirurgical de la méningite tuberculeuse ont visé deux buts : 1° guérir la maladie, comme on a guéri par laparotomie des péritonites tuberculeuses; 2° amender les accidents en évacuant le liquide accumulé dans les ventribules et dans l'espace sous-arachnoïdien.

a) Traitement curatif. — Tout médecin sait qu'à la suite de laparatomies entreprises consécutives à des erreurs de diagnostic, on a, par la simple ouverture du ventre, guéri des péritonites tuberculeuses à forme ascitique, heureusement confondues avec des kystes de l'ovaire, et que de là est né un traitement opératoire remarquablement efficace pour certaines formes de ces péritonites. Le mode d'action exact de ces interventions reste inconnu, malgré les théories émises. Pourquoi donc ne pas essayer d'obtenir des résultats semblables en trépanant des enfants atteints de méningite tuberculeuse?

Certains auteurs objecteront, en théorie, que la méningite tuberculeuse est, par elle-même, incurable ; qu'en cette région, les tubercules n'ont jamais tendance à subir cette évolution fibreuse par laquelle guérit assez souvent la péritonite bacillaire et que provoque la laparotomie, par un mécanisme d'ailleurs ignoré. Cette objection ne vaut que ce que valent toutes les discussions théoriques et pathogéniques; et d'ailleurs il est démontré que la méningite tuberculeuse est capable de guérir sous l'influence du traitement médical, on pourrait dire spontanément : Bernard en réunit quelques observations dans sa thèse, et depuis plusieurs faits démonstratifs ont été publiés, où la nature tuberculeuse du mal a été prouvée par la constatation du bacille de Koch dans le liquide céphalo-rachidien obtenu par ponction lombaire.

Mais la pratique n'a pas répondu aux espérances que l'on avait conçues. Les quelques trépanations faites par Jaboulay, par les chirurgiens de Philadelphie, n'ont abouti à rien, si même elles n'ont hâté de quelques jours le dénouement fatal.

Au reste, il est évident, *a priori*, qu'on ne peut comparer l'exposition des méninges par un orifice de trépan, forcément étroit, au large accès que donne dans le ventre une laparotomie; et si, comme on l'admet souvent, les granulations péritonéales sont modifiées par l'arrivée de l'air et de la lumière, par les manipulations, par l'action des antiseptiques, rien de semblable ne saurait être réalisé ici par la trépanation simple. Aussi, Lannelongue a-t-il eu un jour l'idée de trépaner en quatre points, deux en avant et deux en arrière, et de faire passer par ces orifices, sur la pie-mère, un courant liquide ou gazeux : il a pratiqué une opération de ce genre, et le malade a succombé en quelques heures.

On ne peut juger avec certitude de ce que l'avenir réserve à ces tentatives d'action modificatrice directe et étendue, quelque peu raisonnables qu'elles nous paraissent dans l'état actuel de la science. Quant à la trépanation simple, son seul point comparable à ce que produit la laparotomie pour péritonite tuberculeuse, c'est l'évacuation du liquide ventriculaire sécrété en excès, sous forme d'hydrocéphalie aiguë.

Cette évacuation peut-elle suffire pour procurer la guérison ? Une observation d'Ord et Waterhouse tend à le prouver : une fillette de cinq ans, chez laquelle la symptomatologie paraît assez caractéristique, fut soumise au drainage sous-arachnoïdien postérieur, par le procédé de Morton et guérit en un mois. Mais les faits de ce genre sont restés tout à fait exceptionnels, quoique l'existence de l'hypertension intra-cranienne, soit prouvée par ce fait que l'on a vu apparaître après évacuation du liquide les battements cérébraux auparavant supprimés.

Faut-il avec Variot élever des doutes sur la réalité du diagnostic dans le cas d'Ord et Waterhouse et proclamer que la méningite tuberculeuse reste chirurgicalement incurable ? Ce serait imprudent. Mais il serait imprudent, aussi, d'accepter le fait les yeux fermés et d'oublier qu'en tout cas quelques observations éparses ne suffisent pas pour asseoir un jugement. C'est donc dans le traitement palliatif que l'on doit continuer à ranger le drainage de l'hydrocéphalie aiguë : et nous allons voir que ce traitement palliatif n'est, lui non plus, pas bien brillant.

b' TRAITEMENT PALLIATIF. — Si l'on ne saurait accorder qu'en théorie l'évacuation du liquide hydrocéphalique puisse être comparée à celle du liquide ascitique, il n'en reste pas moins vrai que dans la méningite tuberculeuse l'évolution symptomatique, souvent hors de proportion avec les lésions tuberculeuses constatées à l'autopsie, est pour une bonne part sous la dépendance de l'hydrocéphalie aiguë, à peu près constante : personne n'ignore que la méningite tuberculeuse a été autrefois décrite sous le nom d'hydrocéphalie aiguë.

Il n'est donc pas étonnant que depuis longtemps déjà — et Bricheteau en fait mention en 1829 — on ait eu l'idée de soulager les malades par la *ponction des ventricules* latéraux : mais cette idée ne prit réellement corps que depuis l'avènement de l'antisepsie, et au début des tentatives de ce genre nous trouvons des observations de Bergmann, de Keen, de Kendal Franks, de M. Pollosson. Or dans ces cas on a été d'échec en échec, et on a renoncé à cette thérapeutique.

D'autres chirurgiens ont pensé qu'on pourrait atteindre le même but par une opération peut-être plus bénigne, sans ponctionner et drainer directement les ventricules, en drainant seulement le lac sous-arachnoïdien cérébelleux inférieur. Malgré l'autopsie de Keen, il est en effet certain que presque toujours, disons toujours, cet espace communique librement avec les ventricules. Morton avait fait sur ce point des études anatomiques d'où il avait déduit un procédé opératoire, bientôt appliqué par Parkin à la cure de la méningite tuberculeuse. Mais l'opéré de Parkin succomba en seize heures, et l'autopsie révéla un ramollissement cérébral étendu : en sorte que Morton fut le premier à protester contre l'emploi de son procédé dans un cas semblable.

A mon sens, il a eu raison, et que l'on ait drainé les ventricules eux-mêmes ou l'espace sous-arachnoïdien, les résultats obtenus semblent hors de proportion avec la gravité de l'acte chirurgical. En dehors de la guérison déjà citée d'Ord et Waterhouse, par le drainage sous-arachnoïdien ; en dehors de celle qu'a fournie la trépanation à Mayo Robson dans un cas où le diagnostic de tuberculose est fort douteux, nous ne pouvons même pas relever une amélioration. Chez les malades dont j'ai pu parcourir les observations, on note bien que les symptômes ont été amendés : mais la survie la plus longue a été de cinq jours.

Aussi, quoique je sois depuis dix ans attaché à un service d'enfants où j'aurais eu l'occasion d'opérer à satiété des méningites tuberculeuses, si j'en avais exprimé le désir, n'ai-je entrepris aucune intervention de ce genre. Tout ce que je ferais — mais quand l'indication existe, les médecins ne font pas pour cela appel au chirurgien, — c'est la ponction lombaire à laquelle Quincke, Ziemssen, Ewald, Marfan ont dû quelques améliorations, peut-être quelques prolongations d'existence avec atténuation des symptômes. C'est une opération facile, relativement bénigne, qui ne nécessite pas la chloroformisation et qui dès lors est justifiée. Je repousse le procédé — le premier de ce genre — où Essex Wynter conseille d'aborder la moelle lombaire après résection des lames vertébrales : ses deux malades sont morts; de même deux autres auxquels, sans résection vertébrale, il a drainé l'espace sous-arachnoïdien lombaire. Mieux vaut s'en tenir à la ponction aspiratrice, que l'on répétera au besoin.

De la discussion, la première en date, qui a eu lieu à la Société de médecine berlinoise, et des faits publiés depuis, il résulte d'abord que la ponction lombaire a une valeur réelle pour permettre, par l'examen microbiologique du liquide retiré, de déterminer exactement la nature d'une méningite. Quelle a été, dans les faits de ce genre, la valeur relative de la ponction, de la médication interne, de la nature? Nous sommes actuellement hors d'état de le dire. Mais certainement la ponction lombaire permettra, à l'avenir, d'étayer les observations suivies de guérison sur des documents scientifiquement rigoureux, et c'est ainsi que chez un malade de Fürbringer, plus récemment chez un autre de Barth, on doit admettre qu'il y a eu guérison d'une méningite tuberculeuse. Le malade de Fürbringer était

un adulte; de même ceux que Quincke a sinon guéris,
au moins considérablement améliorés. Peut-être le pronostic est-il donc moins défavorable que dans le jeune
âge, quoique le succès de Barth, par exemple, concerne
un enfant. Mais actuellement les faits indiscutables,
avec examen bactériologique, sont encore trop rares
pour que l'on puisse porter un jugement. Tout ce que
l'on peut dire, c'est que la ponction lombaire mérite
d'être employée, ne fût ce que pour assurer le diagnostic et pour établir scientifiquement la curabilité
possible de la méningite tuberculeuse.

§ III. — ABCÈS CÉRÉBRAUX DIVERS

En raison de leur grande fréquence et de leur étiologie nettement reconnue, les complications infectieuses
intra-craniennes des lésions traumatiques et des lésions
auriculaires se sont prêtées à une étude d'ensemble.
Mais tous les abcès intra-craniens ne relèvent pas de ces
deux ordres de causes et malgré leur rareté, malgré
leurs dispositions peu favorables à l'intervention opératoire, les autres variétés méritent d'être signalées.

Ces abcès peuvent presque tous être rangés dans deux
catégories : 1° il y a à l'infection intra-cranienne une
porte d'entrée directe par suppuration du squelette
cranien; 2° il y a une *infection métastatique*, dont la porte
d'entrée se trouve en un endroit plus ou moins éloigné;
3° ces deux divisions une fois établies, le domaine,
autrefois vaste, des *abcès idiopathiques* se trouve considérablement restreint, et d'ailleurs il est destiné à
devenir nul.

1° **Abcès à porte d'entrée cranienne.** — Toutes les
ostéites suppurées de la boîte cranienne peuvent se
compliquer de lésions profondes, identiques à celles
que nous avons rencontrées à propos des otites : abcès
extra-duraux, méningites, thromboses des sinus, abcès
encéphaliques. Peu importe que la lésion soit primiti-

vement syphilitique, tuberculeuse, ou simplement inflammatoire : une fois le foyer ouvert à l'extérieur, nous rentrons exactement dans les mêmes conditions que pour les otites.

Ces complications intra-craniennes d'ordre septique ont été observées surtout au cours soit de l'ostéomyélite aiguë des os du crâne, soit des ostéites consécutives aux inflammations des sinus annexés aux fosses nasales, et c'est sans doute dans cette dernière classe, en y joignant quelques otites méconnues, qu'il faut ranger certains abcès consécutifs à l'influenza.

Dans un cas comme dans l'autre, l'intervention devra être conduite de proche en proche, comme pour les otites, en partant de la lésion extérieure connue pour aboutir plus ou moins loin à l'intérieur du crâne. Ces opérations sont encore fort rares, d'abord parce que les complications intra-craniennes des diverses sinusites ne sont pas très fréquentes, ensuite parce que l'ouverture chirurgicale et large des sinus de la base du crâne n'est pas encore absolument réglée dans tous ses détails. J'en peux citer un cas heureux de Zeller, et un autre de R. Park où il existait un abcès du second lobe frontal qui causa la mort.

Pour l'ostéomyélite aiguë primitive des os du crâne, la seule intervention cérébrale que je connaisse est celle de Terrillon sur un enfant de treize ans qui, après des accidents attribués à une fièvre typhoïde, avait présenté un empâtement phlegmoneux de la région temporale gauche, puis de l'aphasie avec paralysie de la face et du bras à droite. L'incision de l'abcès sous-périostique de la fosse temporale demeura sans effet sur les phénomènes cérébraux, et le lendemain une couronne de trépan mise sur le centre du membre supérieur alla à la recherche d'un foyer que Terrillon croyait exister entre l'os et la dure-mère. Il n'y avait rien là cependant et, fort des signes de localisation, Terrillon admit un abcès cérébral. Il n'incisa pas immédiatement la dure-mère parce que, dit-il, sur un enfant, les don-

nées de topographie cranio-cérébrale n'ont pas encore
toute la précision désirable; il fit donc trois ponctions
exploratrices et à la troisième tomba dans un abcès
qu'il ouvrit largement, en conduisant le bistouri sur
l'aiguille. Tout alla bien pendant trois jours, puis se
déclara une méningo-encéphalite mortelle. Mais dès
l'évacuation du foyer les accidents paralytiques avaient
disparu presque complètement.

2° **Abcès métastatiques.** — Dans l'observation précédente, Terrillon a été en partie guidé par les symptômes
de localisation, mais la lésion locale extérieure a con-
servé l'influence prépondérante. Les symptômes de foyer
existent au contraire seuls dans les abcès métastatiques,
dus à des embolies septiques parties d'une lésion plus
ou moins éloignée.

C'est dire que parmi ces abcès, tous ceux qui se for-
meront dans une des zones latentes du cerveau seront
par définition inopérables. En outre, les autopsies prouvent que dans ces conditions les abcès sont presque toujours multiples et non enkystés; à tous égards, donc, ils
se présentent dans les conditions les plus défavorables.

Que toutefois l'on ne désespère pas d'une façon trop
absolue. Dans un cas, von Eiselsberg a découvert par la
résection temporaire, a drainé et a guéri un abcès consécutif à un panaris et siégeant à 8 centimètres de profondeur dans le lobe frontal. Eskridge a publié deux
observations où l'abcès était unique et provoquait une
hémianopsie qui aurait pu inciter l'opérateur à l'action.

Chez un de ces malades, l'origine de l'infection est
peut-être dans le poumon, des accidents de bronchite
ayant marqué le début du mal. Parmi les abcès cérébraux métastatiques, en effet, une variété assez spéciale est due aux suppurations pleuro-pulmonaires.

Comme tous les abcès pyohémiques, ces abcès sont
volontiers multiples et inopérables; aussi Bardeleben,
consulté un jour sur l'opportunité d'une trépanation,
a-t-il refusé d'intervenir, et les constatations nécrosco-
piques lui ont donné raison. Mais parfois l'abcès est

unique et localisable : ainsi chez des malades de Cayley, Finlay, Sainsbury. On conçoit donc que certains chirurgiens, plus hardis, aient tenté la chance d'une cure opératoire. Drummond, sans doute, n'a pas trouvé l'abcès qu'il a cherché sous l'extrémité inférieure des circonvolutions ascendantes, et qui siégeait un peu plus haut : mais la poche était unique et opérable. Dans un cas fort remarquable, Eskridge a fait opérer par C. Parkhill un abcès cérébral consécutif à un coup de feu reçu dans le poumon trente-deux ans auparavant, pendant la guerre de Sécession. L'abcès, qu'avaient révélé des convulsions, puis de la paralysie de la face et plus tard du bras, fut trouvé sous les centres correspondants, à droite. Par malheur, il en existait un second, plus en avant, et le malade succomba. Les deux abcès étaient encapsulés. Jordan de même a ouvert un foyer, mais les lésions cérébrales étaient multiples et de plus des abcès nombreux occupaient le poumon.

Récemment, Cotterill a trépané et guéri un sujet soigné par Brown, dont l'abcès à stylylocoques, consécutif à la fièvre typhoïde, s'était révélé par de l'épilepsie jacksonienne.

Il est évident qu'on doit s'attendre à de nombreux revers, mais ces faits prouvent que le diagnostic de l'existence et du siège est parfois possible, et qu'alors la trépanation est légitime.

3º **Abcès dits idiopathiques.** — Les abcès des deux catégories précédentes sont quelquefois diagnostiqués d'après les notions étiologiques que l'on possède. Mais quelquefois on trouve dans le cerveau des collections purulentes dont rien n'explique la genèse.

Ces faits deviennent de plus en plus rares, car nous avons appris à rapporter bien des abcès autrefois dits idiopathiques à des lésions traumatiques anciennes et surtout à des suppurations osseuses, auriculaires principalement. En outre, un foyer traumatique ancien et éloigné peut être la cause originelle : et malgré de longues années écoulées depuis les coups de feu reçus à l'épaule et à la poitrine par deux des malades d'Eskridge, ces abcès chroniques semblent être métastatiques.

Une porte d'entrée est d'ailleurs indispensable aux microbes pyogènes : et les abcès dits idiopathiques sont seulement ceux où elle reste ignorée.

Pour ces abcès, nous ne pouvons souvent pas déterminer la nature de la lésion, et la trépanation sera ici ce qu'elle est, en principe, pour les tumeurs cérébrales. La fièvre est à peu près seule à permettre de diagnostiquer le pus [1]; mais elle manque dans certains abcès chroniques, comme dans des observations d'Eskridge, de Specker; et d'autre part un cas, où Chipault et Demoulin ont cherché à tort un abcès dans la capsule interne, prouve qu'elle peut accompagner certains ramollissements emboliques avec état général infectieux.

Goldstein est le seul auteur qui ait publié une intervention dans un abcès de ce genre, chez un homme de trente-trois ans, atteint de céphalalgie fixe, puis d'accidents d'hypertension intra-cranienne. Après trépanation sur le point douloureux à la pression, la dure-mère, qui ne battait pas, fut incisée, et le pus fut trouvé. Il y eut amélioration temporaire, mais au bout de quatre mois le malade mourait de méningite. Il y a quelques mois, chez une malade que soignait mon collègue Launois, nous avions diagnostiqué un abcès cérébral, sans symptômes de localisation et, en raison de quelques commémoratifs auriculaires, j'ai exploré le cerveau par voie mastoïdienne. Mes ponctions, quoique poussées assez loin, sont restées blanches. Les accidents ont persisté et la malade a succombé : elle avait un gros abcès à pneumocoques distendant le ventricule latéral gauche, et j'avais arrêté mon trocart à 1 centimètre à peine de la poche.

1. Par exemple, dans des abcès cérébraux sans cause connue, les symptômes firent penser à une méningite, alors qu'à l'autopsie les méninges étaient saines (Klippel), à l'urémie, puis à la méningite tuberculeuse (P. Lereboullet).

La conclusion générale est que ces divers abcès sont quelquefois opérables, mais que la guérison sera exceptionnelle. L'intervention est incontestablement justifiée, puisque sans elle les malades sont condamnés sans appel et que le succès à couronné les efforts de Zeller, de von Eiselsberg.

§ IV. — PARALYSIE GÉNÉRALE.

La paralysie générale des aliénés est une maladie bien définie, dont les lésions, toujours les mêmes, sont aujourd'hui bien connues : on ne discute plus guère que sur leur cause première. Certains auteurs, admettant qu'à la première période il y a hypertension intracranienne, due à la fois à l'augmentation de volume du cerveau par congestion des méninges et à la diminution de volume du crâne par hyperostose, ont proposé de trépaner ces sujets, pour obtenir un résultat au moins palliatif en évacuant du liquide céphalo-rachidien et en ouvrant une fenêtre au crâne.

Je m'en tiendrai à une simple mention, car, en théorie, d'abord, bien des auteurs contestent que la compression cérébrale intervienne de la sorte dans la genèse des accidents; car, en fait, — et c'est là le point important — les observations, jusqu'à présent publiées, sont loin d'être encourageantes. On note bien quelques rémissions : mais semblables à celles qui se produisent spontanément ou sont provoquées par une opération chirurgicale quelconque, par une lésion viscérale banale, telle qu'un début de tuberculose pulmonaire. Et même à supposer qu'on puisse provoquer avec quelque certitude une de ces rémissions, reste à se demander, avec A. Starr, si on a le droit de prolonger la vie dans de semblables circonstances. Aussi, avec presque tous les auteurs qui se sont occupés de la question, aboutissons-nous à une conclusion franchement négative.

CHAPITRE V

HYDROCÉPHALIE

Variétés anatomiques et cliniques. — On désigne sous le nom d'hydrocéphalie l'accumulation en excès du liquide céphalo-rachidien à l'intérieur de la cavité cranienne. Ce n'est pas une maladie, mais simplement une lésion qui peut relever de maladies diverses, par un mécanisme qui n'est pas toujours bien élucidé. Cette notion mérite d'être mise en vedette dès le début de cet article, car elle seule est capable de nous faire comprendre ce que valent les diverses méthodes thérapeutiques proposées et mises en œuvre.

a) Variétés anatomiques. — Selon que le liquide est épanché dans les ventricules qu'il dilate, ou en dehors des lobes cérébraux qu'il aplatit contre la boîte du crâne, on a l'hydrocéphalie *ventriculaire*, surtout marquée dans les ventricules latéraux, et l'hydrocéphalie *externe* ou périphérique, dont le liquide se trouve à la surface externe du cerveau, dans l'espace qui existe entre la pie-mère et l'arachnoïde, surtout abondant à la base du crâne, et au-dessous du cervelet; Ch. West, pourtant, en son *Traité des maladies de l'enfance*, a essayé d'établir l'unité anatomique de l'hydrocéphalie, en admettant que l'hydrocéphalie externe serait due à l'irruption du liquide hors d'un ventricule hydropique : consécutivement le tissu nerveux serait revenu sur lui-même.

Cette théorie n'a pas un bien grand intérêt, au point de vue purement pratique où nous nous plaçons. Elle a cependant été invoquée par Vautrin (de Nancy) à propos d'une tentative chirurgicale. Ayant opéré un enfant de deux mois, atteint d'hydrocéphalie congénitale, Vautrin constata que le liquide était extra-cérébral et il établit avec des crins de Florence un drainage capillaire qui fut très bien supporté pendant quarante jours. Il conclut que « comme la trépano-ponction offre, sans contredit, de plus grandes chances de succès dans l'hydrocéphalie méningée, il y a lieu de se demander s'il ne serait pas possible de transformer l'hydrocéphalie ventriculaire en hydrocéphalie externe », mais il ajoute immédiatement : « aucune tentative n'a encore été faite dans ce sens; c'est donc là une simple hypothèse ». Aussi n'insisterai-je pas davantage.

D'une manière générale, et malgré une statistique de Camper, tous les auteurs s'accordent à déclarer que l'hydrocéphalie externe est de beaucoup la plus rare des deux variétés.

Une autre division anatomique s'impose, selon que l'hydrocéphalie, quelle que soit sa variété, est totale ou partielle. Elle est totale lorsque toutes les cavités cérébrales communiquent largement entre elles et sont également distendues; elle est partielle lorsqu'une cavité s'isole et se distend seule. C'est ce que Keen a constaté à l'autopsie d'un malade qu'il a opéré; le trou de Monro était oblitéré et l'hydrocéphalie n'atteignait qu'un ventricule latéral. Il en était presque certainement de même chez une malade que Mayo Robson a guérie par la trépano-ponction.

b) Variétés étiologiques. — On divise d'ordinaire l'hydrocéphalie en congénitale et acquise, et il est exact que cette division se superpose assez bien avec celle en hydrocéphalie vraie, primitive ou essentielle et hydrocéphalie secondaire ou symptomatique. Dans la plupart des cas, en effet, à l'autopsie des enfants atteints d'hydrocéphalie congénitale, on ne trouve pas les lésions causales grossières qui sont la règle dans l'hydrocéphalie acquise. Mais on peut les rencontrer, et par contre elles peuvent être absentes dans certaines hydrocéphalies nettement acquises, ayant même débuté chez l'adulte. C'est ainsi que s'expliquent, sans doute, les succès définitifs obtenus par Hahn, par Mayo Robson en évacuant le liquide.

De quelle lésion relève alors l'hydrocéphalie? Nous l'ignorons, mais ce n'est pas une raison pour considérer l'accumulation de liquide comme constituant à elle seule toute la maladie; pour admettre, par conséquent, qu'il existe une hydrocéphalie essentielle. Mieux vaut parler d'une hydrocéphalie de cause inconnue, et l'opposer aux autres hydrocéphalies, celles-là nettement symptomatiques, qu'engendrent certaines tumeurs, certaines méningites. Je répéterai ce que j'ai dit à propos des méningites : certaines hydrocéphalies sont d'origine inflammatoire, et elles constituent une complication qui peut, à un moment donné, prendre le pas, et causer la mort ou l'infirmité cérébrale à un moment où la méningite est sinon guérie, au moins en voie de guérison.

c) VARIÉTÉS CLINIQUES. — Selon la rapidité avec laquelle se collecte le liquide, l'hydrocéphalie est aiguë ou chronique. L'hydrocéphalie de la méningite tuberculeuse est le type de l'aiguë ; l'hydrocéphalie congénitale, dite essentielle, est le type de la chronique.

De l'âge auquel débute l'hydrocéphalie résulte une différence clinique capitale. Dans l'hydrocéphalie congénitale — ou débutant chez l'enfant, avant la soudure des os du crâne — la tête augmente de volume, devient parfois énorme, les sutures et les fontanelles ne s'ossifient pas, restent largement membraneuses, les os s'écartent excentriquement et restent mobiles les uns sur les autres. Le cerveau distendu excentriquement devient mince comme une lame de papier et le sujet, dont la soupape cranienne a sauvé la vie, devient idiot. C'est alors qu'on observe ces épanchements abondants, inconnus aux sujets devenus hydrocéphales après l'oblitération des fontanelles. Chez ceux-là, pendant l'enfance, la tête peut grossir un peu, mais jamais beaucoup ; et chez l'adulte, elle ne grossit pas, mais les accidents provoqués par l'excès de tension intra-cranienne n'en sont que plus précoces et plus graves. Dans le premier cas, le diagnostic saute aux yeux ; il suffit de regarder le crâne et de palper les fontanelles. Dans le second, on se trouve seulement en présence des troubles diffus que nous avons rencontrés à propos des tumeurs encéphaliques ; les signes apparents de l'hydrocéphalie sont nuls ou presque nuls, et souvent on ne pourra que soupçonner la distension ventriculaire, mais cette hydrocéphalie est la cause des accidents mortels, quelquefois si rapides, observés surtout dans les tumeurs du mésocéphale.

Méthodes thérapeutiques. Leur manuel opératoire. — En dehors de quelques cas indiqués plus loin, le traitement médical s'est montré d'une inefficacité remarquable. Aussi a-t-on fait depuis bien longtemps des tentatives chirurgicales.

C'est à peine si la *compression*, exercée surtout avec des bandelettes de diachylon, mérite d'être mentionnée. Quoique Brainard, Trousseau, Beely, Trèves lui aient attribué quelques bons effets, on peut dire qu'elle est abandonnée. Elle est, d'ailleurs, parfois dangereuse, en augmentant la tension intra-cranienne, et un malade de Trousseau semble avoir succombé à une compression énergique. Nous retrouverons la compression associée à l'évacuation du liquide.

Traitement médical et compression ont pour but de faire résorber le liquide. Dans les procédés chirurgicaux qui nous restent à étudier on obtient, par la ponction, l'évacuation de ce liquide ; et, par certaines manœuvres plus complexes, telles que les injections modificatrices, le drainage, on a essayé d'assécher définitivement le ventricules hydropiques.

A. — PONCTION

La ponction peut se pratiquer : 1° à travers les parties membraneuses du crâne non ossifié (*ponction cranienne*); 2° à travers un orifice de trépanation (*trépano-ponction*); 3° par la région rachidienne (*ponction rachidienne*).

a) PONCTION CRANIENNE. — Évacuer le liquide en excès est de pratique fort ancienne, et je crois inutile de reproduire ici une étude historique, qu'on trouvera partout, et qui va d'Hippocrate jusqu'à nos jours, en passant par Dean Swift (1744), Conquest (1838), Malgaigne (1840), etc. Le nombre des chirurgiens qui ont opéré de la sorte est considérable, et tous les points de la voûte restés membraneux ont été ponctionnés, exception faite pour la ligne médiane où l'on a toujours, naturellement, redouté le sinus latéral. Le lieu d'élection, pour la plupart des auteurs, est la partie latérale, droite ou gauche, de la fontanelle antérieure; mais on a souvent fait passer ailleurs le trocart ; par la suture fronto-pariétale, par la fontanelle postérieure. Il semble plus dangereux, de ponctionner la corne ventriculaire antérieure à travers la voûte orbitaire, comme l'a recommandé Langenbeck. Bouchut, enfin, conseille d'enfoncer l'instrument, par une fosse nasale, à travers la base du crâne, voie aujourd'hui universellement repoussée, comme incompatible avec l'antisepsie.

Au reste, pour ces hydrocéphalies congénitales, à crâne volumineux et mou, à distension ventriculaire considérable et totale, l'endroit choisi pour la ponction n'a aucune importance. Où que l'on perfore la surface cérébrale, à 2 centimètres de profondeur, au plus, on trouve le liquide ; que l'on imprime donc au trocart, tenu bien normalement à la surface, un mouvement sec, et, brusquement, on sentira cesser la résistance. A ce moment, la pointe de l'instrument est à coup sûr dans le ventricule latéral.

26

Quel instrument employer? On ne songe plus au couteau à cataracte, dont de Græfe s'est servi, mais on a le choix entre l'aiguille aspiratrice ou le trocart ordinaire; et, en outre, il faut déterminer quel est le calibre convenable de l'instrument.

J'ai déjà mentionné les inconvénients de l'aiguille, dont la substance cérébrale bouche aisément la lumière; dans le cas particulier, d'ailleurs, cela est bien moins à craindre, car l'épaisseur à traverser est faible. Mais l'aiguille ne peut guère être efficace que si l'on pratique l'aspiration; or la tension et la fluidité du liquide rendent l'aspiration inutile, et, par contre, la rapidité d'écoulement qu'elle implique presque forcément, peut la rendre dangereuse. C'est donc au trocart qu'on recourra de préférence; et de plus, quoi qu'en ait dit Malgaigne, on le prendra de petit calibre, car il est prudent d'éviter la décompression rapide du cerveau.

b) TRÉPANO-PONCTION. — Wernicke fut, dit-on, le premier, en 1881, à proposer de ponctionner les ventricules à travers un orifice pratiqué artificiellement à la paroi cranienne. Sans connaître ce précédent, Zenner (de Cincinnati) en 1886, et Keen, devant la Société de médecine de Philadelphie, le 7 novembre 1888, firent la même proposition. Entre temps, le 15 juillet 1888, von Bergmann avait opéré ainsi, par trépanation sur la bosse frontale, une fillette atteinte de méningite tuberculeuse; mais l'observation ne fut publiée qu'en 1891.

A la ponction, Keen a ajouté, en 1890, le drainage et même le lavage des ventricules. La ponction est identique à celle que je viens d'étudier; il n'y a donc plus qu'à déterminer le lieu d'élection pour appliquer la couronne de trépan. Dans le cas particulier, pour un orifice destiné à être petit, le trépan et surtout la fraise sont nettement préférables à la gouge et au maillet.

Cette détermination doit être guidée par les deux *desiderata* suivants : 1º que le trocart entre avec certitude dans la cavité ventriculaire ; 2º qu'il y pénètre à travers une zone neutre de l'écorce.

Le second but n'avait qu'à être signalé pour être atteint ; il y a de la place, sur l'écorce, à côté des zones motrices et sensorielles. Quant à ne point passer à côté du ventricule, la chose est d'une extrême facilité pour les grosses hydrocéphalies de l'enfance ; le cerveau est réduit à une mince coque qui entoure une masse liquide, et il n'y a pas un point de la voûte par lequel le ventricule latéral ne soit accessible. La simplicité est moindre — sans que toutefois la complication soit encore bien grande — pour les hydrocéphalies légères, partielles surtout, avec crâne complètement ossifié. Pour ces cas, il est utile de connaître avec exactitude l'anatomie topographique des ventricules latéraux, et de posséder un procédé opératoire bien réglé.

Chez sa malade, Bergmann a trépané « juste au-dessus de la bosse frontale et un peu en dedans d'elle », et il a dirigé l'aiguille « d'avant en arrière, avec une légère obliquité en bas et en dedans ».

Keen a proposé trois voies pour pratiquer la trépano-ponction :

1° Trépaner sur le milieu de la ligne qui va de l'inion (protubérance occipitale externe) à l'extrémité supérieure de la scissure de Rolando, à 2 centimètres ou 2 centimètres et demi sur le côté de la ligne médiane ; le trocart sera dirigé vers l'extrémité interne du rebord sus-orbitaire du même côté, il passera à travers le précunéus, et le ventricule sera ainsi abordé à quelque distance de la corne postérieure, à 3 centimètres ou 3 centimètres et demi de la surface.

2° Trépaner à un tiers de la distance de la glabelle à l'extrémité supérieure de la scissure de Rolando et de 13 à 20 millimètres en dehors de la ligne médiane. Le trocart sera dirigé vers l'inion, traversera la première circonvolution frontale, bien en avant de la zone motrice, et le ventricule normal sera ponctionné dans sa corne antérieure, à 5 centimètres ou 5 centimètres et demi de la surface.

La voie à laquelle Keen donne la préférence est la suivante :

3° Trépaner à 32 millimètres en arrière du méat et à 32 millimètres au-dessus de la ligne basale de Reid. Ponctionner vers un point situé à 2 pouces et demi, directement au-dessus du méat opposé. Le trocart traversera la deuxième circonvolution temporo-sphénoïdale et pénétrera dans le ventricule latéral, à son origine, ou dans le trajet de la corne descendante, à la profondeur d'environ 50 à 55 millimètres de la surface.

La plupart des chirurgiens qui ont opéré depuis la publication du mémoire de Keen ont choisi cette voie. C'est elle également que conseillent Masse et Woolonghan, d'après qui elle conduit directement dans le « carrefour ventriculaire ». C'est elle que j'ai choisie chez quatre malades, à une époque où j'ai essayé ce traitement, et même dans un cas d'hydrocéphalie légère, avec crâne ossifié, l'opération a été menée à bien.

Il n'est pas nécessaire d'inciser la dure-mère pour ponctionner le cerveau mis à nu : à travers la fenêtre osseuse on peut sans cela ponctionner, comme à travers une fontanelle. Mais l'incision semble préférable : elle n'aggrave pas l'opération et elle met à coup sûr à l'abri contre la lésion accidentelle d'un vaisseau cérébral de quelque importance. Dans mes opérations personnelles, j'y ai eu recours sans inconvénient. D'après Sahli, toutefois, elle ouvre la porte à une complication grave : la hernie cérébrale. Ce fait est exact lorsqu'il existe à l'intérieur du crâne une tumeur de volume notable, avec hydrocéphalie secondaire et légère, et dans ces conditions assez spéciales je suivrais volontiers le conseil de Sahli, quoique, dans un cas de tumeur volumineuse constatée quelque temps après à l'autopsie, cet accident n'ait eu aucune tendance à se produire. Mais dans l'hydrocéphalie vraie, abondante, sans tumeur ou avec tumeur petite, l'évacuation du liquide entraîne une décompression cérébrale suffisante pour que la hernie n'ait pas tendance à se produire. En tout cas, cette complication n'a pas été observée par moi, et d'après toutes les observations publiées le véritable danger vient de la décompression cérébrale brusque. La ponction sans incision de la dure-mère sera donc réservée aux cas de trépanation palliative pour tumeur, encore cela n'a-t-il rien d'absolu.

c) PONCTION RACHIDIENNE. — L'évacuation du liquide céphalo-rachidien a été maintes fois réalisée par ponction au niveau du canal rachidien, soit à la région cervicale, soit à la région lombaire.

Comme pour la ponction cranienne, on pourrait opposer la trépano-ponction à la ponction par les voies naturelles, avec une aiguille insinuée entre les arcs vertébraux. Mais malgré les essais de St. Paget, d'Essex Winter, la résection préliminaire des lames vertébrales est vite tombée dans l'oubli : c'est une opération par elle-même grave et difficile, bien plus difficile que la trépanation cranienne, et, de plus, elle est inutile. Toujours on peut, aux régions cervicale et lombaire, faire aisément passer un trocart, un drain même, entre les lames rachidiennes [1].

Entre ces deux régions, le choix n'est pas douteux : c'est à la région lombaire qu'il faut ponctionner, car au-dessous de la 2⁰ vertèbre lombaire chez l'adulte, de la 3⁰ chez le jeune enfant, la queue de cheval existe seule. Il n'y a plus de moelle que l'on puisse blesser si l'on fait pénétrer le trocart dans le 3⁰ ou dans le

---

1. Quincke donne pour la région lombaire les détails anatomiques suivants : « J'ai étudié, sur trente squelettes d'adultes et douze d'enfants, la disposition des intervalles entre les arcs. Chez l'enfant, ils sont relativement plus grands, ovales ou losangiques ; chez l'adulte, ils sont de forme différente, car les apophyses épineuses s'inclinent peu à peu avec l'âge et les recouvrent plus ou moins ; de plus il y a des variétés individuelles que rien ne peut faire prévoir. En général, les troisième et quatrième espaces sont plus grands que le premier et le deuxième d'une part, le cinquième de l'autre ; leur largeur varie de 18 à 20 millimètres, leur hauteur de 10 à 15 ; il est très rare de rencontrer un espace assez petit pour que l'aiguille n'y puisse pas pénétrer ».

4° espace intervertébral. Quincke ajoute qu'à ce niveau les nerfs sont, chez l'enfant, séparés en deux faisceaux latéraux, laissant entre eux un intervalle de 5 millimètres où il n'y a que du liquide. Mais chez l'adulte ils sont, dit Chipault, réunis en un cylindre qu'entoure le liquide et que la pointe du trocart blesse fréquemment, d'où quelques douleurs : aussi Chipault préfère-t-il la ponction dans l'espace lombo-sacré. Il n'y a, en ce point, que des filets nerveux insignifiants; et de plus les repères osseux sont très précis. La palpation permet toujours de déterminer avec grande netteté la dernière apophyse épineuse lombaire et la première sacrée ; et en cas de doute, on se souviendra que cette dernière est sur la même horizontale que le tubercule postérieur de la crête iliaque.

Quincke donne le manuel opératoire suivant :

« Le sujet étant couché sur le côté, les jambes un peu fléchies, on pique à 5 ou 10 millimètres de la ligne médiane, chez l'enfant juste entre deux apophyses épineuses, chez l'adulte à la hauteur du dernier tiers ou de l'extrémité de l'apophyse qui domine l'espace. L'aiguille est dirigée vers la ligne médiane, de manière à l'atteindre lorsqu'elle aura pénétré dans le cul-de-sac arachnoïdien. La profondeur à laquelle il faut piquer est, chez les plus petits enfants, de 2 centimètres, chez les adultes de 4 à 6. Très rarement j'ai eu besoin de répéter plusieurs fois la ponction pour voir s'écouler le liquide. Le diamètre des aiguilles employées a varié de 0,6 à 1,2 millimètre. Après enlèvement du stylet, la canule est mise en communication avec une éprouvette destinée à recueillir la sérosité.

« Après ablation de la canule, la plaie, débarrassée par une légère compression du sang et du liquide qui s'écoule encore, est pansée à la ouate et au collodion iodoformé. Dans les vingt-quatre heures qui suivent la ponction, le repos au lit est inutile.

« Pendant l'évacuation, le niveau du liquide dans un tube de verre mis en communication avec le conduit évacuateur est en rapport avec la pression céphalo-rachidienne. La respiration et la circulation provoquent des oscillations d'un à plusieurs millimètres. En outre, à des intervalles d'une minute et plus, se font de grandes oscillations, atteignant 10 et 28 millimètres, dues au changement de position du sujet, aux contractions des muscles, peut-être aux modifications de l'innervation vasculaire. »

La chloroformisation est inutile.

A cette méthode initiale, on a voulu, naturellement, apporter de-ci de-là quelques modifications, mais l'intérêt est médiocre d'opérer le malade assis, comme l'ont conseillé Heubner, Fürbringer ; l'aspiration, proposée par Fürbringer et Goldscheider est parfaitement inutile. Quant aux trocarts et aiguilles, on peut employer ceux des aspirateurs de Potain ou de Dieulafoy ; Chipault en a fait construire qui sont gradués en centimètres et millimètres sur leur partie moyenne, en sorte qu'on sait toujours avec précision à quelle profondeur est la pointe.

L'opération est très facile. Presque toujours la pointe entre du premier coup dans le canal rachidien, et si elle rencontre une lame, en la faisant glisser de bas en haut contre ce plan osseux, on l'amène bien vite contre le ligament jaune. Tous les opérateurs cependant font de temps à autre une ponction blanche.

Quels que soient la voie choisie et le procédé employé, une précaution commune consiste à éviter la décompression cérébrale brusque. Par la ponction lombaire comme par la ponction cranienne, l'évacuation trop rapide a provoqué assez souvent des accidents tantôt légers et tantôt graves, mortels même : je joindrai leur étude à celle des dangers du drainage, car les deux questions sont connexes. Il est impossible de fixer en centimètres cubes la quantité de liquide qu'on est en droit d'évacuer en une séance, car cela dépend et de l'intensité de l'hydrocéphalie et peut-être de la tolérance individuelle du sujet : retenons seulement, pour le

moment, qu'on laissera couler *lentement* une quantité
modérée de liquide.

B. — DRAINAGE

A l'état normal, il y a communication libre entre les
ventricules cérébraux et les espaces sous-arachnoïdiens,
spinaux et encéphaliques : après bien des controverses,
le fait semble aujourd'hui solidement établi. A l'état
pathologique, l'oblitération des trous de Monro et de
Magendie est exceptionnelle. C'est dire qu'on peut
drainer, en cas d'hydrocéphalie, soit les cavités ventriculaires, soit les espaces sous-arachnoïdiens, cranien ou
rachidien. A chacune de ces régions correspond un
manuel opératoire un peu spécial, mais à toutes conviennent les mêmes précautions pour ralentir l'écoulement du liquide céphalo-rachidien.

a) DRAINAGE VENTRICULAIRE. — L'établissement du
drainage a été essayé, chez les enfants hydrocéphales, à
travers les parties encore membraneuses du crâne. Mais
en règle générale la trépano-ponction préalable doit être
préférée. Il est important, en effet, d'avoir ici un manuel
opératoire exactement réglé. Pour éviter l'évacuation
complète des ventricules, la voie temporale de Keen
paraît être la meilleure.

Le manuel opératoire est avant tout celui de la trépano-
ponction. Puis, sur l'aiguille qui jalonne le ventricule,
on introduit jusque dans la cavité séreuse, avec la pince
de Lister, soit un drain de caoutchouc, soit un faisceau
de crins de Florence, soit, comme l'a fait Keen, une
cheville de bois échancrée, de façon à laisser le liquide
s'écouler goutte à goutte seulement.

b) DRAINAGE SOUS-ARACHNOÏDIEN. — Le drainage sous-
arachnoïdien est théoriquement possible en une région
quelconque du cerveau, puisque dans toutes les anfractuosités cérébrales circule le liquide céphalo-rachidien.
Mais en pratique, si l'on n'ouvre pas un des grands con-

fluents, l'écoulement s'arrête presque toujours au bout de quelques instants ; les nombreuses trépanations avec incision des méninges et drainage en fournissent la preuve. La trépanation faite pour ainsi dire au hasard ne peut donc convenir qu'aux hydrocéphalies externes dont Grantham, Vautrin, Phocas ont rapporté des cas traités par le drainage.

Cette variété anatomique est exceptionnelle ; d'une manière générale, donc, on s'attaquera à un lac sous-arachnoïdien.

En mars 1893, Morton a fait voir, *sur le cadavre*, que pour étudier le *confluent bulbo-cérébelleux* et le trou de Magendie, il était facile de réséquer dans la fosse occipitale inférieure un fragment osseux en forme de trapèze, dont la petite base, large d'un pouce, répondait au trou occipital ; après incision de la dure-mère, puis de l'arachnoïde, on a directement sous les yeux la toile pie-mérienne du 4e ventricule. Parkin ne tarda pas à appliquer ce procédé sur le vivant et il constata que l'opération était assez aisée ; il insinua sous le cervelet une sonde courbe, par laquelle il vit sortir 2 à 3 onces de liquide : il termina en mettant sous la dure-mère un drain de petit calibre.

Chipault préfère le drainage du *lac sylvien*, et il indique la technique suivante : « L'ouverture cranienne se fera à la jonction du 1er et du 2e dixième de notre ligne sylvienne, ou, anatomiquement, à 1 cent. 1/2 en arrière et au-dessus du tubercule rétro-orbitaire, pas plus en arrière, pour éviter l'artère méningée. Pour cette même raison, la dure-mère sera incisée suivant les 3/5 antérieurs de la circonférence de l'orifice et rabattue en arrière. L'opération sera terminée par la ponction avec un trocart, l'incision avec un bistouri, ou la déchirure avec deux pinces à disséquer, du feuillet viscéral de l'arachnoïde. »

c) DRAINAGE SOUS-ARACHNOIDIEN RACHIDIEN. — Deux fois sans laminectomie, deux fois avec laminectomie, Essex Wynter a drainé par voie rachidienne l'espace sous-arachnoïdien. Après la ponction lombaire par le procédé de Quincke, Sahli a tenté d'établir le drainage avec un drain de caoutchouc, ou une canule métallique ; ce drainage a été inefficace ou mal toléré, et Sahli y a renoncé.

Quincke a imaginé une sorte d'intermédiaire, entre la ponction et le drainage. L'opérateur cherche à faire à la dure-mère une incision de quelque étendue, par laquelle le liquide céphalo-rachidien s'infiltre peu à peu dans les tissus voisins. « Au point où la ponction a été faite, dit Quincke, j'introduis un couteau en forme de lancette, de manière à inciser longitudinalement la paroi postérieure du sac dural. J'ai eu l'occasion de constater plusieurs fois que cette incision siégeait bien où j'avais voulu, et qu'elle n'avait produit aucune lésion des nerfs de la queue de cheval. Dans deux cas d'hydrocéphalie infantile, elle a manifestement entraîné un œdème de la région-lombaire et un abaissement dus sans doute, l'un et l'autre, à l'écoulement persistant du liquide céphalo-rachidien. »

Dangers des ponctions et du drainage. — Quel que soit le procédé employé, quelle que soit l'affection traitée, l'évacuation immédiate du liquide céphalo-rachidien et le drainage consécutif doivent être lents ; si l'on fait la ponction non suivie de drainage, on devra préférer les ponctions répétées avec évacuation modérée, aux évacuations abondantes, en une seule séance.

Pour la ponction cranienne simple, déjà il y a une cinquantaine d'années ce précepte, malgré les assertions de Malgaigne, était considéré comme valable par tous les auteurs qui s'étaient occupés de la question, et actuellement il semble définitivement établi.

La ponction lombaire est tout à fait comparable à la précédente. On peut la considérer comme une opération assez bénigne, mais quoi qu'on en ait parfois prétendu, elle présente des dangers réels. Comme le dit Chipault : « Même en laissant de côté la possibilité d'une infection méningée, qu'il suffit d'être propre pour éviter, la ponction reste encore susceptible d'un certain nombre d'accidents. Parfois, ils sont bénins et consistent en une simple élévation de la température avec convulsions généralisées, céphalée intense et ne durant que quelques minutes ou quelques heures ; parfois ils sont graves : l'hyperthermie considérable, la petitesse excessive du pouls, la lenteur extrême de la respiration, mènent en quelques heures à une mort plus ou moins rapide. Des exemples ont été cités à la suite de ponction dans l'hydrocéphalie simple (Quincke), dans l'hydrocéphalie symptomatique des tumeurs (Lichtheim), dans les méningites tuberculeuses (Quincke, Wall). Dans quelques-uns de ces cas, on a constaté — et c'est une constatation sans doute valable pour tous — une congestion intense des centres nerveux : sans doute l'encéphale, hyperhémié avant la ponction, n'a pu supporter l'afflux sanguin nouveau, résultant de l'écoulement du liquide céphalo-rachidien et de l'abaissement consécutif de la pression intra-cranienne. Il est donc plus que probable que les évacuations peu abondantes ont beaucoup moins de chances de provoquer ces accidents que les évacuations larges ; nous aurons à revenir sur les conséquences pratiques de cette constatation. »

Quant au drainage intra-ventriculaire, ses dangers ne sont plus à démontrer ; un nombre considérable des opérés ont succombé en quelques heures. C'est pour cela que Keen a conseillé de drainer soit avec un faisceau de crins de Florence, soit avec une cheville de bois simplement échancrée en un point de sa circonférence. De la sorte, l'écoulement du liquide est lent. Avec un drain en caoutchouc, au contraire, il est souvent trop rapide. Une observation de Keen montre bien l'intérêt qu'il y a à éviter une décompression cérébrale brusque : des convulsions dues à l'écoulement trop rapide du liquide ventriculaire furent modérées séance tenante par l'injection d'eau salée dans le ventricule drainé [1].

____

1. Dans l'observation où Keen a cherché à pallier, par le drainage ventriculaire bilatéral, les accidents causés par une

On aurait tort, toutefois, de croire que le drainage libre, avec un tube de caoutchouc, soit constamment mortel et définitivement condamné. Je l'ai pratiqué quatre fois et ai obtenu un succès, une mort assez tardive, le sujet ayant une volumineuse tumeur cérébrale, deux morts rapides seulement. Il convient d'ajouter que les deux premiers malades étaient des enfants assez âgés, à crâne soudé et modérément volumineux, tandis que ceux qui ont succombé étaient de jeunes enfants à hydrocéphalie progressive, consécutive une fois à l'ablation d'un spina-bifida sous-occipital.

Le drainage sous-arachnoïdien est certainement moins grave ; les opérés de Phocas, de Vautrin, l'ont fort bien supporté.

C. — INJECTIONS MODIFICATRICES

Nous avons déjà vu dans quelles conditions Keen a pratiqué le lavage des ventricules, pour remédier à l'écoulement trop rapide du liquide céphalo-rachidien. Le but est bien différent quand on se propose, par une injection modificatrice, d'assécher la surface ventriculaire. Cette idée a été mise en pratique il y a bien des années déjà, et par exemple on a injecté dans les ventricules des solutions iodées. C'est une méthode à abandonner.

D. — ÉVACUATION SUIVIE DE COMPRESSION

Cette méthode mixte ne paraît pas plus efficace que l'évacuation simple. Il est facile de comprimer le crâne

tumeur du cervelet, l'irrigation ventriculaire à l'eau boriquée a été également pratiquée et bien supportée. Divers auteurs m'ont attribué un lavage analogue ; ainsi Masse et Woolonghan, et mon maître F. Terrier spécifie même que c'est avec de l'eau boriquée à 8 p. 1000. Or je n'ai jamais lavé les ventricules que j'ai ponctionnés ou drainés.

avec des bandes de tarlatane ou avec une calotte en diachylon, mais cela paraît inutile.

INDICATIONS THÉRAPEUTIQUES

Quand convient-il de recourir aux méthodes chirurgicales? Parmi les procédés que nous venons d'énumérer, auquel donner la préférence? Ces questions,
fort étroitement unies, ne peuvent être résolues que si
on tient compte des différences anatomiques et étiologiques établies dès le début de ce chapitre. Répétons,
en effet, que l'hydrocéphalie est une lésion et non une
maladie, que dès lors des conclusions générales sont
impossibles à établir. D'où la division en hydrocéphalies
symptomatiques et essentielles, celles-ci étant d'ailleurs
seulement celles dont la cause nous échappe jusqu'à
nouvel ordre.

A. — HYDROCÉPHALIE SYMPTOMATIQUE

1° Il est certain qu'il y a des hydrocéphalies qui surviennent chez les *syphilitiques*, surtout en cas de syphilis
héréditaire. Chez les adultes, cela s'observe surtout par
gommes du mésocéphale; ces gommes ont une action
mécanique identique à celle des autres tumeurs de la
même région, c'est une question de siège et non de
nature. Dans la syphilis héréditaire, il peut en être de
même, mais le fait est assez rare, et d'ordinaire on ne
trouve à l'autopsie aucune lésion bien localisée et bien
caractéristique. Mais le fait est que les sujets atteints
d'hydrocéphalie congénitale ou débutant en bas âge,
sont souvent tarés par la vérole, et il est incontestable
que le traitement spécifique est parfois doué d'une efficacité réelle. J'en ai recueilli plusieurs exemples. Mais il
ne faut pas se hâter de proclamer le succès. Ainsi j'ai vu
en 1895 un enfant auquel Fochier (de Lyon) a enrayé de
la sorte une hydrocéphalie consécutive à l'extirpation

d'un spina-bifida. Fochier a signalé ce fait au Congrès de chirurgie, en 1894, à la suite de la communication où j'ai montré que presque tous les sujets guéris opératoirement de spina-bifida deviennent hydrocéphales ; il n'en est pas fait mention au procès-verbal. L'enfant a été présenté en octobre 1895 à la consultation de l'hôpital Trousseau. Il s'élevait bien ; on reconnaissait d'ailleurs immédiatement par l'inspection du crâne qu'il avait été hydrocéphale. Or peu à peu son état s'est aggravé, et il est revenu mourir dans mon service, idiot, paraplégique, avec eschares fessières. Je l'ai déjà dit à maintes reprises, et cependant on cite toujours ce cas comme favorable à la cure chirurgicale du spina-bifida.

Ces faits prouvent donc que toujours on devra tenter, chez les hydrocéphales, l'action du traitement spécifique. On saura d'ailleurs que l'échec ne démontrera pas que la syphilis doive être mise hors de cause ; elle peut fort bien avoir entraîné une sclérose oblitérante définitive, rebelle à l'iodure et au mercure.

2° Un autre groupe est celui des hydrocéphalies par *méningite* [1].

La méningite tuberculeuse est, de toutes les méningites, celle où l'hydrocéphalie a le plus, de tout temps, frappé les observateurs ; mais son traitement chirurgical a été examiné [2].

Dans les autres méningites, l'hydrocéphalie a été jusqu'à présent moins étudiée ; on ne connaît guère son rôle, son intensité, ses variétés anatomiques. On peut prendre comme types, les faits étant trop rares pour se prêter à une description d'ensemble, les trois observations suivantes, dues à Mayo Robson, à Hahn, à Glym et Thomas.

Mayo Robson. Une fille de dix ans, n'ayant pas d'antécédents morbides, eut le *19 décembre 1888* de la fièvre avec otalgie gauche ; au troisième jour se déclara une otorrhée, qui per-

1. Voy. p. 385.
2. Voy. p. 386.

sistait lorsque, le *19 janvier 1889*, l'enfant fut admise à l'hôpital. On constata alors une température de 40°,5, de la rigidité de la nuque, des secousses convulsives de la commissure labiale droite avec hémiparésie droite, de la céphalalgie gauche, de la névrite optique. L'hémiparésie s'aggrava vite, s'accompagna d'aphasie. Le *7 février 1889*, Mayo Robson trépana sur le centre du bras et sous la dure-mère saine trouva le cerveau privé de battements ; dans l'espoir de trouver du pus, il pratiqua plusieurs ponctions infructueuses et finalement il enfonça l'aiguille jusque dans le ventricule latéral. Une demi-once de liquide clair s'écoula et les pulsations cérébrales reparurent. Pas de drainage. Dès le lendemain quelques mouvements revinrent dans les membres, dans le bras d'abord ; au troisième jour, l'enfant pouvait répondre aux questions simples. Au bout d'un mois, les symptômes paralytiques avaient disparu, et six mois plus tard l'opérée était revue parfaitement bien portante.

Hahn. Le malade, âgé de trente ans, fut envoyé à l'hôpital avec le diagnostic de tumeur cérébrale. Pas d'antécédents syphilitiques, mais, par contre, alcoolisme marqué. A son entrée, on notait la déviation de la langue à gauche, une diminution du goût, des bourdonnements d'oreille et des douleurs sourdes dans la tête. Depuis *novembre 1891*, l'acuité visuelle avait complètement disparu à gauche, et commençait à s'affaiblir à droite. Perte de mémoire. Immobilité pupillaire à droite. On diagnostiqua un kyste hydatique dans le lobe frontal et on résolut de l'aborder en taillant un lambeau ostéo-cutané quadrangulaire à base dirigée du côté de la région temporale ; l'os fut taillé en biseau. La dure-mère n'offrait pas de pulsations ; après son incision, la substance cérébrale fit hernie au dehors.

Il n'y avait point de tumeur, et on dut abraser la partie de substance cérébrale herniée, dans l'impossibilité de la réduire. Enfin on pratiqua une ponction exploratrice qui fit sortir des ventricules 100 grammes de liquide.

Cette intervention un peu accidentée détermina une guérison rapide. Le malade recouvra la mémoire, les douleurs cessèrent et l'acuité visuelle de l'œil droit revint notablement. Il s'agissait donc d'une hydrocéphalie comme on en voit survenir chez des alcooliques, dans la méningite cérébro-spinale.

Glym et Thomas. Un garçon de dix-huit ans entra à l'hôpital le *5 mars 1895* ; depuis dix-huit mois, il souffrait d'accidents peu à peu aggravés : céphalée occipitale, vertiges, chutes sans perte de connaissance, décroissance graduelle de la mémoire et de la vue; tête volumineuse (62 centimètres); nystagmus, paralysie oculaire (IV). Après échec de la médication antisyphilitique, on explora la fosse cérébelleuse droite, le *17 avril 1895*. Dès que la rondelle osseuse eut été enlevée, la dure-mère, privée de pulsations, fit une saillie considérable. Elle fut incisée, le doigt introduit sous le cervelet ne révéla rien d'anormal et explora ainsi la face inférieure du lobe cérébelleux droit, du vermis et un peu du lobe cérébelleux gauche : puis le doigt fut dirigé vers le quatrième ventricule, rencontra une saillie molle qui disparut aussitôt, et ne trouva aucune tumeur. Quand on retira le doigt, un jet de liquide s'écoula, le cervelet cessa de faire hernie et la respiration se régularisa. Il était évident que le doigt avait effondré le voile médullaire postérieur, qui ferme en arrière le quatrième ventricule et avait fait cesser l'hydrocéphalie. Suture de la dure-mère. Drainage extérieur seulement. Peu à peu cessation des accidents et enfin guérison complète. Il est possible que dans ce cas l'oblitération du foramen du voile médullaire postérieur ait été produite par une méningite chronique bénigne.

Nous ignorons quelle est la nature exacte des lésions dans ces trois observations. Certains auteurs ont attribué la première à la tuberculose : c'est une hypothèse que rien ne confirme et on peut aussi bien, sinon mieux, invoquer une méningite subaiguë d'origine auriculaire. Mais il est plus prudent d'imiter Mayo Robson, Glym et Thomas et d'enregistrer le fait sans chercher à remonter à la cause. Les recherches modernes nous démontrent que la ponction lombaire possède une valeur diagnostique importante, en nous fournissant du liquide céphalo-rachidien que l'on peut examiner histologiquement, bactériologiquement et chimiquement. Nous aurons donc, à l'avenir, des observations complètes et probantes, où la nature du mal sera élucidée; mais actuellement, les documents nous font encore défaut. Tout ce que nous pouvons conclure, c'est que dans certaines méningites, de nature indéterminée mais curables, l'hydrocéphalie aiguë, subaiguë, ou chronique

s'établit et cause par elle-même des accidents spontanément irrémissibles, mais capables de céder après l'évacuation du liquide, ce liquide ne se reproduisant pas.

Lorsqu'on diagnostiquera une de ces hydrocéphalies,
le mieux sera de s'adresser d'abord à la ponction lombaire. On vérifiera de la sorte si l'évacuation du liquide
amène une amélioration symptomatique, et si, dès lors,
il y a soit hydrocéphalie externe, soit hydrocéphalie
interne avec perméabilité du trou de Magendie. Si l'on
juge ensuite qu'une intervention plus complète est
indiquée, il nous est impossible de formuler des règles
précises. Sachons seulement qu'aucun des trois chirurgiens cités n'a drainé : la simple ponction leur a suffi.
Deux faits sont insuffisants pour que nous puissions
conclure, d'autant plus que chez le malade de Mayo
Robson, on cherchait un abcès auriculaire et c'est, à
vrai dire, par hasard qu'a été instituée la thérapeutique
efficace. J'en dirai autant pour une observation personnelle, fort analogue, à laquelle j'ai fait allusion quand
j'ai étudié les formes curables de la méningite auriculaire.

3° Je n'ai rien à ajouter à ce que j'ai dit précédemment sur le traitement palliatif des *tumeurs cérébrales
accompagnées d'hydrocéphalie*, sur les indications de la
trépanation simple, de la ponction cérébrale ou lombaire ou du drainage des ventricules.

B. — HYDROCÉPHALIE ESSENTIELLE

1° **Indications thérapeutiques générales.** — L'épi-
thète « essentielle » ne veut rien dire : elle peut tout au
plus servir à masquer notre ignorance. Elle signifie
seulement qu'à l'autopsie de certains enfants hydrocéphales, on ne trouve aucune lésion causale nettement caractérisée. A mesure que nos moyens d'investigation se perfectionnent, ces faits deviennent plus
rares et nous méconnaissons moins qu'autrefois certains
arrêts de développement, certaines lésions pathologiques.

C'est ainsi qu'il y a quelques années, Chiari a mis en évidence le rôle fréquent des lésions du cervelet dans l'hydrocéphalie congénitale.

Aucune conclusion ne peut être tirée des cas où, le sujet étant mort, l'autopsie n'a pas été pratiquée. Bien peu probants aussi sont ceux où la guérison aurait été obtenue, en mettant à part, bien entendu, les malades qui ont dû le salut au traitement antisyphilitique. Ils prouvent tout au plus que quelquefois la lésion causale est soit éteinte, soit d'une importance secondaire relativement à l'hydrocéphalie qu'elle a engendrée.

En fait, nous ignorons tout, nous ne pouvons donc que tâtonner dans nos essais thérapeutiques, et dès lors, personne ne s'étonnera que les résultats soient jusqu'à présent des plus médiocres. Si bien que presque tous les auteurs conseillent de renoncer à des tentatives opératoires trop souvent mortelles et anatomiquement frappées d'impuissance. Je suis loin d'être enthousiaste, mais je crois qu'une désespérance aussi absolue dépasse les bornes et que dans certaines conditions l'intervention opératoire peut donner sinon des guérisons, au moins des améliorations appréciables. On objecte alors qu'il ne s'agit pas d'hydrocéphalie « vraie » et c'est, par exemple, la critique adressée à l'observation que j'ai publiée en l'année 1891.

Dans ce cas, le drainage ventriculaire a été bien supporté et il a fait cesser un phénomène spécial, une contracture d'un bras. Est-il utile, pour arriver à ce mince résultat, d'entreprendre une opération grave, chez un enfant destiné à rester idiot? On est parfaitement en droit de le contester, et l'analyse de ma pratique personnelle va prouver que je suis à peu près de cet avis. Mais dire que le drainage ventriculaire ayant été pratiqué 12 fois avec 11 morts rapides et 1 seul succès opératoire, celui de A. Broca, les 11 décès appartiennent à l'hydrocéphalie « vraie » ou « essentielle », tandis que ces épithètes ne conviennent pas au cas amélioré, c'est faire un abus de langage. Ce serait fort bien si l'on pouvait définir dans sa cause, dans sa nature, dans ses lésions originelles, l'hydrocéphalie congénitale ou infantile, essentielle ou symptomatique — car toujours elle est « vraie » par définition, s'il y a du liquide en excès dans les ventricules. Or, qui se déclare en état de faire ainsi une étude réellement scientifique? Chiari, Picqué et Février insistent sur les lésions incurables constatées à l'autopsie : mais cela ne veut pas dire que chez les hydrocéphales qui survivent, qui même parfois arrivent à un âge avancé en étant des faibles d'esprit, mais non des idiots, au sens absolu du terme, l'évacuation du liquide en excès n'aurait pas eu pour résultat, si elle avait été assez précoce, d'améliorer l'état auquel le malade est arrivé spontanément. Tous les morts sont des hydrocéphales « vrais », les améliorés — car de guérison réelle il n'est pas question — n'en sont pas : soit! mais cherchons dans quelles conditions nous pouvons espérer que l'hydrocéphalie n'est pas « vraie ». C'est en posant le problème de la sorte que l'on fera peut-être quelques progrès.

2° **Choix du procédé.** — Cela étant, à quelle méthode donner la préférence? Actuellement, on a renoncé à la compression, aux injections modificatrices, et c'est à la seule évacuation du liquide qu'on s'adresse pour amender les symptômes observés; et deux méthodes restent en présence : l'évacuation intermittente par la ponction répétée; l'évacuation continue, par le drainage.

Pour la ponction simple, le choix entre la voie ventriculaire directe et la voie sous-arachnoïdienne, encéphalique ou rachidienne, est commandé par certaines dispositions anatomiques.

Dans le cas habituel, celui de l'hydrocéphalie intra-ventriculaire totale, les ponctions et drainages sous-arachnoïdiens n'ont évidemment leur raison d'être que si le trou de Magendie existe et est perméable. Qu'il existe normalement, le fait est aujourd'hui hors de doute; mais qu'il reste béant dans tous les cas pathologiques, la chose est moins certaine. Pour la méningite tuberculeuse, sa perméabilité est la règle; probablement aussi pour les diverses hydrocéphalies chroniques, symptomatiques ou essentielles. Mais à cette règle il est des exceptions, et par exemple O'Carroll a publié deux autopsies où le quatrième ventricule ne communiquait pas avec l'espace sous-arachnoïdien.

Il y a là un argument de premier ordre pour ne pas généraliser la voie sous-arachnoïdienne, et surtout pour faire de fortes réserves sur la trépanation occipitale de Morton-Parkins, pratiquée d'emblée. Parkins, sans doute, a opéré de la sorte une méningite tuberculeuse et une hydrocéphalie dite essentielle; dans les deux cas, l'issue du liquide céphalo-rachidien a prouvé que la communication existait, et même, l'hydrocéphalie essentielle a fourni un résultat thérapeutique appréciable. Mais si le résultat opératoire avait été nul, ce qui aurait pu arriver, on aurait soumis le sujet à une intervention par elle-même complexe et grave.

La prudence consistera donc à commencer par une ponction lombaire : on verra si le liquide s'écoule en abondance, s'il est normalement constitué, si son évacuation améliore les symptômes.

Si cette exploration démontre que le trou de Magendie n'est pas perméable, et si, d'autre part, on croit indiqué d'évacuer le liquide, on ira droit au ventricule latéral. Si, au contraire, on constate que la communication normale existe, l'hésitation reste permise entre la voie sous-arachnoïdienne et la voie ventriculaire, et le choix sera différent selon que l'on voudra s'en tenir à la ponction répétée ou pratiquer le drainage, selon que le crâne sera ossifié ou encore membraneux en partie.

Chez un enfant à crâne incomplètement ossifié, la ponction simple, répétée au besoin, sera indifféremment exécutée par voie lombaire, ou par voie crânienne. Dans les deux cas, les dangers sont les mêmes : septicité, aisée à éviter; évacuation trop abondante du liquide. Si la fontanelle antérieure est largement membraneuse, la ponction cranienne semble plus facile, et c'est à elle qu'ont eu recours, dans ces circonstances, presque tous les chirurgiens.

Lorsque le crâne est ossifié, la trépanation préalable est nécessaire : c'est dire que si l'on juge suffisante la ponction simple, l'avantage doit rester, très nettement, à la ponction lombaire, petite opération efficace, qui ne nécessite pas l'anesthésie, et que l'on peut répéter à volonté. Si, au contraire, on désire assurer, par le drainage, un écoulement continu du liquide, on se souviendra que les essais de drainage lombaire ont été inefficaces, que les trépanations rachidiennes ont été particulièrement difficiles et graves, et l'on opérera directement sur le crâne. C'est alors que l'on aura recours de préférence au drainage sous-arachnoïdien, qui paraît moins meurtrier, d'après les quelques faits actuellement publiés.

L'ossification complète du crâne doit encore faire envisager le problème à un autre point de vue : qu'espérer, en effet, si la boîte osseuse, partout solide, est incapable de s'accommoder au retrait provoqué du cerveau?

C'est pour cela que T. Piéchaud (de Bordeaux) a insisté sur l'utilité de la craniectomie dans ces cas, et sur le rôle qu'on pouvait lui faire jouer. Il m'a toujours paru, même à l'époque où j'essayais de temps en temps d'opérer les hydrocéphales, que c'était beaucoup de besogne pour des sujets qui n'en valaient pas la peine.

Et, par contre, je ne peux oublier que deux des rares enfants auxquels le ventricule a été drainé sans accidents immédiats, ceux que j'ai opérés, avaient précisément le crâne ossifié; l'hydrocéphalie était, il est vrai, de volume médiocre.

Tous les enfants que l'on a drainés, alors que le crâne était encore membraneux, ont, au contraire, succombé en quelques heures, et, dans mes cas personnels, j'ai pu me rendre compte de l'affaissement effrayant que subissent, par le drainage des ventricules, le cerveau et le crâne, tous deux réduits à l'état de membranes

sans consistance. Aussi, après avoir opéré six hydrocéphales — dans des conditions que je vais spécifier dans
un instant — ai-je conclu que le drainage, dont les indications sont d'ailleurs extrêmement rares, — doit être
réservé aux sujets dont le crâne est soudé ou à peu
près.

Nous voilà loin des conclusions radicales données
par Keen dans son étude initiale! Loin d'être bénin, le
drainage ventriculaire est au contraire fort grave, et
ses indications sont d'autant plus rares que, si le trou
de Magendie est perméable, le drainage sous-arachnoïdien est moins dangereux.

Il va sans dire que le drainage sous-arachnoïdien
convient seul aux hydrocéphalies externes, comme
dans les cas de Phocas, de Vautrin : le diagnostic clinique est d'ailleurs impossible, et c'est seulement au
cours de l'opération que, jusqu'à présent, on s'est rendu
compte de cette disposition.

3° **Résultats. Conclusions.** — Avant de donner l'analyse de ma pratique personnelle et les conclusions
auxquelles, pour mon propre compte, je suis arrivé, je
crois utile de résumer ce qui résulte des travaux publiés
par d'autres auteurs.

Ce que j'ai dit, pour exprimer les indications du drainage ventriculaire et sous-arachnoïdien, suffit, me
semble-t-il : le drainage est dangereux. Presque tous les
opérés étant morts, les résultats thérapeutiques ne sauraient être étudiés.

La ponction simple, au contraire, qu'elle soit cranienne ou lombaire, est opératoirement bénigne. Si
l'on opère aseptiquement et si l'on procède à une évacuation modérée, l'enfant survit presque toujours, et
souvent on a pu le soumettre à plusieurs ponctions successives, répétées à intervalles variables. Mais y a-t-il des
guérisons réelles? Quoi qu'on en ait dit, on peut en
douter, malgré les 10 succès qu'annonçait Conquest dès
1838, malgré les 14 guérisons recueillies par West, dans la
littérature anglaise, malgré la cure que de Græfe aurait

due à 11 ponctions successives, malgré l'heureuse issue
que l'on aurait parfois observée à la suite de fractures
accidentelles du crâne, ou de perforations spontanées
de l'ethmoïde. Si ces beaux résultats répondaient à la
réalité des faits, tous les chirurgiens, tous les médecins,
soumettraient les hydrocéphales aux ponctions répétées : or, l'abstention est pour tous la conduite à peu
près uniforme. Un des malades le plus souvent ponctionnés est celui de Calot, qui a subi 30 fois cette intervention, et a fini par succomber, entre les mains de
Bardeleben, à une évacuation brusque au gros trocart.

Ces ponctions successives avaient amélioré l'état du
malade. De même chez un sujet observé par Ayres et
Hersmann. Körnitzky a publié 5 cas confirmant ce que
je viens de dire : sur 5 enfants de cinq à quinze mois il
a obtenu 4 résultats nuls et 1 amélioration. La statistique de Hern serait plus favorable, car sur 6 malades
il y aurait 1 mort (par tumeur du cervelet) et 5 améliorations, dont 2 pourraient être considérées comme des
guérisons. Je citerai encore des succès de Wyss, de
Rehn.

Parmi ces observations, celle de Rehn est particulièrement importante en ce qu'elle nous montre un
résultat à longue échéance. Malheureusement les cas
analogues sont tout à fait exceptionnels, et, en outre,
nos connaissances actuelles en diagnostic sont impuis-
santes à nous les faire prévoir. D'après Steffen, on a
quelques chances de succès dans l'hydrocéphalie externe :
mais précisément nous sommes hors d'état de diagnostiquer cette variété anatomique. Cette donnée conduit
à aussi peu de conclusions pratiques que celles sur
lesquelles Frank a prétendu établir les indications du
drainage.

Tout ce que je viens de dire s'applique également à la
ponction lombaire et je crois sage, par une méthode
quelconque, de n'espérer que des améliorations. Comme
ces améliorations ne sont pas négligeables, comme
quelquefois même elles peuvent être notables, je pense

qu'on est en droit de soumettre les hydrocéphales aux ponctions répétées. Je suis bien plus réservé sur le drainage, et ma pratique personnelle en fait foi.

En effet, j'étais intervenu personnellement en 1896 chez 6 hydrocéphales seulement. Depuis cette époque, j'ai quelques faits épars sur lesquels j'ai cru inutile de garder des notes, car ils confirment les précédents.

Quatre de ces cas sont des *trépano-ponctions avec drainage*.

La première opération, publiée dans la *Revue de chirurgie* de 1891, concerne un enfant de quatre ans à crâne ossifié, chez lequel la ponction du ventricule latéral droit mit fin à une contracture du membre supérieur gauche, surajoutée depuis quelques mois à l'état ancien d'idiotie hydrocéphalique. L'enfant a survécu plusieurs années et la contracture n'a pas reparu, mais il est resté idiot.

La seconde opération publiée en 1893, au Congrès de chirurgie, a été pratiquée sur un enfant qui avait été opéré quelques mois auparavant de spina-bifida sous-occipital, puis était devenu hydrocéphale. Le crâne était réduit à une membrane fibreuse, parsemée de quelques plaques osseuses : l'écoulement de liquide céphalo-rachidien fut énorme et l'enfant mourut en quelques heures.

Le troisième cas, mortel, concerne une hydrocéphalie congénitale, sans lésion causale connue.

Le quatrième cas, enfin, est celui d'une fillette de trois ans, à crâne ossifié, relativement intelligente et chez laquelle depuis quelques semaines la vue s'était perdue, en conséquence d'une névrite optique. L'enfant, atteinte d'un volumineux sarcome du chiasma, a succombé au quartorzième jour. Mais il est à noter que, comme dans le premier cas, il n'y a pas eu d'accidents par écoulement exagéré de liquide céphalo-rachidien, quoique, dans les deux cas, le drainage ait été établi avec un drain de caoutchouc.

Dans les observations où le crâne était ossifié, il a

été constaté avec très grande netteté que le cerveau apparut immobile dans l'aire de la trépanation, et qu'il commença à battre sitôt évacuée une certaine quantité de liquide.

Deux *ponctions simples* ont été faites, l'une à travers les fontanelles, l'autre par la région lombaire.

Le premier enfant a fort bien supporté l'évacuation (sans aspiration) de 250 grammes de liquide; mais peu de jours après, le crâne était aussi tendu qu'auparavant. Aussi ai-je laissé cet enfant succomber cachectique, en quelques semaines, sans que l'intervention ait été renouvelée, à l'hôpital où ses parents l'avaient pour ainsi dire abandonné.

La ponction lombaire a été pratiquée chez une fillette opérée avec succès de spina-bifida lombaire quelques mois auparavant. Elle n'a eu aucun inconvénient, mais n'a amené aucune amélioration et n'a pas été renouvelée.

Six opérations pratiquées de 1890 à 1896 pour une maladie aussi fréquente que l'hydrocéphalie, c'est évidemment peu, et c'est la preuve que je suis loin d'être enthousiaste de l'intervention. Presque tous les malades que j'ai vus, ont été renvoyés sans être opérés, et c'est en somme dans des conditions très spéciales que j'ai cédé aux instances des parents et depuis 1896 j'ai continué à n'opérer presque jamais.

Une trépano-ponction mortelle et une ponction lombaire inefficace ont trait à des malades précédemment opérés de spina-bifida et que menaçait de jour en jour davantage une hydrocéphalie progressive [1].

---

1. Chipault m'attribue un drainage ventriculaire pour tubercule du chiasma, mort en trois semaines. L'observation serait publiée *Rev. de chir.*, 1891, p. 37. Or l'enfant a guéri; dès lors la nature des lésions est inconnue. Quant à mon autre trépano-ponction à laquelle cette opinion pourrait s'appliquer : 1° elle était inédite jusqu'à la publication, en 1896, de mon *Traité* en collaboration avec Maubrac; 2° il s'agit d'un sarcome et non d'un tubercule.

Ma *conclusion* sera que, d'après mon expérience personnelle, comme d'après les faits publiés, la trépanation avec drainage ventriculaire doit être rejetée *lorsque le crâne est encore largement membraneux*. Dans ces conditions, en effet, elle a été *constamment* suivie de mort rapide. Quant à la trépano-ponction non suivie de drainage, elle est inutile, et si l'on veut intervenir, on aura recours à la ponction à travers les parties membraneuses du crâne.

L'efficacité de cette *ponction simple*, répétée au besoin, est des plus problématiques. On semble toutefois avoir obtenu quelques résultats *palliatifs*.

Lorsque le crâne est ossifié, l'intervention est justifiée (après avoir bien averti les parents qu'elle ne peut être que palliative) lorsque survient un symptôme par un excès de tension intra-cranienne. Ainsi chez mes malades atteints depuis quelques mois seulement, l'un de contracture d'un membre, l'autre de cécité. L'opération doit alors, bien évidemment, commencer par une trépanation si l'on veut opérer au crâne; mais je crois inutile la craniectomie préliminaire proposée par Piéchaud. Puis on peut drainer le ventricule latéral. La voie temporale me semble la meilleure. Le résultat palliatif a été très net dans un de mes cas. Si l'on n'a pas l'intention de drainer, la ponction lombaire est préférable.

CHAPITRE VI

MICROCÉPHALIE ET IDIOTIE

Variétés. — Qu'est-ce qu'un idiot, qu'est-ce qu'un microcéphale? A ces questions Chambard nous répond que l'idiotie, « lésion évolutive, arrêt de développement de l'organisation psychique, est aux fonctions intellectuelles et morales ce que la surdi-mutité est à la fonction du langage ; elle ne diffère donc que par le degré de l'imbécillité et de la simple débilité mentale ». Nous répondons aussi qu'un microcéphale est un idiot dont la tête est petite.

Mais cela ne nous avance guère sur la connaissance de la nature même de l'idiotie, de ses liens avec l'obscure « dégénérescence » actuellement si fort à la mode.

Une définition exacte et bien limitative de l'idiotie est impossible à donner. On s'entend cependant à peu près sur les sujets, incapables de se suffire à eux-mêmes, auxquels convient le nom d'idiots. Reste à savoir pourquoi ils sont idiots, et c'est seulement lorsque nous le saurons que nous pourrons entreprendre, dans certains cas, une thérapeutique plus ou moins efficace, curative ou prophylactique.

Depuis assez longtemps, pourtant, nous savons que, parmi les idiots, quel que soit le volume de leur tête, qu'ils soient macrocéphales ou microcéphales, il en est chez lesquels on trouve, à l'autopsie, des *lésions cranio-cérébrales manifestement pathologiques.*

Il y a des sujets chez lesquels les lésions sont sans

conteste accidentelles et ont porté originellement sur le crâne, soit avant la naissance, soit au moment de l'accouchement. Avant la naissance, le *crâne* peut en effet être soumis, pour des causes et par des mécanismes divers, à des *compressions obstétricales* dont Lannelongue et Ménard ont fait une étude importante. Dans ces cas, le crâne offre un aspect caractéristique, avec deux dépressions diamétralement opposées, dues l'une à la pression de la paroi utérine, l'autre à l'appui sur une autre partie fœtale, sur l'épaule surtout. Au moment de la naissance, c'est aux enfoncements par forceps que je fais allusion [1].

Si l'on se trouve en présence d'un enfant encore jeune et atteint d'une de ces lésions craniennes, on interviendra pour créer une large brèche et permettre au cerveau de reprendre son développement traumatiquement interrompu ; il n'y a là rien de différent, en principe, de ce que nous avons vu pour les accidents tertiaires des lésions traumatiques du crâne et du cerveau, lésions capables d'aboutir, quel que soit l'âge du sujet, à la déchéance psychique complète [2] ; mais c'est fort différent des opérations que nous allons rencontrer à propos de la microcéphalie proprement dite.

Dans d'autres cas, c'est le *cerveau* qui est primitivement malade, le crâne étant de capacité normale, diminuée ou exagérée. C'est là que viennent se ranger l'hydrocéphalie [3], les pseudo-porencéphalies (la porencéphalie vraie étant un arrêt de développement), les scléroses cérébrales, les ramollissements, les hémorragies cérébrales et méningées, ces dernières lésions pouvant aboutir à des formations kystiques diverses [4]. Toutes ces lésions peuvent être congénitales ou acquises en bas âge ; même acquises, elles provoquent parfois,

1. Voy. p. 135.
2. Voy. p. 182 et suiv.
3. Voy. p. 397.
4. Voy. p. 381.

outre des troubles paralytiques divers et plus ou moins
localisés, l'idiotie et la microcéphalie, que le cerveau
soit anéanti dans une vaste étendue, ou qu'à la suite de
la lésion initiale il subisse un arrêt de développement.

· La plupart de ces lésions ne sont pas réellement
curables ; mais certaines d'entre elles donnent prise au
chirurgien, permettent d'espérer l'amélioration des
paralysies, des crises épileptiques. Je n'ai qu'à rappeler
ici ces faits, déjà mentionnés précédemment [1], et à conclure une fois de plus que les signes de localisation, et
surtout l'épilepsie jacksonienne, indiquent, même chez
les idiots, la trépanation exploratrice. C'est ainsi qu'au
cours de craniectomies, Lannelongue, Reboul [2] ont rencontré et drainé des kystes séreux en décollant la dure-
mère et plusieurs fois, en opérant des microcéphales,
Lannelongue a trouvé des lésions craniennes, méningées ou cérébrales. On peut prévoir, avec L.-C. Gray,
que la porencéphalie, les reliquats diffus de méningo-
encéphalite resteront au-dessus des ressources de l'art,
tandis qu'on pourra agir contre les lésions traumatiques
récentes, les hémorragies, et peut-être l'ossification prématurée des sutures.

Jusqu'à présent, j'ai envisagé des cas où existait une
lésion semblable à celles que nous avons passées en
revue dans les chapitres précédents ; à vrai dire, seul
l'âge du sujet apporte ici quelque chose de spécial, et le
malade est frappé d'idiotie au lieu de déchéance intellectuelle parce que, n'ayant encore rien appris, il n'avait
rien à perdre, sauf la capacité à apprendre. Si on opère,
l'intervention portera directement sur une lésion, cranienne ou cérébrale.

Tout autre est le principe des *craniotomies pour microcéphalie proprement dite*. Tandis que chez les malades
précédents on a pour but de traiter directement une
lésion cérébrale, ici on se propose de faire au crâne

1. Voy. p. 381.
2. Voy. p. 383.

une solution de continuité linéaire, une sorte de suture
artificielle, grâce à laquelle puisse se développer le cerveau, bridé jusque-là par un crâne trop étroit.

Tel est le principe de l'opération que Lannelongue a
appelée *cranieclomie linéaire*, que Keen propose de
dénommer plutôt *craniotomie*. On le voit, il s'agit d'une
intervention purement pariétale, ayant un rôle simplement mécanique ; et on voit aussi qu'on ne peut pas la
comparer aux larges trépanations décompressives, dont
nous avons parlé pour les tumeurs par exemple, par
lesquelles on cherche à mettre plus à l'aise le cerveau,
mais où on ne tente pas de favoriser le développement
ultérieur de l'organe encore apte à s'accroître. Cette
opération ressemble plutôt aux trépanations plus ou
moins larges, parfois multiples, qu'avec des succès
variables on a pratiquées chez les idiots épileptiques ;
certains auteurs, en effet, attribuent à la décompression
les heureux résultats parfois obtenus. Mais on ne réussit
pas à établir ainsi une suture artificielle qui sauvegarde
l'avenir, et c'est là le principe essentiel de l'intervention
prônée par Lannelongue.

Lannelongue n'est pas le premier à avoir eu cette
idée ni à la mettre en œuvre. On peut, au point de vue
historique, négliger l'opération faite en 1888 par L.-C.
Lane (de San Francisco), car l'observation ne fut publiée
qu'en 1892, lorsque les mémoires de Lannelongue furent
connus et discutés en Amérique. Mais nous ne saurions
omettre deux précurseurs, dont les notes, il est vrai,
ne furent tirées de l'oubli par leurs auteurs qu'à propos
des recherches de Lannelongue. Fuller a rappelé, un
jour, qu'en 1887 il avait publié une observation, mais
que personne n'avait consenti à suivre ses traces. Quant
à Guéniot, il a fait savoir en 1890 à l'Académie des
sciences, où Lannelongue venait de communiquer son
premier mémoire, que le 5 novembre précédent il avait
posé devant l'Académie de médecine, le principe d'une
opération dont il entrevoyait la possibilité.

Malgré ces faits, que l'historien impartial doit enregistrer, il est incontestable que la paternité de la craniotomie pour microcéphalie appartient à Lannelongue. On ne s'arrache d'ailleurs plus la priorité de ces tentatives, universellement reconnues vaines dans leur point de départ scientifique et nulles dans leurs résultats thérapeutiques.

Voyons d'abord quel est le manuel opératoire de cette opération, puis nous étudierons ses résultats et ses indications en recherchant si, avec nos connaissances actuelles d'anatomie et de physiologie pathologiques, nous comprenons que la création d'une suture artificielle soit capable d'améliorer l'état intellectuel d'un microcéphale.

Manuel opératoire de la craniotomie. — Dans son deuxième mémoire, Lannelongue a décrit deux procédés de *craniectomie*, *linéaire* et *à lambeaux*.

Dans l'un comme dans l'autre, on attaque d'abord le

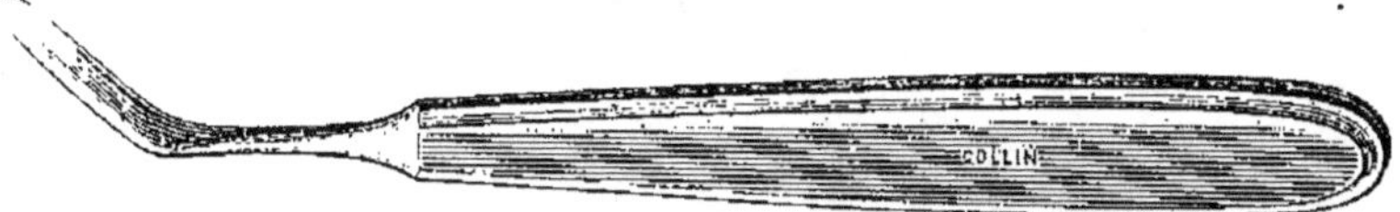

Fig. 49. — Rugine pour décoller la dure-mère.

crâne avec une couronne de trépan, de préférence à une des extrémités de la brèche projetée, et à partir de là

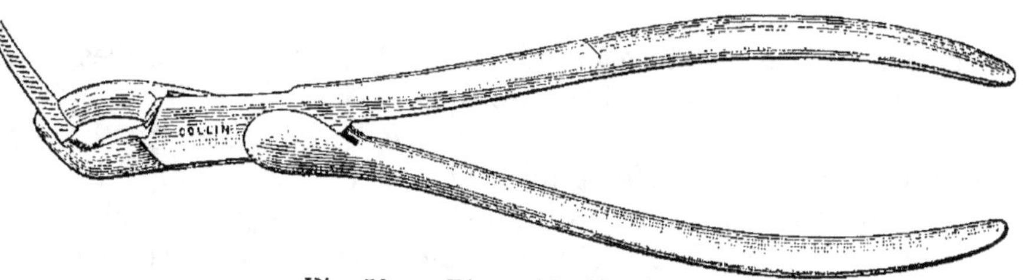

Fig. 50. — Pince décollatrice.

on creuse un fossé étroit, avec des pinces-gouges de modèles divers. Pour éviter d'ouvrir la dure-mère, il convient de la décoller, ce que Maunoury (de Chartres)

a fait avec un herniotome de Bœckel; il est plus simple
d'avoir une pince-gouge un peu courbe, dont la branche
femelle est convexe et se termine par une lame mousse

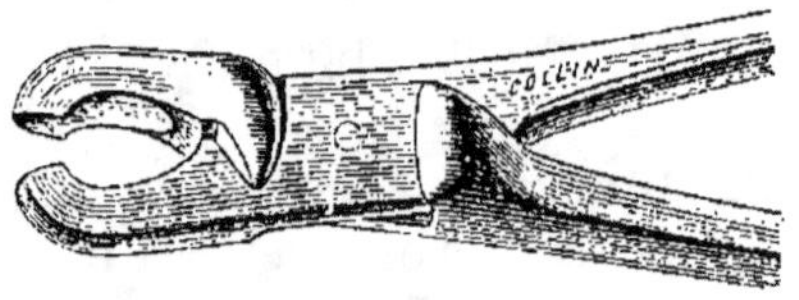

Fig. 51. — Pince-gouge à deux mors coupants.

qui dépasse en bec de canard l'autre branche (pince
décollatrice de Lannelongue, *voyez* fig. 50). Lannelongue
n'emploie pour ce décollement une sonde cannelée spé-

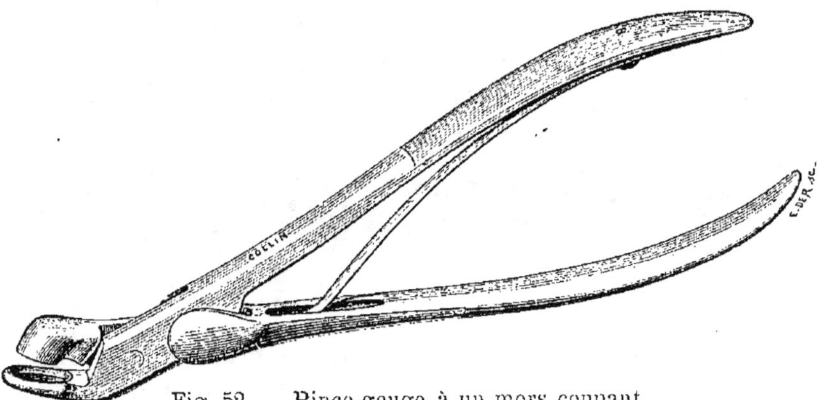

Fig. 52. — Pince-gouge à un mors coupant.

ciale, plate et mousse (fig. 49), qu'au niveau des sutures,
quand il doit en franchir une ou plusieurs.

C'est d'après la forme de la brèche osseuse que la
craniotomie sera *linéaire* ou à lambeau. Dans le premier
cas, on divise les parties molles et l'os sous-jacent selon
une seule ligne, dirigée d'ailleurs dans une direction
variable; elle longera, par exemple, le sinus longitudinal supérieur, la zone motrice, etc., selon la région
que l'on désire plus particulièrement débrider. Ainsi,
dans un cas spécial, chez un enfant de huit mois atteint
d'un aplatissement considérable de la région frontale,

les pariétaux continuant à se développer en hauteur,

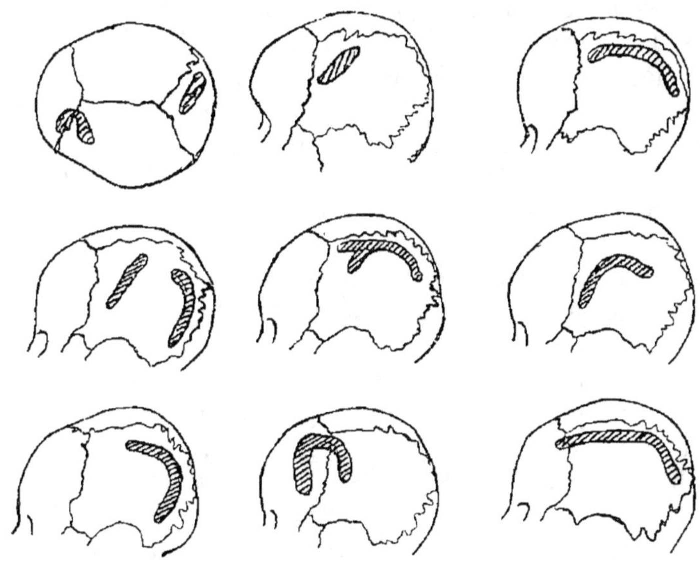

Fig. 53. — Tracés de craniotomie linéaire et à lambeau. (Lannelongue.)

Lannelongue a fait une craniotomie linéaire transversale, allant d'un ptérion à l'autre (fig. 54).

La craniotomie *à lambeau* dessine des lambeaux

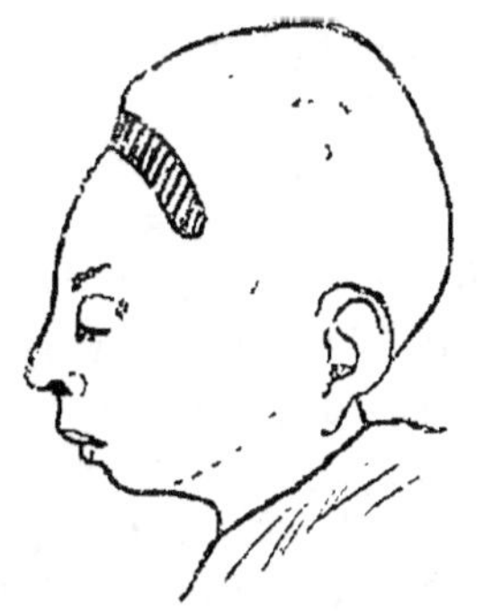

Fig. 54. — Craniotomie transversale. (Lannelongue.)

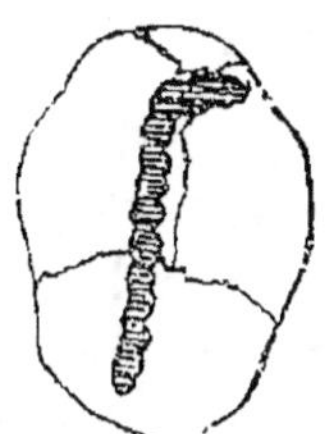

Fig. 55. — Tracé de craniotomie angulaire. (Jaboulay.)

ostéo-cutanés, qui restent adhérents par une base plus

ou moins large et comprennent un os entier, un pariétal par exemple, ou une partie d'un os. Ou bien on crée une brèche en T.

La largeur de la brèche est d'environ 1 centimètre. Il est inutile de réséquer le périoste, qui se recroqueville sur chaque lèvre osseuse et ne régénère pas d'os. La brèche ne s'oblitère pas non plus par ossification de la dure-mère, ainsi que Lannelongue a pu s'en rendre compte à l'autopsie de deux sujets, morts du croup au bout de quatre et cinq semaines.

Rien de spécial pour l'hémostase, la suture, le drainage.

La plupart des auteurs ont opéré, ou à peu près, selon les préceptes donnés par Lannelongue, et en particulier ont employé la pince-gouge — dont divers modèles spéciaux ont été inventés — de préférence au ciseau et au maillet, cette dernière technique ayant l'inconvénient grave d'ébranler le cerveau. Th. Anger, Girard (de Berne) ont appliqué en ligne des couronnes de trépan et ont fait sauter à la gouge les ponts intermédiaires.

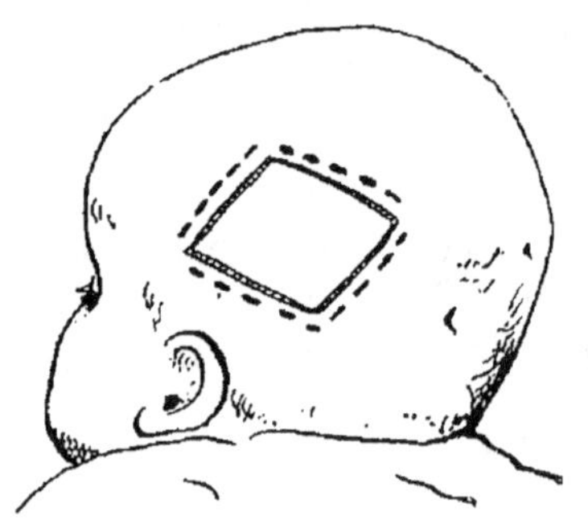

Fig. 56. — Craniotomie quadrangulaire. (Postempki.)

Quelques chirurgiens ont pensé que la mobilisation obtenue par ces procédés, même par le procédé à lambeau, était insuffisante. Largeau (de Niort) a taillé, à peu de chose près, à la gouge et au maillet, un lambeau ostéoplastique de Wagner, haut de 8 centimètres et large de 7, sur un pariétal resté adhérent seulement par un pédicule de 3 centimètres et demi. Postempki délimite un quadrilatère par quatre incisions cutanées, qui ne se rejoignent pas, d'où quatre pédicules vasculaires, et par là il libère entièrement l'os sous-jacent (fig. 56).

Dumont (de Berne) mène une incision médiane du

front à l'inion, décolle les parties molles avec le
périoste, puis applique de chaque côté une couronne de

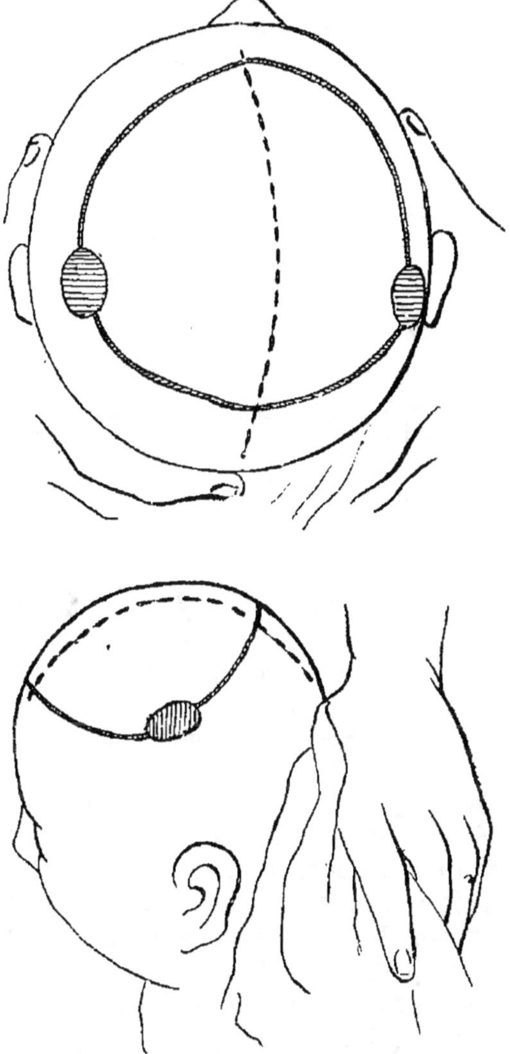

Fig. 57. — Craniotomie circulaire. (Dumont.)

trépan au-dessous de la bosse pariétale, et à partir de là
il fait, de chaque côté, une brèche horizontale à la pince

coupante ; il en résulte que le sommet de la voûte devient une calotte mobile (fig. 57). Des craniotomies circulaires analogues, mais avec incision cutanée horizontale, ont été pratiquées par quelques auteurs.

Wyeth, dont le procédé a été suivi par Mc Clintock, a tracé de bout en bout une incision sagittale, et a creusé dans l'os, de chaque côté, une tranchée d'un quart de

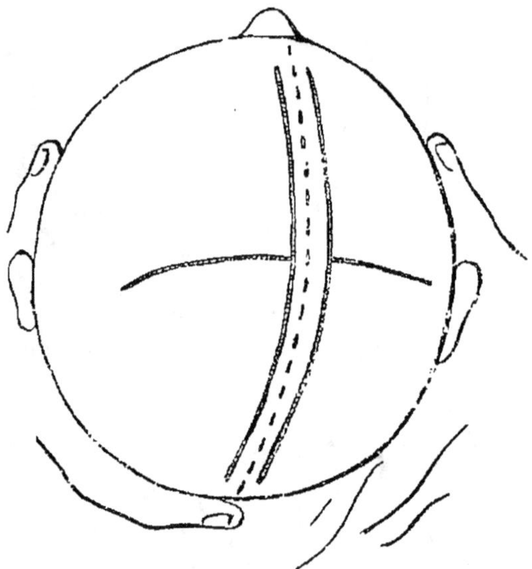

Fig. 58. — Craniotomie cruciale. (Wyeth.)

pouce de large, sur laquelle il a fait tomber au milieu un débridement transversal, d'où quatre lambeaux osseux qu'il a écartés violemment, jusqu'à donner aux tranchées sagittales un pouce de large (fig. 58). Malgré les succès opératoires de ces deux auteurs, Keen pense que cette opération est beaucoup plus grave que la craniotomie ordinaire, et que rien ne démontre son efficacité plus grande.

Gersuny a pratiqué chez un enfant de huit mois une série d'incisions radiées, au fond desquelles il a fendu aux ciseaux, en deux séances, à quinze jours d'intervalle, les os du crâne très minces.

Tels sont les procédés mis en œuvre. Quelle est leur valeur thérapeutique? C'est ce que nous devons maintenant nous demander : *a priori*, au nom de l'anatomie et de la physiologie pathologiques; *a posteriori* surtout, par l'étude des résultats immédiats et éloignés.

Anatomie et physiologie pathologiques. — Le but que se sont proposé Lannelongue, ses précurseurs et ses imitateurs, a été de créer une suture artificielle, grâce à laquelle le crâne pût se dilater proportionnellement aux besoins du développement cérébral.

Virchow a émis, sur la nature de la microcéphalie, une théorie qui justifierait complètement, si elle était exacte, ces tentatives opératoires : c'est par suite de l'ossification prématurée des sutures craniennes que le cerveau est arrêté dans son développement, contenu qu'il est dans une boîte osseuse dont la capacité est trop tôt devenue immuable.

Malgré la haute valeur scientifique de son auteur, cette théorie ne devait pas faire fortune. Elle va, en effet, à l'encontre de tout ce que nous savons en biologie, en évolution des êtres animés. L'organe primordial est ici le centre nerveux, auquel le crâne fournit seulement une enveloppe protectrice; à tous les stades connus de développement, chez l'homme comme dans la série animale, le crâne obéit, pour ainsi dire, au cerveau, s'adapte à ses exigences, et nulle part on ne voit l'inverse. Et en fait, lorsqu'on a examiné le crâne des microcéphales, on a constaté que, d'ordinaire, les sutures ne sont pas ossifiées. Il est tout à fait raisonnable d'admettre que le cerveau subit un arrêt de développement et que sur lui se modèle un crâne de mêmes dimensions.

Comment expliquer cet arrêt de développement? Est-il d'origine pathologique, ou faut-il rapporter à une anomalie réversive, par atavisme, un état où le cerveau paraît sain mais est plus petit, plus lisse que le cerveau humain normal, présente souvent des circonvolutions disposées selon les types d'animaux inférieurs? Ces questions, d'un grand intérêt scientifique, ne sont pas encore résolues : et l'on conçoit combien stérile doit être la craniotomie si la théorie atavique est exacte.

Si l'on admet, comme on doit le faire, l'origine cérébrale de la microcéphalie, la craniotomie ne semble pas, *a priori*, appelée à de bien brillantes destinées : et pourtant Lannelongue est partisan de la théorie cérébrale.

C'est que, peut-être, l'arrêt de développement de l'encéphale relève parfois d'une cause inconnue, mais temporaire. Lorsqu'elle a cessé d'agir, le cerveau pourrait avoir envie de reprendre son essor, mais il en serait alors empêché par la boîte cranienne dont l'ossification se serait trop tôt complétée. L'ossification prématurée des sutures serait donc secondaire et non point primitive, comme dans la théorie de Virchow, mais une fois produite elle jouerait un rôle important pour rendre définitive la lésion cérébrale.

Cette opinion, que d'ailleurs il n'a jamais cherché à généraliser, a été appliquée par Lannelongue à un certain nombre de cas. Il est, en effet, incontestable qu'il y a des microcéphales chez lesquels les fontanelles se ferment trop tôt, tandis que les sutures sont trop serrées et même s'oblitèrent prématurément.

Mais, même envisagée ainsi, l'ossification prématurée des sutures est-elle la règle? Oui, si on veut dire que l'ossification est prématurée en ce sens qu'elle se produit d'ordinaire à partir de la vingtième année et non, comme à l'état normal, chez le vieillard seulement. Non, si on veut parler de l'ossification cranienne complète chez l'enfant, et surtout chez l'enfant en bas âge : presque tous les auteurs qui ont fait sur ce point des recherches anatomiques le déclarent nettement, et, par exemple, sur 21 autopsies d'enfants microcéphales, 2 ou 3 fois seulement Bourneville a trouvé une synostose cranienne partielle.

L'anatomie et la physiologie pathologiques nous conduisent donc à penser que bien rares doivent être les cas où la création d'une suture artificielle au crâne sera de quelque utilité, et malheureusement l'observation clinique, à laquelle doit toujours rester le dernier mot, a confirmé cet arrêt.

Résultats. — Il faut envisager successivement : 1° les *résultats immédiats*, c'est-à-dire la *gravité opératoire* ; 2° les *résultats thérapeutiques*.

a) RÉSULTATS OPÉRATOIRES. — Au premier abord, la gravité opératoire paraît considérable. En présentant un enfant de six ans auquel on avait pratiqué un an auparavant la craniotomie, Dana déclarait que dans trois autres cas il avait vu mourir les opérés en quelques heures. Binnie dresse une statistique où la mortalité est de 24,5 p. 100, et sur 89 cas J.-F. Barbour (de Louisville) trouve 16 décès. Je ne tiens pas compte de la statistique de A. Starr : 14 morts sur 34 cas, car les faits les plus disparates y sont réunis. Par exemple, l'écoulement rapide du liquide céphalo-rachidien y est considéré comme un facteur de gravité, ce qui est évidemment erroné pour la craniotomie proprement dite, où l'on ne doit pas ouvrir la dure-mère.

En réalité, l'opération bien conduite est assez bénigne pour qu'on ait été en droit de la pratiquer à titre d'essai ; en 1891, sur 25 cas, Lannelongue n'avait perdu qu'un opéré. Ce qui pèse sur la statistique, c'est l'inexpérience de certains opérateurs, c'est parfois l'emploi de procédés spécialement graves.

Je suis loin de prétendre que la léthalité doive être nulle ; Horsley, par exemple, malgré toute son habitude de la chirurgie cérébrale, a vu un de ses opérés succomber en présentant une hyperthermie subite et intense, arrivant à 42°. Mais on peut conclure de la série intégrale de Lannelongue, la seule qui ait une importance numérique réelle, que la gravité n'est nullement hors de proportion avec celle de la maladie. C'est donc des résultats thérapeutiques que vont dépendre les indications.

b) RÉSULTATS THÉRAPEUTIQUES. — Si l'on prend la statistique dressée par J.-F. Barbour, on trouve les résultats suivants, pour les 73 sujets sur 89 qui ont survécu à l'opération :

    Résultats certainements nuls. 20
    Pas de renseignements. 4
    Diminution des attaques épileptiformes. 1
    Améliorations.. 48

Voilà certes qui serait beau ; améliorer 48 microcéphalies sur 89, fût-ce au prix de 16 décès ! Mais si on analyse les faits de près, en dépouillant chaque observation, on arrive à une conclusion bien moins consolante.

Presque tous les auteurs qui ont fait des craniotomies pour microcéphalie ont observé une *amélioration immédiate* parfois remarquable. Ce n'est évidemment pas constant, et par exemple le résultat a été absolument nul chez les malades d'Estor, de Heurtaux, de J.-F. Barbour. Mais dès les premiers jours, Th. Anger, Horsley, Prengrueber, etc., ont noté quelques modifications favorables ; les enfants criaient moins, semblaient acquérir quelque fixité dans le regard ; quelques-uns ont cessé de se salir au lit comme ils le faisaient constamment jusque-là et pour la première fois de leur vie ont demandé le vase.

C'était encourageant, et pendant quelques mois les chirurgiens ont espéré que peu à peu, l'amélioration s'accentuant, on arriverait, avec le temps, à des résultats satisfaisants. Ne fallait-il pas du temps, pour que le cerveau reprît son essor, à la faveur de la suture artificielle ?

Malheureusement, l'avenir n'a pas réalisé ces promesses, et les *résultats tardifs* ont été d'ordinaire nuls, ou à peu près, même chez les malades qui avaient d'abord semblé moins idiots. C'est ce qui eut lieu très nettement, par exemple, chez une opérée de Maunoury (de Chartres) ; chez cette fillette, l'amélioration commença dès le deuxième jour et s'accentua pendant les deux premiers mois, mais à partir de là elle cessa et l'idiotie redevint complète, quoique la palpation démontrât la persistance de la tranchée osseuse non ossifiée. Il en fut de même chez l'opérée de Th. Anger.

Dès lors, les succès enregistrés au bout de quelques jours, quelques semaines, quelques mois même, ne prouvent absolument rien, et sur la nullité du résultat définitif le silence des optimistes de la première heure est significatif.

Les observations suivies pendant assez longtemps pour avoir quelque valeur sont exceptionnelles. L'une d'elles est celle que, dans son premier mémoire, Lannelongue a communiquée à l'Académie des Sciences. A cette date, l'amélioration immédiate était déjà évidente, et, ayant pu voir l'enfant cinq ans après, j'ai constaté que certainement on avait, au total, obtenu un résultat assez favorable ; la fillette joue, court, reconnaît les personnes de son entourage, mange seule ; mais son intelligence est restée des plus obtuses. A côté de ce fait, on ne peut guère ranger que ceux de Cerné, de Chénieux, de Wyeth, de Joos, de Keen, de Dana, de Largeau, de Lanphear et d'Eskridge.

Ces faits sont rares, incontestablement ; mais ils suffisent à démontrer que le résultat n'a pas toujours été tout à fait nul. Ils sont toutefois passibles d'une objection, à laquelle il a été impossible de répondre avec netteté ; après l'opération, on s'est occupé, plus qu'on ne l'avait fait jusque-là, de ces enfants auparavant abandonnés, et dès lors quelle part doit revenir au traitement pédagogique, dont les heureux effets sont hors de doute ?

Il semble bien qu'à cette éducation il faille attribuer, dans ces succès relatifs, une part réelle, peut-être même considérable. Mais aussi il faut faire entrer en ligne l'acte opératoire, ainsi que le démontrent les améliorations immédiates, trop souvent fugaces, il est vrai. Ces améliorations sont impossibles à expliquer, mais nous devons les enregistrer.

Dans certains cas, donc, on obtient quelque chose ;

dans la majorité, on n'arrive à rien. Pouvons-nous faire, entre ces deux catégories, des différences cliniques nous conduisant à des indications thérapeutiques? D'après Binnie, il faut distinguer selon que la microcéphalie est congénitale ou acquise ; dans cette seconde variété, dont les faits de Mc Clintock, Cerné, Keen, etc., nous offrent des exemples, l'enfant se développe d'abord bien, puis s'arrête et devient idiot, tandis que son crâne reste petit et s'ossifie prématurément ; c'est alors qu'il conviendrait d'opérer.

En théorie, cette opinion est séduisante ; mais en pratique on est vite convaincu, par la lecture des observations, que parmi les enfants devenus nettement microcéphales après leur naissance, les résultats favorables ne sont pas plus nombreux que parmi les autres.

On pourrait encore chercher à apprécier par la palpation où en sont les sutures ; si on les trouve ossifiées, l'opération aurait quelques chances de succès. Ici encore, nos investigations sont vaines. Nous apprécions bien l'état des fontanelles, mais c'est à peu près tout ; et par exemple sur un opéré de Lannelongue, mort quelques mois après à Bicêtre, Bourneville a constaté, à l'autopsie, que les sutures n'étaient pas ossifiées. Je crois qu'il a, depuis, multiplié les constatations de ce genre.

Revel se demande si l'on ne devrait pas réserver l'opération aux sujets au-dessous de cinq ans ; passé cet âge, l'intervention serait à la fois plus grave et inefficace. C'est oublier que l'enfant présentée par Dana avait six ans ; qu'une jeune femme opérée par L. Bauer a vu diminuer une paralysie spasmodique et a pu ensuite enfiler une aiguille.

Si donc nous voulons opérer, il faut le faire au petit bonheur, pour ainsi dire, en considérant, avec Keen, qu'on ne perd rien à un résultat nul, ni même à un décès. L'unique question est de savoir si les améliorations obtenues méritent d'être prises en considération ; discussion philosophique et non plus chirurgicale.

Certains médecins seront fiers d'avoir transformé un

idiot complet en un demi-idiot, capable de marcher et de manger seul, d'expulser à peu près proprement ses déjections, de reconnaître quelques personnes et de prononcer quelques paroles ; certaines familles accueilleront avec joie les semblants de démonstrations affectives qui deviendront alors possibles.

D'autres — et c'est de ceux-là que je suis — pensent que, la guérison réelle n'ayant jamais été obtenue jusqu'à présent, ces progrès partiels sont bien insignifiants ; je les trouverais même volontiers plus nuisibles qu'utiles, et cette opinion s'applique autant aux résultats du traitement pédagogique qu'à ceux du traitement opératoire. Transformer un idiot en un demi-idiot est une mauvaise besogne ; si l'enfant reste tout à fait incapable de subvenir à ses besoins, comme il est de règle, il est pour la société une charge inutile ; et si, par hasard, il peut un jour quitter l'asile pour entrer dans la vie commune, alors il devient directement dangereux par sa capacité à fournir une progéniture presque fatalement défectueuse.

Cette philosophie un peu brutale est la seule qui respecte les lois universelles de la sélection naturelle, et elle nous mène à regretter que, malgré l'exemple de Sparte, l'emploi du Barathre ne se soit pas généralisé dans le monde civilisé ; à considérer qu'après tout, la craniotomie aurait peut-être pour principal avantage de remplacer, infidèlement, hélas ! ce gouffre démodé. Mais ce rôle ne doit jamais être le nôtre, et c'est pour cela que, les meilleurs résultats étant nuls à mes yeux, j'ai toujours, sauf une fois, refusé d'intervenir, quoique j'en aie bien des fois été sollicité ; et je remarquerai que les observations, publiées en grand nombre de 1890 à 1893, sont devenues bien rares aujourd'hui.

CHAPITRE VII

TROUBLES FONCTIONNELS DIVERS

Épilepsie. — Psychoses. — Céphalalgie.

§ I. — ÉPILEPSIE

Avant de s'occuper avec fruit du traitement de l' « épilepsie », il serait utile, sans doute, de pouvoir définir avec netteté, dans sa cause et dans ses symptômes, le mal auquel s'applique ce terme. Or, actuellement, cette définition est bien difficile, sinon impossible, et la meilleure preuve en est qu'on ne la trouve, parmi les travaux d'ensemble les plus récents et les plus complets, ni dans l'article de Burlureaux, ni dans l'importante monographie de Ch. Féré.

Tout ce que l'on peut faire, sous prétexte de définition, c'est esquisser une description symptomatique résumée, où soient en relief quelques grands caractères, bien tranchés et bien saillants, où l'on montre le cri initial, les convulsions toniques et cloniques, la bave, le coma. Mais il n'y a là rien qui rappelle une définition, capable de faire concevoir en quoi consiste la maladie, quelle est son essence.

A vrai dire, nous ne sommes pas beaucoup plus avancés, sur bien des points, qu'à l'époque ancienne où le mal sacré, bien fait pour frapper les esprits superstitieux, englobait à peu près toutes les maladies à convulsions. Certes, quelques clartés ont été apportées dans le sujet et, peu à peu, la « grande névrose » a été démembrée ; quelques causes ont été élucidées, et, par exemple, sans toujours bien démontrer leur mécanisme, on a déterminé l'existence des éclampsies urémiques ; les progrès de l'anatomie pathologique ont permis de constater souvent des lésions cérébrales, là où les anciens croyaient à une névose *sine materia*; la connaissance plus exacte de l'hystérie a conduit à des distinctions diagnostiques importantes [1].

Mais, au total, la lumière est loin d'être faite. Tout ce que nous savons, c'est que l'épilepsie n'est pas une maladie, mais un syndrome, où s'associent, en proportions variables, des troubles convulsifs partiels ou généralisés, sensoriels, viscéraux et psychiques; que ce syndrome relève de causes, de lésions en partie connues et que de jour en jour se rétrécit le champ de l'épilepsie névrose, telle qu'on la concevait il n'y a pas longtemps encore.

Ces données ne sont, toutefois, pas très nouvelles, et ce n'est pas d'aujourd'hui qu'on a distingué les épilepsies symptomatique, sympathique et essentielle. Dans cette nomenclature et cette terminologie actuellement un peu démodées, l'épilepsie est symptomatique lorsqu'elle relève d'une lésion cérébrale; elle est sympathique si elle est provoquée par une lésion plus ou moins éloignée du cerveau; elle est essentielle, enfin, quand on ne lui connaît aucune cause, aucune lésion.

La deuxième variété nous reporte à un demi-siècle en arrière, à l'époque où la sympathie, masquant d'un mot notre ignorance, servait à expliquer tout ce qui dépassait notre entendement; et c'est ainsi qu'on catégorisait, côte à côte, les convulsions urémiques, les épilepsies vermineuses, les épilepsies ayant pour origine une cicatrice périphérique, etc. Qu'y a-t-il de définitivement établi dans les explications pathogéniques modernes, fondées sur les auto-intoxications, sur les irritations

---

1. Voy. p. 90.

réflexes? Nous serions bien téméraires de le dire au juste, mais nous en savons assez pour comprendre combien est artificiel l'antique groupe des épilepsies sympathiques; pour comprendre aussi qu'après tout ces épilepsies sont symptomatiques, au même titre que celles auxquelles on attribuait naguère exclusivement ce nom.

Dans la pratique, cependant, cette distinction conserve une valeur réelle; il est important, pour la thérapeutique, de bien distinguer les épilepsies avec ou sans lésions cérébrales, et à cette démarcation tranchée se prêtent bien les termes d'épilepsies symptomatique et sympathique. Aussi, après s'être expliqué sur leur signification, peut-on continuer à les employer.

Une fois faite la part des épilepsies sympathiques et symptomatiques, ce qui reste constitue le domaine, encore vaste, quoique bien entamé, de l'épilepsie essentielle ou idiopathique. Mais ces mots ne doivent pas être pris dans leur sens absolu : ils servent, seulement, comme nomenclature d'attente, pour classifier les cas où la cause et la lésion échappent encore à nos moyens actuels d'investigation. C'est là que doit être rangé cet épileptique « vrai » dont, malgré les efforts de Lasègue, on n'a pu arriver à établir nettement le type en l'opposant aux épileptiques « faux » des deux espèces précédentes.

Du « vrai » au « faux », de quelque côté que nous nous tournions, nous ne voyons, en effet, aucune ligne de partage. D'abord, on n'a pas tardé à renoncer à l'aphorisme de Lasègue : « tout individu qui a une aura n'est pas un épileptique ». Un nombre considérable d'épileptiques qui rentrent, à part cela, dans la définition de Lasègue, ont en réalité une aura, aujourd'hui bien connue parce qu'on s'attache à la rechercher.

Faut-il prendre comme critérium l'hérédité et le début dans la jeunesse, sans cause connue? Ces données, elles aussi, vont nous laisser en défaut. Les travaux modernes ont, en effet, démontré à la fois que nos devanciers ont exagéré le rôle de l'hérédité et que, par contre, ils ont trop négligé l'influence des causes occasionnelles. Bien des épileptiques ont subi, à l'accouchement ou durant leur première enfance, des lésions traumatiques plus ou moins intenses du crâne ou du cerveau ; en outre, P. Marie a fait voir que, dans la genèse des épilepsies en apparence les plus spontanées, il fallait faire jouer un rôle important aux reliquats des diverses maladies infectieuses.

Voilà des constatations qui nous conduisent à rapprocher l'épilepsie dite « essentielle » des épilepsies le plus nettement symptomatiques. Il y a cependant une question de terrain qui possède une influence considérable.

Si l'on voulait admettre, comme naguère on avait tendance à le faire, que l'épilepsie est un mal héréditaire, on ne tarderait pas à être convaincu d'erreur : les causes occasionnelles que je viens de signaler sont bien plus fréquentes que l'hérédité similaire. Mais on aurait tort, également, de vouloir tout rapporter à ces causes. L'épilepsie elle-même fait souvent défaut chez les ascendants des épileptiques, mais presque toujours on trouve une hérédité nerveuse plus ou moins chargée. Cette hérédité de transformation doit être prise en sérieuse considération, et elle explique comment une cause insignifiante chez un sujet provoque chez un autre une épilepsie des plus graves.

Expérimentalement, nous le savons, on peut, par des lésions traumatiques du système nerveux central ou périphérique, provoquer à peu près à coup sûr l'épilepsie : et parfois la névrose pourrait après cela devenir héréditaire. Malgré cette constatation, et malgré l'épilepsie traumatique survenant, chez l'homme, à tout âge et en dehors de toutes prédispositions, à la suite des traumas cérébraux graves, il semble que d'ordinaire la prédisposition héréditaire soit un facteur important.

Une semblable association préside à l'étiologie du tabes, de la paralysie générale. Dans ces maladies, la fréquence — j'allais dire la constance — avec laquelle on trouve la syphilis dans les commémoratifs est telle qu'on ne peut pas admettre une simple coïncidence ; et cependant, presque toujours aussi, on relève une hérédité ou des commémoratifs névropathiques très nets ; presque toujours, par contre, le traitement spécifique reste impuissant. Il en est d'ailleurs ainsi pour la syphilis cérébrale tout entière, dans ses diverses manifestations : « N'en fait pas qui veut », a dit A. Fournier, et cet aphorisme — trop absolu comme tous les aphorismes — s'applique également à l'épilepsie.

Ainsi, très souvent, un sujet devient épileptique parce qu'une cause occasionnelle vient mettre en éveil une prédisposition jusqu'alors latente, et qui, sans cela, le serait peut-être toujours restée : cette épilepsie n'est donc pas aussi « idiopathique » qu'on l'a prétendu ; jusqu'à un certain point, elle est symptomatique. Et par contre, la prédisposition héréditaire est évidente chez bon nombre de sujets où la cause occasionnelle est d'une intensité telle qu'on la met au premier rang : cela s'observe, par exemple, pour bien des épilepsies traumatiques, pour l'éclampsie puerpérale, etc.

Dans sa thèse sur l'épilepsie jacksonienne, sans doute, Péchadre prend soin d'éliminer tous les faits où dans les commémoratifs on note un trauma ; avec son maître Lépine, je crois qu'il exagère, et dans bien des cas il est difficile, sinon impossible, de dire si l'on doit ou non placer réellement un trauma à l'origine du mal. A peu près tous les épileptiques ont subi des lésions traumatiques dont très souvent on trouve la trace sous forme d'enfoncements, de cicatrices : mais dans leurs crises ne font-ils pas des chutes parfois graves ? La filiation est évidente, par exemple, chez un malade où Championnière a pu déterminer que, les crises ayant débuté à quatre ans, une fracture du crâne avait eu lieu à l'âge de huit ans. Mais si cela est aisé pour les violences graves, cela devient malaisé, sinon impossible, pour ces traumas légers que subissent, avec une fréquence variable, tous les enfants sans exception et qui provoquent parfois des accidents nerveux immédiats, passagers et bizarres. Comment expliquer les épilepsies, qui surviennent de longues années — jusqu'à vingt ans et plus — après une plaie de tête? J'ai cité une observation de Williamson et Jones où la gravité de la blessure, qui datait de deux ans seulement, et le succès de la trépanation, sont des arguments en faveur de l'épilepsie traumatique : mais le malade a des parents alcooliques et une sœur épileptique. Par contre, chez un opéré de Larger l'hérédité était nulle, et l'épilepsie était jacksonienne; mais le trauma cranien était resté pendant quinze ans sans conséquences, et, quoique l'on eût trouvé la dure-mère adhérente par places à l'os épaissi, le seul résultat de l'opération fut une amélioration passagère.

Certainement, comme le dit Féré, « les épileptiques chez lesquels la maladie paraît s'être développée spontanément, sont ceux qui présentent en général le plus grand nombre de stigmates permanents de « dégénérescence », anomalies organiques diverses, asymétrie craniofaciale, tics, strabisme, nystagmus, etc. Mais même dans ces conditions, le développement peut fort bien être provoqué par une cause occasionnelle : et parfois l'enquête prouvera qu'on est en présence d'un convulsif de l'enfance, par exemple, de ce que Féré appelle « un apprenti épileptique » ayant « abandonné la carrière » pour y revenir plus tard.

Les frontières sont donc indécises entre les épilepsies symptomatiques et l'épilepsie idiopathique : entre les cas tranchés où la cause occasionnelle doit avoir sans conteste le pas et ceux où cet honneur revient à la prédisposition, existe toute la série des cas intermédiaires, conduisant des uns aux autres par gradation insensible, cas susceptibles, à la limite, d'être interprétés dans un sens ou dans l'autre.

L'anatomie pathologique ne permet pas davantage une démarcation rigoureuse. Après avoir cru que l'épilepsie était une névrose *sine materia*, on a constaté qu'il n'en était rien : on a d'abord vu des lésions de sclérose tubéreuse plus ou moins disséminée, en foyers grossiers, pour ainsi dire, et appréciables à l'œil nu ; puis on a trouvé, au microscope, des lésions de sclérose névroglique dans des cerveaux en apparence normaux.

Ces données sont en grande partie dues aux intéressantes et patientes recherches de Chaslin. Depuis, elles ont été confirmées, et actuellement il est établi que presque toujours on trouve des lésions cérébrales dans l'épilepsie dite essentielle. Comme nous l'avons vu pour l'épilepsie traumatique, il y a une série ininterrompue entre les cas où on trouve seulement des lésions histologiques et ceux où les accidents relèvent d'une lésion grossière telle qu'une gomme ou un gliome ; et de plus la sclérose névroglique ne semble pas différente, dans les cas en apparence idiopathiques, de ce qu'elle est chez certains sujets où il y a eu manifestement une provocation traumatique.

Au moins serons-nous en droit d'établir des distinctions au nom de la clinique ? On pourrait l'espérer puisqu'il est bien reconnu aujourd'hui que tous les épileptiques n'appartiennent pas symptomatiquement au même type, et je n'ai pas à répéter ce que j'ai dit [1] sur l'épilepsie jacksonienne opposée à l'épilepsie généralisée. A ce moment, dans l'étude générale sur les indications symptomatiques de la chirurgie cérébrale, j'ai cherché à faire voir que l'épilepsie jacksonienne à *signal-symptôme* net est d'ordinaire le résultat d'une irritation corticale localisée et que dès lors elle était une indication à trépaner sur la région correspondante. Mais déjà nous avons vu que cette trépanation était surtout exploratrice, que nous avions, dans l'étude du spasme initial, un guide important mais non point d'une fidélité à toute épreuve : et quand nous nous sommes occupés des tumeurs, nous

---

[1] Voy. p. 84.

avons retrouvé, à maintes reprises, ces incertitudes du diagnostic.

Tout ce que nous pouvons conclure, c'est que, d'une manière générale, l'épilepsie jacksonienne résulte d'une lésion localisée, est symptomatique, tandis que les crises généralisées d'emblée relèvent de l'épilepsie dite essentielle. Mais en cela il n'y a rien d'absolu et l'anatomie pathologique nous apprend que, d'un côté comme de l'autre, il y a de nombreuses exceptions à cette règle.

On ne saurait d'ailleurs s'en étonner, quand on voit, en clinique, que tous les intermédiaires existent entre l'attaque bornée à un spasme d'un membre — ce que Féré appelle l'épilepsie parcellaire — et celle où brusquement le sujet tombe dans le coma, en proie à des convulsions qui semblent généralisées d'emblée. Qui semblent, car presque toujours on trouve, en analysant les choses de près, un symptôme initial : et on peut admettre, avec Féré, que l'épilepsie généralisée d'emblée, à laquelle on arrive graduellement en partant de l'épilepsie partielle, est seulement une épilepsie où le stade qui précède les convulsions généralisées est réduit au minimum.

De plus, autant pour l'aura que pour les symptômes de l'attaque elle-même, le syndrome épileptique comprend un mélange, en proportions très variables, de vertiges, de troubles moteurs, convulsifs et paralytiques, de phénomènes psychiques, sensitifs et sensoriels. De ces variations, ni l'étiologie ni l'anatomie pathologique ne nous donnent la clef, et non seulement elles existent d'un sujet à l'autre, mais encore chez le même sujet d'une attaque à l'autre. C'est pour cela que Féré, rompant avec une nomenclature ancienne, a intitulé son livre : *Les épilepsies et les épileptiques*.

A. — INDICATIONS THÉRAPEUTIQUES

Quand et comment convient-il de traiter chirurgicalement un épileptique? Ce qui précède permet d'affirmer immédiatement que la question n'est pas mûre pour une réponse ferme. Quelques indications thérapeutiques peuvent cependant être formulées, si l'on tient compte à la fois de l'étiologie et des symptômes.

1° **Épilepsies symptomatiques et sympathiques.** — En présence d'un malade épileptique, pendant l'état de mal aussi bien qu'entre les crises, on doit avant tout chercher à établir un diagnostic pathogénique. Chirurgicalement, nous pouvons passer sous silence toutes les considérations applicables aux épilepsies aiguës, c'est-à-dire aux éclampsies infantile, saturnine et urémique. Pour cette dernière, cependant, je citerai *in extenso* une observation jusqu'à présent unique où, en raison d'une erreur de diagnostic due à la coexistence d'une otorrhée, Cotterill trépana une urémique et obtint un bon résultat.

Une femme de vingt ans entre à l'hôpital le *16 juin 1893* avec : céphalalgie, vomissements, vertiges et convulsions, qu'on avait qualifiées d'hystéro-épileptiques.
P. 72. Expression stupide ; démarche titubante, le réflexe rotulien est augmenté à gauche ; névrite optique surtout marquée à gauche. La malade avait eu une otorrhée, six semaines auparavant.
Dans la nuit du *23* au *24 juin*, crise très grave de vomissements, de convulsions, suivie de collapsus. Après examen de Byrom-Bramwell, Cotterill trépane le *24 juin*. Une ponction dans le lobe temporo-sphénoïdal, en bas et en dedans, est suivie de l'issue de liquide cérébro-spinal clair très abondant, ce qui indiquait qu'on avait pénétré dans le ventricule latéral : d'autres ponctions du lobe temporo-sphénoïdal ne ramenèrent pas de pus. La plaie est refermée.
Guérison sans interruption. La céphalalgie, les vomissements ont disparu, il n'y eut plus d'attaques épileptiformes, la

névrite optique diminua immédiatement, et au bout de quelques jours disparut entièrement.

Le *14 février 1894*, la malade est revue dans un état satisfaisant de santé : elle souffre encore quelquefois de légères migraines.

L'urine de la malade contenait une grande quantité d'albumine et de cylindres avec dépôt abondant de phosphate de chaux. Le diagnostic urémie avait été discuté et rejeté. Mac Bride, appelé en consultation, avait toutefois mis en doute l'existence d'une collection purulente.

On devra examiner avec grand soin l'état général du sujet, dépister l'hystérie, l'alcoolisme, pour lequel l'abstinence sera la pierre de touche, le diabète, la syphilis surtout. Que cette dernière soit acquise ou héréditaire, elle semble jouer un rôle de notable importance, et dès lors, principalement si les crises sont jacksoniennes, on soumettra le sujet avec rigueur au traitement antisyphilitique : sur cette pratique, je n'aurais qu'à répéter ici ce que j'ai dit à propos des tumeurs. L'échec de la médication spécifique ne devra toutefois pas faire conclure que la vérole ne doit être incriminée à aucun degré, car il semble que l'épilepsie puisse être parasyphilitique, comme le dit Fournier, c'est-à-dire soit provoquée indirectement par la syphilis ou ses reliquats et non par une lésion directement et complètement justiciable du traitement.

D'autres recherches encore, sur lesquelles je ne puis insister, sont celles qui permettront de diagnostiquer, par les symptômes concomitants surtout, les épilepsies plus ou moins nettes, plus ou moins généralisées, symptomatiques de la paralysie générale au début, des tumeurs cérébrales, de l'atrophie cérébrale infantile. Enfin, par l'anamnèse, par l'examen local attentif, on déterminera si le sujet a subi un trauma cranien dont il reste quelques traces, cicatrice ou enfoncement.

En cas de lésion traumatique, d'ailleurs, on aura soin de scruter minutieusement les antécédents personnels et héréditaires du malade, car de là résulteront à la fois et le pronostic et l'indication de prescrire avec plus ou moins de rigueur et d'intensité le traitement médical par le bromure de potassium.

Une irritation méningée par lésion inflammatoire du crâne peut avoir un effet semblable, et par exemple, dans un cas de Chipault, une épilepsie généralisée, à aura motrice partant de la main gauche fut guérie par résection de la voûte cranienne tuberculeuse, avec fongosités de la dure-mère.

A côté de ce groupe important des épilepsies symptomatiques de lésions cranio-cérébrales, nous devons encore accorder une mention aux *épilepsies réflexes d'origine périphérique.*

On a recueilli chez l'homme bien des observations d'épilepsie par irritation nerveuse périphérique, semblable à celle que Brown-Séquard a produite expérimentalement chez le lapin par lésion du sciatique.

Il n'est pas rare qu'une cicatrice cutanée quelconque constitue une zone épileptogène et qu'une pression exercée à son niveau fasse éclater l'accès; et il est des cas où les convulsions se sont ensuite généralisées, débutant par le muscle qu'innerve le nerf lésé. Finalement, l'irritation va jusqu'au cerveau et au bout d'un temps variable l'épilepsie est constituée, l'aura continuant à partir de la cicatrice.

Cette épilepsie réflexe, d'origine traumatique et cicatricielle, est possible après une lésion occupant un point quelconque du corps. Il est à noter, toutefois, qu'elle s'observe surtout à la suite des lésions de la tête. La statistique de la guerre franco-allemande l'indique en chiffres éloquents : sur 63 cas d'épilepsie réflexe traumatique, on en compte 46 consécutifs à des blessures de la tête, soit 0,57 p. 100 du total des blessures de cette région, et 17 consécutifs à des blessures des membres ou du tronc, soit 0,076 p. 100 des blessures.

Cette statistique doit faire faire des réserves sur la possibilité d'une lésion traumatique du cerveau, et on est conduit à admettre, avec Bergmann, que, malgré l'opinion adverse, l'épilepsie dite réflexe, qui se développe à la suite d'une plaie de la tête, est due probablement, non point à une lésion des parties extérieures, mais à une contusion du cerveau, qui reste méconnue, parce que, limitée, petite, elle n'a pas causé de symptômes de foyer. A chaque instant des contusions par balles mortes, des plaies extérieures sans enfoncement appréciable s'accompagnent d'un enfoncement limité à la table interne et se compliquent ainsi d'une offense au cerveau; cet enfoncement n'est même pas nécessaire : vu l'élasticité du crâne, on peut admettre une contusion faible du cerveau sans fracture de la table interne.

Des réserves s'imposent donc, pour les cicatrices crâniennes, sur la pathogénie de ces épilepsies réflexes et sur les déductions thérapeutiques qu'on en tire. On ne saurait contester la réalité des guérisons parfois obtenues par des opérations limitées aux parties molles [1], mais on aurait tort de compter sur la constance des succès de ce genre.

Ce qui est certain — et alors une lésion traumatique du cerveau ne saurait être en jeu — c'est que les cicatrices des membres peuvent être épileptogènes et qu'alors une intervention chirurgicale portant sur la cicatrice peut avoir une influence heureuse. Ainsi, Nothnagel a réuni de nombreux cas de guérison d'épilepsie par excision de cicatrice, libération de nerf, ablation de tumeur comprimant un nerf, etc. On peut se demander, il est vrai, si toutes ces guérisons sont définitives, et à cet égard bien des observations ne sont pas suivies pendant assez longtemps pour être probantes. Il en est, cependant, auxquelles ce reproche ne saurait être adressé, et par exemple von Bergmann a obtenu une guérison définitive par l'excision d'une cicatrice adhérente au péroné; le début remontait à deux ou trois ans.

1. Voy. p. 202.

Mais le fait suivant montre qu'on ne doit pas se hâter de croire au succès parfait. Un autre des malades de Bergmann, âgé de trente-deux ans, fut blessé à l'épaule en 1870, opéré en 1882 : on le considérait en 1883 comme guéri; mais il eut en 1885 des convulsions dans le membre supérieur gauche. Enfin, chez trois autres opérés de Bergmann, le résultat fut nul : on ne nota même pas d'amélioration temporaire.

Peut-être, dans ces cas rebelles malgré les conditions si particulièrement favorables où ils semblaient se présenter, l'irritation périphérique a-t-elle seulement joué le rôle de cause seconde chez un sujet prédisposé : et la maladie rentrerait dès lors dans la catégorie des épilepsies dites essentielles.

Des considérations identiques s'appliquent à des irritations viscérales diverses, et l'on a observé des épilepsies réflexes ayant leur point de départ dans les organes les plus variés : phimosis, lésion de l'estomac, de l'intestin, de la vessie, de l'oreille, rétrécissement de l'urètre, etc., autant de causes auxquelles on peut parfois attribuer des convulsions épileptiformes. La preuve en est fournie par les observations où la suppression de la cause a fait cesser les attaques convulsives.

Jusqu'à quel point la prédisposition agit-elle chez ces sujets, pour qu'une lésion banale et d'ordinaire indifférente puisse se compliquer de la sorte? Nous l'ignorons. Mais pour la pratique nous devons retenir que chez tout épileptique nous analyserons avec soin l'aura, pour déterminer si elle ne part point d'une lésion périphérique, cutanée ou viscérale et, sans promettre que la guérison en résultera, nous traiterons cette lésion par les moyens appropriés, médicaux ou chirurgicaux.

2° **Épilepsie dite essentielle.** — Lorsque, malgré les recherches les plus attentives, on ne trouve aucune des causes auxquelles on est en droit d'attribuer les épilepsies symptomatiques, le premier mot doit toujours appartenir au traitement médical.

Ce n'est point dans un livre chirurgical que doivent trouver place les détails de ce traitement : disons seulement que les bromures, et surtout le bromure de potassium, en sont les agents les plus fidèles. C'est par eux que l'on commencera, c'est sur eux que l'on insistera, et à leur défaut seulement on recourra aux divers médicaments plus ou moins prônés depuis quelques années : borate de soude, hydrate d'amylène, etc.

Lorsque les médicaments auront été reconnus décidément inefficaces, on pourra se demander s'il n'y a pas lieu d'intervenir chirurgicalement, et nous avons à choisir entre diverses interventions. En effet, guidés par des considérations théoriques que nous passerons sous silence, les chirurgiens ont proposé des opérations variées : ligature des gros vaisseaux du cou, ablation du ganglion cervical supérieur, trépanation.

Les deux premières de ces opérations ont évidemment une action sur le cerveau, mais cette action est indirecte, tandis que la trépanation constitue une méthode directe.

A prendre les stastistiques en bloc, les opérations indirectes ne sont pas à rejeter d'emblée. En effet, dans un relevé récent, W. White donne les chiffres suivants :

Ligature des gros vaisseaux du cou, 30 cas, avec :

> 14 guérisons,
> 15 améliorations,
> 1 mort.

Ablation du ganglion cervical supérieur du grand sympathique, 23 cas, avec :

> 6 guérisons,
> 10 améliorations,
> 5 insuccès,
> 2 morts.

Une statistique plus récente de Winter a donné, pour 213 cas, dont 122 utilisables, de résection du sympathique :

> Guérison apparente............ 17 soit 13,9 p. 100
> Amélioration................. 23 — 18,9 —
> Insuccès..................... 67 — 54,9 —
> Morts........................ 7. — 5,7 —

Malgré ces chiffres, en apparence séduisants, la plupart des chirurgiens sont sceptiques. La preuve, à leurs yeux, n'est pas parfaite : les succès semblent trop beaux pour être réellement probants, surtout si l'on constate qu'entre les mains de Kümmel, de Jaboulay, ces deux interventions n'ont donné aucun résultat; et je continue à penser que si, le traitement médical échouant, on se décide à opérer un épileptique, c'est au cerveau qu'il faut s'adresser directement. Tout ce qu'on a publié sur ce sujet depuis quelques années, pour les résections du grand sympathique en particulier, laisse place au doute, malgré les efforts de Chipault, de Jonnesco.

Les indications de la trépanation sont assez différentes pour l'épilepsie partielle et pour l'épilepsie généralisée.

ÉPILEPSIE PARTIELLE. — Nous avons cherché à montrer, il y a un instant, que la démarcation n'avait rien de net entre les épilepsies partielles et généralisées, essentielles et symptomatiques. N'y a-t-il donc point quelque contradiction à séparer maintenant ces variétés? En théorie certainement, mais non point en pratique, et cela ressort avec évidence des chapitres précédents. Nous savons que l'épilepsie partielle, *lorsque le signal-symptôme est net, pur et constant, est souvent* symptomatique d'une lésion accessible dont ce symptôme révèle le siège. Donc, même si, de par l'hérédité, de par l'ensemble clinique, on redoute une épilepsie essentielle, on est pleinement autorisé à aller, par la trépanation exploratrice, à la recherche d'une lésion possible.

Puisqu'il est impossible, dans la plupart des cas, de dire avec netteté si une épilepsie partielle est ou non symptomatique (au sens grossier du mot), le chirurgien doit toujours se comporter comme si la maladie relevait d'une lésion corticale grossière, d'une tumeur par exemple, ou d'une cicatrice : c'est dire qu'une épilepsie jacksonienne justifie pleinement la trépanation exploratrice, guidée par la doctrine des localisations cérébrales. Si même le signal-symptôme est net, on ne s'attardera pas au traitement médical. Bernheim a cherché à prouver que dans ces conditions, et surtout lorsqu'il n'y a pas perte de connaissance, la trépanation devra toujours être exceptionnelle. Il s'appuie sur un cas dans lequel une femme de trente-trois ans, trépanée par Rohmer et ayant de ce chef passé vingt-huit mois sans accès, eut une récidive due à une vive contrariété et en guérit spontanément, après échec du traitement antisyphilitique et de la suggestion. Cette femme avait, en outre, subi un trauma crânien. Ce fait ne prouve nullement que la trépanation de Rohmer ait été inutile.

Après avoir ouvert le crâne, on incisera la dure-mère et on explorera l'écorce comme il a été dit à propos des tumeurs.

Il sera prudent de ponctionner le cerveau, même si l'écorce paraît saine, car une lésion sous-corticale peut, par exception, causer de l'épilepsie partielle. Duflocq a publié un cas de ce genre où l'exploration, infructueuse d'ailleurs, fut pratiquée par Lucas-Championnière [1].

En agissant de la sorte, on sera assez souvent conduit sur une production pathologique dont l'ablation pourra amener la cessation des accès convulsifs.

Mais lorsqu'on ne trouve ni dans l'os, ni dans la dure-mère, ni dans l'écorce cérébrale, aucune lésion susceptible d'expliquer les accidents, comment doit-on agir ?

Lorsque le chirurgien ne trouve rien, cela ne veut pas dire qu'il n'y ait rien : nous avons vu que presque toujours l'histologiste constate dans ces cerveaux quelques modifications morbides [2]. Mais nous nous plaçons au point de vue chirurgical, pratique et opératoire : et

____

1. Voy. p. 380.
2. Dans un cas récent (1899), J. S. Mackendrick n'a trouvé

à ce point de vue nous sommes jusqu'à nouvel ordre forcés de conclure qu'il y a *deux espèces d'épilepsie* : une consécutive à des néoplasmes, à des traumatismes, à la syphilis, avec des *lésions grossières*, facilement appréciables et que souvent le chirurgien peut extirper avec succès; puis *une autre épilepsie* causée par une *altération interstitielle de l'organe, invisible pour le chirurgien*, répartie en foyers unique ou multiples, et s'accompagnant, selon la répartition et l'importance des lésions, d'épilepsie partielle ou d'épilepsie générale d'emblée.

En pratique chirurgicale, les épilepsies à lésion grossière mériteraient seules le nom de symptomatiques. Les autres conserveraient leur caractère de maladie idiopathique, essentielle.

Certains opérateurs, cependant, tiennent compte de ces lésions exclusivement reconnues au microscope. Même lorsque le centre correspondant au spasme initial paraît sain, ils en font le provocateur des crises. Et c'est ainsi que Horsley a proposé et pratiqué l'excision des centres desquels semble partir l'excitation déterminant le spasme initial. D'après lui, cette excision calme presque sûrement les accès convulsifs qui font alors place à la paralysie, et encore cette paralysie est-elle d'ordinaire transitoire.

Voici comment Horsley procède, d'après ses diverses communications à l'Association médicale britannique (1887 et 1893), au Congrès international de Berlin (1890), au Congrès français de chirurgie (1892)[1].

Il opère toutes les épilepsies qui ont un signe de localisation corticale, mais en opérant, s'il ne trouve aucune lésion grossière de la circonvolution, il cherche,

aucune lésion, même histologique, à l'autopsie d'un cas d'épilepsie jacksonienne.

1. Ces opérations de Horsley ont pour point de départ des expériences par lesquelles Munk, Heidenhain, Novi ont réussi à arrêter chez le chien des convulsions épileptiformes en excisant la zone motrice. Il convient de rappeler aussi les expé-

en électrisant l'écorce, le centre précis du mouvement
par lequel commence l'attaque; pour cela, après avoir
mis à nu la région qui répond au membre d'où part le
signal-symptôme, il explore cette région avec un exci-
tateur faradique, à deux tiges métalliques séparées
l'une de l'autre de 4 ou 5 millimètres. Le courant doit
être peu intense, et, comme moyen d'appréciation,
Horsley indique qu'il doit être supporté sur la langue.
L'écorce étant ainsi excitée, des mouvements ne tardent
pas à se produire dans le segment correspondant du
membre, et on arrive ainsi, après quelques tâtonne-
ments, à provoquer le mouvement qui constitue le
spasme initial. « Cette région corticale d'où part l'excitation pour le spasme initial doit alors être excisée et
comme on n'enlève que le foyer d'un segment restreint,
on ne détermine qu'une parésie légère et temporaire. »

Quelques auteurs ont, sitôt la proposition de Horsley,
mis à l'étude cette excision des centres, l'écorce étant
en apparence saine. Mais les faits sont restés relativement assez rares. C'est que la méthode a eu dès le début
de nombreux opposants, plus nombreux que ses partisans, et l'opération de Horsley est loin d'être entrée
dans la pratique courante, même parmi les chirurgiens
qui s'adonnent le plus volontiers aux interventions sur
le cerveau. Il semble même que dans ces dernières
années elle ait perdu du terrain.

Ainsi, dès 1888, Macewen a affirmé que l'ablation de
larges zones du cerveau, surtout dans les centres
moteurs, entraîne à de graves conséquences pour le
cerveau, car, de par la cicatrisation, elle causera un
tiraillement et un déplacement des parties voisines, avec
une adhérence du cerveau à la cicatrice. Dans un pro-

riences par lesquelles Rosenbach et quelques autres physiologistes ont cherché à prouver qu'après destruction de la zone
motrice, les irritations du reste de l'écorce et de la substance
blanche ne peuvent plus provoquer de convulsions. Il est vrai
que ces expériences sont mises en doute par Unverricht.

cessus aigu, ulcéreux, progressif, tel qu'un abcès, nul n'hésitera à évacuer le pus; : ce n'est point du tissu nerveux vivant qu'on éliminera, mais seulement une substance nuisible. Chez l'épileptique, il n'en est plus de même. En présence d'une cicatrice stationnaire, d'un néoplasme à développement lent dans l'aire motrice, produisant occasionnellement des attaques, peu de chirurgiens tenteraient d'enlever une large étendue de la région motrice, dans la crainte d'entraîner une hémiplégie permanente. Même lorsque les attaques sont très nombreuses et graves, il faut envisager sérieusement le développement d'une hémiplégie que l'on aurait créée, tandis qu'on voulait seulement faire cesser les crises convulsives.

« Sans doute, dit Macewen, ces épilepsies partielles quand elles continuent longtemps, surtout dans la jeunesse, peuvent amener une telle instabilité de l'aire motrice que tout le fonctionnement cérébral s'en ressente, et que même la vie puisse être compromise. Mais est-elle préférable, la guérison que l'on obtiendrait par une large excision de l'écorce motrice? Combien de malades se soumettraient à une désarticulation — car le résultat est le même — de leurs membres supérieur et inférieur pour guérir de leurs attaques? Je n'en ai point rencontré un seul qui ait accepté. »

Lépine (de Lyon) considère de même l'ablation d'une partie de la substance corticale, macroscopiquement indemne, comme une tentative hasardeuse et d'une légitimité discutable.

L. Championnière repousse, lui aussi, ces excisions de substance cérébrale. « Je ne pense pas, dit-il, que cette pratique parte d'un bon raisonnement. Déjà dans les simples trépanations sans excision corticale, un des écueils est la possibilité de paralysies dont l'évolution est aléatoire. Je redouterais encore bien plus à cet égard ces excisions; et j'ajouterai que je ne connais pas à leur actif un succès bien certain. »

Dumas s'élève « avec force » comme son maître,

Championnière, « contre la pratique consistant à enlever de propos délibéré une parcelle de substance cérébrale saine ou paraissant telle ».

L'argument tiré de l'aggravation de l'acte opératoire n'est pas bien important : la léthalité ne semble pas plus grande qu'après la trépanation simple avec incision de la dure-mère. D'ailleurs, les adversaires de la méthode d'Horsley n'y insistent pas. Leur vrai et solide argument, c'est la crainte de paralysies persistantes, et c'est ainsi que, au Congrès français de chirurgie de 1893, Warnots (de Bruxelles) a publié un fait dans lequel, sept mois après l'excision du centre du pouce, la paralysie persistait encore. Il convient d'ajouter que le malade était resté guéri de ses convulsions.

Donc, le résultat thérapeutique a été appréciable, et l'inconvénient paralytique n'a pas été considérable. D'ailleurs, il n'y a pas un seul cas où, malgré l'assertion de Macewen, la paralysie ait été équivalente à la désarticulation du membre ; et souvent elle a été nulle ou transitoire, ou tout au moins n'a laissé après elle qu'une maladresse négligeable. Sur ce point, les observations de Horsley, de Benedikt, de Bidwell et Sherrington sont probantes. De même Keen, d'après son expérience personnelle, juge que la paralysie qui suit l'excision d'un centre moteur est seulement temporaire : un de ses opérés qui avait eu la main complètement paralysée après l'opération, recouvra si bien l'usage de cette main au bout de trois ou quatre mois, qu'il pouvait jouer « base ball ». Un second opéré se sert très bien de sa main, quoiqu'elle soit encore légèrement parétique ; enfin, un troisième malade a à peine conscience que sa main ait jamais été paralysée[1].

On aurait encore pu redouter, après ces excisions, l'apparition d'une épilepsie ainsi créée de toutes pièces :

---

1. A ce point de vue, nous pouvons faire entrer en ligne de compte, également, tout ce que nous ont appris les ablations de cicatrices kystiques, de tumeurs, les ruginations de ramol-

les expérimentateurs ont en effet établi que c'est le sort
commun des animaux qui survivent aux excisions corticales. Mais, peut-être parce qu'on enlève une région
déjà malade, il n'en a rien été, et s'il y a eu des résultats
nuls, au moins n'a-t-on jamais aggravé les crises.

Les objections faites *a priori* sont donc moins importantes que ne l'ont cru leurs auteurs, et si l'excision des
centres était plus efficace que la trépanation simple, il
faudrait, sans hésiter, s'y rallier. Mais c'est précisément
cette efficacité plus grande qui reste douteuse. Il y a
bien les deux faits, mentionnés à propos de l'épilepsie
traumatique, où Nancrède et Hochenegg ont réussi par
l'excision alors que la trépanation simple avait échoué.
Mais en dehors de cela, les éléments d'appréciation
nous font défaut. Parmi les observations d'excision les
échecs sont rares, soit; mais les guérisons, au sens
propre du terme, le sont aussi, et c'est d'améliorations
surtout qu'est alimentée cette statistique. Or la trépanation simple ne semble pas de beaucoup inférieure : tout
récemment, Braun a réuni 30 cas d'épilepsie traumatique
traités par l'excision des centres, avec 13 guérisons
(dont 3 seulement anciennes de 3 ans), 9 améliorations,
8 échecs; mais pour la non traumatique, Matthioles ne
compte qu'une cure vraie sur 14 cas; et dans un rapport qu'il a lu à la Société de chirurgie à propos d'une
observation de Verchère, F. Terrier arrivait il y a quelque dix ans, pour la trépanation simple, à un total de
21 cas avec 12 guérisons, 6 améliorations, 3 résultats
nuls. C'est donc encourageant; ce serait même remarquable si l'on pouvait donner à ces chiffres leur valeur
absolue. Mais il faut se souvenir que les observations
sont très souvent publiées avant d'avoir six mois de date.
Or, les récidives ne sont pas rares, et dès lors on doit
faire quelques réserves sur bon nombre de *guérisons.*

lissements localisés, etc. Or elles confirment ce qui précède.
Je rappellerai d'autre part, qu'il y a des paralysies transitoires après trépanation simple.

Ce qui est certain, c'est que l'on observe souvent la cessation de la céphalée et l'atténuation des grandes crises en petit mal; et déjà c'est beaucoup.

Il n'est donc pas démontré que l'excision corticale soit plus efficace que la trépanation simple, et c'est pour cela que, dans ma pratique personnelle, je m'en tiens à cette dernière. Mais je n'ai obtenu que des améliorations — importantes il est vrai, — et non de vraies guérisons. Aussi ne vais-je pas jusqu'à réprouver l'opinion adverse : j'attends seulement un complément d'instruction. Peut-être apprendrons-nous un jour ou l'autre à diagnostiquer les cas où, le centre étant sûrement malade, son excision est à pratiquer. Jusqu'à présent, nous ne connaissons, dans ce sens, que l'opinion de Keen et Mills. D'après ces auteurs, il y aurait, à l'électrisation, une différence entre un centre cortical sain ou malade, même lorsque, dans ce dernier cas, il n'y aurait aucune altération appréciable à l'œil nu. Si on faradise un centre sain, on ne provoque de mouvements que dans les muscles correspondants; les mouvements cessent dès qu'on retire les électrodes. Dans les cas où il y avait une lésion évidente, Keen a provoqué, au contraire, une attaque épileptique semblable à celle dont souffrait le sujet, et après excision de la partie malade, il n'en était plus de même. Peut-être y a-t-il là, demande Keen, un indice pour déterminer si, dans une épilepsie locale où l'écorce paraît normale, il faut ou non procéder à l'excision du centre. Ces recherches méritent d'être poursuivies, car elles sont susceptibles de conduire à des déductions pratiques du plus haut intérêt : mais les conclusions de Keen ne sont pas encore indiscutablement établies.

ÉPILEPSIE CHORÉIQUE. — Tout récemment, V. von Betcherev a fait opérer un malade atteint de la forme qu'il a décrite sous le nom d'épilepsie choréique, dans laquelle outre les crises d'épilepsie il persiste entre les crises des mouvements involontaires et incoordonnés dans diverses parties du corps. Sur la région rolandique mise à nu du côté droit il existait une hyperexcitabilité manifeste des centres moteurs au courant faradique, trois petits fragments corticaux furent donc excisés sur la frontale ascendante. Il résulta de là une amélioration qui conduisit à répéter l'opération à gauche : mais cette fois le malade mourut d'érysipèle. Je ne puis donc que citer le fait, sans porter de jugement.

Épilepsie généralisée. — Les trépanations entreprises pour épilepsie jacksonienne et restées purement exploratrices, sans même avoir été complétées par l'excision des centres, ont donc fourni, dans bon nombre de cas, sinon des guérisons complètes, malheureusement rares, au moins des améliorations importantes. Or nous savons — et c'est le moment de nous en souvenir — que tous les intermédiaires étiologiques, anatomiques et cliniques existent entre les épilepsies partielles et généralisées, symptomatiques et idiopathiques.

Cela étant, n'était-il pas logique de revenir à la trépanation pour traiter l'épilepsie vraie et généralisée? Pourquoi ne serait-elle pas améliorée tout comme certaines épilepsies jacksoniennes où aucune lésion n'a été trouvée dans l'écorce?

De revenir à la trépanation : car si, de nos jours, c'est après les succès fournis par l'épilepsie jacksonienne qu'on a opéré pour épilepsie généralisée, le traitement du « mal sacré » par la trépanation est loin d'être une nouveauté. C'est de la thérapeutique ancienne, préhistorique même sans doute, et traditionnelle de tout temps, comme nous le voyons encore de nos jours, chez certaines peuplades sauvages. Mais de tout temps aussi, les médecins n'ont pas tardé à y renoncer, en présence des insuccès.

Quelques faits remarquables peuvent être toutefois cités. Nous ne mentionnerons que pour mémoire les faits anciens : celui de M. Donatus, par exemple, où un jeune seigneur italien, venant en France pour se faire soigner d'une épilepsie incurable, fut attaqué par des brigands et reçut au crâne un coup de poignard auquel il dut la guérison. A cette époque, en effet, le diagnostic des diverses épilepsies était encore dans l'enfance et on peut se demander, entre autres hypothèses, si ce jeune seigneur n'était pas tout simplement un hystérique. Des faits analogues sont dus à Fabrice d'Aquapendente, à Tursan.

On peut refuser, à bon droit, toute valeur probante à ces observations anciennes, mais de nos jours, on a recueilli des observations analogues, où la guérison a été due à un trauma cranien accidentel ; par exemple celle que Girard a communiquée en 1891 au Congrès français de chirurgie. Il s'agit d'une femme, épileptique héréditaire, qui, dans son délire comitial, se tira un coup de revolver à la tempe. La malade étant comateuse, aphasique et hémiplégique, M. Girard la trépana, enleva des esquilles et le projectile. Rapidement, les vertiges, les absences, la manie propulsive, le délire lypémaniaque avec tendance au suicide disparurent, et, en 1892, dix-huit mois après l'opération, la malade pouvait être considérée comme définitivement guérie de toutes les manifestations épileptiques qu'elle avait présentées autrefois.

De tout temps, donc, et indépendamment de toutes les idées médicales et religieuses que l'on pouvait se faire sur l'épilepsie, les traumas accidentels et les trépanations empiriques ont démontré que certains épileptiques étaient ainsi guéris. De nos jours, le fait a été démontré pour certaines épilepsies jacksoniennes qu'à tort on avait crues symptomatiques et que néanmoins on a guéries ou amendées. Aussi est-on en droit de se demander si, dans l'épilepsie dite essentielle, alors que manquent les phénomènes prémonitoires, lorsque l'aura est absente ou consiste en des phénomènes non justiciables, dans l'état actuel de la science, d'un diagnostic de localisation corticale, lorsqu'il n'y aucun antécédent traumatique, aucune trace de localisation dans la convulsion, lorsqu'on a vu échouer les médicaments, si dans ces conditions il faut abandonner le malade, s'incliner devant le mal sacré, ou s'il ne vaut pas mieux tenter une opération?

La question est de celles auxquelles on ne peut répondre avec une netteté parfaite, car dans les cas favorables nous ignorons absolument pourquoi nous avons réussi; et dès lors il nous est impossible de déterminer en clinique, ni même en théorie, quels sont les cas qui offrent quelques chances de succès. Admettons pour un instant que les effets heureux de la trépanation dans l'épilepsie dite essentielle soient dus, comme le prétendent par exemple Lucas-Championnière, Lépine, à la décompression cérébrale par écoulement abondant du liquide céphalo-rachidien [1]; oublions que Mosso a démontré le peu de certitude de cette théorie. Il resterait encore, avant de trépaner, à établir cliniquement quelles épilepsies relèvent de cette cause et dès lors sont justiciables de cette thérapeutique : l'inefficacité fréquente, et même habituelle, de l'intervention chirurgicale nous prouve, en effet, que cette pathogénie, si elle est quelquefois exacte, ne l'est certainement pas toujours.

Poussons plus loin, et admettons que cette pathogénie soit quelquefois exacte : à quoi reconnaîtrons-nous les cas qui lui appartiennent? Il y a longtemps déjà que Tissot a décrit une variété d'épilepsie par compression, à laquelle convient la trépanation, et il a écrit : « Je suis convaincu que beaucoup d'attaques épileptiformes n'ont d'autre cause que la compression du cerveau par le crâne, et que toutes les fois qu'il y a lieu de soupçonner cette cause (et on doit la soupçonner quand les accès sont constamment produits par tout ce qui porte le sang à la tête), on ferait sagement d'essayer le trépan, lorsque la maladie élude l'effort des autres remèdes, et est assez grave et que le malade est assez courageux pour s'y soumettre. »

---

1. On a noté que dans ces trépanations le cerveau est turgescent, tend à faire hernie et qu'il y a écoulement particulièrement abondant de liquide céphalo-rachidien.

Peu de pathologistes et de cliniciens seront convaincus par les signes différentiels attribués par Tissot à cette épilepsie par compression, et peu, d'après ces symptômes, conseilleront la trépanation. Or il faut reconnaître que, pour l'épilepsie dite essentielle, nous ne sommes guère plus avancés que Tissot. Nous sommes actuellement hors d'état de poser des indications générales de quelque valeur et nous pouvons seulement tirer des conclusions partielles, d'après l'analyse de chaque cas en particulier.

Par exemple, ce qui a souvent arrêté le chirurgien, c'est l'ignorance du point où le trépan pouvait être appliqué : il semblait, en effet, qu'il n'y avait nulle raison pour appliquer le trépan en un point plutôt qu'en un autre ; et bien des opérateurs ne se soucient pas de pratiquer au hasard une trépanation à résultat hypothétique.

Or Dumas a justement fait remarquer qu'on pourra très souvent, sans qu'on puisse à vrai dire parler d'aura motrice et d'épilepsie jacksonienne, trouver un guide dans une contracture particulière de certains muscles au moment de l'attaque, dans une aura, qui, lorsqu'elle existe, est bien connue du malade, dans l'aphasie plus ou moins nette consécutive à l'attaque, dans la parésie faciale. La chance de localisation est bien faible, mais on ne court pas grand risque à la tenter.

Si l'on passe à l'examen physique, la palpation pourra révéler quelques particularités du côté du crâne, de l'asymétrie, une atrophie assez marquée ou des saillies anormales. Ces déformations craniennes n'ont malheureusement rien de caractéristique et peuvent se rencontrer chez d'autres malades. Mais, à condition qu'on ne se fasse pas trop d'illusions sur la valeur de ces signes, on peut être en droit d'en profiter.

Un autre cas, enfin, est celui où on trouve, par pression sur le crâne, un point douloureux, où, en appuyant, on provoque l'accès. Dans des cas de ce genre on a obtenu des succès par la trépanation ; on peut se demander, il est vrai, s'il ne s'agit pas alors d'épilepsies réflexes, de ces épilepsies où on a réussi à obtenir la cure par la simple incision sur le point douloureux ou par l'application de pointes de feu profondes. Et précisément c'est la question que se pose Féré à propos d'un malade qu'il a fait opérer, avec succès d'ailleurs, par Reclus. Une des observations de Championnière rentre dans cette catégorie.

Ces points douloureux locaux sont encore importants à considérer, en ce qu'ils peuvent être l'indice d'une lésion osseuse sous-jacente, de nature quelconque, syphilitique par exemple, et une fois de plus nous arrivons à cette conclusion que la trépanation exploratrice est indispensable pour révéler la nature symptomatique d'une épilepsie. Ainsi, J. Guild a trépané un épileptique âgé de quarante ans et qui avait une douleur insupportable dans le côté gauche du front ; en ce point il trouva l'os carié. De même, on peut supprimer par le trépan, comme Lucas-Championnière, une exostose cranienne syphilitique rebelle au traitement médical.

Peut-être convient-il de faire remarquer, à ce propos, que, dans ses trépanations pour épilepsie, Championnière a été frappé par l'hyperostose fréquente des os du crâne.

Donc, même dans les cas en apparence les plus défavorables, on devra rechercher soigneusement, par l'examen du crâne, par l'analyse exacte des symptômes avant, pendant ou après la crise, s'il n'y a aucun indice permettant de supposer que telle région de l'encéphale soit plus directement en jeu. Ces symptômes seront très infidèles, et surtout il faut se rappeler que les paralysies post-épileptiques, indice d'une sorte d'épuisement des cellules nerveuses, ont une valeur localisatrice plus que médiocre. Les déboires seront donc nombreux, mais vu l'innocuité actuelle de la trépanation, on est en droit de s'y exposer.

Les cas particuliers que nous venons d'étudier ne présentent, au total, qu'une seule indication opératoire ;

tenir compte des signes locaux ou localisateurs même les plus fugaces, les plus trompeurs en moyenne, et aller voir si cette épilepsie, crue essentielle, ne serait pas, en réalité, symptomatique[1].

Nous voici maintenant acculés aux cas où toute direction fait défaut. Si le traitement médical est impuissant, le chirurgien doit-il se croiser les bras ? Certains se prononcent en faveur d'une thérapeutique active ; en effet, disent-ils, quelques malades des catégories précédentes ont été guéris, d'autres considérablement améliorés, alors qu'en opérant on n'avait trouvé aucune lésion palpable ; tâchons donc, puisque la trépanation est aujourd'hui devenue bénigne, de faire bénéficier de ces cures quelques-uns des épileptiques devant lesquels les médecins désarment ; si nous réussissons, nous aurons le regret de ne pas savoir au juste pourquoi et de remercier seulement le hasard, mais ces discussions intéressent peu le patient ; si nous échouons, au moins aurons-nous la consolation de n'avoir pas nui. Et c'est ainsi que Lucas-Championnière — partisan d'ailleurs de la théorie de la décompression[2] — conseille de mettre

[1]. Pourra-t-on aller un jour plus loin et tenir compte des auras à localisation actuellement inconnue? Certains auteurs font des recherches dans ce sens. Ainsi, Allen Starr croit qu'une épilepsie sensorielle dont le début est caractérisé par des troubles de l'ouïe, indique une irritation de la région temporale; une épilepsie sensorielle commençant par des troubles visuels, éclairs, etc., indiquerait une irritation de la région occipitale; enfin les troubles de l'odorat ou du goût indiqueraient une irritation de la région sphénoïdale. Quant à l'attaque à forme aphasique due à la suspension des fonctions des aires sensorielles du langage, A. Starr en admet l'existence théorique, mais n'en connaît pas d'exemple. On a enfin noté une aberration mentale temporaire, excitation maniaque ou simple égarement suivi de stupeur et de la perte de mémoire, tous accidents dus peut-être (A. Starr) à une lésion des lobes frontaux.

[2]. On ignore complètement quelle est la valeur de cette théorie, et des autres aussi d'ailleurs. Cependant, qu'on opère

largement à découvert la zone rolandique, même lorsqu'il n'y a aucun symptôme moteur de localisation.

C'est le raisonnement que tient Bendandi. Cet auteur, ayant en vain cherché une tumeur corticale qu'il croyait avoir diagnostiquée, voit cesser une épilepsie jacksonienne ; dès lors, il conseille de tenter le trépan dans toute épilepsie. Où est en effet la limite précise entre l'épilepsie essentielle et la symptomatique ; allons plus loin, entre la partielle et la généralisée ? Comme pour la folie, bon nombre d'enfants congénitalement épileptiques ne le sont-ils pas parce que le forceps leur a malencontreusement déprimé le crâne ? Et quelle intensité faut-il qu'ait atteinte une violence subie par le crâne pour qu'une épilepsie puisse être déclarée traumatique ?

Le point de départ de tous ces raisonnements est que la trépanation avec simple incision de la dure-mère est une opération bénigne. Il faudrait renoncer à l'opération, vu la nullité fréquente des résultats thérapeutiques, si l'on devait encore compter 17 morts sur 86 comme Walsham, 50 sur 296 comme Mc Dougall ; mais ces statistiques datent de 1883 et sont dressées avec des faits épars, dont bon nombre appartiennent à la période pré-antiseptique. Actuellement le pronostic opératoire a changé du tout au tout et, par exemple, Dumas nous apprend que Briggs a pratiqué 30 de ces trépanations avec un seul décès.

La bénignité opératoire étant devenue presque parfaite, tout dépend des résultats obtenus. Il semble donc pour épilepsie traumatique ou non, partielle ou généralisée, on est à peu près d'accord aujourd'hui : 1° pour inciser la dure-mère et mettre à nu l'écorce ; 2° pour laisser ouverte la fenêtre crânienne, sans tentative d'ostéoplastie. Berezowski, puis Chipault ont même recommandé d'exciser la dure-mère pour se mettre à l'abri de son pouvoir ossificateur, lent, mais réel ; et Tuffier a conseillé, pour atteindre plus sûrement le but, d'ourler avec la collerette de dure-mère le pourtour de l'orifice osseux.

que la question doive être vite jugée. Les épileptiques sont assez nombreux, assez décidés à tout — eux ou leurs parents — pour que les observations suivies pendant longtemps aient pu, depuis l'avènement de l'antisepsie, être recueillies et multipliées à souhait.

Or, il n'en est rien, et nous continuons à en être réduits aux statistiques anciennes. Ces statistiques, si nous défalquons les morts, aujourd'hui négligeables, nous donnent : celle de Mc Dougall, 179 guérisons sur 246 cas ; celle de Walsham, 48 guérisons, 17 améliorations et 4 *statu quo* sur 69 cas.

Ce serait superbe si c'était exact ; mais alors pourquoi les asiles d'épileptiques ne nous fournissent-ils nulle part une statistique intégrale d'un aliéniste assisté d'un chirurgien ? Pourquoi tous les médecins qui fréquentent les épileptiques sont-ils abstentionnistes ? Parce que les malades, après avoir passé quelque temps dans la salle de chirurgie, reviennent presque tous à l'asile aussi épileptiques qu'auparavant. Parce que les résultats sont loin de valoir, en réalité, ce qu'annoncent ces statistiques bigarrées, où sont alignées des observations disparates, dues à des chirurgiens multiples. Dans ces tableaux sont confondues toutes les épilepsies, à étiologie connue ou inconnue ; et de plus aucun document précis ne nous permet d'apprécier le résultat à longue échéance.

Les malades, nous dit-on, ont quitté l'hôpital sans avoir eu de nouvel accès, au bout de trois, quatre semaines. C'est absolument insuffisant, même pour des malades ayant eu avant l'opération des attaques quotidiennes ; des rémissions, de plus longue durée même, ont été observées avec toutes les médications, à la suite des actions les plus diverses sur la peau, sur les muqueuses. Féré, par exemple, se loue des pointes de feu sur le cuir chevelu. C'est encore ainsi que Maclaren a pu réunir un certain nombre de cas où on a fait chez des épileptiques des opérations diverses, pour cancer, pour lésion articulaire, etc., et après cela on a pu voir les accès épileptiques disparaître pour quelque temps;

même pour toujours. Et dans le mémoire de White, enfin, nous trouvons, outre 12 succès dus à des opérations diverses (cautérisation du larynx, sétons à la nuque, élongation et section nerveuses, etc.), 6 guérisons par incision du cuir chevelu, 10 guérisons consécutives à la castration, 2 guérisons et 6 améliorations consécutives à la trachéotomie, 13 guérisons consécutives à des traumatismes accidentels (brûlures, coups, chutes).

N'en avons-nous pas vu autant, au début de ce chapitre, pour la ligature des artères vertébrales, pour l'ablation du ganglion cervical supérieur, opérations qu'on a cherché à systématiser contre l'épilepsie ? Et la trépanation n'en est-elle pas là ?

Une statistique n'aura donc de valeur qu'autant que les malades auront été suivis longtemps, et que la variété d'épilepsie aura été nettement déterminée. En outre, il est indispensable d'établir entre les opérés, après examen attentif des observations complètes, les distinctions cliniques et étiologiques sur lesquelles j'ai à plusieurs reprises insisté. Or, cela fait défaut jusqu'à présent.

La seule statistique intégrale d'un chirurgien, avec observations détaillées, est celle de Lucas-Championnière.

A lire ces observations, on constate nettement que les résultats favorables — guérisons ou améliorations importantes — concernent, à peu près tous, les cas où il y avait au moins un signe spécial, fût-il léger, fût-ce seulement un point douloureux du crâne. Au contraire, les résultats nuls sont notés dans les cas où on n'a pu découvrir un point plus particulièrement malade et qui ait invité le chirurgien à y placer une couronne de trépan. Et si l'on parcourt les autres observations publiées à l'état isolé par d'autres auteurs, on arrive exactement à la même conclusion.

En présence d'une épilepsie ordinaire, je suis donc plutôt partisan de l'abstention. Les résultats dont j'ai eu connaissance m'ont paru trop médiocres pour que, dans l'état actuel des choses, je me départisse de cette réserve. Mais cette solution négative n'est pas sans appel. Parmi les épileptiques, la chirurgie en a déjà soulagé un bon nombre; la majorité lui échappe encore, malheureusement, mais le passé nous permet d'espérer en l'avenir, et dès lors les téméraires d'aujourd'hui seront peut-être les raisonnables de demain. Le fait certain est que leur témérité est justifiée par l'impuissance fréquente du traitement médical.

Mais il n'est pas probable que jamais l'intervention opératoire puisse suffire à elle seule; même après le traitement chirurgical d'une lésion grossière, il faut, en cas d'épilepsie franchement symptomatique, combattre par les bromures ce que les médecins appellent « l'habitude épileptique »; à plus forte raison en est-il ainsi pour l'épilepsie dite essentielle, jacksonienne ou non. Et de même que l'on doit formellement conseiller de n'entreprendre l'action chirurgicale qu'après échec du traitement médical, on doit toujours se rappeler l'aphorisme de Grasset: « le bromure doit être un aliment pour l'épileptique guéri ».

§ II. — PSYCHOSES

Jusqu'à présent, nous avons étudié soit des maladies mentales à lésions connues, au moins en partie, telles que la paralysie générale, soit des troubles psychiques variés, à lésion connue ou inconnue, consécutifs à une étiologie spéciale, au trauma, par exemple. Actuellement, nous avons à nous occuper de certaines psychoses sans lésion déterminée; tout ce que nous savons en pathologie nous conduit à penser que peu à peu, comme nous l'avons vu pour l'épilepsie, nous arriverons à connaître sinon la cause, au moins les lésions. Alors nous pourrons peut-être établir scientifiquement quelques indications opératoires. Mais, de loin, nous n'en sommes pas là, et je crois devoir passer sous silence, en raison de leur inefficacité, les interventions d'ordre purement empirique.

Une tentative cependant, due à Burckhardt (de Préfargiers), mérite de nous arrêter un instant, car elle a pour point de départ une théorie probablement erronée mais intéressante.

Burckhardt part de l'idée que les psychoses ne sont pas dues à des lésions diffuses, mais à des lésions en foyer plus ou moins nombreuses. Aussi a-t-il pensé que l'on pourrait essayer, suivant les cas : soit d'intercepter, en les sectionnant, les voies d'association corticale qui transmettent les impressions pathologiques nées en des parties sensorielles et idéogènes du cerveau ; soit de supprimer certaines hallucinations en détruisant le centre cortical correspondant.

Ainsi, dans deux cas, pour intercepter les voies d'associations corticales, qui transmettaient les impressions pathologiques de la région motrice, Burckhardt excisa sur l'écorce des bandelettes de la partie postérieure des circonvolutions frontale et pariétale, et de la circonvolution de Broca à gauche : un malade a été très amélioré, et son délire furieux, avec caractère impulsif très dangereux, a fait place à un délire tranquille. Le second malade serait également devenu plus calme.

Les autres malades étaient atteints de délires avec hallucinations : localisant ces hallucinations dans le centre sensoriel de la parole, Burckhardt pratiqua l'excision corticale de la 1ʳᵒ temporale et de la 3ᵉ frontale gauches. Trois malades ont retiré avantage de l'opération, le 4ᵉ est mort six jours après l'opération, mais durant les quatre premiers jours, alors que nul accident ne s'était encore révélé, les hallucinations avaient cessé complètement.

Mais est-il exact qu'en creusant ainsi un fossé cortical on supprime les communications entre deux centres dont les associations sont défectueuses ? Que les psychoses soient ainsi dues à des associations de cette nature? Que les hallucinations ne puissent plus se produire une fois détruits les centres corticaux correspondants? Autant de propositions hypothétiques et dont Sahli fait la critique.

On répondra, sans doute, que les malades de Burckhardt ont été améliorés; mais il est facile de riposter en invoquant les améliorations que souvent on observe, chez tous les aliénés, spontanément ou à la suite d'un choc moral; en se demandant si la rechute ne guette pas les opérés.

La question restera obscure tant que les faits ne se seront pas multipliés : or, jusqu'à présent, personne ne semble avoir suivi les traces de Burckhardt. Il faut bien reconnaître qu'*a priori* on n'y est guère engagé et que nous ne sommes pas beaucoup plus avancés qu'à l'époque où Roland de Parme trépanait les aliénés pour donner issue aux vapeurs du cerveau.

§ III. — CÉPHALALGIE

Parmi les symptômes justiciables de la trépanation, Horsley range la céphalalgie fixe, rebelle aux traitements non opératoires.

Pour la céphalalgie traumatique, cette assertion est exacte, mais lorsque fait défaut cette étiologie, elle est pour le moins exagérée. Il convient d'ailleurs de faire remarquer que les quatre observations citées par Horsley dans ses tableaux ont trait à des cas où l'origine est nettement traumatique.

Doit-on, cependant, protester contre ces tentatives avec l'énergie dont Krönlein, Sahli nous donnent l'exemple? Je ne le pense pas. Malgré l'antisepsie, affirme Sahli, la trépanation est dangereuse, les statistiques de Horsley lui-même en font foi; et le second aphorisme de Sahli est que l'on doit restreindre au minimum les indications de la trépanation exploratrice.

Ces deux propositions sont contestables. La trépanation simple, bien pratiquée, n'est pas dangereuse, et on
a parfaitement le droit de l'entreprendre à titre d'opération exploratrice. C'est à ce titre qu'elle peut être indiquée pour certaines douleurs craniennes localisées,
parfois seules à révéler une lésion osseuse dont le trépan
triomphe; et si on ne soulage pas le malade on est à peu
près sûr de ne pas lui nuire. Indication tout à fait
exceptionnelle, mais indication qu'il est sage de ne pas
repousser d'une manière absolue.

CHAPITRE VIII

ENCÉPHALOCÈLE

Lorsqu'un enfant naissait porteur d'une encéphalocèle congénitale, il n'y a pas bien longtemps encore le chirurgien se déclarait à peu près désarmé. Sans doute, on tentait quelquefois, pour les méningocèles surtout, la compression ou bien la ponction, suivie ou non d'injection iodée. Mais ces interventions, qui ne provoquaient que trop souvent la méningite suppurée, avaient encore le défaut de ne donner que des résultats thérapeutiques à peu près nuls chez les survivants. Il était exceptionnel que la tumeur disparût, diminuât même. En somme donc, opération dangereuse et résultats plus que douteux. Aussi en était-on venu à n'agir que lorsqu'on avait la main forcée par une complication, par une rupture achevée ou tout au moins imminente. Et l'on considérait ces sujets — abstraction faite des rares privilégiés qui, en protégeant leur petite tumeur sous un opercule solide, jouissaient d'une longue vie et d'une intelligence suffisante. — comme voués à une mort précoce ou à l'idiotie.

L'antisepsie a, sur ce point comme sur tant d'autres, bouleversé les règles thérapeutiques naguère encore indiscutées. Le jour où on a eu la notion que toutes les complications des plaies étaient dues à un défaut d'asepsie, on a hardiment porté le bistouri sur ces tumeurs et on les a excisées en ouvrant sans crainte les méninges. Des opérations ont été faites, en 1881, par

Skliffasowski, en 1882 par Jessop, par Albert, par König ; en France, par Ch. Périer, P. Berger, Picqué. Le succès immédiat a quelquefois couronné ces audaces et a prouvé que, dorénavant, nous sommes en droit de nous attaquer à certaines encéphalocèles.

Mais je ne veux pas ici entrer dans les détails de ces faits. La question paraît à peu près jugée et je n'aurais qu'à répéter ce qui, après les mémoires de Hildebrandt, de Paul Berger, est devenu jusqu'à nouvel ordre classique. Il suffira d'un résumé très sommaire, pour montrer les principales indications thérapeutiques. Cette chirurgie est, en effet, sous bien des rapports, différente de la chirurgie cérébrale, telle que je désirais l'étudier dans ce volume, et si j'en parle ici, c'est surtout pour ne pas laisser une case vide dans le cadre que j'ai tracé. D'autant mieux que, comme pour le spina-bifida, les chirurgiens sont sûrement devenus moins volontiers actifs, lorsqu'ils ont constaté qu'après succès opératoire ils se trouvaient d'ordinaire en face d'un idiot.

Les ponctions et injections sont définitivement condamnées : une seule méthode subsiste, la méthode radicale de l'extirpation totale, poussée, nous dit P. Berger, « jusqu'au niveau et même au-dessus de l'orifice qui donne passage à la hernie ». Il faut donc — et c'est ce manuel opératoire qu'ont employé avec succès P. Berger et Ch. Périer — disséquer extérieurement le pédicule et le lier ; on le sectionne alors et on fait tomber la masse herniée qui ne tient plus à rien. De la sorte, on ne s'expose pas de gaieté de cœur aux accidents, quelquefois sérieux, provoqués par l'écoulement trop rapide du liquide céphalo-rachidien ; et c'est là le reproche que l'on peut adresser au procédé employé par Picqué et où ce chirurgien, sans avoir eu d'ailleurs à s'en repentir, a incisé franchement la tumeur, qui était kystique, avant d'aborder le pédicule.

La tumeur une fois enlevée, on suture la plaie au-devant de l'orifice : on peut même assurer l'oblitération par la suture profonde de petits lambeaux périostiques.

Le manuel opératoire est donc simple, même lorsque la tumeur est volumineuse : on n'a qu'à garder, à la base du pédicule, deux petits lambeaux cutanés, calculés de façon à pouvoir être affrontés, et on retranche hardiment tout ce qui dépasse la boîte cranienne.

Au début, certains auteurs ont eu peur de supprimer ainsi une masse cérébrale volumineuse, et de là des opérations inachevées. Ceux-là ont eu tort. König par exemple, se trouvant en présence d'une grosse tumeur où il croyait voir des circonvolutions dessinées, n'osa pas la sacrifier : à l'autopsie, il vit que ce n'était pas le cerveau, mais un néoplasme entourant une très faible partie du cerveau.

Il y a, en effet, une notion anatomo-pathologique qui doit rassurer l'opérateur. Les encéphalocèles ne sont pas toujours, tant s'en faut, des hernies du cerveau ou des méninges. Ce qui fait issue, comme l'a déjà dit Virchow, ce n'est parfois pas le cerveau lui-même, mais une véritable tumeur surajoutée à l'encéphale. Nous venons de rencontrer, dans le cas de König, un « gliome télangiectasique » autour d'une petite masse de cerveau. Dans les faits de P. Berger et de Ch. Périer, c'était un cérébrome, où s'associaient, d'après les examens histologiques de Ranvier et Suchard, les tissus cérébral et cérébelleux; mais ce n'était ni le cerveau, ni le cervelet; c'était un néoplasme. Aussi P. Berger insiste-t-il sur ce point : on peut, sans s'exposer à compromettre les fonctions cérébrales, retrancher cette production morbide.

Mais dût-on même exciser le cerveau, vers les lobes occipitaux surtout, le dommage ne serait peut-être pas bien grand. Ainsi l'enfant opéré par Picqué portait hors du crâne la corne occipitale et le cervelet, tous deux kystiques mais non néoplasiques. Leur ablation n'a pas empêché la guérison. Mais, objectera-t-on, que va devenir après cela le fonctionnement cérébral? A quoi il est une réponse bien aisée : n'aurait-il pas été aussi compromis si, le sujet ayant par hasard survécu, une grande partie de l'encéphale fût restée hors du crâne?

Ces sujets sont voués, si on abandonne leur mal à la nature, à une mort rapide ou à l'idiotie. On est en droit de leur sauver la vie et d'étudier ensuite dans quelles conditions leur état cérébral pourra devenir insuffisant. Voici l'opéré de P. Berger : c'est un cérébrome dont on l'a débarrassé, et à l'âge de dix-huit mois, il se développait bien, parlait, semblait dans des conditions intellectuelles suffisantes. On ne saurait prédire un semblable avenir aux enfants dont le cerveau a dû subir une vaste perte de substance. Mais le diagnostic exact de ce que contient une encéphalocèle est à peu près impossible : on est donc en droit d'agir en tout cas.

L'âge auquel les enfants ont été opérés est extrêmement variable : quelques jours, quelques semaines, quelques mois. La plupart des sujets âgés de moins d'un mois ont succombé : mais ceux de König ont péri par défaut d'antisepsie. Jusqu'à nouvel ordre, il semble impossible de fixer un âge et le tact du clinicien consistera à se décider suivant les circonstances, en tenant compte des dimensions de la tumeur, de sa tendance à l'accroissement, de l'imminence d'une rupture et en mettant ces conditions locales en balance avec l'état général, la résistance de l'enfant.

Des encéphalocèles je rapproche, exclusivement au point de vue clinique, certaines tumeurs congénitales de la dure-mère qui font saillie au dehors à travers des orifices craniens identiques à ceux qui livrent passage aux encéphalocèles.

Le diagnostic entre ces deux lésions est à peu près impossible, mais la discussion en est peu importante, car l'intervention chirurgicale est la même. J'ai disséqué une de ces tumeurs, de nature angiomateuse, qui, chez un fœtus, s'insinuait dans la fissure d'un bec-de-lièvre médian complexe du massif maxillaire supérieur. Depuis, j'ai eu l'occasion d'extirper, avec succès immédiat, une tumeur maligne qui faisait saillie à la racine du nez et à laquelle j'ai fait allusion plus haut.

TABLE DES MATIÈRES

CHAPITRE V

CHAPITRE VI

DEUXIÈME PARTIE

PARTIE SPÉCIALE

INTRODUCTION

CHAPITRE PREMIER

CHAPITRE II

CHAPITRE V

CHAPITRE VI

CHAPITRE VII

CHAPITRE VIII

1177-02. — Coulommiers. Imp. PAUL BRODARD. — 4-03.

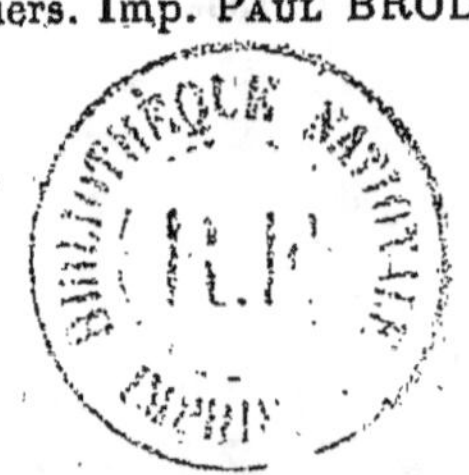

MASSON et Cⁱᵉ, Éditeurs, 120, boul. St-Germain, Paris (6ᵉ).
P. Nº 304. (C. Diamant).

Extrait du Catalogue Médical[1]
(OCTOBRE 1902)

La Pratique Dermatologique

TRAITÉ DE DERMATOLOGIE APPLIQUÉE
Publié sous la Direction de MM.

ERNEST BESNIER, L. BROCQ, L. JACQUET
Par MM.

AUDRY, BALZER, BARBE, BAROZZI, BARTHÉLEMY, BÉNARD,
ERNEST BESNIER, BODIN, BROCQ, DE BRUN, DU CASTEL, J. DARIER,
DEHU, DOMINICI, W. DUBREUILH, HUDELO, L. JACQUET, J.-B. LAFFITTE,
LENGLET, LEREDDE, MERKLEN, PERRIN, RAYNAUD,
RIST, SABOURAUD, MARCEL SÉE, GEORGES THIBIERGE, VEYRIÈRES

4 *vol., largement illustrés de fig. en noir et de planches en couleurs. En souscription jusqu'à la publication du T. IV.* **150** *fr*

TOME I. — 1 fort vol. in-8° avec 230 figures en noir et 24 planches
en couleurs. — Richement cartonné toile.. . . . . . . **36** fr.
*Anatomie et Physiologie de la peau. — Pathologie générale de
la Peau. — Symptomatologie générale des Dermatoses. — Acanthosis Nigricans. — Acnés. — Actinomycose. — Adénomes. —
Alopécies. — Anesthésie locale. — Balanites. — Bouton d'Orient. —
Brûlures. — Charbon. — Classifications dermatologiques. —
Dermatites polymorphes douloureuses. — Dermatophytes. —
Dermatozoaires. — Dermites infantiles simples. — Ecthyma.*

TOME II. — 1 fort vol. in-8° avec 168 figures en noir et 21 planches
en couleurs. Richement cartonné toile.. . . . . . . **40** fr.
*Eczéma. — Electricité. — Éléphantiasis. — Épithélioma. —
Éruptions artificielles. — Érythème. — Érythrasma. — Érythrodermes. — Esthiomène. — Favus. — Folliculites. — Furonculose.
— Gale. — Gangrène cutanée. — Gerçures. — Greffe. — Hématodermites. — Herpès. — Hydroa vacciniforme. — Ichtyose. —
Impétigo. — Kératodermie. — Kératose pilaire. — Langue.*

TOME III.— 1 fort vol. gr. in-8° avec 201 fig. en noir et 19 planches
en couleurs. Richement cartonné toile. . . . . **40** fr.
*Lèpre. — Lichen. — Lupus. — Lymphadénie cutanée. — Lymphangiome. — Madura (pied de). — Mélanodermies. — Milium et
pseudo-Milium. — Molluscum contagiosum. — Morve et Farcin.—
Mycosis fongoïde. — Nævi. — Nodosités cutanées. — Œdème. —
— Ongles. — Maladie de Paget. — Papillomes. — Pelade. —
Pellagre. — Pemphigus. — Perlèche. — Phtiriase. — Pian. —
Pityriasis, etc.*

Sous presse : TOME IV.

---

(1) La librairie envoie gratuitement et franco de port les catalogues suivants
à toutes les personnes qui lui en font la demande. — *Catalogue général* — *Catalogues de l'Encyclopédie scientifique des Aide-Mémoire* : I. Section de l'ingénieur.
II. Section du biologiste. — *Catalogue des ouvrages d'enseignemen*

TOME VI

1 vol. gr. in-8° de 612 pages avec figures dans le texte. **14** fr.
A. Ruault : Maladies du nez. — **E. Brissaud** : Asthme. —
P. Le Gendre : Coqueluche. — **A.-B. Marfan** : Maladies des
bronches. Troubles de la circulation pulmonaire. — **Netter** :
Maladies aiguës du poumon.

TOME VII

1 vol. grand in-8° de 548 pages avec fig. dans le texte **14** fr.
A.-B. Marfan : Maladies chroniques du poumon. Phtisie pulmonaire. Maladies du médiastin. — **Netter** : Maladie de la
plèvre.

TOME VIII

1 vol. gr. in-8° de 580 pages avec fig. dans le texte. . . **14** fr.
André Petit : Maladies du cœur. — **W. Œttinger** : Maladies
des vaisseaux sanguins.

Sous presse : TOME IX et X, *Système nerveux.*

Précis
d'Histologie

Par **MATHIAS DUVAL**
Professeur d'histologie à la Faculté de médecine de Paris,
Membre de l'Académie de médecine de Paris.

Deuxième Édition revue et augmentée

1 *volume in-8° de 1020 pages avec 427 figures dans le texte.* **18** fr.

Manuel de
Pathologie externe

Par MM. **RECLUS, KIRMISSON, PEYROT, BOUILLY**
Professeurs agrégés à la Faculté de médecine de Paris, Chirurgiens des hôpitaux.

Nouvelle édition illustrée entièrement revue.

I. — **Maladies des tissus et des organes**, par le
Dr P. RECLUS.

II. — **Maladies des régions, Tête et Rachis**, par le
Dr KIRMISSON.

III. — **Maladies des régions, Poitrine, Abdomen**, par le
Dr PEYROT.

IV. — **Maladies des régions, Organes génito-urinaires**, par
le Dr BOUILLY.

4 volumes in-8° avec figures dans le texte. . . . . . . **40** fr.
Chaque volume est vendu séparément. . . . . **10** fr.

TOME V

1 fort volume grand in-8° de 948 pages avec 187 figures. **20 fr.**

BROCA. — Vices de développement de la face et du cou. Face, lèvres, cavité buccale, gencives, langue, palais et pharynx.
HARTMANN. — Plancher buccal, glandes salivaires, œsophage et larynx.
BROCA. — Corps thyroïde.
WALTHER. — Maladies du cou.
PEYROT. — Poitrine.
DELBET. — Mamelle.

TOME VI

1 fort volume grand in-8° de 1127 pages avec 218 figures. **20 fr.**

MICHAUX. — Parois de l'abdomen.
BERGER. — Hernies.
JALAGUIER. — Contusions et plaies de l'abdomen. Lésions traumatiques et corps étrangers de l'estomac, de l'intestin.
HARTMANN. — Estomac.
JALAGUIER. — Occlusion intestinale. Péritonites. Appendicite.
FAURE et RIEFFEL. — Rectum et anus.
QU NU. — Mésentère. Rate. Pancréas.
SEGOND. — Foie.

TOME VII

1 fort volume grand in-8° de 1272 pages avec 297 figures dans le texte. . . . **25 fr.**

WALTHER. — Bassin.
TUFFIER. — Rein. Vessie. Uretères. Capsules surrénales.
FORGUE. — Urèthre et prostate.
RECLUS. — Organes génitaux de l'homme.

TOME VIII

1 fort volume grand in-8 de 971 pages avec 163 figures dans le texte. . . . . **20 fr.**

MICHAUX. — Vulve et vagin.
Pierre DELBET. — Maladies de l'utérus.
SEGOND. — Annexes de l'utérus, ovaires, trompes, ligaments larges, péritoine pelvien.
KIRMISSON. — Maladies des membres.

Précis de
Manuel opératoire

Par L.-H. FARABEUF
Professeur à la Faculté de médecine de Paris

QUATRIÈME ÉDITION

I. Ligature des Artères. — II. Amputations. — III. Résections. — Appendice

1 volume petit in-8° avec 799 figures. . . . . . **16 fr.**

Traité
d'Anatomie Humaine

PUBLIÉ SOUS LA DIRECTION DE

P. POIRIER   et   **A. CHARPY**

Professeur agrégé
à la Faculté de médecine de Paris,
Chirurgien des hôpitaux.

Professeur d'anatomie
à la Faculté de médecine
de Toulouse.

Avec la collaboration de

O. AMOEDO — A. BRANCA — CANNIEU — B. CUNÉO
G. DELAMARE — PAUL DELBET — P. FREDET — GLANTENAY
A. GOSSET — P. JACQUES — TH. JONNESCO
E. LAGUESSE — L. MANOUVRIER — A. NICOLAS — P. NOBÉCOURT
O. PASTEAU — M. PICOU
A. PRENANT — H. RIEFFEL — CH. SIMON — A. SOULIÉ

5 volumes grand in-8° avec figures noires et en couleurs.

ÉTAT DE LA PUBLICATION (OCTOBRE 1902)

TOME I.— *(Deuxième édition entièrement refondue)*.— **Embryologie**. Notions d'embryologie. **Ostéologie**. Considérations générales. Des membres. Squelette du tronc. Squelette de la tête. **Arthrologie**. Développement des articulations. Structure. Articulations des membres. Articulations du tronc. Articulations de la tête. *Un vol. avec* 807 *figures*. . . . . **20** fr.

TOME II. — 1ᵉʳ Fascicule *(Deuxième édition entièrement refondue)*. — **Myologie**. Embryologie. Histologie. Peauciers et aponévroses. *Un vol. avec* 331 *figures*. . . . . **12** fr.

2ᵉ Fascicule *(Deuxième édition entièrement refondue)*. — **Angéiologie**. (Cœur et Artères) Histologie. *Un vol. avec* 150 *fig*. **8** fr.

3ᵉ Fascicule : **Angéiologie**. Capillaires. Veines. *Un vol. avec* 75 *figures*. . . . . **6** fr.

4ᵉ Fascicule : **Les Lymphatiques**. *Un vol. avec* 117 *figures*. **8** fr.

TOME III. — 1ᵉʳ Fascicule *(Deuxième édition entièrement refondue)*. — **Système nerveux**. Méninges. Moelle. Encéphale. Embryologie. Histologie. *Un vol. avec* 265 *figures*. . . . . . . **10** fr.

2ᵉ Fascicule *(Deuxième édition entièrement refondue)*. — **Système nerveux**. Encéphale. *Un vol. avec* 131 *figures*. . . . . **10** fr.

3ᵉ Fascicule : **Système nerveux**. Les Nerfs. Nerfs crâniens. Nerfs rachidiens. *Un vol. avec* 205 *figures*. . . . . . . **12** fr.

TOME IV. — 1ᵉʳ Fascicule *(Deuxième édition entièrement refondue)*.— **Tube digestif**. Développement. Bouche. Pharynx. Œsophage. Estomac. Intestins. *Un vol. avec* 201 *figures*. . . . . . . **12** fr.

2ᵉ Fascicule : **Appareil respiratoire**. Larynx. Trachée. Poumons. Plèvre. Thyroïde. Thymus. *Un vol. avec* 121 *fig*. **6** fr.

3ᵉ Fascicule : **Annexes du tube digestif**. Dents. Glandes salivaires. Foie. Voies biliaires. Pancréas. Rate. **Péritoine**. *Un vol. avec* 361 *figures* en noir et en couleurs . . . . . . **16** fr.

TOME V. — 1ᵉʳ Fascicule : **Organes génito-urinaires**. Reins. Uretère. Vessie. Urètre. Prostate. Verge. Périnée. Appareil génital de l'homme. Appareil génital de la femme. *Un vol. avec* 431 *figures* . . . . **20** fr.

2ᵉ Fascicule : **Les Organes des sens**. . . . . *(sous presse)*.

Traité de Technique Opératoire

PAR

CH. MONOD
Professeur agrégé à la Faculté de médecine de Paris
Chirurgien de l'hôpital Saint-Antoine, Membre de l'Académie de médecine.

ET

J. VANVERTS
Ancien interne lauréat des hôpitaux de Paris
Chef de clinique à la Faculté de médecine de Lille.

2 forts volumes grand in-8°, formant ensemble 1960 pages
et illustrés de 1908 figures dans le texte. **40 fr.**

Le *Traité de Technique opératoire* est divisé en deux volumes. Le tome I comprend : 1° une introduction sur les *Méthodes et procédés de l'asepsie et de l'antisepsie*, sur les *moyens de réunion et d'hémostase* et sur l'anesthésie; 2° les *opérations sur les divers tissus*; 3° les *opérations sur les membres*, le *crâne* et l'encéphale, le *rachis* et la *moelle*, l'appareil visuel, le *nez*, les *fosses nasales*, les *sinus de la face*, le *naso-pharynx*, l'oreille, le *cou*, le *thorax*, le *sein*.

Le tome II contient : les *opérations sur la bouche*, les *glandes salivaires*, le *pharynx*, l'œsophage, l'estomac, l'intestin, le *rectum* et l'anus, le *foie*, les *voies biliaires*, la *rate*, le *rein*, l'uretère, la *vessie*, l'urètre, les *organes génitaux de l'homme et de la femme*.

Traité de Chirurgie d'urgence

par Félix LEJARS
Professeur agrégé à la Faculté de médecine de Paris
Chirurgien de l'hôpital Tenon, Membre de la Société de chirurgie

TROISIÈME ÉDITION, REVUE ET AUGMENTÉE

1 volume gr. in-8 de 1035 pages avec 751 fig. dont 351 dessinées d'après nature, par le D Daleine, et 172 photographies originales. Relié toile. . . . .* **25 fr.**

TRAITÉ DE PHYSIOLOGIE

PAR

J.-P. MORAT
Professeur à l'Université de Lyon.

Maurice DOYON
Professeur agrégé
à la Faculté de médecine de Lyon.

5 vol. gr. in-8° avec figures en noir et en couleurs.

Les volumes seront publiés dans l'ordre de leur achèvement. — Chaque volume sera vendu séparément. — Toutefois, les éditeurs acceptent jusqu'à nouvel ordre, *au prix à forfait de 55 francs*, des souscriptions à l'ouvrage *complet*. — Les souscripteurs payeront en retirant chaque volume le prix marqué ; mais le tome V et dernier leur sera fourni gratuitement ou à un prix tel qu'ils n'aient, en aucun cas, payé plus de 55 francs pour le total de l'ouvrage.

En souscription. . . . . **55 fr.**

VOLUMES PUBLIÉS :

II. — **Fonctions d'innervation**, par J.-P. MORAT. 1 vol. gr. in-8°, avec 263 figures noires et en couleurs . . . . **15 fr.**

III. — **Fonctions de nutrition** : Circulation, par M. DOYON ; Calorification, par P. MORAT. 1 vol. gr. in-8° avec 173 figures en noir et en couleurs. . . . . **12 fr.**

IV. — **Fonctions de nutrition** (*suite et fin*) : Respiration, excrétion, par J.-P. MORAT ; Digestion, Absorption, par M. DOYON, 1 vol. gr. in-8°, avec 167 figures en noir et en couleurs. **12 fr.**

COURS PRÉPARATOIRE AU CERTIFICAT D'ÉTUDES
PHYSIQUES, CHIMIQUES ET NATURELLES (P. C. N.)

Cours élémentaire de Zoologie, par Rémy PERRIER, maître de conférences à la Faculté des sciences de l'Université de Paris, chargé du cours de zoologie pour le Certificat d'Etudes P. C. N. *Deuxième édition entièrement revue.* 1 vol. in-8° avec 693 fig. dans le texte, relié toile. **10 fr.**

Traité de Manipulations de Physique, par B.-C. DAMIEN, professeur de Physique à la Faculté des sciences de Lille, et R. PAILLOT, agrégé, chef des travaux pratiques de Physique à la Faculté des sciences de Lille. 1 volume in-8° avec 246 figures dans le texte. . . . . . . **7 fr.**

Éléments de Chimie Organique et de Chimie Biologique, par W. ŒCHSNER DE CONINCK, professeur à la Faculté des sciences de Montpellier, membre de la Société de biologie, lauréat de l'Académie de médecine et de l'Académie des sciences. 1 volume in-16. . . . . . . **2 fr.**

Éléments de Chimie des Métaux, *à l'usage du Cours préparatoire au Certificat d'études* (P. C. N.), par le professeur W. ŒCHSNER DE CONINCK, membre de la Société de biologie, lauréat de l'Académie de médecine et de l'Académie des sciences. 1 volume in-16. . . . . . . **2 fr.**

Cours de Chimie

MINÉRALE, ORGANIQUE

Par Armand GAUTIER

Membre de l'Institut,
Professeur de Chimie à la Faculté
de médecine de Paris,
Membre de l'Académie
de médecine.

DEUXIÈME ÉDITION
Revue et mise au courant des travaux les plus récents.

TOME Iᵉʳ. — **Chimie minérale.** 1 volume grand in-8° avec 244 figures. . . . . **16 fr.**

TOME II. — **Chimie organique.** 1 volume grand in-8° avec 72 figures. . . . . **16 fr.**

Leçons de Chimie biologique normale et pathologique.

Deuxième édition, revue et mise au courant des travaux les plus récents, avec 110 figures dans le texte. Publiée avec la collaboration de Maurice ARTHUS, professeur de physiologie et de chimie physiologique à l'Université de Fribourg. 1 volume grand in-8° de 826 pages. . . . . **18 fr.**

Traité de Chimie minérale et organique, comprenant la chimie pure et ses applications, par Ed. WILLM, professeur à la Faculté des sciences de Lille, et HANRIOT, professeur agrégé à la Faculté de médecine de Paris. 4 volumes grand in-8° avec figures dans le texte. . . . . **50 fr.**

Traité de Pharmacie théorique et pratique, de E. SOUBEIRAN, 9ᵉ édition publiée par M. REGNAULT, professeur à la Faculté de médecine de Paris. 2 forts volumes in-8° avec figures dans le texte. . **24 fr.**

Les Médicaments chimiques, par M. PRUNIER, membre de l'Académie de médecine, professeur à l'Ecole supérieure de pharmacie. I. *Composés minéraux.* 1 vol. gr. in-8° avec 137 fig. dans le texte. **15 fr.**
II. *Composés organiques.* 1 vol. gr. in-8°, avec figures. 1 vol. gr. in-8° avec 47 fig. dans le texte. **15 fr.**

ACHARD (Ch.), agrégé, médecin de l'hôpital Tenon.

Nouveaux procédés d'exploration. Leçons de pathologie générale, professées à la Faculté de médecine, recueillies et rédigées par M. P. SAINTON et M. LŒPER. 1 vol. in-8°, avec figures en noir et en couleurs. . . . . **8** fr.

DUPLAY (Simon), professeur de clinique chirurgicale à la Faculté de médecine de Paris, membre de l'Académie de médecine, chirurgien de l'Hôtel-Dieu.

Cliniques chirurgicales de l'Hôtel-Dieu recueillies par les Dʳˢ M. CAZIN, chef de clinique chirurgicale, et S. CLADO, chef des travaux gynécologiques.

Première série. 1897. 1 vol. in-8° avec figures . . . . **7** fr.
Deuxième série. 1898. 1 vol. in-8° avec figures. . . . . **8** fr.
Troisième série. 1899. 1 vol. in-8° avec figures. . . . . **8** fr.

RECLUS (Paul), professeur agrégé à la Faculté, chirurgien des hôpitaux, membre de l'Académie de médecine.

Clinique et critique chirurgicales. 1 vol. in-8°   **10** fr.
Cliniques chirurgicales de l'Hôtel-Dieu. 1 vol. in-8° . . . . **10** fr.
Cliniques chirurgicales de la Pitié. 1 vol. in-8° avec figures dans le texte. . . . . **10** fr.

METCHNIKOFF, chef de service à l'Institut Pasteur, membre étranger de la Société royale de Londres.

L'immunité dans les maladies infectieuses. 1 vol. gr. in-8°, avec 45 figures en couleurs dans le texte. . . . . **12** fr.

ROGER (G.-H.), professeur agrégé à la Faculté de médecine de Paris, médecin de l'hôpital de la Porte-d'Aubervilliers, membre de la Société de biologie.

Les maladies infectieuses. 1 vol. in-8° de 1520 pages publié en 2 fascicules avec fig. dans le texte.   **28** fr.

HENRY MEIGE et **E. FEINDEL.**

Les Tics et leur Traitement, préface de M. le Professeur BRISSAUD. 1 vol. in-8° de 640 pages.   **6** fr.

DIEULAFOY (G.), professeur de clinique médicale de la Faculté de médecine de Paris, médecin de l'Hôtel-Dieu, membre de l'Académie de médecine.

Clinique médicale de l'Hôtel-Dieu :
  I. 1896-1897. 1 vol. in-8°, avec fig. dans le texte.   **10** fr.
  II. 1897-1898. 1 vol. in-8°, avec fig. dans le texte.   **10** fr.
  III. 1898-1899. 1 vol. in-8°, avec fig. dans le texte.   **10** fr.
  IV. 1900-1901. 1 vol. in-8° (*sous presse*).

CHARRIN (A.), professeur remplaçant au Collège de France, médecin des hôpitaux, directeur du laboratoire de médecine expérimentale (Hautes Etudes).

Leçons de Pathogénie appliquée. Clinique médicale. Hôtel-Dieu (1895-1896). 1 vol. in-8° . .   **6** fr.

Les défenses naturelles de l'organisme. Leçons professées au Collège de France. 1 vol. in-8°.   **6** fr.

BRISSAUD (E.), professeur agrégé à la Faculté de médecine de Paris, médecin des hôpitaux de Paris.

Leçons sur les maladies nerveuses (Salpêtrière, 1893-1894), recueillies et publiées par le Dr HENRY MEIGE. 1 vol. grand in-8° avec 240 figures.   **18** fr.

Leçons sur les maladies nerveuses (2ᵉ *série*; hôpital Saint-Antoine), recueillies et publiées par HENRY MEIGE. 1 vol. gr. in-8° avec 165 fig. d. le t.   **15** fr.

L. BROCQ et **L. JACQUET**, médecins des hôpitaux de Paris, membres de la Société de dermatologie.

Précis élémentaire de Dermatologie. Deuxième édition revue et corrigée. 5 vol. petit in-8° de *l'Encyclopédie des Aide-Mémoire*, brochés.   **12** fr. **50**
Cartonnés toile. . . . .   **15** fr.

GRASSET (J.), professeur à l'Université de Montpellier, correspondant de l'Académie de médecine.

Consultations médicales sur quelques maladies fréquentes. Cinquième édition, revue et considérab. augmentée. 1 vol. in-16, rel. souple . . . . .   **5** fr.

SABOURAUD (R.), chef du laboratoire de la Ville à l'hôpital Saint-Louis.

Les Maladies séborrhéiques, Séborrhée, Acnés, Calvitie. 1 vol. in-8° avec 89 figures dans le texte dont 40 aquarelles en couleurs. . . . . .   **10** fr.

Fasc. II. — Considérations préliminaires sur la physiologie et l'anatomie pathologiques. — De la fièvre. — L'hypothermie. — Mécanisme physiologique des troubles vasculaires. — Les désordres de la circulation dans les maladies. — Thrombose et embolie. — De l'inflammation. — Anatomie pathologique générale des lésions inflammatoires. — Les altérations anatomiques non inflammatoires. — Les tumeurs.

TOME IV

*1 vol. grand in-8° de 719 pages avec figures dans le texte : **16** fr.*

Évolution des maladies. — Sémiologie du sang. — Spectroscopie du sang. Sémiologie. — Sémiologie du cœur et des vaisseaux. — Sémiologie du nez et du pharynx nasal. — Sémiologie du larynx. — Sémiologie des voies respiratoires. — Sémiologie générale du tube digestif.

TOME V

*1 vol. grand in-8° de 1180 pages avec figures dans le texte : **28** fr.*

Pathologie générale et Sémiologie du foie. — Pancréas. — Analyse chimique des urines. — Analyse microscopique des urines (histo-bactériologique). — Le rein, l'urine et l'organisme. — Sémiologie des organes génitaux. — Sémiologie du système nerveux.

TOME VI

1 vol. grand in-8 avec figures dans le texte (sous presse).

Les troubles de l'intelligence. — Sémiologie de la peau. — Sémiologie de l'appareil visuel. — Sémiologie de l'appareil auditif. — Considérations générales sur le diagnostic et le pronostic. — Diagnostic des maladies infectieuses par les méthodes de laboratoire. — Cyto-diagnostic des épanchements séro-fibrineux. — Ponction lombaire. — Applications cliniques de la cryoscopie. — De l'élimination provoquée comme méthode du diagnostic. — Les rayons de Rœntgen et leurs applications médicales. — Thérapeutique générale. — Hygiène.

TRAITÉ D'HYGIÈNE

Par **A. PROUST**

Professeur à la Faculté de médecine,
Membre de l'Académie de médecine.

Troisième édition revue et considérablement augmentée.

AVEC LA COLLABORATION DE

A. NETTER   ET   **H. BOURGES**
Professeur agrégé.   Chef du laboratoire d'hygiène
à la Faculté.

Ouvrage couronné par l'Institut et la Faculté de médecine.

1 vol. in-8°, avec figures et cartes dans le texte, publié en 2 fascicules. En souscription. . . . . **18** fr.

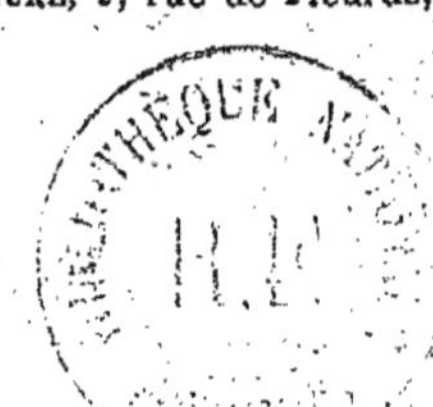

9 782329 150741